神经病学彩色图谱

Color Atlas of Neurology
2nd Edition

编著　Reinhard Rohkamm [德]

主译　凌树才　高永静　陈成春

主审　方向明

上海科学技术出版社

图书在版编目（CIP）数据

神经病学彩色图谱 / （德）莱因哈德·罗卡姆（Reinhard Rohkamm）编著；凌树才，高永静，陈成春主译 . —上海：上海科学技术出版社，2017.2（2021.5 重印）
ISBN 978-7-5478-3146-5

Ⅰ. ①神… Ⅱ. ①莱… ②凌… ③高… Ⅲ. ①神经病学－图谱
Ⅳ. ① R741-64

中国版本图书馆 CIP 数据核字（2016）第 155265 号

Copyright © of the original English edition 2014 by Georg Thieme Verlag KG, Stuttgart, Germany.
Original title: Color Atlas of Neurology, 2/e by Reinhard Rohkamm

神经病学彩色图谱

编著　Reinhard Rohkamm［德］
主译　凌树才　高永静　陈成春
主审　方向明

上海世纪出版（集团）有限公司
上海科学技术出版社　出版、发行
（上海钦州南路 71 号　邮政编码 200235　www.sstp.cn）

浙江新华印刷技术有限公司印刷
开本 787×1092　1/16　印张 34
字数 650 千字
2017 年 2 月第 1 版　2021 年 5 月第 3 次印刷
ISBN 978-7-5478-3146-5/R · 1170
定价：198.00 元

内容提要

    神经系统疾病的解剖生理基础与临床定位诊断非常复杂，对医学生而言难以记忆，若无法完全掌握疾病的发病原因，则对临床诊断与治疗带来不利影响，因此这一直是相关医学生学习的重点与难点，也是年轻的临床医生需要重点掌握的内容。《神经病学彩色图谱》对几乎所有常见神经系统疾病的解剖基础、功能、症状、疾病发生原因与临床诊断方法5个部分进行了较好的总结概括，采用图文并茂的方式进行编排，以方便读者阅读与记忆。与其他国内外出版物相比，本书突出了神经系统疾病基础和临床诊治中最重要的内容，编排独特，是神经病学研究生及神经内科、神经外科医生学习的理想工具书。

译者名单

主　译

凌树才　浙江大学医学院

高永静　南通大学医学院

陈成春　温州医科大学

主　审

方向明　浙江大学医学院

译　者

（按姓氏笔画排序）

马　涛　无锡市第二人民医院

王训师　浙江大学医学院

王肖铭　临海市第一人民医院

刘　梅　南通大学医学院

刘　鑫　浙江大学医学院

孙英皓　浙江大学医学院

孙婷婷　浙江大学医学院

苏　童　浙江大学医学院

李　静　浙江大学医学院

李一乔　浙江省人民医院

李卫云　浙江大学医学院

李珊珊　浙江大学医学院

李贵发　浙江大学医学院

杨　静　浙江大学医学院

吴仲敏　台州学院医学院

吴雪薇　浙江大学医学院

沈良华　浙江大学医学院

张　弩　温州医科大学附属第二医院

张小芬　嘉兴学院医学院

张志军　南通大学医学院

陈成春　温州医科大学

陈争珍　温州医科大学

邵爱民　临海市第一人民医院

季　华　杭州医学院

岳玉梅　浙江大学医学院

金建华　温州医科大学

周　婧　浙江大学医学院

周马丁　浙江大学医学院

赵斌杰　浙江大学医学院

施科达　浙江大学医学院

倪苏婕　南通大学附属医院

倪桂莲　临海市第一人民医院

倪衡建　南通大学医学院

徐梦骏　浙江大学医学院

凌树才　浙江大学医学院

高永静　南通大学医学院

郭　玉　温州医科大学

郭晓燕　浙江大学医学院

崔　荣　临海市第一人民医院

章姣姣　浙江大学医学院

董玉林　南通大学医学院

韩　泉　浙江大学医学院

程正文　临海市第一人民医院

译者简介

方向明

医学博士，教授，博士生导师，浙江大学医学院副院长、临床麻醉学专家、教育部长江学者特聘教授、国家杰出青年科学基金获得者、中华医学会麻醉学分会常委、中国医师协会麻醉学医师分会副会长。主要研究方向为围手术期器官功能保护和脓毒症防治。主编 3 本论著，发表 SCI 论文 50 余篇，研究成果被 F1000 推荐，他引逾千次。

凌树才

教授，博士生导师，浙江大学解剖教研室主任，浙江省解剖学会理事长，中国解剖学会理事，中国解剖学会神经解剖分会及体质调查分会委员。主要研究方向为中枢神经退行性疾病的分子机制，曾获得多项国家自然科学基金项目资助。发表 SCI 论文 30 余篇，在中文核心期刊上发表论文 140 余篇，曾担任多部医学本科中、英文教材的副主编。

高永静

神经生物学专业博士，博士生导师，教授，南通大学航海医学研究所副所长，江苏特聘教授。从事人体解剖学教学和疼痛的神经机制研究多年，发表 SCI 论文 50 余篇，入选爱思维尔中国高被引学者"神经科学"专榜单；主持完成多项国家级和省级课题。担任国家自然科学基金项目函审专家、20 多种神经科学领域 SCI 杂志审稿专家。

陈成春

教授，硕士生导师，温州医科大学教学名师，人体解剖与组织胚胎学专业；主要科研方向：脑功能成像和脑血管基础与应用研究；主编《人体断层解剖》，主译《儿童超声必读》和《格兰特解剖图谱》。

中文版前言

　　20 世纪 90 年代以来，神经科学发展迅速，对神经系统的研究不断深入，取得了令人瞩目的成就。随着越来越多的研究者投身到神经科学研究中来，人们迫切需要对神经系统疾病的知识有更多的了解。

　　神经病学是一门研究中枢神经系统、周围神经系统及骨骼肌疾病的病因及发病机制、病理变化、临床表现以及诊断和治疗的临床医学学科。神经系统的疾病不仅涉及神经系统本身，还会影响内脏系统、脉管系统、感觉器官以及内分泌系统等各大系统的功能，因此神经病学的相关问题常涉及多个学科。尽管目前已有多个版本的《神经病学》教材可供学习，然而由于内容比较繁杂，基础和临床的读者，尤其是初入门者，短时间内掌握这门学科的知识并非易事。

　　2000 年，德国的神经病学家 Reinhard Rohkamm 教授编著的《神经病学彩色图谱》(*Color Atlas of Neurology*) 德文第 1 版正式出版。2004 年至 2011 年又相继出版了英、法、日等 7 种语言的版本。该图谱深入浅出，不仅介绍了神经系统疾病的相关解剖知识，还根据临床收集的资料编绘了大量图片，更加直观而系统地介绍了神经系统疾病基础，因而该图谱一经问世就得到了广大读者的青睐。2014 年，Reinhard Rohkamm 教授又在英文第 1 版基础上进行了修订，出版了该图谱的第 2 版。新版的《神经病学彩色图谱》(*Color Atlas of Neurology*) 中融入了神经病学的最新进展，对神经系统相关的各种综合征进行了重点描述，使这本图谱的内容更为成熟。另外，在排版上采用一页图片配一页文字描述的方式，将精美的图片与文字描述结合起来，使阅读更为方便，也便于理解图谱内容，能够激发学生的学习兴趣。因此，这本书已经不是普通意义上的图谱，而是一本富有特色、国际知名的神经病学优秀教材。

非常感谢上海科学技术出版社能敏锐地发现该图谱的独特价值，及时引进其第 2 版，并委托我组建翻译团队进行翻译。在翻译过程中，许多富有经验的医学院老师、临床医师以及朝气蓬勃的医学生参与了翻译，他们在翻译中认真负责的精神令我深受感动，在此一并感谢！

由于我们的知识水平和外语水平有限，在翻译过程中难免存在不当甚至错误之处，恳请各位专家学者提出宝贵意见和建议。

凌树才

2016 年 10 月于杭州

英文版前言

编写一本神经病学临床图谱的想法始于 1989 年，经过多年的前期准备，在出版商 Georg Thieme Verlag 持续不断的支持下，*Color Atlas of Neurology* 德文第 1 版于 2000 年出版。Güther 先生制作的早期大尺寸图片采用的是喷枪技术，但绘图技术的改进较为复杂，且耗时较长，因此我们最终采用了数码插图技术。

从第 1 版问世以来，神经病学已经取得了实质性的进展。英文第 2 版的图文均已完全进行修订，以反映这些最新进展。补充的图文保留了最初目的，即以相关的综合征作为重点对神经系统进行描述，使之更有利于读者学习神经系统疾病的临床诊断，并阐明在这种情况下需要注意的重要问题。各专题的具体内容以表格形式展示。总结中简要介绍了神经病学和临床辅助调查，旨在说明神经病学基础知识在实际操作中的应用。尽管现代神经病学在技术及治疗潜力方面的发展令人耳目一新，但病史和检查依然是临床神经病学的坚实基础。

我真诚地感谢 Georg Thieme Verlag 在出版目前这个版本时提供的帮助。我必须要特别感谢 Angelika Findgott 女士和 Annie Hollins 女士提供的专业支持。Güther 先生再一次以他杰出的绘图能力为本书做出了贡献，同时在软件应用方面为我们提供了帮助。我尤其要感谢 Nordwest-Krankenhaus Sanderbusch 神经科主任 Pawel Kermer 教授为我们审核插图和注解相关内容。

Color Atlas of Neurology 第 2 版受到了读者的欢迎、认可，也接受了读者的建设性意见。读者在这次新的修订中起到了重要的推动作用。

在临床日常工作的同时，完成一本书的编辑对我来说是一项很大的挑战。这在家人和患者的耐心支持下才成为可能，因此感谢这些同伴对此书的贡献。

Reinhard Rohkamm

目　录

1 基础知识

2 功能系统

3 综合征

4 神经系统疾病

5 临床方法

6 附录

7 参考文献

8 缩略词表

1 基础知识

- 神经解剖
- 神经通路
- 皮节和肌节
- 周围神经系统
- 骨骼肌
- 自主神经系统
- 淋巴系统
- 神经免疫
- 神经遗传学
- 神经退行性病变

神经病学是医学的分支学科，主要涉及神经系统和骨骼肌肉系统的疾病。根据形态和功能，神经系统可以分为中枢神经系统、周围（躯体）神经系统和自主神经系统。

中枢神经系统（CNS）

● 脑（见附录，表1）

前脑 （小脑幕以上的部分）包括端脑（两个大脑半球和中间连接结构）和间脑。

脑干 （小脑幕以下的部分）包括中脑和后脑（或者菱脑）。后者又分为脑桥、小脑和延髓。

● 脊髓

成年人脊髓长约45 cm，其上端在略高于第1对颈神经出口水平和延髓相连。其尖细的下端，即脊髓圆锥，在新生儿中位于L3水平，在成人位于L1-L2椎间盘水平。因此，成人腰椎穿刺应在L3以下进行。脊髓圆锥向下延续为细丝状的结构，称为终丝，主要由胶质和结缔组织组成。终丝在腰部以下脊神经前、后根之间下行，共同称为马尾，然后附着于尾骨的背面。根据脊柱节段分部和脊神经的关系，脊髓可分为颈段、胸段、腰段和骶段。

周围神经系统（PNS）

周围神经系统将中枢神经系统和身体的其余部分连接起来。中枢神经系统之外的所有运动、感觉和自主神经细胞以及纤维都被认为属于周围神经系统，包括腹侧（运动）神经根、背侧（感觉）神经根、脊神经节、脊神经和外周神经及其末梢，还包括自主神经系统的大部分（交感干）。前两对脑神经（嗅神经和视神经）属于中枢神经系统，其余的则属于周围神经系统。

周围神经可以是单纯的运动性质或感觉性质的，但通常是混合性的，由许多运动、感觉和自主神经纤维（轴突）组成。每条周围神经由许多轴突组成的神经束组成，神经束表面由结缔组织鞘（神经束膜）包绕。在神经束内部各轴突之间包裹的结缔组织称为神经内膜，在神经束最外面包裹的组织称为神经外膜。神经束包括有髓和无髓轴突、神经内膜和毛细血管。所有的轴突都被支持细胞——神经膜细胞包绕。1个神经膜细胞可以包绕数个无髓轴突，而单个神经膜细胞的细胞膜紧密包裹在轴突的外面就形成了有髓轴突的髓鞘。有髓轴突表面的神经膜细胞彼此间隔一定距离，它们之间的这些间隔称为郎飞结。有髓纤维髓鞘越厚，神经传导速度越快。在运动神经纤维和其支配肌肉之间的特定连接区域称为神经肌肉接头或运动终板。皮肤、筋膜、肌肉、关节、体内脏器和身体其他部分的感受器产生的冲动主要通过感觉（传入）神经纤维向中枢传导。这些神经元的胞体在背根神经节（假单极细胞），其纤维通过背根进入脊髓。

自主神经系统（ANS）

自主神经系统在内、外环境变化时调节体内器官的功能。它包括中枢和周围两部分（见第58页）。

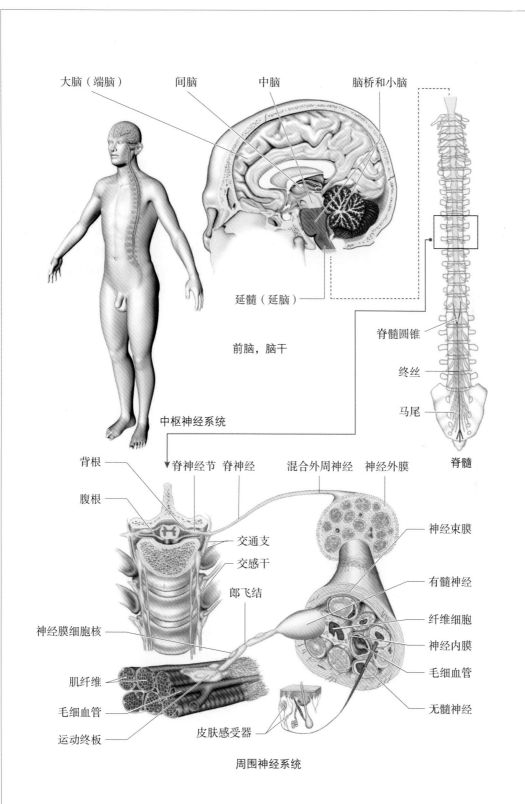

大脑（端脑） 间脑 中脑 脑桥和小脑

延髓（延脑）

前脑，脑干

脊髓圆锥

终丝

马尾

脊髓

中枢神经系统

背根 脊神经节 脊神经 混合外周神经 神经外膜

腹根

交通支

交感干

郎飞结

神经膜细胞核

肌纤维

毛细血管

运动终板

皮肤感受器

神经束膜

有髓神经

纤维细胞

神经内膜

毛细血管

无髓神经

周围神经系统

颅骨决定了头的外形，隔着覆盖在其表面的薄层肌肉和结缔组织，可以很容易地进行触诊。颅骨的厚度变化很大，在承受机械应力大的区域就会较厚且坚固。在颞区和眼眶部分的颅骨很薄，可以作为所谓的骨窗通过超声检查大脑基底动脉（见第400页）。颅骨的薄弱处在外伤时容易骨折。颅骨关节仅包括听小骨之间的关节以及联结颅和下颌骨的颞下颌关节。

脑颅骨

脑颅骨主要容纳脑、迷路和中耳。颅骨外板和内板之间通过狭窄的骨松质（板障）相连。青少年和成人颅顶的骨头（头顶）由许多缝和软骨（软骨结合）紧密联结。冠状缝在颅顶前1/3处延伸。矢状缝位于中线部位，从冠状缝处向后延伸至枕骨处分叉后形成人字缝。在额骨、顶骨、颞骨和蝶骨等4骨联结的区域称为翼点，其内面是脑膜中动脉分叉处。

颅底的内面形成颅腔的底部，可分为颅前窝、颅中窝和颅后窝。颅前窝容纳嗅束和大脑额叶的底面；颅中窝容纳大脑颞叶的底面、下丘脑和垂体；颅后窝则容纳小脑、脑桥和延髓。颅前窝和颅中窝彼此在外侧以蝶骨小翼后缘为界，在内侧则以蝶轭为界。颅中窝和颅后窝彼此在外侧以颞骨岩部上缘为界，在内侧则以鞍背为界。

头　皮

头皮的层次包括皮肤（表皮、真皮和头发）、皮下结缔组织、帽状腱膜、腱膜下疏松结缔组织和颅骨骨膜（颅骨外膜）。头皮的头发每月生长1 cm。除了眼眶上缘、颧弓和枕外隆凸等处，帽状腱膜和颅骨外膜之间的联结不紧密。帽状腱膜浅层的头皮损伤不会引起大的血肿形成，常常与该处皮肤的范围一致。帽状腱膜的损伤常会导致裂口的形成，那些帽状腱膜和颅骨外膜之间被撕裂开的损伤称为头皮损伤。帽状腱膜下出血常常会沿着颅骨表面扩散。

面颅骨

面颅骨组成了眼眶、鼻腔和鼻旁窦。眼眶的上缘由额骨形成，其下缘由上颌骨和颧骨形成。额窦位于眼眶顶部的上方，上颌窦位于眼眶底部的下方。鼻腔从其前端的开口（鼻孔）延伸至其后端的开口（鼻后孔），并且和鼻旁窦（上颌窦、额窦、蝶窦和筛窦）相交通。眶下管位于上颌窦的上壁（眶壁），其内有眶下血管和神经通行。在蝶骨体内部有蝶窦，在其外表面可以看见视神经管、前交叉沟和垂体窝等结构的骨性边缘。

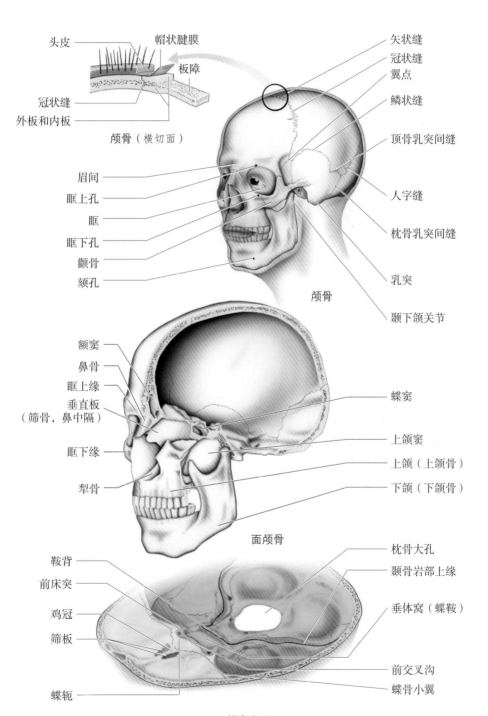

头皮
帽状腱膜
板障
冠状缝
外板和内板

颅骨（横切面）

矢状缝
冠状缝
翼点
鳞状缝
顶骨乳突间缝
人字缝
枕骨乳突间缝
乳突
颞下颌关节

眉间
眶上孔
眶
眶下孔
颧骨
颏孔

颅骨

额窦
鼻骨
眶上缘
垂直板
（筛骨，鼻中隔）
眶下缘
犁骨

蝶窦
上颌窦
上颌（上颌骨）
下颌（下颌骨）

面颅骨

鞍背
前床突
鸡冠
筛板
蝶轭

枕骨大孔
颞骨岩部上缘
垂体窝（蝶鞍）
前交叉沟
蝶骨小翼

颅底内面
（黄色＝颅前窝，绿色＝颅中窝，蓝色＝颅后窝）

硬脑膜

硬脑膜的外层与颅骨相连，其内层下面是蛛网膜。外层容纳脑膜动脉，供应硬脑膜和颅顶。硬脑膜内的毛细血管部分有孔（缺乏血脑屏障）。当硬膜外血肿（见第339、342页）形成时，导致硬脑膜从颅骨上分离，形成一个间隙（硬膜外间隙），但该间隙正常时缺如。硬脑膜的内层和蛛网膜的神经上皮细胞相邻。在正常情况下缺如的硬膜下间隙在这些区域会张开，如桥静脉出血的情况下（硬膜下血肿，见第339、342页）。

静脉窦位于硬脑膜两层之间，其内无瓣膜。

大脑镰分隔两侧大脑半球，其上、下缘分别形成上矢状窦和下矢状窦。大脑镰向前连到鸡冠，向后分叉形成小脑幕，直窦占据了大脑镰和小脑幕两半之间的空间。在两侧小脑半球之间由较小的小脑镰分隔，其向后与枕骨相连形成枕窦。

小脑幕分隔小脑的上面与大脑枕叶底面，它沿着中线抬高形成帐篷状。在小脑幕两半之间的开口称为小脑幕孔或小脑幕切迹，中脑在此通过。两侧小脑幕的内侧缘与中脑相邻。小脑幕向后附着于横窦沟，向两侧附着于颞骨岩部上缘，向前附着于前、后床突。小脑幕将颅腔分为幕上和幕下两部分。

鞍膈是在前、后床突之间形成的一片水平位硬脑膜，漏斗和垂体柄伴随包裹它们的蛛网膜通过鞍膈后部的孔进入垂体窝。垂体则坐落于蝶鞍之上、鞍膈之下。

颅顶、颅前窝、颅中窝和小脑幕等部位的硬脑膜的感觉神经分布由三叉神经（见第12、86页）的脑膜支提供；颅后窝的硬脑膜的感觉神经分布由迷走神经（见第12页）、舌咽神经和第1、2对颈神经提供。因此，硬脑膜能感受到一些伤害性刺激引起的疼痛，而脑对此无反应。

一些供应脑的脑神经和血管，在其进入颅骨后一定距离处穿过硬脑膜，因此形成了这些结构的特征性的颅内硬膜外节段。例如，三叉神经的根部支，在不需要切开硬脑膜的情况下就可以手术了。

蛛网膜和软膜（柔脑膜）

● 蛛网膜

蛛网膜由一层扁平细胞（神经上皮细胞）组成，位于硬脑膜的内面。蛛网膜下隙正常状态下位于蛛网膜和软膜之间，并以许多纤细的网状小梁纤维相连，其内充满脑脊液（CSF）。大脑动脉的皮质支和桥静脉（大脑浅静脉）通过该间隙。由于颅骨内面和脑表面的距离不一致，导致形成一些大的间隙，称为池（见第9页）。蛛网膜突入到上矢状窦内的结构称为绒毛。

● 软膜

软脑膜紧紧包在脑的表面，并在所有的沟回之间延续。大脑的血管在软脑膜的表面穿孔之后进入大脑内部。除了毛细血管，这些血管都伴随着较短距离的软脑膜鞘，因此可以通过胶质膜将其从神经纤维网上分开。该膜所围成的血管周隙（Virchow-Robin间隙）内也充满着脑脊液。产生脑脊液的脑室脉络丛由软脑膜包着血管构成的脉络组织和覆盖在其表面的室管膜上皮共同形成。

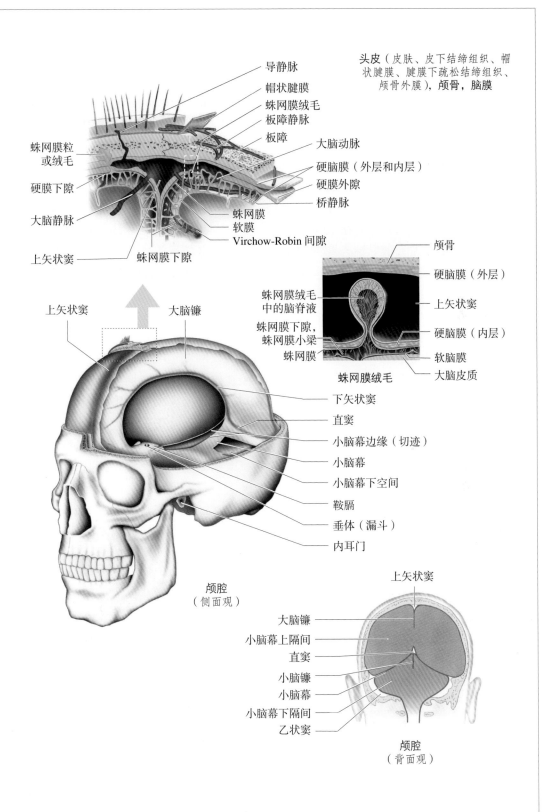

导静脉
帽状腱膜
蛛网膜绒毛
板障静脉
板障

头皮（皮肤、皮下结缔组织、帽状腱膜、腱膜下疏松结缔组织、颅骨外膜），颅骨，脑膜

蛛网膜粒或绒毛
硬膜下隙
大脑静脉
上矢状窦
蛛网膜下隙

大脑动脉
硬脑膜（外层和内层）
硬膜外隙
桥静脉
蛛网膜
软膜
Virchow-Robin 间隙

颅骨
硬脑膜（外层）
上矢状窦
硬脑膜（内层）
软脑膜
大脑皮质

蛛网膜绒毛中的脑脊液
蛛网膜下隙，蛛网膜小梁
蛛网膜

蛛网膜绒毛

上矢状窦
大脑镰

下矢状窦
直窦
小脑幕边缘（切迹）
小脑幕
小脑幕下空间
鞍膈
垂体（漏斗）
内耳门

颅腔
（侧面观）

上矢状窦
大脑镰
小脑幕上隔间
直窦
小脑镰
小脑幕
小脑幕下隔间
乙状窦

颅腔
（背面观）

成人脑脊液总量约为 150 ml，每天有约 500 ml 脑脊液产生，即每小时产生 21 ml 左右，所以脑脊液总量每天更新 3~4 次。

脑脊液的间隙

脑室系统形成了脑内容纳脑脊液的间隙。每个侧脑室和第三脑室之间通过 Monro 室间孔（左右各一）相交通，脑脊液从第三脑室通过大脑导水管（Sylvius 管）进入第四脑室，之后通过第四脑室的 1 个正中孔（Magendie 孔）和 2 个外侧孔（Luschka 孔）进入蛛网膜下隙（脑脊液外部间隙）。侧脑室中央的部分称为侧脑室中央部。

蛛网膜下隙的一些膨大处称为池。小脑延髓池（大池）位于延髓的后面和小脑的下面之间；小脑脑桥池位于小脑脑桥角处；上池位于大脑脚的侧面，其内有大脑后动脉、小脑上动脉、脑底静脉和滑车神经；脚间池位于两侧大脑脚之间，其内有动眼神经、基底动脉的分叉处、小脑上动脉和大脑后动脉的起始处；在脚间池之前的是交叉池，该池包围着视交叉和垂体柄；从枕骨大孔至鞍背之间的蛛网膜下隙部分统称为后池；在鞍背和鸡冠之间的部分则称为前基底池。

脑脊液的产生

脑脊液为无色透明血浆超滤液，主要由脉络丛内有孔血管的上皮细胞产生（见第 118 页）。蛛网膜和软膜内的血管作为大脑实质之外的细胞外间隙，也是脑脊液产生的来源之一。除了脑产生的蛋白（见第 416 页），脑脊液和血液的成分几乎相同，只是浓度低很多。正因为如此，如果血液参数不知道，临床上对脑脊液样本的化验也就不能提供有价值的信息。

脑脊液的功能

正常情况下，脑脊液中不含有红细胞，每微升中最多有 4 个白细胞。脑脊液的功能既有功能方面的（如体积改变时的补偿功能；当颅内静脉和动脉压力变动时对颅内压的缓冲和均衡分布功能；由于浮力导致的脑重量的减少等），也有代谢方面的（如脑内营养和激素的分布，以及代谢产物的运输等）。

脑脊液的循环

正常情况下，大脑静脉和动脉容量的改变、呼吸运动和身体的活动等都可影响脑和脊髓内脑脊液的脉动。由于不同间隔内脑脊液脉动方向的改变，可导致整个脑脊液流动方向的改变。单一方向（从脉络丛到蛛网膜绒毛）的脑脊液流动模型，已经被更改为多种方向脑脊液流动的动态模型。在这个模型中，由于某个脑脊液间隙内脑脊液脉动的不同导致从一个区域到另一个区域出现了很大的流量变化。比如，在大脑的凸面没有测量到有很大的脑脊液流量经过，但在 Magendie 孔和 Luschka 孔却有。脑脊液的脉动导致了有效的脑脊液混合。脑脊液流动的速度因年龄和疾病而不同。脑脊液内蛋白的浓度是一个决定性因素：蛋白浓度越低，流动速度越快。计算机断层扫描与磁共振成像可以显示脑脊液循环发生阻塞的后果（见第 120 页），例如脑室扩张或跨室管膜脑脊液渗出。

脑脊液的吸收

脑脊液可以通过蛛网膜绒毛、脊神经根和神经、嗅神经的筛板、视神经和前庭蜗神经等被吸收，然后再通过静脉和淋巴系统重吸收。

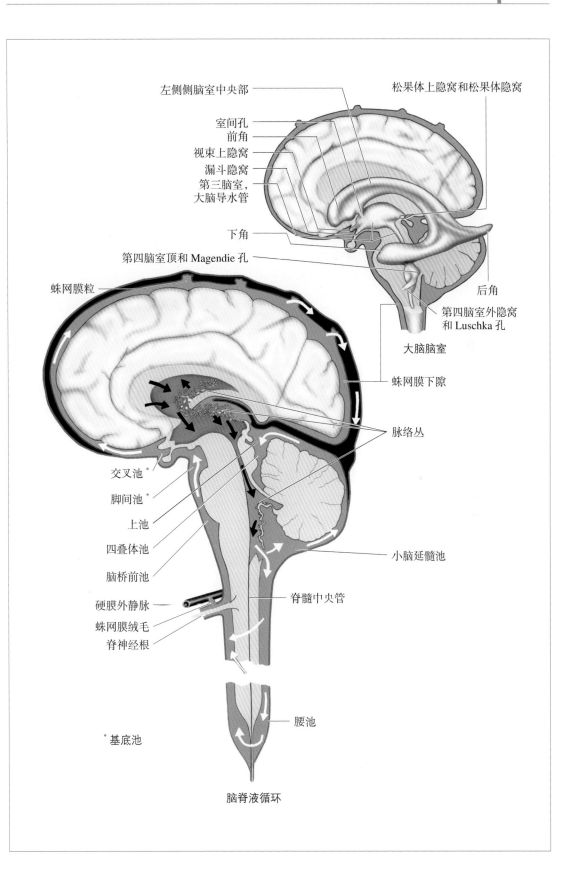

左侧侧脑室中央部

松果体上隐窝和松果体隐窝

室间孔
前角
视束上隐窝
漏斗隐窝
第三脑室，
大脑导水管

下角

第四脑室顶和 Magendie 孔

后角

第四脑室外隐窝
和 Luschka 孔

大脑脑室

蛛网膜粒

蛛网膜下隙

脉络丛

交叉池 *
脚间池 *
上池
四叠体池
脑桥前池

小脑延髓池

硬膜外静脉
蛛网膜绒毛
脊神经根

脊髓中央管

腰池

* 基底池

脑脊液循环

脑干由中脑、脑桥和延髓（见第2页）组成。其内含有脑神经核以及在大脑、小脑和脊髓之间上、下行的纤维束。脑干内含有调节心血管功能、呼吸功能以及进食行为（见第108页）的自主神经中枢以及传导听觉和前庭功能的中继核团。传入和传出通路中的信息流受反射系统的调节（见第98页）。

形态学

前面观　大脑脚在中脑的外部；脑桥脚在脑桥的外边；锥体以及其下方的锥体交叉位于延髓部位。第Ⅲ、Ⅳ（自后向前走行）对脑神经位于中脑；第Ⅴ、Ⅵ、Ⅶ、Ⅷ对脑神经位于脑桥；第Ⅸ、Ⅹ、Ⅺ、Ⅻ对脑神经位于延髓。

侧面观（见第169页）　从这个面可以看见小脑，将其去除可以看见脑神经出入脑的部位，除了滑车神经（Ⅳ）从脑干背侧穿出。另外还可看见上丘和下丘位于中脑，小脑脚位于脑桥，橄榄位于延髓。

后面观　第四脑室位于小脑之下（第四脑室底为菱形窝），小脑脚在两侧都可以看见（如右图：1，小脑上脚；2，小脑下脚；3，小脑中脚）。

神经通路和神经核

投射通路　上升、下降的运动性（见第38页）和感觉性的投射系统（见第42页）通过脑干在许多位置和各自特定的结构相联系。中枢的交感神经通路（见第84页）起源于下丘脑。

神经核　红核和黑质位于中脑，脑桥核散在分布于成束的纤维之间。这些核团中含有大脑-脑桥-小脑传导通路（见第40页）中的二级神经元。脑神经核位于脑干中的不同部位：

● 中脑：Ⅲ（动眼神经核及副核），Ⅳ（滑车神经核），Ⅴ（三叉神经中脑核）。

● 脑桥：Ⅴ（三叉神经感觉主核和运动核），Ⅵ（展神经核），Ⅶ（面神经核和上泌涎核），Ⅷ（前庭神经上核、蜗神经前核）。

● 延髓：Ⅷ（前庭神经下核和外侧核、蜗神经后核），Ⅸ（孤束核、下泌涎核、疑核），Ⅹ（迷走神经背核、疑核、孤束核），Ⅺ（疑核），Ⅻ（舌下神经核）。

● 脊髓：Ⅴ（三叉神经脊束核），Ⅺ（副神经核）。

网状结构（RF）（见附录，表2）

网状结构命名是由于该部位核团和相互联系的纤维纵向延伸，形成了网络贯穿整个脑干。其尾侧部位于脊髓后角区域，并向颅侧延伸，直达丘脑内侧。

网状结构接受中枢神经系统不同部位的纤维传入，其传出纤维向皮质和脊髓投射。由于这个广泛的网络，网状结构在感觉、运动和自主神经功能之间的反射协调过程中起着很重要的作用（见第98页）。网状结构的内侧纵束在与第Ⅲ、Ⅳ和Ⅵ对脑神经的运动核联系中起重要作用（见第80、154页）。

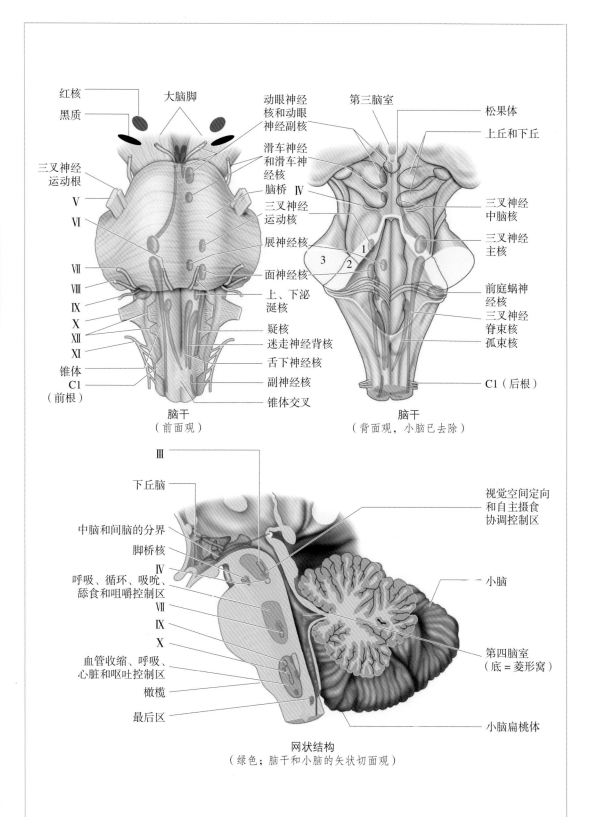

红核
黑质
大脑脚
动眼神经核和动眼神经副核
滑车神经和滑车神经核
脑桥
三叉神经运动核
展神经核
面神经核
上、下泌涎核
疑核
迷走神经背核
舌下神经核
副神经核
锥体交叉

三叉神经运动根
V
VI
VII
VIII
IX
X
XII
XI
锥体
C1
（前根）

脑干
（前面观）

第三脑室
松果体
上丘和下丘
IV
三叉神经中脑核
三叉神经主核
1
3   2
前庭蜗神经核
三叉神经脊束核
孤束核
C1（后根）

脑干
（背面观，小脑已去除）

III
下丘脑
中脑和间脑的分界
脚桥核
IV
呼吸、循环、吸吮、舔食和咀嚼控制区
VII
IX
X
血管收缩、呼吸、心脏和呕吐控制区
橄榄
最后区

视觉空间定向和自主摄食协调控制区
小脑
第四脑室
（底＝菱形窝）
小脑扁桃体

网状结构
（绿色；脑干和小脑的矢状切面观）

除了前两对脑神经属于中枢神经系统，其余的脑神经属于周围神经系统。这 12 对脑神经在脑干中从颅侧向尾侧依次排列。根据其功能，脑神经含有传入、传出、躯体（运动）和内脏（自主）神经纤维成分（见第 405 页）。与脊神经不同，脑神经出入脑干的部位没有形成后根（感觉性）和前根（运动性）。

脑神经的走行

脑神经的走行如下。

脑神经	来源和走行
I （见第 162 页）	嗅神经 ⇒ 筛板 ⇒ 嗅球 ⇒ 嗅束 ⇒ 前穿质 ⇒ 外侧嗅纹（⇒ 海马旁回）和内侧嗅纹（⇒ 边缘系统）
II （见第 78 页）	视网膜节细胞 ⇒ 视神经盘 ⇒ 视神经 ⇒ 眶部 ⇒ 视神经管 ⇒ 视交叉 ⇒ 视束 ⇒ 外侧膝状体（⇒ 视辐射 ⇒ 枕叶）和上丘（⇒ 顶盖前区）
III （见第 80 页）	中脑 ⇒ 脚间窝 ⇒ 小脑上、下动脉之间 ⇒ 小脑幕边缘 ⇒ 海绵窦 ⇒ 眶内裂 ⇒ 动眼神经，上支（上睑提肌和上直肌）、下支（内直肌、下直肌和下斜肌）和副交感纤维（⇒ 睫状神经节）
IV （见第 80 页）	中脑 ⇒ 脑干背侧下丘下方 ⇒ 绕过大脑脚 ⇒ 海绵窦外侧壁 ⇒ 眶上裂 ⇒ 上斜肌
V （见第 86 页）	脑桥 ⇒ 约 50 根细丝（大部分是感觉根，小部分是运动根）⇒ 岩部尖端 ⇒ 穿过硬脑膜 ⇒ 三叉神经节（V_1 ⇒ 眶上裂；V_2 ⇒ 圆孔；V_3+ 运动纤维 ⇒ 卵圆孔）
VI （见第 80 页）	脑桥后缘 ⇒ 斜坡上方 ⇒ 穿过硬脑膜 ⇒ 岩部尖端 ⇒ 在颈内动脉外侧进入海绵窦 ⇒ 眶上裂 ⇒ 外直肌
VII （见第 88 页）	橄榄上部脑桥（脑桥小脑角）⇒ 内耳道 ⇒ 颞骨岩部（面神经管）⇒ 面神经膝（⇒ 中间神经/岩大神经 ⇒ 翼腭神经节）⇒ 镫骨肌神经（⇒ 镫骨肌）⇒ 鼓索（⇒ 下颌下神经节，味觉纤维）⇒ 茎乳孔 ⇒ 面部表情肌
VIII （见第 90 页）	CN VII [1] 外侧 ⇒ 前庭神经，蜗神经
IX （见第 166 页）	延髓 ⇒ 颈静脉孔 ⇒ 颈动脉和颈内静脉之间 ⇒ 舌根
X （见第 166 页）	延髓后外侧沟 ⇒ 颈静脉孔 ⇒ 内脏器官
XI （见第 405 页）	颅根和脊髓根 ⇒ 副神经干 ⇒ 颈静脉孔 ⇒ 咽喉肌 [2]，斜方肌，胸锁乳突肌
XII （见第 166、354 页）	延髓 ⇒ 舌下神经管 ⇒ 舌肌

注：[1] CN：脑神经。
　　[2] 除了环甲肌之外的所有的咽喉肌。

脑神经的名称			
I	嗅神经	VII	面神经
II	视神经	VIII	前庭蜗神经
III	动眼神经	IX	舌咽神经
IV	滑车神经	X	迷走神经
V	三叉神经	XI	副神经
VI	展神经	XII	舌下神经

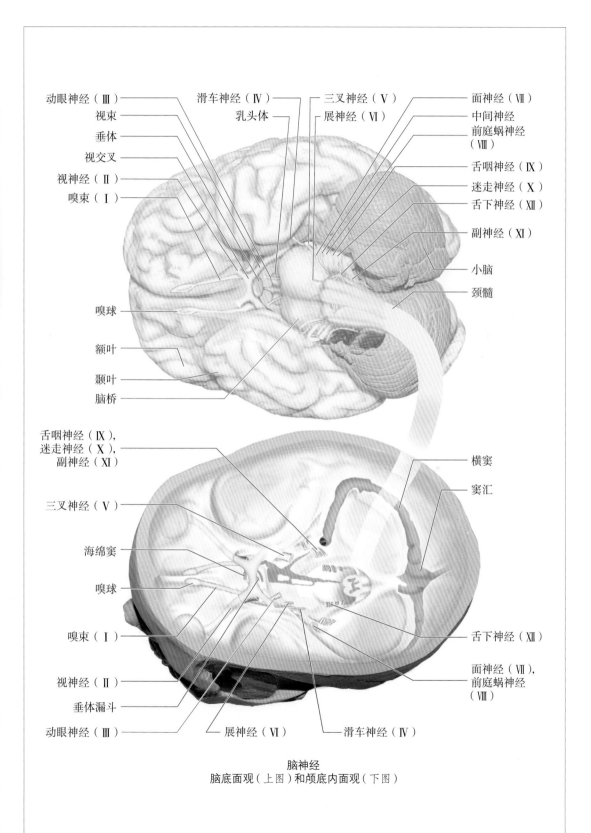

动眼神经（Ⅲ）
视束
垂体
视交叉
视神经（Ⅱ）
嗅束（Ⅰ）

滑车神经（Ⅳ）
乳头体

三叉神经（Ⅴ）
展神经（Ⅵ）

面神经（Ⅶ）
中间神经
前庭蜗神经
（Ⅷ）
舌咽神经（Ⅸ）
迷走神经（Ⅹ）
舌下神经（Ⅻ）
副神经（Ⅺ）
小脑
颈髓

嗅球
额叶
颞叶
脑桥

舌咽神经（Ⅸ），
迷走神经（Ⅹ），
副神经（Ⅺ）

三叉神经（Ⅴ）
海绵窦
嗅球
嗅束（Ⅰ）
视神经（Ⅱ）
垂体漏斗
动眼神经（Ⅲ）

展神经（Ⅵ）

滑车神经（Ⅳ）

横窦
窦汇

舌下神经（Ⅻ）
面神经（Ⅶ），
前庭蜗神经
（Ⅷ）

脑神经
脑底面观（上图）和颅底内面观（下图）

大脑血液循环

血液从左心室经主动脉弓泵入大脑动脉。大脑动脉的颅外部分包括在心脏和颅底之间供应脑部的所有动脉。大脑动脉的颅内部分包括大脑前动脉和后动脉。大脑前动脉（见第16页）供应眼、基底神经节、部分下丘脑、大脑额叶和顶叶以及大部分颞叶；大脑后动脉（见第18页）供应脑干、小脑、内耳、部分下丘脑、丘脑、颞叶和枕叶。

静脉血来自大脑浅和深静脉（见第24页），通过硬脑膜静脉窦排入左、右颈内静脉，之后通过头臂静脉进入上腔静脉和右心房。

颈动脉

● 颅外部分

头臂干在胸骨柄后面起自主动脉弓，在胸锁关节水平分为右侧颈总动脉和锁骨下动脉。左侧的颈总动脉（通常靠近头臂干）和锁骨下动脉直接起自主动脉弓。每侧的颈总动脉在甲状软骨水平分叉形成颈内、外动脉；颈外动脉位于颈内动脉的内侧。通常在第4颈椎水平，颈总动脉分叉处形成的膨大称为颈动脉窦。

颈外动脉向前发出甲状腺上动脉、舌动脉、面动脉和上颌动脉；向内侧发出咽升动脉；向后发出枕动脉和耳后动脉。上颌动脉和颞浅动脉是颈外动脉的终支，脑膜中动脉是上颌动脉的一条重要分支。

颈内动脉没有颅外分支，其颈部（C1）位于颈外动脉的外侧或背外侧，然后在上3个颈椎横突前方沿着咽壁（咽周间隙）向背内侧移行，最后向内侧弯曲进入颈动脉口。

● 颅内部分

颈内动脉（ICA）在颅底穿过颈动脉管，形成其颞骨岩部（C2）；之后上升大约1 cm，然后向前内侧朝向岩部尖端移行，越过破裂孔后向海绵窦处弯曲走行（破裂孔段，C3）；在海绵窦内，ICA沿着蝶骨体的外面走行（海绵窦段，C4）；然后转向前，沿着蝶骨的外侧壁通过蝶鞍；之后在前床突根部的下方急剧弯向背侧，并指向后方（床突段，C5）；从海绵窦中穿出后，向内侧穿出硬脑膜至前床突，之后在视神经下方通过（眼动脉段，C6）；然后在蛛网膜下隙内上升（交通段，C7），直到抵达Willis动脉环，在此处形成终末分叉（颈动脉T）。

眼动脉起自颈动脉弯曲处，从视神经管下方进入视神经。视网膜中央动脉是其眼部分支之一，随着视神经一起进入视网膜，通过眼底镜检查可以看见该动脉。

在前床突内侧，后交通动脉起自颈内动脉的后壁，并向后接近动眼神经，之后注入大脑后动脉。

脉络丛前动脉通常起自ICA，很少起自大脑中动脉。在视束下方通过，从侧面经过大脑脚和外侧膝状体，进入侧脑室下角，在此加入脉络组织。

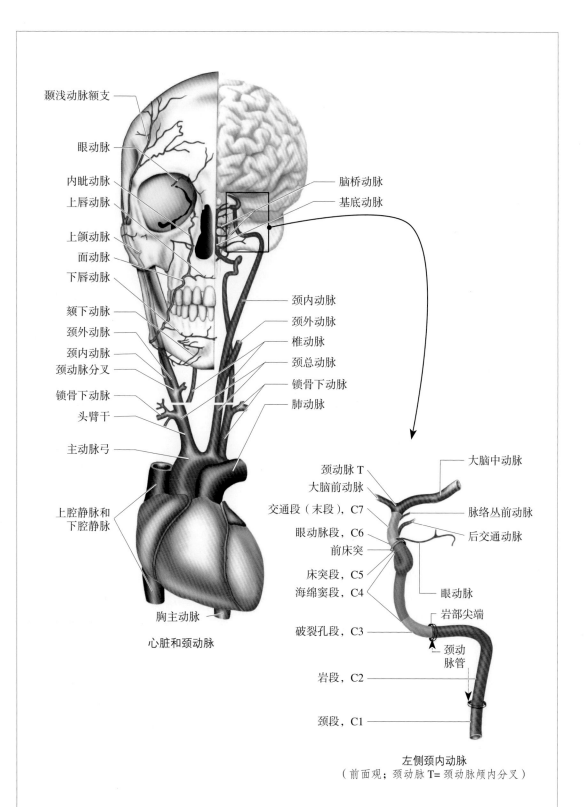

颞浅动脉额支

眼动脉

内眦动脉

上唇动脉

上颌动脉

面动脉

下唇动脉

颏下动脉

颈外动脉

颈内动脉

颈动脉分叉

锁骨下动脉

头臂干

主动脉弓

上腔静脉和
下腔静脉

脑桥动脉

基底动脉

颈内动脉

颈外动脉

椎动脉

颈总动脉

锁骨下动脉

肺动脉

胸主动脉

心脏和颈动脉

颈动脉 T

大脑前动脉

交通段（末段），C7

眼动脉段，C6

前床突

床突段，C5

海绵窦段，C4

破裂孔段，C3

岩段，C2

颈段，C1

大脑中动脉

脉络丛前动脉

后交通动脉

眼动脉

岩部尖端

颈动脉管

左侧颈内动脉
（前面观；颈动脉 T= 颈动脉颅内分叉）

大脑前动脉和中动脉是颈内动脉的两条终支，它们起自 ICA 分叉处，在前床突水平，于视交叉和颞极之间，参与形成 Willis 环。

大脑前动脉（ACA）

ACA 是来自 ICA 分叉处的 2 条动脉中偏内侧的 1 条，其在外侧上升至前床突，通过视神经和视交叉，之后发出 1 条小分支，前交通动脉（ACommA），该支越过中线后与对侧的 ACA 相吻合。从 ACA 近侧端至 ACommA 起始处的这段称为前交通段（A1 段）。两侧的 A1 段和 ACommA 共同形成了 Willis 环的前半部分。A1 段平均发出 8 条基底穿动脉（中央动脉），通过前穿质进入脑。Heubner 回返动脉在 ACommA 起始处来自 A1 的远侧段或者 A2 的近侧段。

ACA 的后交通段（A2~A5 段）在额叶之间上行，在大脑半球内侧面的沟裂中，沿着胼胝体和大脑镰游离缘的下方，形成胼胝体周围动脉，走向枕叶。A2 段通常发出额极动脉，其转向前在与胼胝体膝并列处终止；A3 段沿着胼胝体膝部走行，形成向前凸起的血管弓。A4 和 A5 段大致在胼胝体表面呈水平方向走行，并向后发出胼胝体上支。

分布　基底穿动脉起自 A1 段，供应下丘脑腹侧和垂体柄的一部分；Heubner 动脉供应尾状核头部、前 4/5 的壳、苍白球和内囊；胼胝体膝部以下的部分、嗅球、嗅束和嗅三角等处的血液供应是多变的。

ACommA 还发出许多细支（前内侧中央支）至下丘脑。

来自 ACA 后交通段的分支供应额叶的底面（额叶基底动脉）、额叶的内面和背外侧面在矢状位旁的部分（胼缘动脉）、中央旁小叶（中央旁动脉）、顶叶的内面及在矢状位旁的部分（楔前动脉）以及顶枕沟区域的皮质（顶枕动脉）。

大脑中动脉（MCA）

MCA 来自 ICA 分叉处的 2 条动脉中偏外侧的 1 条，其第 1 段（M1，蝶骨段或水平段）沿着前床突走行 1~2 cm；然后向外侧转行进入外侧裂的深部（如外侧池），在此处位于岛叶的表面并且发出分支供应岛叶（M2，岛叶段）；之后急转向后折返行于颞叶岛盖的表面（M3，岛盖段）；最后从外侧裂中出现分布至脑的外侧凸面（M4 和 M5，终末段）。

分布　M1 的分支（丘纹动脉和豆纹动脉）供应基底神经节、屏状核、内囊、外囊和最外囊；M2 和 M3 的分支供应岛叶（岛叶动脉）、眼眶外侧部、额下回（额叶基底动脉）、颞叶岛盖 [包括 Heschl 颞横回（颞支）]；M4 和 M5 的分支供应大脑外侧凸面大部分皮质，包括额叶（中央前沟和三角沟动脉）、顶叶（前、后顶支）以及颞叶（中央沟和中央后沟动脉）。尤其是一些重要的皮质区域由 M4 和 M5 的分支供应，包括第一躯体运动和感觉区（中央前回和中央后回），以及 Broca 和 Wernicke 语言区。

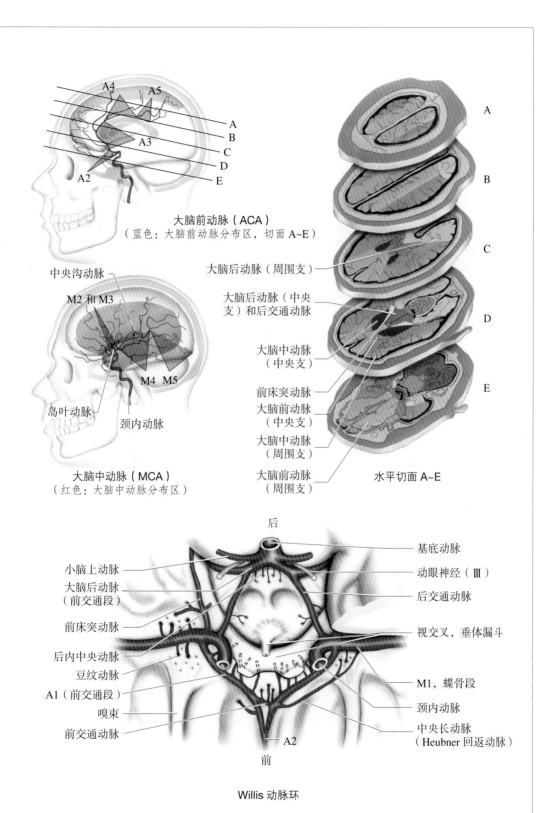

大脑前动脉（ACA）
（蓝色：大脑前动脉分布区，切面 A~E）

中央沟动脉

M2 和 M3

M4　M5

岛叶动脉　　颈内动脉

大脑中动脉（MCA）
（红色：大脑中动脉分布区）

大脑后动脉（周围支）

大脑后动脉（中央支）和后交通动脉

大脑中动脉（中央支）

前床突动脉

大脑前动脉（中央支）

大脑中动脉（周围支）

大脑前动脉（周围支）

水平切面 A~E

后

小脑上动脉

大脑后动脉（前交通段）

前床突动脉

后内中央动脉

豆纹动脉

A1（前交通段）

嗅束

前交通动脉

A2

前

基底动脉

动眼神经（Ⅲ）

后交通动脉

视交叉，垂体漏斗

M1，蝶骨段

颈内动脉

中央长动脉（Heubner 回返动脉）

Willis 动脉环

椎动脉

- ### 颅外部分

椎动脉起自锁骨下动脉弓，这点被定为V0。椎前段或V1段在V0至C6横突孔之间。横突段或V2段垂直通过C6至C2横突孔，并有静脉丛和起自颈神经节的交感神经伴行。V2发出分支至颈神经、椎骨和椎间关节、颈肌以及颈髓。通常该段会在C5水平发出1条主要的分支和脊髓前动脉相吻合。V3段也称为寰椎环，该段在外侧走行，垂直通过寰椎横突孔，之后向内侧蜿蜒通过寰椎侧块，在寰枕关节后方穿过寰枕膜后部，然后在枕骨大孔水平进入硬脊膜和蛛网膜。约75%的人2条椎动脉尺寸不同，约10%的人其中1条会很狭窄（发育不全），而且通常在右侧。

- ### 颅内部分

椎动脉V4段全部在蛛网膜下隙内，并在脑桥下缘水平，于两条椎动脉汇合形成基底动脉处终止。椎动脉的旁内支供应延髓的上部。

在椎动脉汇合处的近侧端，每侧各发出一条分支并联合形成脊髓前动脉（见第20、28页），该动脉沿着延髓表面下行至脊髓，供应延髓的下部。脊髓后动脉（见第28页）来自椎动脉或小脑下后动脉。

脑干动脉

基底动脉沿着整个脑桥在脑桥前池内走行，然后分叉形成大脑后动脉（见第22页），该动脉下部和展神经关系密切，上部和动眼神经关系密切。动眼神经在小脑上动脉和大脑后动脉之间（见第17页）。

脑桥、小脑上脚和中脚都由基底动脉的分支供应，其旁内侧支、短周支和长周支供应小脑上脚和中脚。

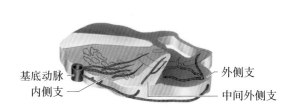

基底动脉
内侧支
外侧支
中间外侧支

脑干的血管及相应的范围（脑桥平面）

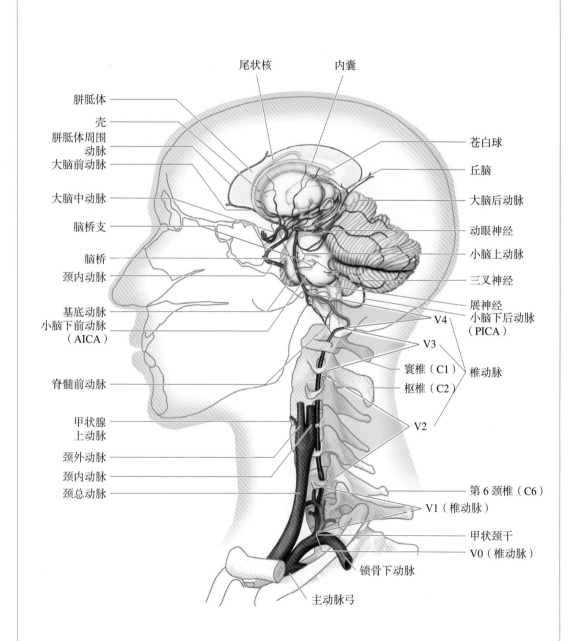

尾状核　　内囊

胼胝体

壳

胼胝体周围
动脉

大脑前动脉

大脑中动脉

脑桥支

脑桥

颈内动脉

基底动脉
小脑下前动脉
（AICA）

脊髓前动脉

甲状腺
上动脉

颈外动脉

颈内动脉

颈总动脉

苍白球

丘脑

大脑后动脉

动眼神经

小脑上动脉

三叉神经

展神经
小脑下后动脉
（PICA）

V4

V3

寰椎（C1）　椎动脉

枢椎（C2）

V2

第 6 颈椎（C6）

V1（椎动脉）

甲状颈干

V0（椎动脉）

锁骨下动脉

主动脉弓

椎基底动脉

小脑下后动脉（PICA）

小脑下后动脉（PICA）起自椎动脉V4段，高度水平不一，其绕过下橄榄后通过副神经根丝向背侧延伸，然后在舌下神经和迷走神经纤维后面上升，在第四脑室后壁上形成1个环，并发出终末支供应小脑半球的下表面、小脑扁桃体和蚓部。延髓背外侧和小脑的下后表面绝大部分的血液供应都来自PICA。

小脑下前动脉（AICA）

小脑下前动脉（AICA）起自基底动脉的下1/3部分，它位于脑桥小脑池内、展神经的基部和面神经以及听神经的腹内侧。通常会向上发出迷路动脉，然后向外侧和尾侧走行至脑桥小脑角，穿过内耳道到达小脑叶，在此处发出终末支供应小脑皮质的前下部分和部分小脑核。

小脑上动脉

小脑上动脉（SCA）恰好在基底动脉分叉处下方起自其主干，经过动眼神经背侧的环中脑池，绕过大脑脚底和滑车神经内侧，然后进入上池，在此处发出终末支。该动脉供应脑桥上部、部分中脑和小脑半球的上表面、小脑蚓的上部以及小脑核。

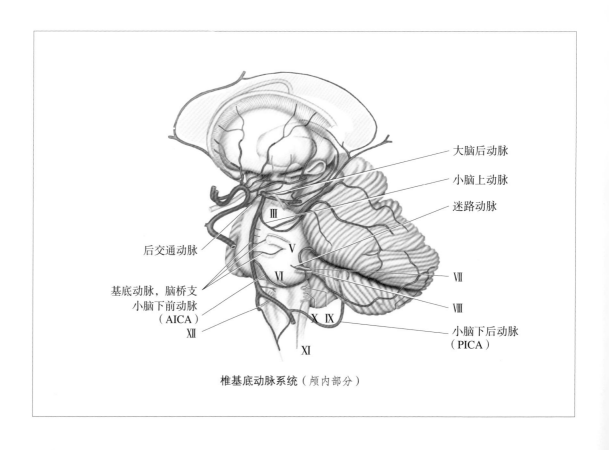

椎基底动脉系统（颅内部分）

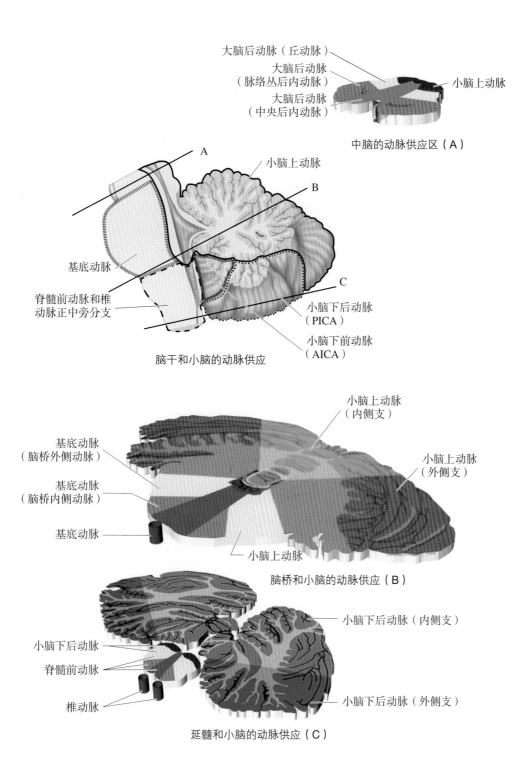

大脑后动脉（丘动脉）

大脑后动脉
（脉络丛后内动脉）

大脑后动脉
（中央后内动脉）

小脑上动脉

中脑的动脉供应区（A）

A

小脑上动脉

B

基底动脉

脊髓前动脉和椎
动脉正中旁分支

C

小脑下后动脉
（PICA）

小脑下前动脉
（AICA）

脑干和小脑的动脉供应

小脑上动脉
（内侧支）

基底动脉
（脑桥外侧动脉）

小脑上动脉
（外侧支）

基底动脉
（脑桥内侧动脉）

基底动脉

小脑上动脉

脑桥和小脑的动脉供应（B）

小脑下后动脉（内侧支）

小脑下后动脉

脊髓前动脉

小脑下后动脉（外侧支）

椎动脉

延髓和小脑的动脉供应（C）

大脑后动脉（PCA）

PCA 的前交通段（P1，见第 17 页）位于基底动脉的分叉处至后交通动脉（PCommA）的起始处。该段位于脚间池内，并以斜坡和两侧大脑脚分界。动眼神经，从脑干发出后走于 PCA 和小脑上动脉之间。PCA 的后交通段向外侧弯曲，向后环绕大脑脚底在上、下丘之间到达中脑背面。

前、后交通段一起被称为 PCA 的环部。另外，根据其所穿过的脑池可将该部分为脚间部、上池部（P2）和四叠体部（P3）3 部分。在该部的远侧部是末段，其在小脑幕以上（距段，P4）和外侧膝状体尾侧形成其终末支、内侧和外侧枕动脉。

环部　前交通段发出细支（后内侧中央支，见第 17 页）穿经大脑脚间的后穿质供应丘脑前部、第三脑室外侧壁和苍白球；后交通段发出细支（后外侧中央支）至大脑脚、丘脑后部、中脑上下丘、内侧膝状体和松果体；其余分支供应丘脑后部（丘脑支）、大脑脚（脚支）、外侧膝状体和第三脑室及侧脑室脉络丛（脉络丛后支）。

末段　两侧 PCA 的终末部分，即枕外动脉（与颞支一起）供应钩回、海马旁回和枕叶内侧面。枕内动脉在胼胝体压部下面通过，并发出分支供应该部位（胼胝体背侧支）、楔叶和楔前叶（顶枕支）、纹状体皮质（距状沟支），以及枕叶、颞叶内侧面（枕颞支和颞支），还包括枕叶矢状沟旁的部分。

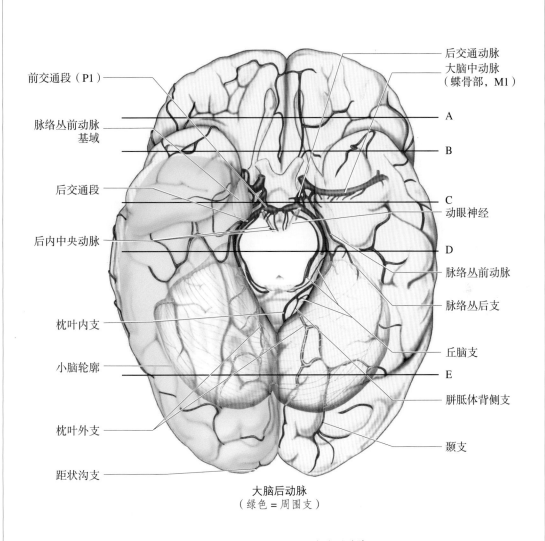

前交通段（P1）

脉络丛前动脉
基域

后交通段

后内中央动脉

枕叶内支

小脑轮廓

枕叶外支

距状沟支

后交通动脉

大脑中动脉
（蝶骨部，M1）

A

B

C 动眼神经

D

脉络丛前动脉

脉络丛后支

丘脑支

E

胼胝体背侧支

颞支

大脑后动脉
（绿色 = 周围支）

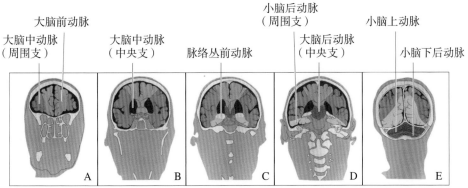

大脑前动脉

大脑中动脉
（周围支）

大脑中动脉
（中央支）

脉络丛前动脉

小脑后动脉
（周围支）

大脑后动脉
（中央支）

小脑上动脉

小脑下后动脉

A　　B　　C　　D　　E

局部动脉血流（冠状平面 A~E）

大脑静脉

大脑内和大脑表面的静脉血收集汇聚后流入没有静脉瓣的硬脑膜窦内，然后进入两侧颈内静脉，通过头臂静脉和上腔静脉进入右心房。

大脑皮质浅静脉将大脑表面深至 1~2 cm 的血液运输至硬脑膜窦。

大脑深静脉接受来自深部区域（大脑半球白质、基底神经节、胼胝体和脉络丛）以及一些皮质区域的血液。在深、浅静脉之间还存在一些吻合支。

皮质静脉（幕上部分） 大脑浅静脉在脑的表面走行，来自额叶、颞叶和顶叶的静脉血汇入上矢状窦内，这些桥静脉穿过蛛网膜将硬膜下间隙与硬脑膜窦相连；皮质静脉（来自枕叶、部分颞叶）和基底神经节的静脉汇入横窦；大脑中浅静脉通常沿着外侧沟的后部汇入海绵窦和横窦，其引流范围为颞极区域。

中央静脉（幕上部分） 双侧大脑内静脉在室间孔（Monro 孔）水平开始形成，之后穿越大脑横裂到达胼胝体压部下方。在侧面投影血管造影片上可以看到其与上丘纹静脉汇合形成的静脉角。两侧大脑内静脉在胼胝体压部下方汇合形成大脑大静脉（Galen 静脉），接受基底静脉（Rosenthal 静脉）的血液，然后在四叠体板水平，于小脑幕前缘汇入直窦内。Rosenthal 基底静脉由大脑前静脉、大脑中深静脉和纹状静脉等汇合而成。两侧基底静脉向后内侧走行，向后内经过视束，绕过大脑脚，在脑干后部注入大脑内静脉或大脑大静脉。这些静脉在脑底面形成了一静脉环路。

幕下静脉 小脑静脉汇入直窦、横窦和大脑大静脉。来自脑干的静脉向尾侧进入脊髓静脉丛（见第 26 页），向颅侧和 Rosenthal 基底静脉相连。

大脑外静脉

大脑静脉和大脑外静脉通过许多没有瓣膜的吻合相连。颅外的感染有时可以蔓延至颅内部分（见第 26、263 页）。

板障静脉（见第 7 页）可以汇入头皮的颅外静脉和颅内静脉（硬脑膜静脉窦）。

导静脉连接硬脑膜窦、板障静脉和大脑的浅静脉。

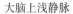
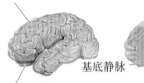
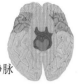
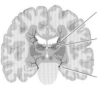

大脑上浅静脉

丘纹静脉

大脑内静脉

基底静脉

基底静脉

大脑中浅静脉

大脑下浅静脉

大脑浅静脉和深静脉（右图）染色范围

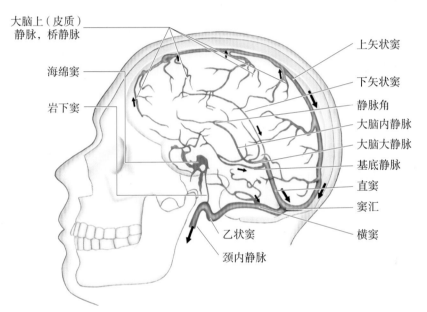

大脑上（皮质）
静脉，桥静脉

海绵窦

岩下窦

上矢状窦

下矢状窦

静脉角

大脑内静脉

大脑大静脉

基底静脉

直窦

窦汇

横窦

乙状窦

颈内静脉

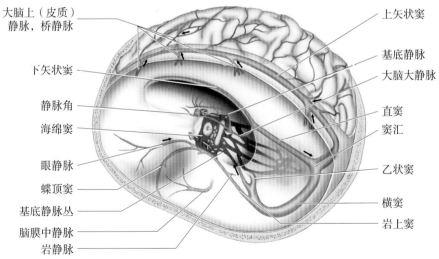

大脑上（皮质）
静脉，桥静脉

下矢状窦

静脉角

海绵窦

眼静脉

蝶顶窦

基底静脉丛

脑膜中静脉

岩静脉

上矢状窦

基底静脉

大脑大静脉

直窦

窦汇

乙状窦

横窦

岩上窦

大脑半球静脉系统

头部两侧的皮下静脉之间由吻合通道相连。面部、颞区和额区的静脉血流入面静脉和下颌后静脉，再进入颈内静脉。一些前额部位的血液经过额鼻静脉、内眦静脉和眼上静脉进入海绵窦。枕静脉输送来自头皮后部的血液至颈深静脉和颈外静脉，然后进入锁骨下静脉。颈静脉的血液继续通过头臂静脉、上腔静脉注入右心房。椎管内静脉通道和经颅导静脉在颅部静脉血排出中作用较小。在海绵窦、面静脉和颈内静脉之间有翼静脉丛相连。

在大脑外静脉和硬脑膜之间存在很多吻合，这对于头皮或面部的感染传播至颅内提供了一个途径。例如，眶周和鼻腔的感染可以向内部蔓延，从而产生感染性窦静脉血栓（见第236、263页）。

脑静脉

面静脉输送来自面部和头皮前部的静脉血，其在内侧眼角开始处称内眦静脉，之后通过眼上静脉和海绵窦相交通。在下颌角以下，与下颌后静脉以及甲状腺上静脉和喉上静脉的属支汇合，然后在颈动脉三角内流入颈内静脉。

颞区、外耳、颞下颌关节和面部侧面的静脉在耳前汇合形成下颌后静脉，之后汇入面静脉或者直接流入颈内静脉。下颌后静脉上部发出1条主要的后支与耳后静脉汇合，越过胸锁乳突肌与颈外静脉交通。头皮后部、乳突和枕骨部位的导静脉的血液流入枕静脉，该静脉可与枕静脉丛吻合并最终汇入颈外静脉。

翼静脉丛位于颞肌、翼内肌和翼外肌之间，接受来自面深部、内耳、腮腺和海绵窦部位的血液，再通过上颌静脉和下颌后静脉汇入颈内静脉。

颈静脉

颈部深静脉起自枕静脉和枕下静脉丛，与颈部深动脉伴行到达头臂静脉并汇入其内。

椎静脉也起自枕静脉和枕下静脉丛，与椎动脉相互伴行包绕形成网状通过颈椎横突孔，沿途通过椎静脉丛收集来自颈髓、脊膜和颈深肌群部位的静脉血，最终汇入头臂静脉。

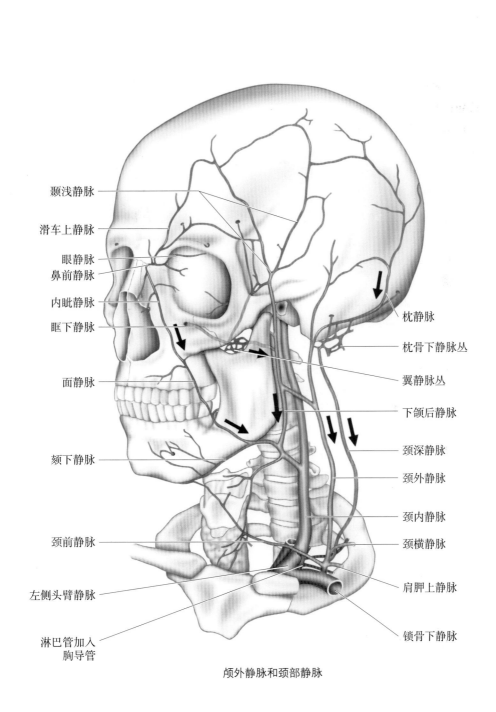

颞浅静脉

滑车上静脉

眼静脉
鼻前静脉

内眦静脉

眶下静脉

面静脉

颏下静脉

颈前静脉

左侧头臂静脉

淋巴管加入
胸导管

枕静脉

枕骨下静脉丛

翼静脉丛

下颌后静脉

颈深静脉

颈外静脉

颈内静脉

颈横静脉

肩胛上静脉

锁骨下静脉

颅外静脉和颈部静脉

脊髓的动脉

脊髓的血供来自脊髓动脉的水平节段，该段与神经根伴随，而其垂直血供来自单一的脊髓前动脉和成对的脊髓后动脉。这些节段性动脉和脊髓动脉并不是终支，因为它们之间有无数的吻合支相连。

节段性动脉　椎动脉、颈升动脉和颈深动脉发出颈部节段性分支；胸主动脉和腹主动脉通过肋间后动脉和腰动脉发出胸腰部节段性分支。

节段性动脉发出根动脉进入椎间孔供应相应节段的脊神经前根、后根和背根神经节。脊髓本身由不成对的来自节段性动脉的髓动脉供应，这些髓动脉在解剖上是可变的，通常有5~8条较大的腹侧支和背侧支加入脊髓前、后动脉。通常每侧有1条大的根动脉，称为大根动脉（Adamkiewicz动脉），供应脊髓下2/3的全部，在其左侧常会有低位胸神经伴行进入椎管内。

脊髓动脉　脊髓动脉起自椎动脉后沿着脊髓表面垂直下行（见第18、20页）。不成对的脊髓前动脉位于脊髓前正中裂，供应脊髓前2/3部分。在T2节段以下动脉的直径逐渐增加。两条脊髓后动脉供应双侧后索和除脊髓后角基部外的其余部分。

在软脊膜内，脊髓动脉间众多的吻合围绕脊髓形成血管冠。脊髓深部的血供来自脊髓外面穿入的血管和脊髓前动脉在前正中裂内穿入的分支（沟连合动脉）。

分水岭区

由于供应脊髓的动脉的水平节段呈T形分布，血液可以向上或向下流动，在两条毗邻动脉的供应分界区就形成"分水岭"，这些易损区在颈髓、上胸段和下胸段处均有（如C4、T3至T4、T8至T9）。脊髓的梗死很少见。

脊髓的静脉

脊髓内的静脉血通过髓内静脉（解剖学上可变）回流至脊髓前、后静脉，并在软脊膜内形成网状脉络。脊髓前静脉接受灰质前2/3部分的血液，而脊髓后及外侧静脉则接受其余部分，这些静脉通过根静脉注入椎内、外静脉丛。这些无瓣膜的静脉丛自尾骨向颅底延伸，并且通过枕下静脉和硬脑膜窦相交通。颈髓的静脉血通过椎静脉和颈深静脉回流至上腔静脉；来自胸腰段脊髓的静脉血则通过肋间后静脉和腰静脉回流至奇静脉和半奇静脉；来自骶髓的静脉血则通过骶中间静脉和骶外侧静脉回流至髂总静脉。

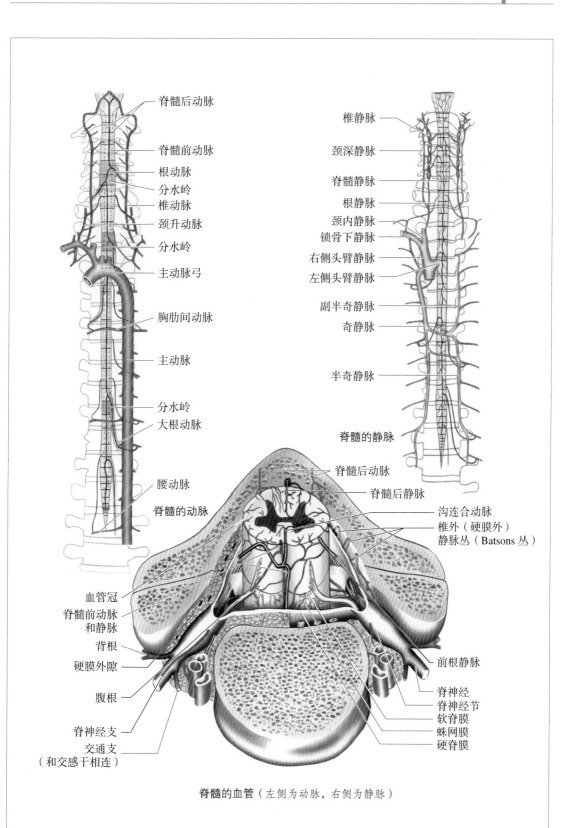

脊髓后动脉
脊髓前动脉
根动脉
分水岭
椎动脉
颈升动脉
分水岭
主动脉弓
胸肋间动脉
主动脉
分水岭
大根动脉
腰动脉
脊髓的动脉

椎静脉
颈深静脉
脊髓静脉
根静脉
颈内静脉
锁骨下静脉
右侧头臂静脉
左侧头臂静脉
副半奇静脉
奇静脉
半奇静脉
脊髓的静脉

脊髓后动脉
脊髓后静脉
沟连合动脉
椎外（硬膜外）静脉丛（Batsons 丛）
血管冠
脊髓前动脉和静脉
背根
硬膜外隙
腹根
脊神经支
交通支（和交感干相连）
前根静脉
脊神经
脊神经节
软脊膜
蛛网膜
硬脊膜

脊髓的血管（左侧为动脉，右侧为静脉）

大脑半球由灰质（大脑皮质）、白质，以及在白质中的皮质下核团（基底核，或称基底节；杏仁状核团复合体，或称杏仁体；屏状核）组成。

大脑皮质

● 新皮质（同源皮质）

细胞结构　新皮质有6层不同的结构。Brodmann的数字分区法将具有相似组织学特性皮质归为一个区，但这个分区常与皮质功能不相一致。

投射区　通过追踪轴突进入和离开某个特定的皮质区的路径，可以确定传入和传出通路相连的其他结构。主要投射区是指直接接受这些传入信号的区域。它们具有躯体特定区域组织特性，支配对侧半边身体。4区是主要的运动皮质；主要感觉信息区在 Brodmann 1、2、3区（躯体感觉），17区（视觉），或41和42区（听觉）。次要投射区（运动：6、8、44区；感觉：5、7a、40区；视觉：18区；听觉：42区）负责协调和信息处理的更高级功能；第3级投射区（运动：9、10、11区；感觉：7b、39区；视觉：19、20、21区；听觉：22区）负责复杂的功能，如随意运动、感觉输入的空间组织、认知、记忆、语言、情感。

功能区　可以用多种技术来研究大脑皮质的功能组织，如在神经外科手术过程中直接电刺激皮质，检测皮质电活动（脑电图和诱发电位），测量大脑局部血流和代谢活动。细胞构造、投射区与大脑功能之间的相关性表明结构和功能之间有很大的关联。特化的区域对特定的功能很重要；然而，这些功能不是孤立地存在于一个单一形态学区域，而是通过神经网络的相互作用与多个中枢神经系统区域相关。因此，在一个特化区域中的损伤可能产生一个严重的功能性缺失，尽管由于未损伤区域的代偿能使部分或全部功能发生恢复。

● 异源皮质（原皮质 + 旧皮质）

异源皮质是由系统发育古旧区域的皮质组成，它有3~4层。原皮质包括海马结构，它是边缘系统的一部分（见第62、104页）。嗅脑（嗅觉皮质）也是异源皮质的组成部分，杏仁核（见第104页）属于旧皮质。

大脑白质

大脑白质里有许多轴突来联系不同的脑区，从而确保它们之间的信息交换。一旦2个大脑半球之间或者1个半球内不同部位之间的联系遭到破坏，就会产生多种分离综合征。

连合纤维　连合纤维联系2个大脑半球中相似的区域来保证两侧半球功能的协调。我们平时做的很多事情都是通过2个大脑半球的其中1个来实现（大脑半球优势化）。大多数右利手的人的左脑半球被认为是优势半球（见第100页）。胼胝体是一重要的连合纤维束。整个胼胝体横断会引起裂脑综合征，使左半球的语言和感觉脑区域与右半球失联。因此，当患者闭上眼用左手触摸物品的时候，他不能说出物体的名字，或者不能读出用左眼看到的单词（左半球失读症），不能用左手写字（左半球失写症），或者不能用左手表达想要说的话（左半球失用症）。前胼胝体的损伤会引起异己手综合征，主要表现在患者双手不能协调运动（竞争性失用症或者拮抗性失用症）。然而，分离综合征在先天性脑胼胝体发育缺陷的人群中并不常见。

投射纤维　它们的功能是联系皮质和皮质下区域（见第33页），大脑穹窿是边缘系统中一种特殊的投射纤维束。

联络纤维　联络纤维是联络一侧大脑半球中不同皮质区域的纤维，长纤维是联络一侧半球内部各脑叶间的纤维，短纤维

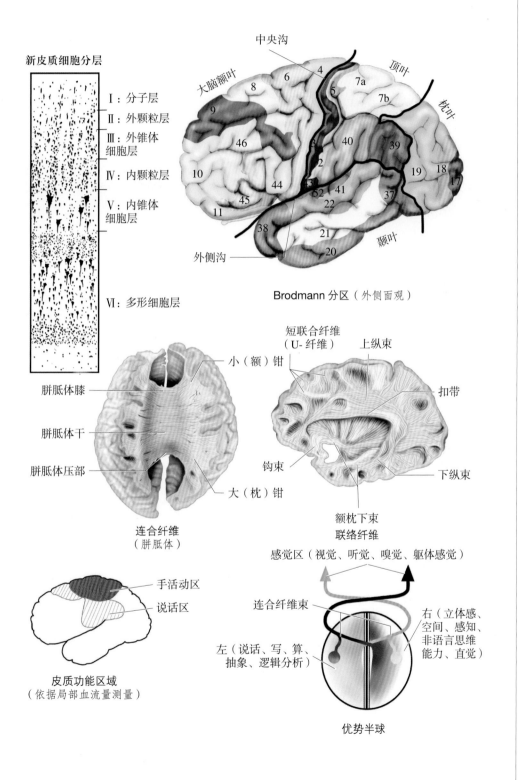

新皮质细胞分层

Ⅰ：分子层
Ⅱ：外颗粒层
Ⅲ：外锥体细胞层
Ⅳ：内颗粒层
Ⅴ：内锥体细胞层
Ⅵ：多形细胞层

中央沟
大脑额叶
顶叶
枕叶
颞叶
外侧沟

Brodmann 分区（外侧面观）

短联合纤维（U- 纤维）
上纵束
小（额）钳
胼胝体膝
扣带
胼胝体干
胼胝体压部
大（枕）钳
钩束
下纵束
额枕下束
联络纤维
连合纤维（胼胝体）

手活动区
说话区
皮质功能区域（依据局部血流量测量）

感觉区（视觉、听觉、嗅觉、躯体感觉）
连合纤维束
右（立体感、空间、感知、非语言思维能力、直觉）
左（说话、写、算、抽象、逻辑分析）
优势半球

是联系 1 个脑叶内各部位的纤维，而 U 形纤维则是联络邻近皮质的纤维。

皮质下核

基底节包括尾状核（CN）与壳（纹状体），以及内侧和外侧的苍白球。壳和苍白球组成豆状核。其他的皮质下核包括杏仁体和屏状核。

这些核团与丘脑核、底丘脑核和下丘脑接近，并与红核、黑质及脚桥核有功能性连接（见第 10、74 页）。

除了这些功能之外，这些结构还会促使运动功能的整合和协调（见第 74 页）。

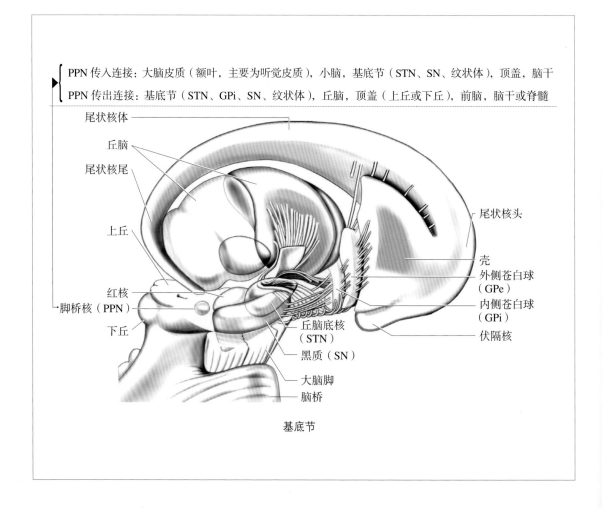

PPN 传入连接：大脑皮质（额叶，主要为听觉皮质），小脑，基底节（STN、SN、纹状体），顶盖，脑干
PPN 传出连接：基底节（STN、GPi、SN、纹状体），丘脑，顶盖（上丘或下丘），前脑，脑干或脊髓

尾状核体
丘脑
尾状核尾
尾状核头
壳
上丘
外侧苍白球（GPe）
内侧苍白球（GPi）
红核
脚桥核（PPN）
伏隔核
下丘
丘脑底核（STN）
黑质（SN）
大脑脚
脑桥

基底节

- 苍球 = 苍白球 = 苍白球内侧部 + 苍白球外侧部
- 纹体 = 新纹状体 = 纹状体 = 尾状核 + 壳
- 豆状核 = 透镜状核 = 壳 + 苍球（+ 纤维束）
- 基底核 = 基底节 = 纹体 + 苍球（临床上还包括屏状核，黑质，下丘脑核）

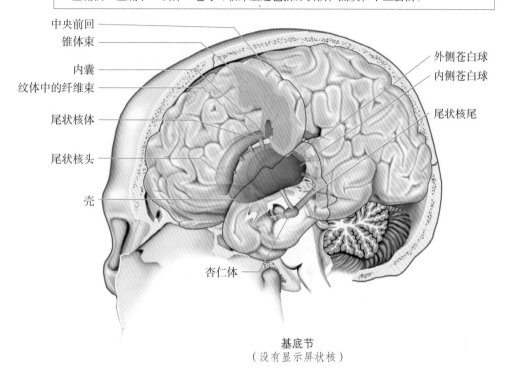

中央前回
锥体束
内囊
纹体中的纤维束
尾状核体
尾状核头
壳
杏仁体
外侧苍白球
内侧苍白球
尾状核尾

基底节
（没有显示屏状核）

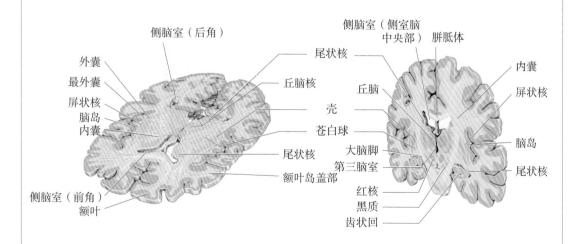

侧脑室（后角）
外囊
最外囊
屏状核
脑岛
内囊
侧脑室（前角）
额叶

侧脑室（侧室脑中央部）
胼胝体
尾状核
丘脑核
壳
苍白球
尾状核
额叶岛盖部

内囊
屏状核
脑岛
尾状核

丘脑
大脑脚
第三脑室
红核
黑质
齿状回

皮质下结构
（切面：左侧，横切面；右侧，冠状面）

脊 柱

脊柱承受着头、颈、躯干和上肢的重量。颈椎和腰椎的灵活性最大，胸部椎体的灵活性最小。脊柱包含 7 个颈椎，12 个胸椎（在英国用法中是"背椎"）和 5 个腰椎。最上面的椎骨（寰椎和枢椎）和颅骨构成关节，最底部的骶骨（由 5 个骶椎融合而成），借骶髂关节与骨盆相连。骶骨下面是尾骨，由 3~6 块尾椎构成。

椎间盘

每对相邻的椎骨由椎间盘分隔。从生命的第 3 个 10 年开始，每个椎间盘含水量逐渐减少，因此，脊柱在高度上也逐渐减小。椎间盘的弹性的、纤维状的外环（纤维环）连接上方和下方的椎骨，并靠中央髓核的压力保持拉紧状态，髓核可根据身体的瞬间位置而功能不同。在坐位时所获得的压力是站立时的 2 倍，但是在卧位时的压力只有坐位的 1/3。椎间盘内部没有伤害性神经支配，相比之下，椎体的骨膜、椎间关节的关节囊、后纵韧带、纤维环背侧部、硬膜及血管，由节段性的脊神经脊膜支支配。

椎 管

椎管呈管状，由椎体的椎孔一个个叠加形成。它的前方是椎体，后方是椎弓（椎板）。椎管壁被椎间盘和韧带增强。椎管内含脊髓及其被膜、脂肪和结缔组织、血管和脊神经根。它在颈部区域的正常矢状直径是 12~22 mm，在腰部区域是 22~25 mm。

硬脊膜起源于枕骨大孔的边缘，向下形成管状覆盖在脊髓周围，其管腔在 S1-S2 水平消失，然后续为终丝外层连接至骶骨。与硬脑膜不同，硬脊膜通常由硬膜外隙与周围骨分隔开来，硬膜外隙内含有脂肪、疏松结缔组织和无瓣膜的静脉丛。与脑相似，脊髓由软脊膜紧密包裹，膜内含大量的血管；软脊膜在脊髓以下（脊髓圆锥，在 L1-L2 水平）续为终丝内层。终丝被背根、腹根（马尾，见第 3、347 页）包围。脊髓蛛网膜下隙与脑的蛛网膜下隙相通（见第 6 页）。由于脊髓末端在 L1-L2 水平，但是硬脊膜和蛛网膜继续向远端延伸，因而蛛网膜下隙变得更大，腰椎穿刺可以在此操作（见第 398 页）。齿状韧带位于软脊膜和硬脊膜之间，可将脊髓固定在硬脊膜上。

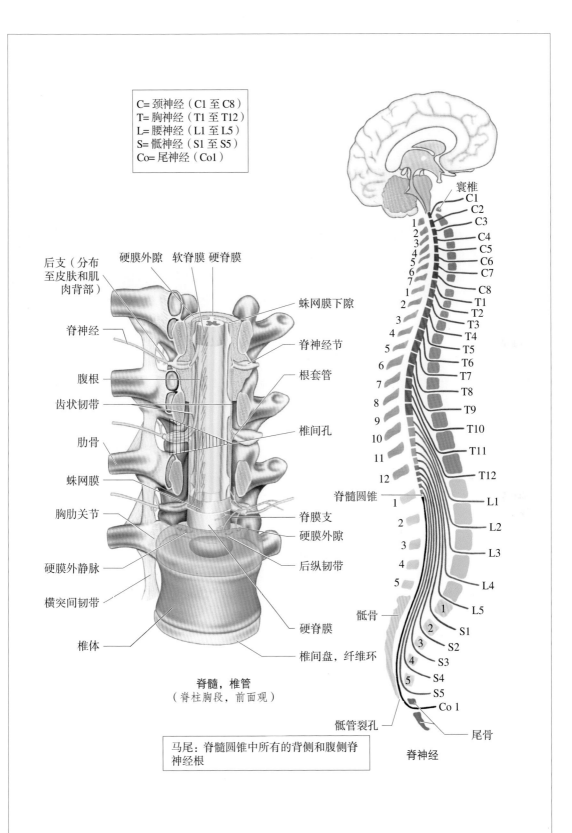

C= 颈神经（C1 至 C8）
T= 胸神经（T1 至 T12）
L= 腰神经（L1 至 L5）
S= 骶神经（S1 至 S5）
Co= 尾神经（Co1）

后支（分布至皮肤和肌肉背部）
硬膜外隙 软脊膜 硬脊膜
蛛网膜下隙
脊神经
脊神经节
腹根
根套管
齿状韧带
椎间孔
肋骨
蛛网膜
胸肋关节
脊膜支
硬膜外隙
后纵韧带
硬膜外静脉
横突间韧带
椎体
硬脊膜
椎间盘，纤维环

脊髓，椎管
（脊柱胸段，前面观）

寰椎
C1
C2
C3
C4
C5
C6
C7
C8
T1
T2
T3
T4
T5
T6
T7
T8
T9
T10
T11
T12
脊髓圆锥
L1
L2
L3
L4
L5
骶骨
S1
S2
S3
S4
S5
Co 1
骶管裂孔
尾骨
脊神经

马尾：脊髓圆锥中所有的背侧和腹侧脊神经根

周围神经通过脊髓与中枢神经系统高级中枢相连接。

局部解剖

前（腹）正中裂和后（背）正中沟贯穿脊髓全长。前、后、侧索内包含神经束，形成白质。内部的灰质排列成 3 个柱：前柱（运动神经元）、外侧柱（交感神经元或副交感神经元）和后柱（感觉神经元）。根丝（细根）形成腹侧和背侧脊神经根，并汇合成脊神经（见第 35、47 页）。对应于 1 个脊神经的脊髓部分被称为 1 个脊髓节段，所以有 8 节颈髓、12 节胸髓、5 节腰髓和 5 节骶髓。由于脊髓和椎骨相对纵向生长速度的不同使得脊髓节段与同一序数椎骨不在一个水平（见第 35、347 页）。

第 1 脊神经是纯运动性的，在寰椎的颅侧穿出，其他颈神经都是从对应的颈椎颅侧穿出，除了 C8 从第 7 颈椎尾侧穿出。胸、腰神经从对应的椎骨尾侧穿出。

脊髓切面

与脑不同（见第 30 页），含轴突和树突的白质位于外层，而含神经元胞体的灰质在内层。前角和后角使灰质形成蝴蝶的形状。

白质　它包含上行纤维束和下行纤维束（见第 38、42、406 页）。大多数的下行纤维（运动）束终止于前角神经元。大多数的上行纤维（感觉）束起始于后角。在行程中，这些神经纤维束通常在不同的位置交叉到对侧，从而导致在脑部形成对侧代表区。

灰质　起始于背根神经节第一级神经元的感觉纤维终止于脊髓后角，在此与第二级神经元形成突触（初级感觉系统，见第 42 页）。这个通路的第三级神经元通常位于丘脑（见第 94 页）。

前角含运动神经元（见第 39 页）。

侧角只存在于 C8 至 L2-L3 节段。侧角包含第一级外周交感神经元（中间外侧核），其与交感干神经节中第二级神经元形成突触（见第 58 页）。侧角在胸髓最为明显。第一级副交感神经元位于脑干（CN Ⅲ、Ⅶ、Ⅸ、Ⅹ）和骶髓（S2-S4）。

因此，自主神经系统有两个主要部分，胸腰部的交感神经和颅骶部的副交感神经。

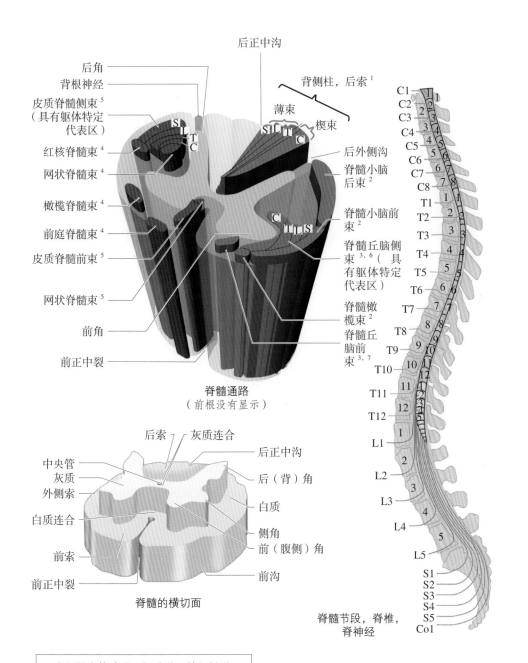

后正中沟

后角
背根神经
皮质脊髓侧束[5]
（具有躯体特定代表区）
红核脊髓束[4]
网状脊髓束[4]
橄榄脊髓束[4]
前庭脊髓束[4]
皮质脊髓前束[5]
网状脊髓束[5]
前角
前正中裂

背侧柱，后索[1]
薄束
楔束

后外侧沟
脊髓小脑后束[2]
脊髓小脑前束[2]
脊髓丘脑侧束[3,6]（具有躯体特定代表区）
脊髓橄榄束[2]
脊髓丘脑前束[3,7]

脊髓通路
（前根没有显示）

后索   灰质连合
中央管
灰质
外侧索
白质连合
前索
前正中裂

后正中沟
后（背）角
白质
侧角
前（腹侧）角
前沟

脊髓的横切面

脊髓节段，脊椎，
脊神经

C1 C2 C3 C4 C5 C6 C7 C8
T1 T2 T3 T4 T5 T6 T7 T8 T9 T10 T11 T12
L1 L2 L3 L4 L5
S1 S2 S3 S4 S5 Co1

1 意识性本体感觉，振动觉，精细触觉
2 非意识性本体感受（深部感觉）
3 感觉；前外侧束
4 运动，近侧端肢体和中轴部；锥体外系
5 运动，远侧端肢体；锥体束
6 疼痛，温度
7 压力，触觉

C= 颈部
T= 胸部
L= 腰部
S= 骶部

锥体束

锥体束的每条神经纤维都起始于第一级或上运动神经元，这些运动神经元的胞体位于主要运动区（Brodmann 4 区，中央前回）、主要感觉区（Brodmann 1~3 区，中央后回）、辅助运动区或运动前区（Brodmann 6 区和部分 8 区）。锥体束下行经内囊后部、大脑脚、脑桥、延髓，在延髓前表面形成小突起（锥体）。80% 的锥体束纤维在锥体交叉处越过中线到对侧然后下降到脊髓形成皮质脊髓侧束。而少量未在锥体交叉处交叉的锥体束纤维中的绝大部分继续在同侧皮质脊髓前束中下行，在到达它们作用的脊髓节段时，在脊髓白质前连合处交叉到对侧支配相应的运动神经元。

从运动前区和辅助运动区起始的神经纤维投射到同侧或对侧，支配躯干肌和近侧端肢体肌肉来维持正确的身体姿势。由于是双侧支配，所以阻断这些传导通路引起的轻瘫比由主要运动区单侧神经纤维支配区域的远侧轻瘫更容易恢复。在整个传导过程中，锥体束都保持躯体特定区域的传导形式，直到它们的末梢到达脊髓前角运动神经元。

在脑干中，锥体束投射纤维到脑神经运动核（皮质脑桥纤维和皮质延髓纤维）。CN Ⅲ、Ⅴ、Ⅶ（仅有额支）、Ⅸ 和 Ⅹ（疑核）的运动核团接受双侧皮质支配，所以单侧锥体束损伤不会导致相应的肌肉麻痹。CN Ⅶ（面部下 2/3）、Ⅺ（脊髓核）、Ⅻ 的运动核团接受单侧支配。它们的神经纤维束在脑干交叉到对侧，因此，单侧核上瘫会导致对侧支配部位的功能障碍。

锥体外运动束

其他的运动束从大脑皮质经脑桥到达小脑，以及从大脑皮质到纹状体（尾状核和壳）、丘脑、黑质、红核和脑干网状结构。这些纤维传导通路和锥体束相邻。锥体束的损伤通常也会牵连到锥体外束引起痉挛性瘫痪；个别单独锥体束损伤会导致软瘫（见第 126 页）。

皮质脑桥纤维 皮质脑桥纤维起始于额叶、颞叶、顶叶、枕叶皮质，靠近锥体束下行到内囊。脑桥核发出纤维投射到小脑（见第 41 页）。

其他有重要功能的传导束（见第 406 页）。红核脊髓束起始于红核后立即交叉，与脑干中间神经元形成突触，然后下行至脊髓终止于前角。红核脊髓束发出的冲动使屈肌收缩、伸肌舒张，在网状脊髓束的延髓部分发出的冲动作用亦然。此外，在网状脊髓束的脑桥部分发出的冲动和前庭脊髓束发出的冲动能使伸肌收缩、屈肌舒张。

运动单元

1 个运动单元是由 1 个运动神经元和其所支配的肌纤维所组成的功能单位。运动神经元位于脑干（脑神经运动核）和脊髓（前角）。神经支配比例是指单个运动神经元所支配的肌纤维的平均数量。这个比例大小不等，支配眼外肌的比例是 3，支配手部细小肌肉的比例是 100，支配腓肠肌的比例是 2 000。神经支配比例越小，肌力的分级越精细。一个运动单元的肌肉纤维并不是并排排列在一起的，而是分布在直径为 5~11 mm 的肌肉的特定区域。

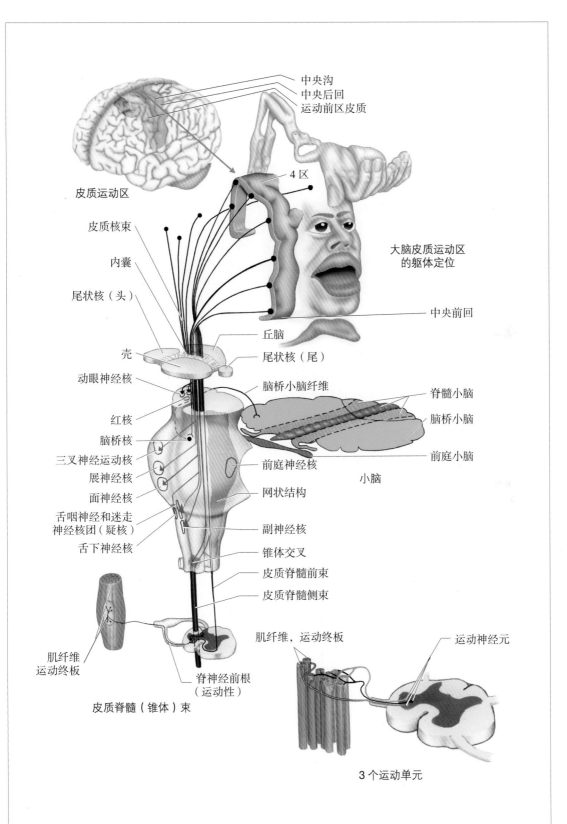

中央沟
中央后回
运动前区皮质

4区

皮质运动区

皮质核束

内囊

尾状核（头）

大脑皮质运动区
的躯体定位

中央前回

丘脑
壳
尾状核（尾）

动眼神经核

脑桥小脑纤维

脊髓小脑

脑桥小脑

红核

脑桥核

三叉神经运动核

展神经核

面神经核

舌咽神经和迷走
神经核团（疑核）

舌下神经核

前庭神经核

网状结构

副神经核

锥体交叉

皮质脊髓前束

皮质脊髓侧束

前庭小脑

小脑

肌纤维
运动终板

脊神经前根
（运动性）

皮质脊髓（锥体）束

肌纤维，运动终板

运动神经元

3个运动单元

小脑参与运动的调控，包括协调平衡、姿势、步态、定向运动，以及调节肌张力。小脑的沟回比大脑半球的沟回细。小脑蚓位于两侧小脑半球之间的中线处。小脑后叶的后部称为小脑扁桃体。

神经通路

传入联系 小脑的 3 对脚传递来自大脑皮质（尤其是视觉区）、脑桥核、三叉神经脑干核团、前庭神经核、蜗神经核、脊髓等的信息到小脑皮质。小脑上脚传递来自脊髓小脑前束的同侧本体感觉冲动（见第 43 页）。小脑中脚含有起自脑桥的神经纤维（见第 39 页）。小脑下脚有前庭神经和前庭神经核发出到绒球小结叶和顶核的神经纤维。此外，还含有从对侧下橄榄核到小脑半球（浦肯野细胞，橄榄小脑束）的神经纤维，含有传递本体感觉的脊髓小脑后束纤维（源自肌梭，终于旁正中小脑皮质的前、后部；见第 42 页），还含有从脑干网状结构发出的纤维。

传出联系 小脑核（顶核、球状核、栓状核、齿状核；见第 75 页）发出投射从（对侧）小脑上脚到红核、丘脑和网状组织。丘脑继而投射到运动前皮质和主要运动皮质，它们传出冲动到脑桥，而脑桥又投射回小脑，形成一个神经解剖环路。小脑传出冲动通过红核和红核脊髓束影响（同侧）脊髓运动神经元。小脑下脚投射到前庭神经核和脑干网状结构（构成前庭小脑反馈环路），并通过前庭脊髓束和网状脊髓束影响脊髓运动神经元。

功能解剖

小脑被认为有 3 个功能部分。

前庭小脑（古小脑） 结构包括：绒球小结叶和小舌。传入联系来自半规管和囊斑（见第 56 页）、前庭神经核、视觉系统（外侧膝状体）、上丘和视觉皮质，投射到小脑蚓。传出连接经顶核到前庭神经核和网状结构。功能包括：控制平衡；前庭小脑损伤会导致躯体共济失调、眩晕、凝视性眼球震颤、凝视不稳定（视震荡）。

脊髓小脑（旧小脑） 结构包括：部分小脑上蚓（山顶、中央叶）、小脑下蚓（蚓垂和蚓锥体），以及小脑半球（中央叶翼、方形小叶和旁绒球）。传入连接由脊髓小脑束，以及从主要运动区和主要躯体感觉区的皮质、听觉区、视觉区、前庭区发出投射到小脑半球中间部。传出连接从间位核到网状结构、红核、丘脑腹外侧核、大脑皮质的 4 区。功能包括：控制肌肉的张力和扫视；脊髓小脑损伤会导致步态共济失调而非姿势性共济失调、构音障碍（见第 182 页）、肌张力减退、凝视障碍。

脑桥小脑（新小脑） 结构含小脑半球的大部分，包括小脑蚓的山坡、蚓叶和蚓结节。传入投射来自大脑感觉和运动皮质、运动前区皮质，顶叶的纤维经过脑桥核和下橄榄核中继后传入。传出冲动经齿状核传递到红核、丘脑腹外侧核，以及到运动和运动前区皮质。功能包括：运动的协调和精确控制；脑桥小脑损伤会导致辨距不良、意向性震颤和运动不协调。

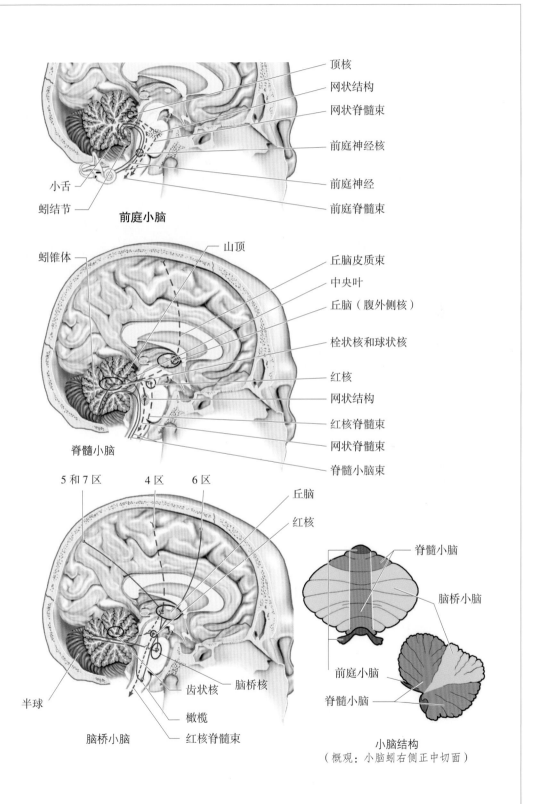

顶核
网状结构
网状脊髓束
前庭神经核
前庭神经
前庭脊髓束

小舌
蚓结节
前庭小脑

蚓锥体
山顶
丘脑皮质束
中央叶
丘脑（腹外侧核）
栓状核和球状核
红核
网状结构
红核脊髓束
网状脊髓束
脊髓小脑束
脊髓小脑

5 和 7 区
4 区
6 区
丘脑
红核
半球
齿状核
脑桥核
橄榄
红核脊髓束
脑桥小脑

脊髓小脑
脑桥小脑
前庭小脑
脊髓小脑
小脑结构
（概观：小脑蚓右侧正中切面）

躯体感觉和疼痛在功能和解剖上是两种不同的类型。对轻微触觉伤害性刺激和热刺激的精确时空感受称为精细辨别觉。对较强的触觉疼痛和热刺激的较弥散的感知称为粗感觉。深层组织（肌肉、内脏）的感觉主要是粗感觉。

感受器

感觉刺激通过与感受器的物理作用而影响神经系统。外感受器对外部刺激做出反应，内感受器对内部刺激做出反应。一个刺激只有达到足够的强度才能激活感受器（超过感觉阈值）。根据激活的刺激将感受器分为：机械性感受器（压力、触摸）、本体感受器（关节位置、肌肉收缩、肌肉舒张）、内脏感受器（肺、心血管、胃肠等的刺激）、温度感受器（冷、热）、化学感受器（疼痛、气味、痒、味觉）、光感受器（光）。皮肤感受器包括游离神经末梢和特化的感受器（比如 Meissner 触觉小体和 Vater-Pacini 环层小体）。前一种类型主要感受疼痛和温度感觉，后一种类型主要感受触觉（碰触、挤压、震动）。有毛皮肤的发根周围有触觉感受器存在。

主要躯体感觉通路
（见第 406 页）

概述 信息从感受器经传入纤维传至同侧背根神经节假单极神经元，背根神经节的纤维再经背根进入脊髓。它们在脊髓后角（原发性系统）或脑干丘系系统内形成突触（第二级神经元），然后分别穿越到对侧上行。在丘脑内形成突触（第三级神经元，丘脑皮质束），继续投射到主要躯体感觉皮质的中央后回。躯体感觉通路在每个层次都有躯体定位。

前外侧柱（原发性系统） 躯体感觉（疼痛、温度、粗触觉）的初感觉通路纤维从背根进入脊髓，然后在同侧上升 1~3 个节段再与第二级神经元形成突触后交叉至对侧，与第二级神经元形成突触，所以脊髓外侧索损伤后会在损伤平面以下 2~3 个节段出现对侧痛觉和对侧温度感觉缺失。第二级神经元发出纤维在脊髓前连合上升到丘脑（第三级神经元，腹后外侧核）。脊髓丘脑前束传递强压觉和粗触觉信息。脊髓丘脑侧束传递疼痛（包括痒感）和温度觉信息。这些通路在脊髓后角胶状质形成突触。

后柱（丘系系统） 传递腿部和躯干下部精细辨别觉（震动觉、本体感觉、精细触觉）的纤维位于同侧薄束（内侧部），传递手臂、躯干上部（T6 以上）和颈部的精细辨别觉的纤维位于同侧楔束（外侧部）。这些神经纤维在延髓下部与相应的躯体感觉核（薄束核和楔束核）内的第二级感觉神经元形成突触，然后第二级感觉神经元发出神经纤维交叉到对侧内侧丘系内上升至丘脑（第三级神经元，腹后外侧核）。腹后外侧核发出纤维经内囊投射到中央后回（丘脑皮质束）。

脊髓小脑束（脊髓小脑系统） 脊髓小脑束调节本体感觉。从肌梭和肌腱起始的神经纤维与脊髓 T1-L2 节段后角的胸核（Clarke）内的第二级神经元形成突触。这些第二级神经元的轴突形成脊髓小脑后束（同侧）和脊髓小脑前束（同侧和对侧）。这些纤维束终止于脊髓小脑（见第 40 页）。

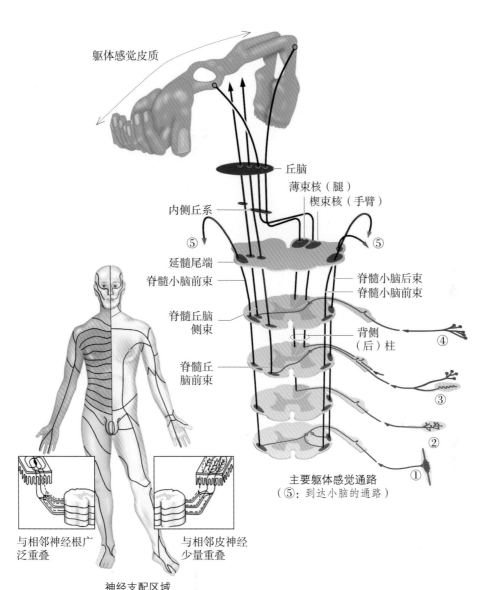

躯体感觉皮质

丘脑

薄束核（腿）
楔束核（手臂）

内侧丘系

⑤ ⑤

延髓尾端
脊髓小脑前束

脊髓小脑后束
脊髓小脑前束

脊髓丘脑侧束

背侧（后）柱

④

脊髓丘脑前束

③

②

①

主要躯体感觉通路
（⑤：到达小脑的通路）

与相邻神经根广泛重叠

与相邻皮神经少量重叠

神经支配区域
[左侧，神经根（皮区）；右侧，皮神经]

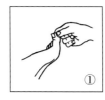

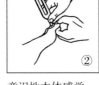

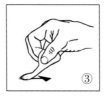
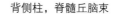

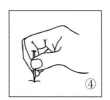

①	②	③	④
非意识性本体感觉	意识性本体感觉，震动觉	精细触觉，压觉	疼痛，温度，粗触觉
脊髓小脑束	背侧柱	背侧柱，脊髓丘脑束	脊髓丘脑束

明确运动功能障碍、轻触和疼痛的感觉障碍的精确位置，可以为临床定位脊髓、神经根、神经丛、外周神经等的损伤位置提供重要依据。也为反射异常（见第48页）和自主神经功能障碍（见第210页）提供进一步的依据。

皮 区

1个皮区是指由1条脊神经（例如背根）所支配的皮肤感觉区域。将皮肤分为若干皮区反映了脊髓及其相关神经的节段性组织形式。定位特定皮区感觉缺失可以帮助定位损伤的位置（神经根、脊髓节段）。然而，我们所熟知的皮区图谱只能作为临床诊断的辅助手段，而不能作为精确的定位。为了便于记忆，需知道下列神经支配规律。C4支配的皮区覆盖整个肩膀，C7-C8支配的皮区跨越前臂桡侧到尺侧区域以及手部区域。T1支配皮区到达前臂的中线；T4-T5支配的皮区在乳头水平（T5支配乳头皮肤）；T10支配皮区在脐部水平；L1支配皮区在腹股沟；L5支配皮区在小腿外侧和大踇趾；S1支配皮区在脚和脚跟的外侧边缘。

与触感皮区相比，疼痛感觉皮区范围更精确并且互相之间重叠较少（见第43页）。因此，针刺实验比轻触更容易判定导致感觉障碍的脊髓损伤节段或者神经根损伤位置。外周神经损伤的判定却与之相反。脊髓节段性疼痛和神经根疼痛表现为脊神经根分布皮肤区域的疼痛，例如在1个皮区。假神经根疼痛表现为带状皮肤区域分布而不会发生在特定皮区。肌腱炎（移动特定关节所导致的肌肉疼痛）、广泛的肌腱病变或纤维肌痛、关节症候群（椎骨间关节炎症）、肌硬化（用力过度导致的肌肉持续痉挛）和其他病变等会导致假神经根痛。

肌 节

1个肌节是指受1对脊神经（例如腹根）所支配的相应1组肌群，这种分布类似于皮肤的皮区。腹壁和四肢的肌肉由多条脊神经支配，这是因为四肢肌肉的运动纤维在神经丛被重新排序（见第48、52页），以及肌节在肌肉生长的过程中融合到一起。但肋间肌和脊柱旁的背部肌肉（竖脊肌）仍然保持节段分布。支配这些部位的神经是脊神经后支的运动侧支。了解每条脊神经的肌节和脊髓节段对应的特定肌肉（见附录，表5）可以帮助临床和肌电图定位导致运动障碍的神经根损伤。虽然有一定的解剖差异，但是脊髓节段对应的肌肉通常由1条或2条脊神经支配。

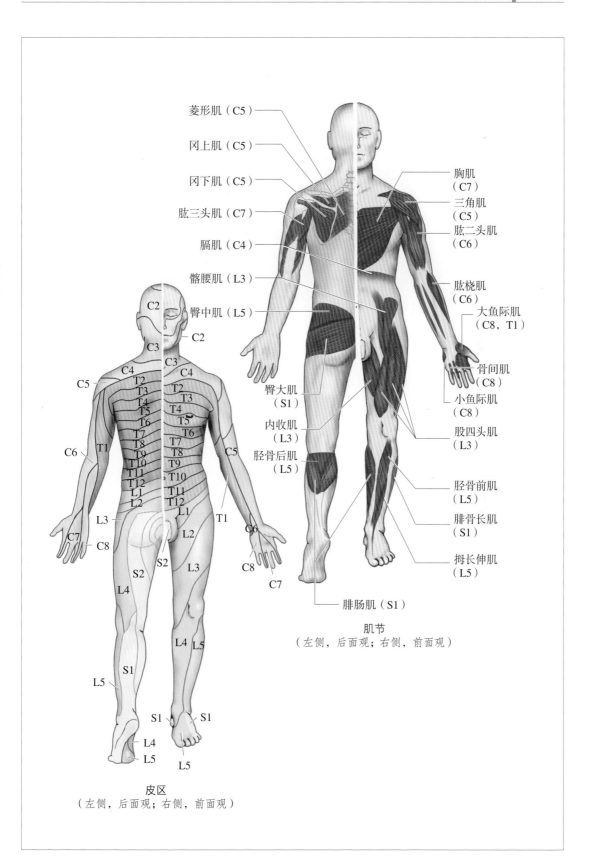

菱形肌（C5）
冈上肌（C5）
冈下肌（C5）
肱三头肌（C7）
膈肌（C4）
髂腰肌（L3）
臀中肌（L5）

胸肌（C7）
三角肌（C5）
肱二头肌（C6）
肱桡肌（C6）
大鱼际肌（C8，T1）
骨间肌（C8）
小鱼际肌（C8）
股四头肌（L3）
胫骨前肌（L5）
腓骨长肌（S1）
拇长伸肌（L5）

臀大肌（S1）
内收肌（L3）
胫骨后肌（L5）

腓肠肌（S1）

肌节
（左侧，后面观；右侧，前面观）

C2
C3
C4
C5
C6
C7
C8
T1
T2
T3
T4
T5
T6
T7
T8
T9
T10
T11
T12
L1
L2
L3
L4
L5
S1
S2

皮区
（左侧，后面观；右侧，前面观）

周围神经系统包含 Schwann（见第 163 页）、Ⅲ～Ⅻ脑神经、脊神经的前根和后根（含脊神经节）、神经丛、含运动和感觉末梢的周围神经本身，以及位于中枢神经系统之外的自主神经系统的部分（见第 58 页）。形成脊神经腹根和背根的根丝，纵向排列在脊髓表面两侧（见第 35、36 页）。腹根只含运动纤维，而背根只含感觉纤维。在与腹根汇合前的背根上有一膨大即背根神经节，其内含假单极感觉神经元的胞体。

周围神经

混合性的周周神经含传入纤维（浅、深感觉），到达横纹肌的传出纤维和自主（传入和传出）神经纤维。T1-L2（L3）神经根的交感神经纤维从背根神经节中发出到达交感干（见第 61 页）。只有在胸部（节段性神经支配模式），前根传出神经和后根传入神经直接连接到周围神经。在臂丛和腰丛，神经根中的神经纤维被重新组织，因此大部分肢体肌肉可由多个脊髓节段支配的神经支配，伴随脊髓节段性支配的移位。感觉性传入纤维具有类似的方式。神经纤维在神经丛内重新组合意味着它们在神经根的路径和周围神经不同，因此节段性（根性）神经支配可区别于周围神经支配（见第 44、48 页）。

结构　在周围神经，单根轴突被 Schwann 细胞包裹。这个单位被称为神经纤维。神经纤维可以长达 1 米。每个轴突的神经细胞体位于脊髓（运动神经元和内脏运动节前神经元）、脊神经节（感觉神经元）或交感干神经节（交感神经节后神经元）。神经纤维聚集成束。在神经束内的神经纤维之间的微细组织称为神经内膜。它与软脑膜延续并连接到蛛网膜下隙。在远侧端，它连接终末器官的间质。神经束包含有髓和无髓神经纤维。围绕在神经束的结缔组织称为神经束膜，而多个神经束被神经外膜包裹在一起。这些结缔组织与硬脑膜和蛛网膜相续，并包裹脊神经前根和后根。神经外膜使周围神经能够被移动，例如在肢体运动时。它包含神经滋养血管（动脉、静脉）。就像 CNS（见第 118 页），PNS 也受屏障系统的保护（血-神经屏障），屏障由神经内无孔的紧密连接的毛细血管组成。这个屏障在脊神经节和自主神经节及远侧端的神经中不存在。

神经纤维　有髓神经纤维的髓鞘由 Schwann 细胞髓鞘层形成，在郎飞节处缺如。它起到类似电绝缘的作用，因此神经传导电流只从 1 个郎飞节处传递到下 1 个节（跳跃式传导）。神经传导速度与髓鞘的厚度相关（见第 407 页）。几个无髓神经纤维由 1 个 Schwann 细胞连在一起。神经传递是连续进行的，传递速度主要取决于轴突的直径。

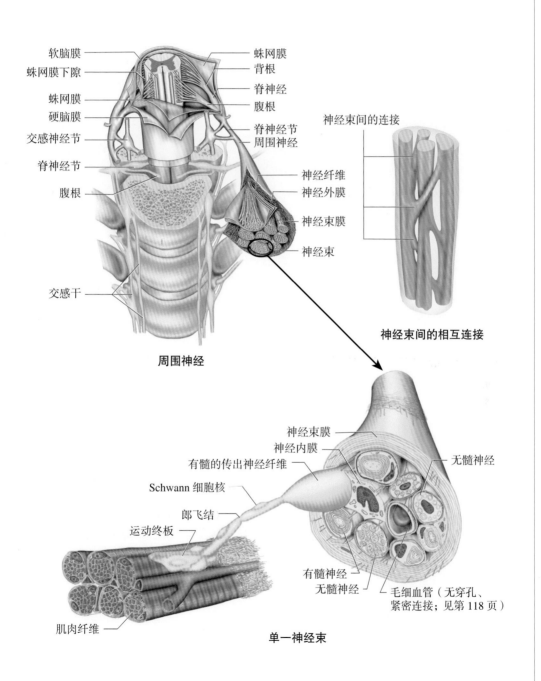

软脑膜
蛛网膜下隙
蛛网膜
硬脑膜
交感神经节
脊神经节
腹根

蛛网膜
背根
脊神经
腹根
脊神经节
周围神经

神经纤维
神经外膜
神经束膜
神经束

交感干

神经束间的连接

神经束间的相互连接

周围神经

神经束膜
神经内膜
有髓的传出神经纤维
Schwann 细胞核
郎飞结
运动终板

无髓神经

有髓神经
无髓神经
毛细血管（无穿孔、
紧密连接；见第 118 页）

肌肉纤维

单一神经束

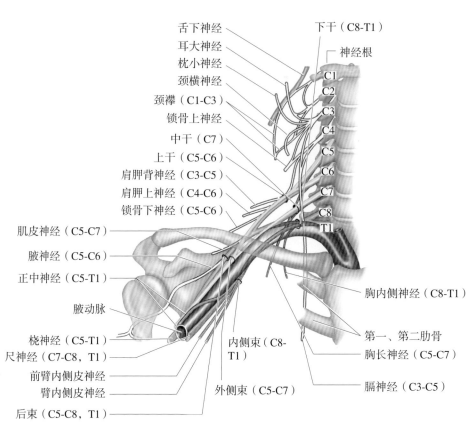

舌下神经
耳大神经
枕小神经
颈横神经
颈襻（C1-C3）
锁骨上神经
中干（C7）
上干（C5-C6）
肩胛背神经（C3-C5）
肩胛上神经（C4-C6）
锁骨下神经（C5-C6）

下干（C8-T1）
神经根
C1
C2
C3
C4
C5
C6
C7
C8
T1

肌皮神经（C5-C7）
腋神经（C5-C6）
正中神经（C5-T1）
腋动脉
桡神经（C5-T1）
尺神经（C7-C8，T1）
前臂内侧皮神经
臂内侧皮神经
后束（C5-C8，T1）

内侧束（C8-T1）
外侧束（C5-C7）

胸内侧神经（C8-T1）
第一、第二肋骨
胸长神经（C5-C7）
膈神经（C3-C5）

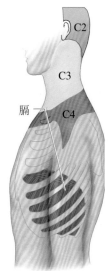

C2
C3
膈
C4

C2, C3, C4

臂　丛

臂丛由 C5 至 C8 和 T1 神经的腹侧根组成。

C5 和 C6 神经根组成上干，C7 神经形成中干，C8 神经和 T1 神经形成下干。每干分成前、后两股，由这些股组合形成外侧束（C5-C7）、后束（C5-C8、T1）、内侧束（C8-T1），这是根据它们与腋动脉的关系来描述它们的位置的。锁骨上分支支配颈部和肩部肌肉，锁骨下分支支配肩和上肢。

膈神经支配膈，其感觉分支支配心包、腹膜、纵隔胸膜、膈胸膜。

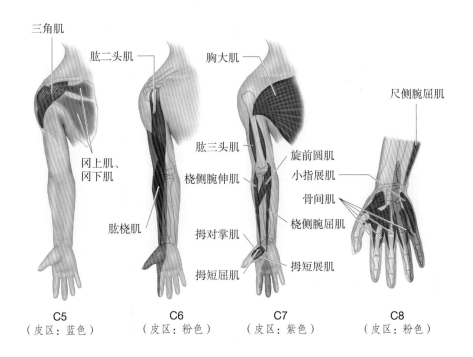

三角肌

肱二头肌

胸大肌

尺侧腕屈肌

冈上肌、
冈下肌

肱三头肌

旋前圆肌

小指展肌

桡侧腕伸肌

骨间肌

肱桡肌

桡侧腕屈肌

拇对掌肌

拇短展肌

拇短屈肌

C5
（皮区：蓝色）

C6
（皮区：粉色）

C7
（皮区：紫色）

C8
（皮区：粉色）

颈神经根综合征

神经根 （括号中是椎间盘的水平位置）	感 觉	肌 肉	反 射
C2-C3	下颌、颈部	膈	0
C4（C3-C4）	肩部	膈	0
C5（C4-C5）	肩部	三角肌	肱二头肌
C6（C5-C6）	臂外侧，拇指	肱二头肌和肱桡机	肱二头肌
C7（C6-C7）	第 2~4 手指（掌侧和背侧）	肱三头肌，胸大肌，长的指屈肌	肱三头肌
C8（C7-T1）	臂内侧部，第 4~5 手指	小鱼际肌，骨间肌	Trömner 征 +/-

上肢的神经

腋神经（C5-C6） 运动：三角肌（上臂：外展，超过15°最有效）和小圆肌（外旋）。

感觉：肩的外表面。损伤后，感觉障碍可能轻微或不发生。

检查：上肢抗阻力外上举。

肌皮神经（C5-C7） 运动：喙肱肌（内旋）、肱肌（屈肘）、肱二头肌（前臂屈曲及旋后）。

感觉：前臂的桡侧（前臂外侧皮神经）。损伤后感觉障碍轻微或不出现。该神经单独损伤比较罕见。

检查：前臂旋后屈肘。

桡神经（C5-T1） 运动：肱三头肌（伸肘）、肱肌和肱桡肌（屈肘）、桡侧腕伸肌（腕的后伸和外展）、旋后肌（前臂和手的旋后）、指伸肌（伸掌指关节）、桡侧腕长伸肌和短肌（腕：后伸和外展）、尺侧腕伸肌（腕：后伸和内收）、小指伸肌（伸小指）、拇长展肌（拇指外展）、拇长伸肌（伸拇指的远侧端）、拇短伸肌（伸拇指的近侧端）、示指伸肌（伸示指）。

感觉：肩背侧（臂外侧皮神经）、臂背侧（臂后皮神经）、前臂的桡侧到第1~4手指（前臂后皮神经）、前臂骨间隙（浅支）。

检查：桡神经损伤位置越高，导致功能缺失的伸肌数量越多。伸肘，屈肘位于旋前和旋后中间（肱桡肌），腕背伸伴随屈手指（桡侧腕伸肌和尺侧腕伸肌），伸指（指

伸肌）拇指外展，拇指后伸。

正中神经（C5-T1） 运动：旋前圆肌、旋前方肌（手和前臂旋前）、桡侧腕屈肌（屈腕）、掌长肌（屈腕）、指浅屈肌（手指：屈近侧指间关节）、指深屈肌（第2~3手指：屈远侧指间关节）、拇长屈肌（拇指：屈指间关节）、拇短屈肌（拇指：屈掌指关节）、拇短展肌（拇指：外展拇指）、拇对掌肌（拇指旋转、对掌）、蚓状肌（第1~2手指：屈掌指关节）。

感觉：手掌桡侧半，第1~3手指掌侧皮肤和第4手指桡侧半掌侧。

检查：旋前伴屈前臂（旋前圆肌和旋前方肌），屈腕（桡侧腕屈肌），屈中指的掌指关节（指浅屈肌），屈第2~3手指的远侧指间关节（指深屈肌），屈拇指的指间关节（拇长屈肌），拇指外展（握瓶动作）。

尺神经（C8-T1） 运动：尺侧腕屈肌（腕关节向尺侧屈）、指深屈肌（屈第4~5手指远侧指间关节）、掌短肌（运动小鱼际皮肤）、小指展肌（小指外展）、小指对掌肌（小指对掌）、小指短屈肌（屈小指掌指关节）、第3~4蚓状肌（屈第3~4手指的掌指关节）、骨间肌（手指屈、内收、外展）、拇收肌（拇指内收）、拇短屈肌（屈拇指的掌指关节）。

感觉：手尺侧半、环指尺侧半、小指。

检查：屈腕，屈小指远侧指间关节，摊开手指（特别是中指向侧方运动），拇指和示指夹持试验（Froment征），用掌指关节屈手指。

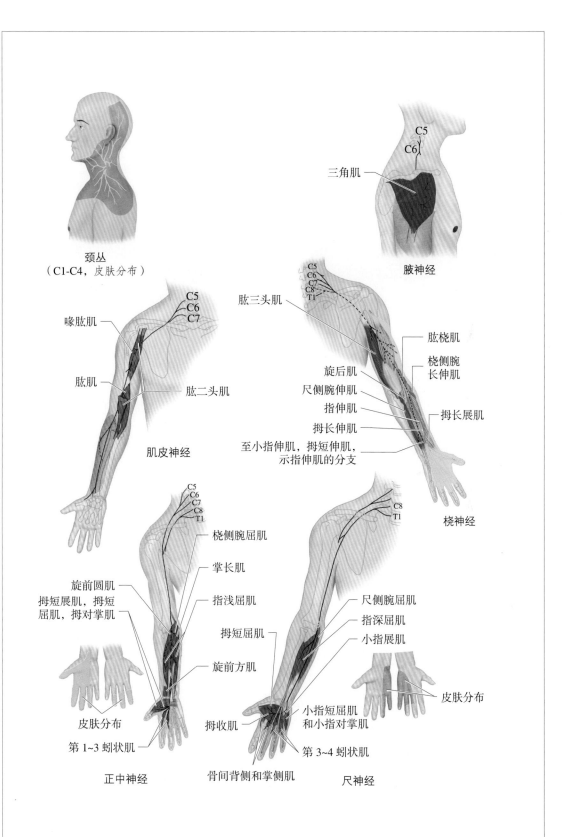

颈丛
（C1-C4，皮肤分布）

腋神经

C5
C6
三角肌

肌皮神经

C5
C6
C7
喙肱肌
肱肌
肱二头肌

肱三头肌
C5
C6
C7
C8
T1
肱桡肌
桡侧腕长伸肌
旋后肌
尺侧腕伸肌
指伸肌
拇长伸肌
至小指伸肌，拇短伸肌，示指伸肌的分支
拇长展肌

桡神经

C5
C6
C7
C8
T1
桡侧腕屈肌
掌长肌
旋前圆肌
拇短展肌，拇短屈肌，拇对掌肌
指浅屈肌
拇短屈肌
旋前方肌
皮肤分布
拇收肌
第1~3蚓状肌

正中神经

骨间背侧和掌侧肌

C8
T1
尺侧腕屈肌
指深屈肌
小指展肌
小指短屈肌和小指对掌肌
第3~4蚓状肌
皮肤分布

尺神经

腰骶丛

腰丛（T12，L1-L4）位于腰大肌内侧和后方。它支配骨盆和大腿，特别是屈髋关节和伸膝关节。

骶丛位于梨状肌上。它分为两部分：坐骨神经丛（L4-S3；分支支配骨盆和腿，特别是髋关节伸肌、膝关节屈肌、小腿和足部肌肉）和阴部丛（S2-S4；发出分支支配盆底、会阴、外生殖器阴部丛；双侧功能缺失会导致尿失禁和阳痿）。

尾丛（S3-S5）支配尾骨表面的皮肤（引起尾骨的疼痛）。

腰神经根综合征

具体内容见下。

神经根 （括号里是椎间盘水平）	感　觉	肌　肉	反　射
L2	腹股沟韧带下方	髂腰肌	内收肌反射
L3（L2-L3）	大腿前方	股四头肌，髂腰肌，内收肌	股四头肌反射
L4（L3-L4）	大腿外侧，小腿内侧	股四头肌，髂腰肌	股四头肌反射
L5（L4-L5）	小腿前外侧，大踇趾	踇长伸肌，胫骨前肌，臀中肌	胫骨后肌反射
S1（L5-S1）	大腿后方，小腿后方，小踇趾	小腿三头肌，臀大肌，腓骨长肌、短肌	小腿三头肌反射

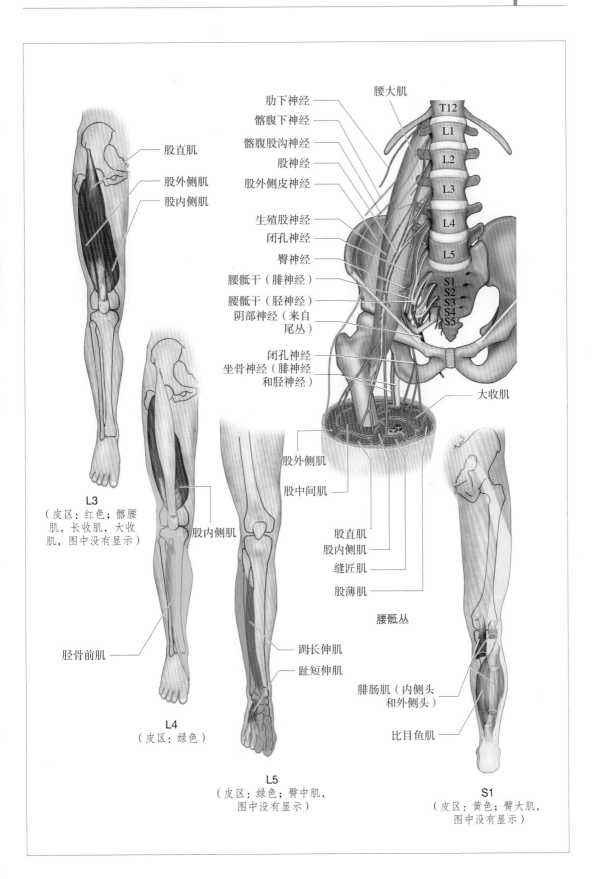

股直肌
股外侧肌
股内侧肌

L3
（皮区：红色；髂腰肌，长收肌，大收肌，图中没有显示）

肋下神经
髂腹下神经
髂腹股沟神经
股神经
股外侧皮神经
生殖股神经
闭孔神经
臀神经
腰骶干（腓神经）
腰骶干（胫神经）
阴部神经（来自尾丛）
闭孔神经
坐骨神经（腓神经和胫神经）

腰大肌

T12
L1
L2
L3
L4
L5
S1
S2
S3
S4
S5

大收肌

股外侧肌
股中间肌

股直肌
股内侧肌
缝匠肌
股薄肌

腰骶丛

股内侧肌

胫骨前肌

L4
（皮区：绿色）

踇长伸肌
趾短伸肌

L5
（皮区：绿色；臀中肌，图中没有显示）

腓肠肌（内侧头和外侧头）
比目鱼肌

S1
（皮区：黄色；臀大肌，图中没有显示）

下肢的神经

髂腹下神经和髂腹股沟神经（T12-L1） 运动：腹横肌和腹内斜肌（下腹部）。

感觉：髂嵴、髂腹股沟、阴茎、阴囊或大阴唇、大腿内侧。

检查：腹壁（站立，Valsalva 试验，从仰卧位站起）。

生殖股神经（L1-L2） 运动：提睾肌（生殖支）。

感觉：腹股沟内侧、阴囊或大阴唇、阴茎。

检查：感觉，提睾反射。

股外侧皮神经（L2-L3） 单纯感觉（由于神经压迫导致的感觉异常性股痛）。

检查：感觉，压迫髂前上棘内侧大约 3 cm 的区域。

股神经（L1-L4） 运动：髂肌（屈和内旋髋关节）、髂腰肌（屈髋关节）、缝匠肌（屈、内收、外旋髋关节）、股四头肌（伸膝关节）。

感觉：大腿内侧和小腿内侧（隐神经）。

检查：在坐位时屈髋关节（髂腰肌），髋关节屈、内收、内旋（"裁缝体位"，缝匠肌），伸膝关节（股四头肌）；股四头肌反射。

闭孔神经（L2-L4） 无图示。

运动：闭孔肌、耻骨肌、短收肌、长收肌、大收肌、股薄肌（主要使大腿内收）。

感觉：膝关节囊、交叉韧带，以及大腿内侧远端皮肤。

检查：仰卧和侧卧位时内收大腿；内收肌反射。

坐骨神经（L4-S3） 运动：大腿后群肌肉、小腿和脚。

感觉：臀部，大腿后面。

检查：患者俯卧时屈膝。腓、胫神经功能另外叙述。

腓总神经（L4-S2） 运动：胫骨前肌（抬足）、趾长伸肌[抬高（伸）足和脚趾]、踇长伸肌[踇趾抬高（伸）]、腓骨肌（足内翻，跖屈）

感觉：小腿外侧，除小趾的足背。

检查：抬足（胫骨前肌），大踇趾抬高（踇长伸肌），抬趾（趾长伸肌），跖屈时内翻（足外侧缘抬高，腓骨肌），感觉障碍；小腿三头肌反射。

胫神经（L4-S3） 运动：腓肠肌、跖肌、比目鱼肌（屈膝关节，足跖屈）、胫骨后肌（足旋后）、腘肌（足旋后，跖屈）、趾长屈肌（足跖屈，旋后，足趾屈）、小的足部肌肉（扩展和弯曲脚趾）。

感觉：小腿后部、脚跟、脚底。

检查：用脚趾站立（比目鱼肌、腓肠肌），屈趾（趾长屈肌），足内翻伴随跖屈（抬高足内侧缘，胫骨前肌）。

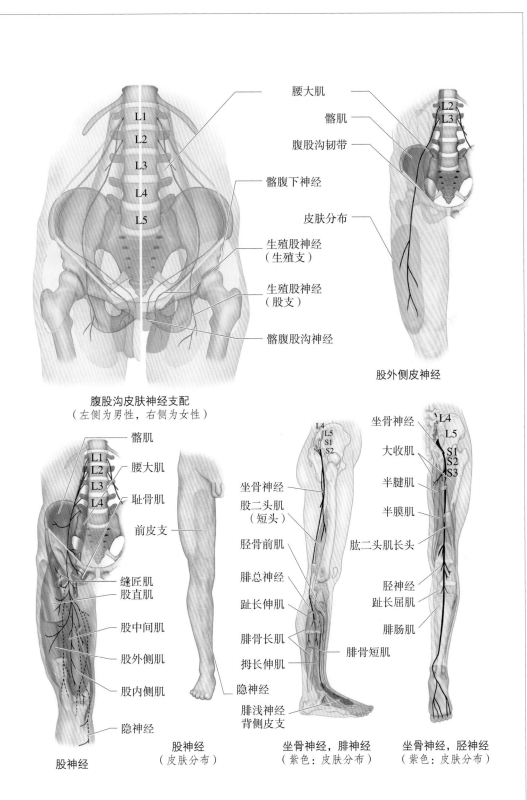

腰大肌

髂肌

腹股沟韧带

皮肤分布

L2
L3

股外侧皮神经

L1
L2
L3
L4
L5

髂腹下神经

生殖股神经
（生殖支）

生殖股神经
（股支）

髂腹股沟神经

腹股沟皮肤神经支配
（左侧为男性，右侧为女性）

髂肌
腰大肌
耻骨肌
前皮支

L1
L2
L3
L4

缝匠肌
股直肌

股中间肌

股外侧肌

股内侧肌

隐神经

股神经

股神经
（皮肤分布）

隐神经

坐骨神经
股二头肌
（短头）

胫骨前肌

腓总神经

趾长伸肌

腓骨长肌

拇长伸肌

隐神经

腓浅神经
背侧皮支

L4
L5
S1
S2

坐骨神经，腓神经
（紫色：皮肤分布）

坐骨神经
大收肌
半腱肌
半膜肌

肱二头肌长头

胫神经
趾长屈肌

腓肠肌

L4
L5
S1
S2
S3

腓骨短肌

坐骨神经，胫神经
（紫色：皮肤分布）

横纹骨骼肌大约占身体去脂体重的45%。快肌纤维的快速收缩和松弛使随意运动成为可能，而慢肌纤维参与姿势的调节。肌肉异常导致特定的疾病状态（肌病）。

肌肉通过肌腱牢固地附着于骨。肌肉组织由肌纤维（多核肌细胞）组成，这些肌纤维可以延伸至肌肉的全长。肌纤维被肌膜（原生质膜、细胞质膜）所覆盖。位于肌膜沟中的卫星细胞可增殖分化、促进肌细胞再生。每个肌肉细胞和它的卫星细胞被细胞外基质所包绕。每个肌纤维被肌内膜包绕。肌纤维聚集形成束或簇，这些束被称为肌束膜的结缔组织所包绕。最后，肌外膜包裹所有的肌束，并形成肌筋膜的一部分。这些结缔组织被神经和血管贯穿。

肌纤维

包括两种不同类型的肌纤维：

Ⅰ型（慢）纤维：含较多线粒体，收缩和疲劳发生较慢，肌红蛋白含量高，糖原含量低。

Ⅱ型（快）纤维：线粒体数量差异大，收缩快，易疲劳，肌红蛋白含量差异大，糖原含量高。

肌纤维主要是由被肌质网包裹的肌原纤维组成。每个肌原纤维由功能单元称为肌小节的肌丝组成。肌小节由粗肌丝（肌球蛋白、肌球蛋白结合蛋白）和细肌丝（肌动蛋白、肌钙蛋白、原肌球蛋白）两类肌丝组成。当它们互相移动时产生肌肉收缩。肌丝有规律的排列使肌肉在显微镜下呈现横纹状外观。

由蛋白复合物形成的细胞骨架是传递收缩力的机械装置。肌膜下蛋白质组合（黏着斑蛋白、talin、整合素、局部黏着斑激酶）被称为 costameres，其连接肌小节 Z 盘和细胞外基质。肌萎缩蛋白-糖蛋白复合物（肌萎缩蛋白、肌营养不良蛋白聚糖、肌聚糖、互养蛋白）协助 costameres 使 F- 肌动蛋白连接到细胞外基质。中间丝如肌间线蛋白 desmin（包裹 Z 盘，结合 costameres 和核膜）和核纤层蛋白 A/C（在核膜内侧）可进一步稳固肌纤维。总之，肌小节收缩时产生的力通过细胞骨架传递到细胞外基质，同时抵消不良的机械性变形。

肌膜和细胞外间隙

肌膜在运动终板区域折叠，并作为一个突触后受体，含有大量蛋白复合物，包括乙酰胆碱酯酶、肌特异性酪氨酸激酶（MuSK）、缔合蛋白 rapsyn 和 utrophin。肌营养不良蛋白-糖蛋白复合物对稳固肌膜特别重要。肌膜通过分层蛋白 merosin（层粘连蛋白 -2）经此复合体与细胞外间隙相连。小窝蛋白 -3、dysferlin、膜联蛋白 A1 和 A2 以及 mitsugumin-53 都参与肌膜损伤的修复。细胞外间隙的外层是由胶原蛋白（Ⅳ型胶原、Ⅵ型胶原、基底膜蛋白多糖、核心蛋白多糖）形成。膜结合的蛋白形成 Na^+、K^+、Cl^- 或 Ca^{2+} 的选择性离子通道。

细胞核与高尔基复合体

肌纤维细胞核一般位于肌膜下，核膜上有孔。伊默菌素蛋白 emerin 结合核膜内的核纤层蛋白 A/C。POMT1、POMGnT1 和 fukutin 都是与高尔基复合体相关的蛋白。

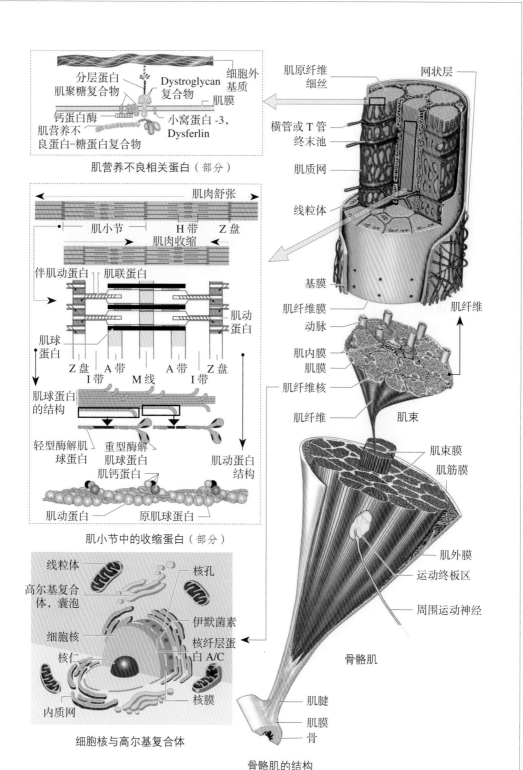

肌营养不良相关蛋白（部分）

- 分层蛋白
- 肌聚糖复合物
- Dystroglycan 复合物
- 细胞外基质
- 肌膜
- 钙蛋白酶
- 小窝蛋白-3，Dysferlin
- 肌营养不良蛋白-糖蛋白复合物

肌小节中的收缩蛋白（部分）

- 肌肉舒张
- 肌小节
- H带
- Z盘
- 肌肉收缩
- 伴肌动蛋白
- 肌联蛋白
- 肌动蛋白
- 肌球蛋白
- Z盘
- A带
- A带
- Z盘
- I带
- M线
- I带
- 肌球蛋白的结构
- 轻型酶解肌球蛋白
- 重型酶解肌球蛋白
- 肌钙蛋白
- 肌动蛋白结构
- 肌动蛋白
- 原肌球蛋白

细胞核与高尔基复合体

- 线粒体
- 核孔
- 高尔基复合体，囊泡
- 伊默菌素
- 细胞核
- 核纤层蛋白 A/C
- 核仁
- 内质网
- 核膜

骨骼肌的结构

- 肌原纤维细丝
- 网状层
- 横管或T管
- 终末池
- 肌质网
- 线粒体
- 基膜
- 肌纤维膜
- 动脉
- 肌内膜
- 肌膜
- 肌纤维核
- 肌纤维
- 肌束
- 肌纤维
- 肌束膜
- 肌筋膜
- 肌外膜
- 运动终板区
- 周围运动神经
- 骨骼肌
- 肌腱
- 肌膜
- 骨

自主神经系统（ANS）的中枢部分

ANS 的中枢部位包括：大脑皮质（岛叶、内嗅皮质、眶额皮质、额颞皮质），下丘脑，边缘系统，中脑（导水管周围灰质），脑干（孤束核、延髓腹外侧和腹内侧区），和脊髓（多种神经束和神经核）。

传入连接　ANS 的传入冲动来自脊髓束（前外侧束＝脊髓丘脑＋脊髓小脑＋脊髓网状束）、脑干束（在网状结构所产生的）、皮质丘脑束和脑室周围结构。后者是小簇的特化神经元，位于脑室系统表面，感知血液和脑脊液中化学成分的变化（见第 118 页）。

传出连接　来自下丘脑和脑干的投射，尤其是来自脑干网状结构的投射，传到胸腰段脊髓侧角，在此处投射到交感神经节。在脑干和骶髓的副交感神经的神经元接受类似的高级中枢的传入，转而投射到副交感神经节。下丘脑通过其自身的调节激素和神经内分泌功能来调节躯体功能（见第 106 页）。

神经递质　主要的兴奋性神经递质是谷氨酸，主要的抑制性神经递质是 γ-氨基丁酸（GABA）。神经调质包括乙酰胆碱、胺、神经肽、嘌呤和一氧化氮（NO）。

自主神经系统（ANS）的外周部分

这个部分在功能和结构上包括交感神经、副交感神经及肠道系统。由交感神经嵴发育而来的肾上腺髓质内含有功能不同的交感神经元。

核　交感神经核位于胸腰段脊髓的侧角（见第 36 页），而副交感神经核位于脑干（CN Ⅲ、Ⅶ、Ⅸ、Ⅹ）和骶髓（S2-S4）。肠有一种内在的肠神经系统，其核位于肌间神经丛和黏膜下层（见第 114 页）。

传入连接　周围自主神经系统含有完整的传出联系。传入连接通过脊神经后根进入脊髓或作为 CN Ⅲ、Ⅶ、Ⅸ、Ⅹ 的一部分进入脑，被正式归类到周围（躯体）神经系统（见第 2 页）。

传出连接　脊髓交感神经元的投射纤维（节前纤维）从脊神经前根离开脊髓，传到成对的椎旁神经节和不成对的椎前神经节，在那里它们与下一级神经元形成突触。一些节前纤维（有髓鞘的；白交通支）短距离走行至椎旁交感神经节中形成突触。节后纤维（无髓鞘的；灰交通支）从那里返回脊神经。它们一起到达效应器官（血管、汗腺、皮肤竖毛肌）。另外一些节前纤维穿过椎旁交感神经节与椎前神经节形成突触（如腹腔神经节或肠系膜神经节）或与小的终末神经节（如肠壁内）形成突触。它们构成了内脏大神经和内脏小神经。T1-T3 至头颈部的节前纤维至 3 个颈部交感神经的神经节，分别命名为颈下（星状）、颈中和颈上神经节并进行传导。

颅部的副交感节前纤维经脑神经走行，在效应器附近的神经节形成突触（见第 407 页）。位于 S2-S4 灰质外侧部的骶副交感神经核发出的节前纤维经骨盆内脏神经走行。它们在下腹下丛中形成突触。

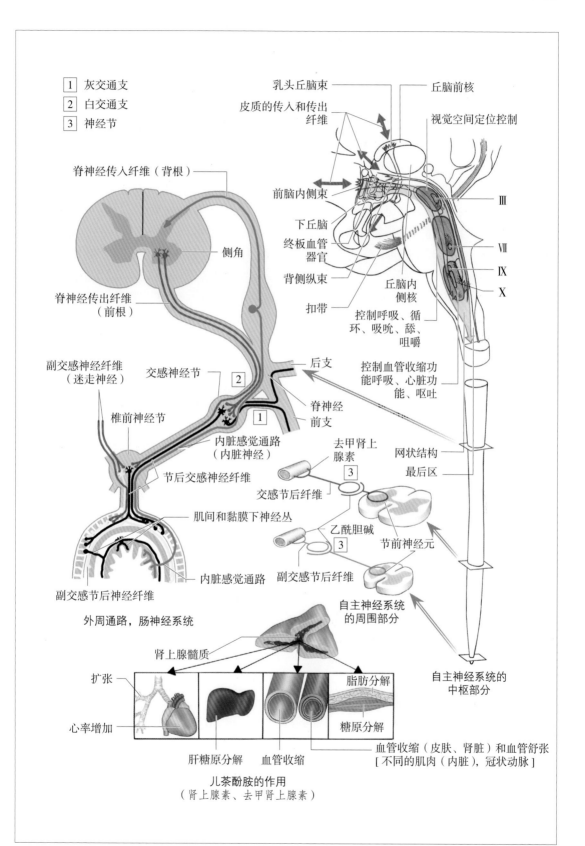

灰交通支
白交通支
神经节

乳头丘脑束
皮质的传入和传出纤维
丘脑前核
视觉空间定位控制

脊神经传入纤维（背根）

前脑内侧束

下丘脑
终板血管器官
背侧纵束
扣带

丘脑内侧核

侧角

脊神经传出纤维（前根）

控制呼吸、循环、吸吮、舔、咀嚼

副交感神经纤维（迷走神经）
交感神经节

后支

控制血管收缩功能呼吸、心脏功能、呕吐

椎前神经节

脊神经前支

内脏感觉通路（内脏神经）
去甲肾上腺素
网状结构
最后区

节后交感神经纤维
交感节后纤维

肌间和黏膜下神经丛
乙酰胆碱
节前神经元

内脏感觉通路
副交感节后纤维
自主神经系统的周围部分

副交感节后神经纤维

外周通路，肠神经系统

肾上腺髓质

自主神经系统的中枢部分

扩张
心率增加

脂肪分解
糖原分解

肝糖原分解
血管收缩
血管收缩（皮肤、肾脏）和血管舒张[不同的肌肉（内脏），冠状动脉]

儿茶酚胺的作用
（肾上腺素、去甲肾上腺素）

交感节前有髓纤维走行很短一段距离到达椎旁交感干，节后无髓纤维走行一段相对较长的距离到达效应器官。肾上腺髓质是一个例外：它如同交感干神经节的作用，接受长的节前纤维，但随后分泌肾上腺素进入血液，而不是发出节后纤维。副交感节前纤维较长，它们投射到效应器官附近的神经节，此神经节进而发出短的节后纤维。

神经递质 乙酰胆碱是交感神经节和副交感神经节中的神经递质。节后纤维的神经递质是去甲肾上腺素（交感神经）和乙酰胆碱（副交感神经）。神经递质包括神经肽（P物质、生长激素抑制素、血管活性肠多肽、促甲状腺激素释放激素、胆囊收缩素、铃蟾肽、降钙素基因相关肽、神经肽Y、甘丙肽、催产素、脑啡肽）和一氧化氮。

肾上腺髓质 肾上腺髓质细胞产生儿茶酚胺类肾上腺素和去甲肾上腺素。它们的功能是由交感节前神经元所控制（T5-T11；交感-肾上腺系统）。

临床诊断附录中的表14列出了用于研究自主神经功能障碍的临床和实验室检查。

交感神经的作用 [1]（受体类型 [2]）	效应器官	副交感神经的作用 [1]（受体类型 [3]）
	眼	
收缩 ⇒ 瞳孔散大（α_1）	瞳孔开大肌 [4]	—
收缩 ⇒ 眼睑上提	睑板肌（Müller 肌）	
—	瞳孔括约肌	缩窄 ⇒ 瞳孔缩小（M_3）
—	睫状肌	收缩 ⇒ 调节（M_3）
分泌 ⇓（α_2 可能）	泪腺	分泌 ⇑（M_3）
分泌 ⇓（α_2 可能）	**唾液腺**	分泌 ⇑（M_3）
	胸部器官	
舒张（β_2）	支气管平滑肌	收缩（M_3）
⇑心率（β_1）	窦房结	⇓心率（M_2）
	腹部器官	
肝糖原分解（β_2）	肝	—
刺激（β_3）	脂肪细胞	—
抑制（β_2）	胃肠平滑肌	收缩（M_3），松弛（NO，VIP）[4]
抑制（α_2）	胃肠外分泌腺	胃 ⇑（M_1），肠，肝，胰 ⇑（M_3，VIP）
收缩（α_1）	尿道括约肌	舒张（NO）
舒张（β_2）	逼尿肌	收缩（M_3，ATP）
舒张（β_2）	直肠平滑肌	收缩（M_3）
收缩（α_1）	勃起组织	舒张（NO）
收缩（α_1）	输精管	—
	皮肤	
分泌：全身性（胆碱 M_3），局部 [5]	汗腺	—
收缩（α_1）	竖毛肌	—
	血管	
血管收缩（α_1），舒张（NO 可能）	皮肤动脉	
血管收缩（α_1），血管舒张（β_2）	骨骼肌动脉	
血管收缩（α_1）	内脏动脉	舒张（通过 NO 调节 M_3，VIP）

注：来源：Benarroch（2008）。

[1] 各器官的作用都在此列中。[2] 这些主要是肾上腺素和去甲肾上腺素的膜受体（肾上腺素能受体）。去甲肾上腺素主要作用于 α 和 β_1 受体。肾上腺素作用于所有类型的肾上腺素能受体。拟交感神经药⇒增加交感神经的活动（肾上腺素受体激动剂）；交感神经阻滞剂⇒降低交感神经的活动（肾上腺素受体拮抗剂，受体阻滞剂）。[3] M= 毒蕈碱受体；拟副交感神经药⇒毒蕈碱受体激动剂；间接拟副交感神经药⇒乙酰胆碱酯酶阻滞剂；副交感神经阻滞药（抗胆碱能剂）⇒毒蕈碱受体拮抗剂；拮抗副交感神经⇒肉毒杆菌毒素。[4] NO= 一氧化氮，VIP= 血管活性肠肽。[5] 手掌（肾上腺素性发汗）。

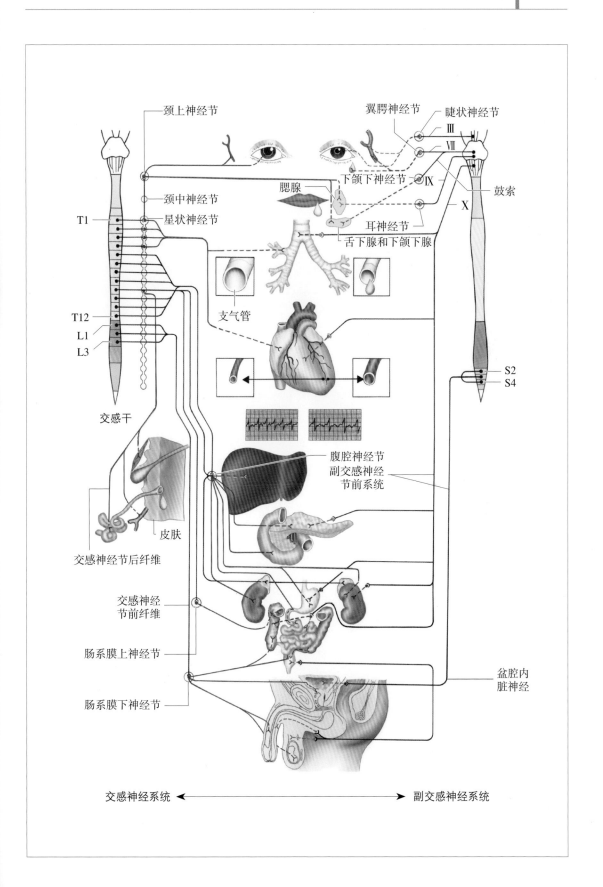

颈上神经节

翼腭神经节　　睫状神经节

Ⅲ

Ⅶ

颈中神经节

下颌下神经节

腮腺

Ⅸ

鼓索

T1

星状神经节

X

耳神经节

舌下腺和下颌下腺

T12

L1

L3

支气管

交感干

腹腔神经节
副交感神经
节前系统

皮肤

交感神经节后纤维

交感神经
节前纤维

肠系膜上神经节

肠系膜下神经节

S2
S4

盆腔内
脏神经

交感神经系统 ◀━━━━━━━━━━━━━━━━━━━━▶ 副交感神经系统

边缘系统由神经核和神经束组成的复杂网络构成，它们储存和传递大量信息。它与大脑中很多区域存在结构和功能上的相互联系。

结　构

边缘系统由内、外两部分构成，这两部分类似环形。外侧部分的延伸是从喙部结构（胼胝体下区）经颅尾弓形结构（扣带回和胼胝体上回）到颞极（海马旁回）。内侧部从乳头体延伸，经终板旁回、隔区和穹窿到达齿状回、海马和杏仁体。内侧部也连接丘脑前核、缰核、背盖核和脚间核。

神经通路

神经解剖环路：海马⇒穹窿⇒乳头体⇒乳头体丘脑束⇒丘脑前核⇒扣带回⇒扣带⇒返回海马，这个环路叫作Papez环路。纤维束大部分是双侧的，把边缘系统和丘脑、皮质、嗅球及嗅觉中枢、脑干连接在一起。前脑内侧束把隔区和视前区与下丘脑和中脑联系起来。从杏仁体发出的纤维穿过终纹，填充了尾状核和丘脑之间的缝隙，到达隔区和下丘脑。从杏仁体发出的短纤维也投射到海马。前连合连接两侧的杏仁体，穹窿连合连接两侧的海马。

海　马

海马结构包括Ammon角（CA=Cornu Ammonis，如若细分则命名为CA1~CA4）、齿状回、下托、海马旁回以及内嗅皮质。内嗅皮质对于海马来说是门户，海马通过它与多个不同脑区联系。Papez环路的传出纤维（通过穹窿到乳头体）或隔区中的传出纤维都起于海马Ammon角中的锥体细胞。

连接环路

在边缘系统各种不同的内部和外部的连接意味着其参与协调多种不同的任务。包括在运动、注意力、情感、自律活动以及神经内分泌脑区的行为调节。边缘系统在陈述性（或详述性）记忆中处于重要的临床地位（见第104页）。边缘系统不仅仅是记忆"储存库"，同时也能使皮质中多种已储存的记忆产生联系。边缘系统的损害不能损害已有储存的记忆，但会使有意识地回忆以往记忆内容的能力受到损害（遗忘综合征，见第178页）。非陈述性（暗示性）记忆仍正常，例如运动活动，可以在无意识的状态下学习。

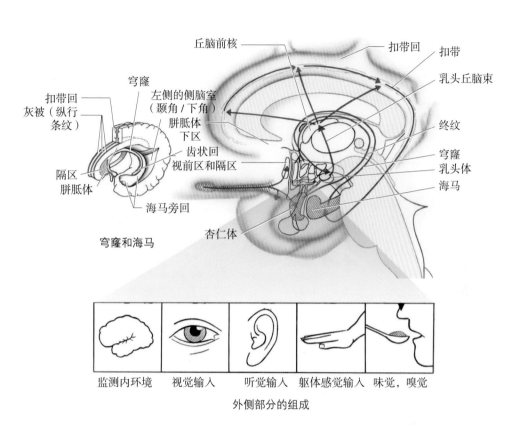

丘脑前核　扣带回　扣带
穹窿
扣带回　　　　　　　乳头丘脑束
灰被（纵行　左侧的侧脑室
条纹）　　　（颞角/下角）　终纹
　　　　胖胝体　穹窿
隔区　　　下区　乳头体
胖胝体　齿状回　海马
　　　　视前区和隔区
　　　海马旁回
　　　杏仁体

穹窿和海马

| 监测内环境 | 视觉输入 | 听觉输入 | 躯体感觉输入 | 味觉，嗅觉 |

外侧部分的组成

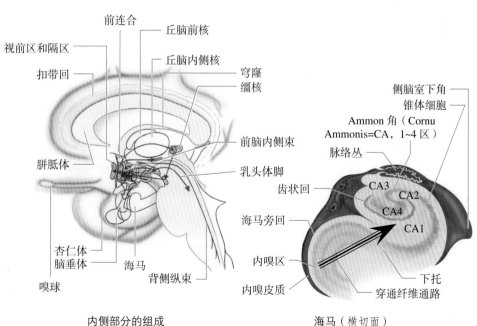

前连合
视前区和隔区　丘脑前核
扣带回　　　丘脑内侧核
　　　　　　穹窿
　　　　　　缰核
胖胝体　　　前脑内侧束
　　　　　　乳头体脚
杏仁体
脑垂体
嗅球　　海马　背侧纵束

内侧部分的组成

侧脑室下角
锥体细胞
Ammon 角（Cornu
Ammonis=CA，1~4 区）
脉络丛
齿状回　CA3　CA2
　　　　CA4
海马旁回　CA1
内嗅区
内嗅皮质　下托
　　　穿通纤维通路

海马（横切面）

神经免疫异常影响中枢和周围神经系统以及骨骼肌肉系统，这些症状是由于免疫过程影响了特定的器官（例如多发性硬化、边缘性脑炎、多发性肌炎、重症肌无力）或者系统性免疫疾病（例如系统性红斑狼疮、血管炎、肉样瘤病）导致。神经系统异常可能表现在某一特定时间里，如感染后或持续免疫反应（自身免疫疾病）所致。由恶性肿瘤表达的神经元蛋白（神经肿瘤抗原）所导致的神经系统副肿瘤综合征常常在肿瘤的作用明显出现之前或在远离它们原发灶的部位出现前就已经产生。免疫系统的组成见第 408 页。

中枢神经系统　中枢神经损伤刺激中枢（自身）免疫过程活化局部免疫细胞，如小胶质细胞、星形胶质细胞和内皮细胞，这导致细胞因子和趋化因子释放，增加了血脑屏障对单个核细胞（单核细胞、淋巴细胞、树突细胞）的通透性。小胶质细胞激活炎症反应。激活的树突细胞（APCs，抗原递呈细胞）为 T 细胞递呈特异抗原，进而激活了 T 细胞，使之分化为 Th1 和 Th2 CD4$^+$ 细胞。Th1 细胞激活星形胶质细胞、小胶质细胞和巨噬细胞，它们产生促炎细胞因子和细胞毒素，如过氧化氢和一氧化氮。Th2 细胞控制 B 细胞产生抗体。来自 B 细胞的细胞毒性抗体会进一步暴露抗原，这就加剧了免疫反应。粒细胞和巨噬细胞也迁移到中枢神经系统。

与此同时，来自中枢神经系统的抗原到达外周免疫区域。在淋巴结和次级淋巴管里的树突细胞递呈这些抗原，结合 MHC Ⅰ 类和 Ⅱ 类分子到 T 细胞，B 细胞的激活和克隆扩增也开始发生。活化的 B 细胞越过血脑屏障，占据了周围血管和软脑膜的空隙。

在正常情况下，T 细胞不能穿过血脑屏障。然而，当被中枢神经系统外特异抗原激活后，这些 T 细胞可以穿透血脑屏障。这个机制解释了中枢神经系统介入外周（自身）免疫过程，并最终在中枢神经系统启动了局部免疫进程。

周围神经系统　周围神经系统（见第 46 页）比中枢神经系统要容易穿越，脊神经根和运动终板尤其脆弱，所以免疫疾病容易攻击，包括细胞免疫和体液免疫。髓磷脂碎片（P_0、P_1、P_2）和神经节苷脂是潜在的自身抗原（APC 提呈的自身抗原引起 Th1 和 Th2 应答而激活）。Th1 细胞激活巨噬细胞，它们吞噬髓磷脂，释放各种细胞毒性因子（促炎细胞因子、一氧化氮、蛋白酶、氧自由基），Th2 细胞激活 B 细胞产生髓磷脂自身抗体。

骨骼肌肉系统　病理免疫过程可以发生在终板和肌肉自身中。终板区域的免疫源性损伤主要由抗体介导，异常的免疫过程可以发生在突触前或者突触后（见第 378 页）。肌肉的炎性免疫疾病可影响不同肌肉结构，如动脉毛细血管（皮肌炎）、肌细胞（多肌炎、胶原病）、结缔组织（筋膜炎）。

血管炎　炎症过程损伤血管和导致继发器官损伤。血管炎可以影响特定区域（如巨细胞动脉炎）或呈全身性（如丙肝、Wegener 肉芽肿和变应性肉芽肿）。

- LFA-1= 白细胞功能相关抗原 1
- CD31= 分化群 31
- ICAM= 细胞间黏附分子
- VCAM= 血管细胞黏附分子
- Integrins= 细胞膜上糖蛋白，可作为黏附分子
- APC= 抗原递呈细胞（如星形胶质细胞、小胶质细胞、巨噬细胞）

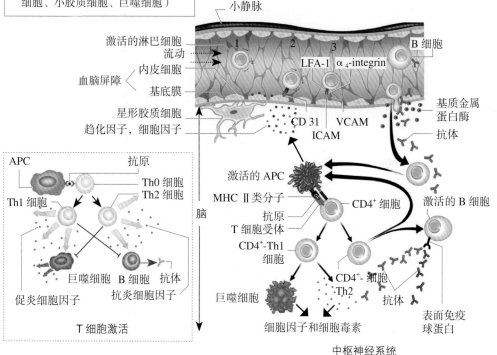

白细胞黏附和外渗

1. 捕捉和翻滚　2. 触发　3. 黏附　4. 外渗

小静脉

激活的淋巴细胞流动

内皮细胞

血脑屏障

基底膜

星形胶质细胞

趋化因子，细胞因子

LFA-1　α₄-integrin

B 细胞

CD 31　VCAM

ICAM

基质金属蛋白酶

抗体

APC　抗原

Th0 细胞

Th1 细胞　Th2 细胞

巨噬细胞　B 细胞　抗体

促炎细胞因子　抗炎细胞因子

T 细胞激活

激活的 APC

MHC Ⅱ类分子

抗原

T 细胞受体

CD4⁺ 细胞

CD4⁺-Th1 细胞

巨噬细胞

CD4⁺- 细胞 Th2

细胞因子和细胞毒素

激活的 B 细胞

抗体

表面免疫球蛋白

中枢神经系统

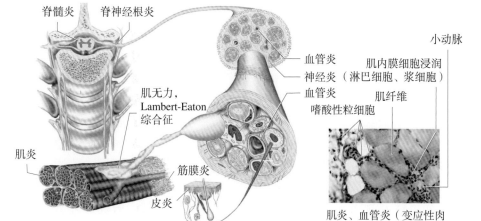

脊髓炎　脊神经根炎

肌无力，Lambert-Eaton 综合征

肌炎

筋膜炎

皮炎

血管炎

神经炎（淋巴细胞、浆细胞）

血管炎

嗜酸性粒细胞

小动脉

肌内膜细胞浸润（淋巴细胞、浆细胞）

肌纤维

肌炎、血管炎（变应性肉芽肿性血管炎；HE 染色）

周围神经系统、骨骼肌和血管炎

神经遗传学

遗传起因的神经系统疾病影响中枢和周围神经系统以及骨骼肌肉系统。所有的遗传学过程是由脱氧核糖核酸（DNA）决定的，它由两条反向平行、螺旋多聚核苷酸链组成，通过碱基间的氢键连接成双螺旋，脱氧多聚核苷酸里的每个脱氧核糖分子与腺嘌呤、胞嘧啶、鸟嘌呤或者胸腺嘧啶核酸其中之一相连，DNA 分子和蛋白质一起被紧密包装入染色体，只在核分裂的中期显示出 X 样，在细胞分裂之间（间期），DNA 处于解旋状态，只有在此状态下，DNA 信息可以转录为核糖核酸（RNA）传递给 mRNA（信使 RNA）。非编码 RNA（ncRNA）是转录的 RNA，但不会翻译为蛋白质。

基因是 DNA 的功能单位，它们的碱基序列决定了在一个特定多肽链和蛋白质中的氨基酸顺序。编码蛋白质的 DNA 片段称为外显子，它们被非编码序列间隔，后者称为内含子。1 个细胞的全部 DNA 称为基因组，在人类它位于细胞核和线粒体上。

表型　是 1 个个体显示出的性状，即 1 个个体的基因组成（基因型）、表达基因和环境影响的产物。

遗传　人的核基因组由 22 对常染色体和 1 对性染色体（XX 或 XY）组成，在发育后的细胞中是配对和同源的，除性激素外，其中 1 套来自母方，1 套来自父方。基因线性排列在染色体上的特定位置（基因座），不同形式的基因或遗传标记被称为等位基因。在同一基因座上的 2 个等位基因如果是不同的，称为杂合子；是完全一样的则称为纯合子。这会导致如下可能：由 1 个等位基因改变（杂合子突变）导致的疾病 ⇒ 常染色体显性遗传；由 2 个等位基因改变（纯合子突变）导致的疾病 ⇒ 常染色体隐性遗传（例外情况：同一基因的 2 个不同的致病突变导致隐性疾病 ⇒ 复合杂合性）；如果遗传特征位于 X 染色体上 ⇒ X 染色体连锁的隐性遗传。线粒体疾病都是由母系遗传方式传递。

突变　基因突变是一个基因的 DNA 序列发生改变，可以影响核 DNA 或者线粒体 DNA。突变可能涉及 1 个碱基的改变（点突变、错义突变）、整个基因的改变（无义突变）或者三核苷酸重复的动态改变，也可以是染色体数量的改变，例如 21 三体（唐氏综合征），或者染色体突变，即染色体结构的改变。突变可以发生在配子细胞（生殖细胞突变）或在个体的分化细胞中（体细胞突变）。体细胞突变引起肿瘤和先天性异常。

畸形　是指个体的 1 个器官或身体的一部分发生结构异常，而其他组织器官都正常的情况。畸形发生在胚胎发育中，由发育为身体特定部分的原始组织（胚基）的缺陷或异常所致。发育不良是指组织和组织成分的功能或者结构异常而导致的畸形；涉及发育不良的疾病包括多发性神经纤维瘤、迁移异常和多种肿瘤疾病。

发育异常　正常胚基发育的组织或机体一部分在生长中被扰乱会引起继发的发育异常。在发育过程中机械的影响会引起 1 种组织或机体一部分位置和形状（畸形）异常。

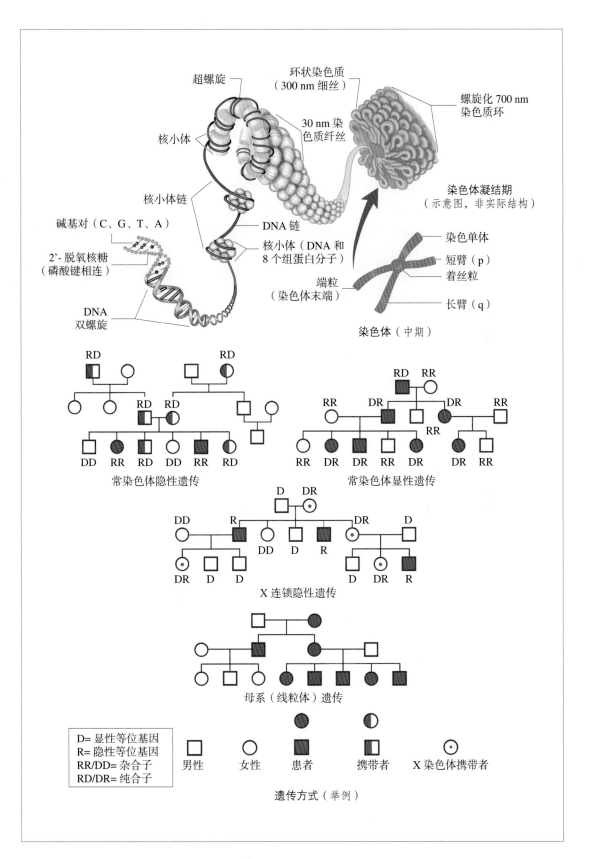

超螺旋

环状染色质（300 nm 细丝）

螺旋化 700 nm 染色质环

核小体

30 nm 染色质纤丝

核小体链

DNA 链

染色体凝结期（示意图，非实际结构）

碱基对（C、G、T、A）

核小体（DNA 和 8 个组蛋白分子）

染色单体

2'- 脱氧核糖（磷酸键相连）

短臂（p）

着丝粒

端粒（染色体末端）

长臂（q）

DNA 双螺旋

染色体（中期）

常染色体隐性遗传

常染色体显性遗传

X 连锁隐性遗传

母系（线粒体）遗传

D= 显性等位基因
R= 隐性等位基因
RR/DD= 杂合子
RD/DR= 纯合子

男性　女性　患者　携带者　X 染色体携带者

遗传方式（举例）

在神经系统中由于进行性的神经元损伤或变性过程被描述为神经退行性变，大多数的神经退行性疾病在临床上出现明显症状时是在老年期。各种综合症状可能主要影响脑和（或）脊髓，以及特异的运动、感觉、自主的和（或）认知功能。

神经退行性变的特征

老化　在正常衰老过程（见第 292 页）中，可出现与疾病没有任何关联的形态改变（退化＝器官功能的减退）。大体上的变化包括软脑膜旁矢状面纤维增厚、脑体积减小、脑白质疏松、脑脊液间隙增大和脑回萎缩。在显微水平可以看到局部不同程度的神经元或者轴突丢失、胶质增生和神经元结构上的变化，后者包括：脂褐质、神经黑色素、颗粒空泡变性、微管神经纤维缠结（NFT）、老年斑、Lafora 和 Lewy 包涵体。

神经退行性变　退行性疾病以加速衰老相关和其他形态上变化为特征，蛋白沉积是其特点，可发生在细胞内和细胞外，这些蛋白质包括 tau 蛋白（微管相关的蛋白激酶，MAPK）、α-核突触蛋白、多聚谷氨酰胺、泛素、TDF-43、FUS 和 β-淀粉样蛋白（见附录，表 10）。神经元死亡也会发生，其机制可能是凋亡的、坏死的、自噬的或者细胞质的。除凋亡外，都伴随有组织炎症反应。神经退行性变疾病根据沉积蛋白可以分为 tau 蛋白病、核突触蛋白病、多聚谷氨酰胺和朊蛋白疾病，这些蛋白复合物与编码它们的基因改变有关。

分子生物学特征

除了由于缺陷蛋白折叠和聚集导致的异常蛋白产物，线粒体功能损害对神经退行性变进程也起重要作用。线粒体运动和代谢以及损伤后线粒体的再生都受到影响，这些变化已经发现存在 CMT2A（见第 370 页）、单基因的帕金森综合征（见第 475 页）和 Friedreich 共济失调（见第 314 页）疾病。目前的研究集中围绕炎症（例如感染、急性缺血性损伤、多发性硬化）、对细胞功能的外部应激（包括氧化应激）、基质金属蛋白酶（MMPs）和分子伴侣（见附录，表 9）等在神经退行性变进展中的重要性。非编码 RNA（见第 66 页）的功能也有待详细说明。

临床特征

神经退行性变疾病（见第 294 页）的临床表现是异质性的，一般特点是逐渐的，有时是非对称发生，有时是家族性发病，它们或多或少都进展快速。然而，现有症状可以在一段时期内维持或者进展很慢，留下一个稳定期疾病的印象。多个神经功能系统受到影响，在初始阶段和其后，某种核心症状变得明显，结合辅助检测（影像学、脑脊液分析、实验室检测、神经生理学）可以给出某种特定疾病的诊断。帕金森病（见第 294 页）以运动障碍为主，阿尔茨海默病（见第 304 页）以认知功能衰退为特征，神经源性麻痹性痴呆和肌萎缩是运动神经元疾病（见第 354 页）的主要特征，通过 CT、MRI、PET 成像可以显示出脑区域改变的特征模式。

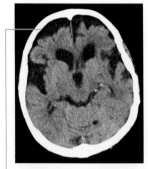

额颞叶退化（CT 影像）

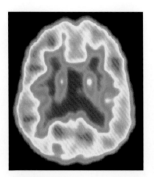

正常影像 PET
（正电子发射计算机断层扫描）

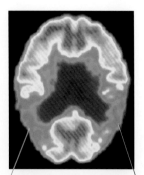

顶叶退化（PET）

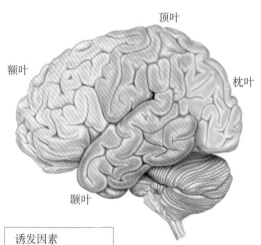

顶叶

额叶

枕叶

颞叶

神经退行性病变综合征

枕叶退化（MRI 影像）

诱发因素
- 氧化应激
- 细胞因子
- 毒素
- 兴奋毒性
- 生长因子缺失
- 热、放射

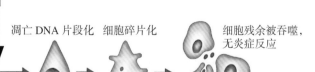

正常细胞　　凋亡 DNA 片段化　细胞碎片化　　细胞残余被吞噬，
　　　　　　　　　　　　　　　　　　　　　　无炎症反应

细胞凋亡
（程序化的基因介导的细胞消亡 = 细胞死亡）

2 功能系统

反射是机体对特定刺激产生的无意识及相对特定的反应，对维持机体正常功能有重要的作用（如控制姿势和有目的运动），临床神经系统检查的目的就在于发现受损的条件反射。

在中枢神经系统中，感受器接受刺激，经传入神经至中枢，然后通过传出神经至细胞、肌，或是器官进行反射响应，整个路径称为反射弧。感受器广泛存在于位于感觉通路起始端的皮肤、黏膜、肌、肌腱、骨膜，以及视网膜、内耳、嗅黏膜和味蕾。反射响应可能包括运动、感觉或自主感受器。大多数反射是相对独立的意识状态。反射弧任何一个节点中断即可终止反射。固有反射的感受器和效应器位于同一器官（如股四头肌反射），但非固有反射的感受器和效应器却在不同器官（如前庭-眼反射）。

病理反射指仅能在疾病状态下被引出的反射。病理反射被引出表明机体皮质脊髓束出现了功能障碍，其中 Babinski 征（阳性反应为踇趾背伸，余趾呈扇形展开）是第一级运动神经元损害的可靠征象，但在新生儿则是正常的生理反应。

肌固有反射（深腱反射）

肌固有反射由肌内的牵张感受器引发（肌梭的环状螺旋神经末梢），冲动由感受器产生并通过 I a 型快肌传入纤维传至脊髓 α 运动神经元，其传出 α1 突起，兴奋对侧肌群的主动肌。拮抗肌同时被脊髓的中间神经元抑制，从而引起肌收缩，肌梭松弛，使冲动在牵张感受器上停止产生。脊髓反射弧同样受高级运动中枢控制，异常的反射反应表明肌组织的反射弧或高级运动中枢出现异常，一些在临床诊断中起重要作用的反射请参考第 49 页和第 52 页。

非固有反射

上述所讨论的肌固有反射是单突触反射，而非固有反射是多突触反射。在它们传入与传出之间是脊髓中间神经元，可以被不同类型的刺激所激活，如拉伸肌，刺激皮肤（腹壁反射）、角膜（角膜反射）、黏膜（打喷嚏）、光刺激（明亮光线照射时眼睛产生闭眼反应）或是声音刺激（听觉反射）。重复的刺激（习惯）会使反应的强度减弱。因其是多突触的，非固有反射较固有反射有更长的潜伏期（刺激-反应间隔）。对维持机体正常功能起重要作用的非固有反射有姿势及翻正反射、摄食反射（吮吸、吞咽、舔）以及自主神经反射（见第148 页）。

屈肌反射由伤害性刺激引起，如踩到一颗大头钉等。兴奋性中间神经元激活脊髓 α 运动神经元从而兴奋同侧的屈肌，而抑制性中间神经元则抑制同侧的伸肌。与此同时，对侧的伸肌收缩，屈肌处于放松状态。该反应并不取决于疼痛，只有当大脑的感觉区被激活时，才有疼痛的体验，届时还发生运动反应。脊髓反射弧类似于肌固有反射，由高级运动中枢所控制。

异常的非固有反射意味着反射弧或皮质脊髓束（传递高级运动中枢的冲动）出现了病变。因非固有反射的临床实用性有限，腹壁反射（T6-T12）、提睾反射（L1-L2）、球海绵体肌反射（S3-S4）和肛门反射（S3-S5）通常不能被引出。

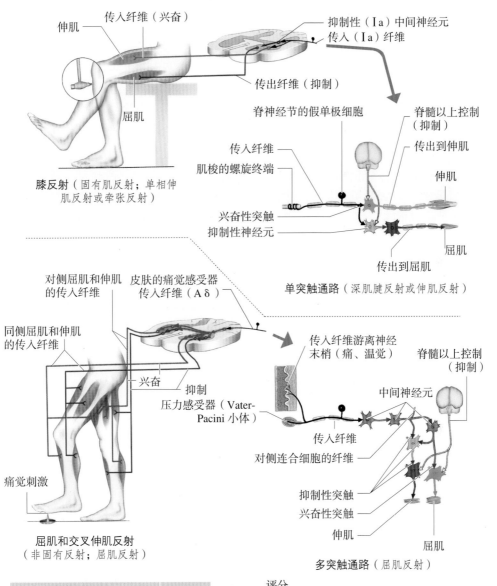

膝反射（固有肌反射；单相伸肌反射或牵张反射）

单突触通路（深肌腱反射或伸肌反射）

屈肌和交叉伸肌反射
（非固有反射；屈肌反射）

多突触通路（屈肌反射）

深肌腱反射	评分
无反射*	0
轻微或强化时可见**	1+
正常	2+
活跃**	3+
非持续性阵挛***	4+
持续性阵挛*	5+

注：*不正常；**可能正常或不正常；***通常不正常。

评分

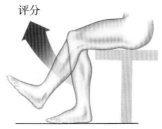

反射反应（深肌腱反射）

运动系统通过协调主动肌与拮抗肌的相对作用从而控制运动的速率、方向、幅度和力度。

体姿稳定

人体保持稳定的体姿依靠姿势及翻正反射，反射运动是对刺激的不随意和固定反应。节律性运动既有反射也有随意成分。随意运动由意志控制，并很大程度上是学习所得。

反射运动

遇到外界有害刺激时收脚或跌倒时伸开双臂都是反射运动的例子。肌固有反射调节肌张力及肌弹力对姿势保持和各肌群协同有重要的作用。特殊的功能如关节稳定性或收缩力调节都是靠抑制性脊髓中间神经元完成的。非固有反射包括防护性反射及姿势反射。屈肌对有害刺激产生的反应以及角膜对外界刺激所产生的反应都属于防护性反射，而跌倒时伸肌的反应则属于姿势反射。

节律运动

步行、呼吸和骑自行车都是节律性运动，这些动作的完成有赖于脊髓反射弧和脊髓以上结构，如脑干、小脑、基底神经节以及运动皮质等。

随意运动

随意运动依赖于运动程序（传出性复制）以获得预期的结果，人体的不同部分因而可以或多或少地熟练完成相似的运动（相同运动），如同时旋转踇趾、足、小腿、大腿、盆部及躯干等。随意运动包括一些基本反射和节律性运动，它们能流畅地执行依靠来自视觉、前庭及本体感觉系统的传入反馈至脊髓、脑干和大脑皮质运动中枢。随意运动的更进一步调节来自于小脑和基底神经节，小脑和基底神经节的输出神经通过丘脑中继核到达皮质。精细动作的控制取决于连续的传出性复制和运动执行的相互作用。

运动皮质（见第38页）运动皮质联系皮质下的相关区域（丘脑、基底神经节、小脑和脑干）和脊髓。主运动区（4区）调节肌的收缩力和有目标的移动方向，主要调控远端肌群（精细运动控制）。躯体运动皮质区是骨骼肌功能的代表区（见第39页）。运动前（次级运动）皮质（见第30页）包括辅助运动区（SMA）和运动前区（PMA）。SMA包括运动程序，起支配地位的运动前区包括Broca区（见第100页）和两额侧视野区（见第80页）。运动前区的皮质接受来自顶后部皮质的神经冲动。它参与复杂运动的规划并涉及视觉和躯体感觉运动的控制，主要调控躯干和近侧肢体的运动。

小脑（见第40页）小脑协调四肢和眼的运动并参与维持身体平衡，调节肌张力。

基底神经节（见第32、76页）基底神经节在解剖和功能上与运动皮质区有密切的联系并参与肢体和眼运动的协调。

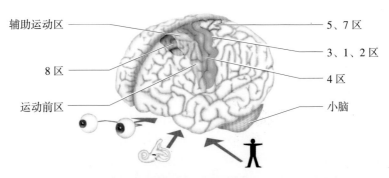

辅助运动区

5、7 区

3、1、2 区

8 区

4 区

运动前区

小脑

大脑运动皮质区的传入纤维（视觉、前庭、躯体感觉）

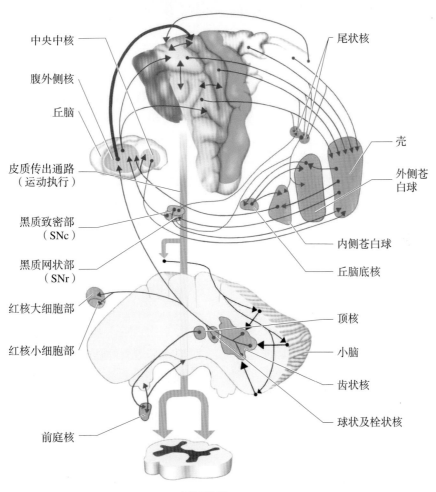

中央中核

尾状核

腹外侧核

丘脑

壳

皮质传出通路
（运动执行）

外侧苍
白球

黑质致密部
（SNc）

黑质网状部
（SNr）

内侧苍白球

丘脑底核

红核大细胞部

顶核

红核小细胞部

小脑

齿状核

球状及栓状核

前庭核

运动传导通路
（皮质、基底核、丘脑、脑干、小脑及脊髓）

基底神经节包括 4 个功能区：①纹状体 = 尾状核（CN）+ 壳 + 伏隔核。②苍白球 = 外侧部（GPe）+ 内侧部（GPi）。③黑质（SN）。④底丘脑核（STN）。位于黑质尾部的脚桥核（PPN）与基底神经节的功能有紧密的关联（见第 10、32 页）。

进一步细分，壳和苍白球组成豆状核，CN 和壳构成背侧纹状体，腹侧纹状体（边缘）包括伏隔核、嗅结节和中央杏仁核，SN 的腹侧网状部（SNr）含少量的多巴胺和铁，从而显示为微红色，而 SN 的背侧致密部（SNc）含大量的多巴胺和黑色素，从而显示为黑色（由此得名黑质）。

传导通路

基底神经节参与运动、认知过程、联想学习过程、短时记忆及情绪的控制。它们构成了几个平行且独立（分离）的神经传导通路（环路）。每个反馈环路都起源并止于各自特定功能的皮质区，如运动（骨骼肌）、动眼神经（眨眼）、联想认知（前额区）、情绪-行为边缘系的控制。环路传导通过几个中继站从皮质传至纹状体、苍白球、丘脑，再回传至大脑皮质。

纹状体和 STN 是兴奋骨骼肌运动皮质投射纤维的输入站，GPi 和 SNr 是到丘脑的抑制性投射输出站。促进运动功能的有两个传导环路，直接通路和间接通路。直接通路连接纹状体到 GPi 和 SNr，间接通路则是如下的轨迹：纹状体 → GPe → STN → GPi → SNr。皮质底丘脑投射又称为超直接通路（Hdp）。近年的研究表明，这些通路之间存在相互投射，从而使信息不仅简单传送而且进行了适当的修饰。

神经递质
（见第 123、299 页）

神经递质谷氨酸（Glu）传递从皮质、杏仁体和海马到纹状体的兴奋性冲动，苍白球内侧部（GPi）和黑质网状部（SNr）的细胞与底丘脑核（STN）的突触也是谷氨酸能的递质。同时有兴奋和抑制功能，连接黑质致密部（SNc）和基底节的是多巴胺能递质。在纹状体中，纹状体的多巴胺作用于有多种亚型的 D_1 和 D_2 受体突起神经元。D_1 受体起兴奋作用，D_2 受体起抑制作用。纹状体内的胆碱能中间神经元形成了基底神经节内部的中继站（释放乙酰胆碱），纹状体的中型多棘神经元（MSN）抑制性投射至 GPe、GPi 和 SNr [递质：GABA、肽物质（SP）、强啡肽（Dyn）和甲硫脑啡肽（MENK）]。另一些氨基丁酸能抑制投射从 GPe 到 STN、从 GPi 到丘脑（腹外侧和腹前核）、从 SNr 到丘脑和 PPN 之间。丘脑皮质投射起兴奋作用（谷氨酸能），多巴胺能活动对改变通路活动的效应模式用图阐明。

运动功能

GPi/SNr 对丘脑皮质投射有持续抑制效果，直接通路由投射至壳的皮质和多巴胺能（来自 SNc）所激活。这些投射交替抑制 GPi 和 SNr，减少输出至丘脑核的抑制。丘脑皮质活动促进随意运动。间接通路中壳在皮质投射的影响下对 GPe 和 STN 发挥抑制效果随着 GPi（SNr）对丘脑抑制的增加，从而减弱 GPi 和 SNr 对底丘脑的刺激，即产生丘脑皮质抑制运动的有效效应。超直接通路同样扮演底丘脑兴奋系统的角色，即避免纹状体对丘脑发挥抑制作用。PPN 对人体运动和姿势控制起重要的作用。

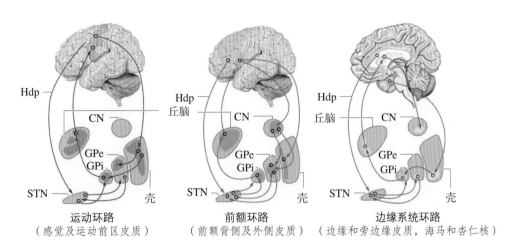

基底神经节传入及传出环路的一般机制（Obeso 等，2008）

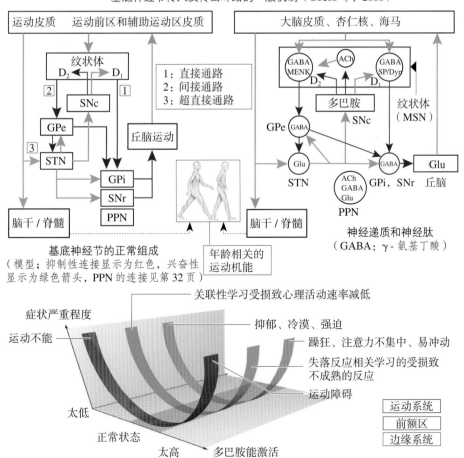

多巴胺能激活对行为的影响（Volkmann 等，2010）

可见光是波长在350~750 nm的电磁波。屈光系统[角膜、眼前（后）房的房水、瞳孔、晶状体和玻璃体]在视网膜上产生一个微小的上-下镜面的视野图像。视网膜的中央凹位于眼球后极的黄斑中心部，是感光最敏感的部位。眼部的血液供应来自眼动脉，并分出睫状动脉（供应脉络膜）和视网膜中央动脉（供应视网膜）。眼底镜检查时，可以看到视神经盘处分出的视网膜中央动脉和视网膜中央静脉。

视觉传导通路

视觉传导通路始于视网膜（第三级神经元），接着延至视束并终止于外侧膝状体。视辐射由外侧膝状体发出，主要止于枕叶主视区（17区）；次视区（18区，V_2和V_3）。视觉信息由两条独立的通路进行处理：枕顶通路（在"哪里"：位于7、19、39区）和枕颞通路（是"什么"：分辨物体和颜色，位于19、20、37区）。

视网膜神经元网络的纤维在视神经盘处汇集，向后延伸为视神经，连于视交叉，即内侧（鼻侧）纤维相互交叉至对侧。视束由来自颞侧半同侧视网膜和鼻侧半对侧的视网膜纤维。外侧膝状体是视觉传导通路的第四级神经元，它的传出纤维形成视辐射，视辐射止于枕叶的视皮质（纹状皮质）。中央凹是皮质最集中的代表区，动脉血液供应主要来自大脑后动脉，侧支循环来自大脑中动脉的分支。

视　野

单眼的视野是指单眼集中注视于中心点所看到的部分外部世界，双眼的视野即两眼的可视范围。两眼的视野是重叠的，全部的视野包括由两眼中央凹产生的视觉清楚的中央区、两眼周围的视觉区和颞侧半视觉区。视交叉的纤维可以将左、右两侧的视觉传导给对侧皮质。视野贯穿于从视网膜到皮质的整条视觉通路，如有通路上的任何一个部位受损，即可导致特征性的视野缺损。如果视物投射在两侧视网膜上的图像距离超出了临界距离，会导致双重视野（复视）。产生复视的最常见原因是眼外肌运动的动作不协调，如1条或多条眼外肌麻痹等（见第154页）。

立体视觉

三维空间的视觉感知（立体视觉）由双眼通过比较略有不同的图像而来。单眼视觉可以通过如影子、移动和经验对立体视觉的缺失进行部分补偿。

色　觉

视网膜内的光敏感感受器可辨别颜色（视锥细胞；"明视觉"；集中分布于中央凹）或分辨光明和黑暗（视杆细胞；"暗视觉"；不在中央凹，在视网膜周边部），通过中间神经元（水平细胞、双极细胞和无长突细胞）将信息传输至神经节细胞。

大脑边缘系统

大脑边缘系统（海马、杏仁核、海马旁回；见第62页）与视觉皮质存在广泛联系从而导致视觉传入，可引起情绪反应。

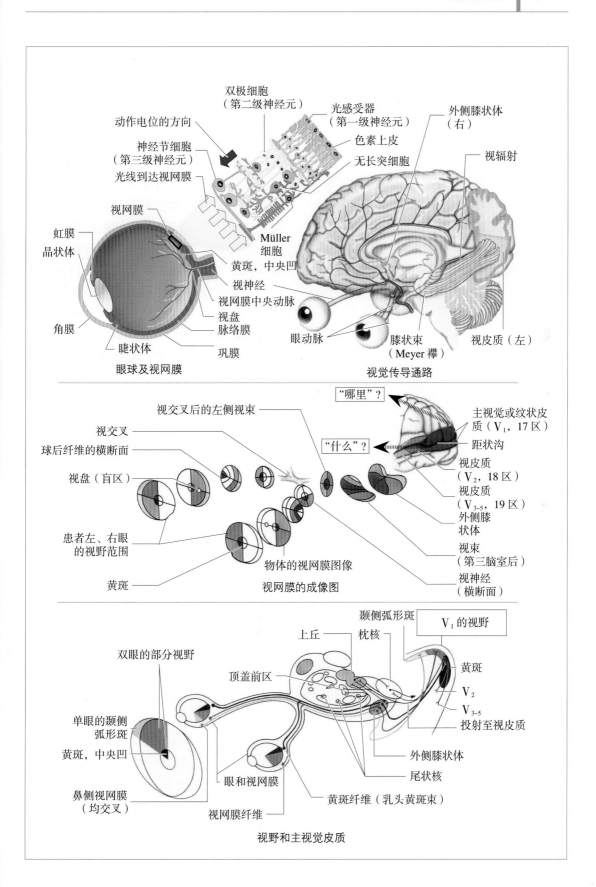

双极细胞
（第二级神经元）

光感受器
（第一级神经元）

外侧膝状体
（右）

动作电位的方向

色素上皮

视辐射

神经节细胞
（第三级神经元）

无长突细胞

光线到达视网膜

视网膜

Müller
细胞

虹膜

黄斑，中央凹

晶状体

视神经

视网膜中央动脉

角膜

视盘

脉络膜

睫状体

巩膜

眼动脉

膝状束
（Meyer 襻）

视皮质（左）

眼球及视网膜

视觉传导通路

"哪里"？

主视觉或纹状皮
质（V_1，17 区）

视交叉后的左侧视束

视交叉

距状沟

球后纤维的横断面

"什么"？

视皮质
（V_2，18 区）

视盘（盲区）

视皮质
（V_{3-5}，19 区）

外侧膝
状体

患者左、右眼
的视野范围

视束
（第三脑室后）

黄斑

物体的视网膜图像

视神经
（横断面）

视网膜的成像图

颞侧弧形斑

V_1 的视野

双眼的部分视野

上丘

枕核

顶盖前区

黄斑

V_2

V_{3-5}

单眼的颞侧
弧形斑

投射至视皮质

黄斑，中央凹

外侧膝状体

尾状核

眼和视网膜

鼻侧视网膜
（均交叉）

黄斑纤维（乳头黄斑束）

视网膜纤维

视野和主视觉皮质

眼眶　眼眶是容纳眼球的圆锥形骨腔，内含脂肪组织。在圆锥体的尖端，附着有 6 条眼外肌和睑提肌的肌腱形成总腱环，内有视神经（Ⅱ）、动眼神经（Ⅲ）、展神经（Ⅵ）、鼻睫神经和眼动脉通过。滑车神经（Ⅳ）走行于腱环的外侧，睑提肌的上方。三叉神经的第一分支（V_1）穿行于眶内（见第 86 页），睫状神经节位于视神经的外侧，是动眼神经的副交感纤维中继站（见第 84 页）。眼静脉与面静脉和内眦静脉吻合，注入海绵窦（见第 27 页）。

眼肌　4 块直肌可使眼球向上运动（仰视：上直肌）、向下运动（俯视：下直肌）、向外侧运动（外展：外直肌）和向内侧运动（内收：内直肌）。2 条斜肌使眼球内旋（上斜肌）和外旋（下斜肌）。扭转是单或双眼的旋转运动。

眼睑　眼轮匝肌可使眼睑闭合，上睑提肌可上提眼睑，Müller 肌是上睑板平滑肌，受交感神经支配。枕额肌的额部同样参与上提眼睑。眼睑闭合由眼轮匝肌收缩同时睑提肌舒张完成，如果眼轮匝肌活动受损，睑提肌会使眼皮上提。睑下垂称之为下垂症，需与痉挛导致的假性上睑下垂、对侧睑退缩、向下斜视（下斜视）、皮肤松弛（年龄相关的眼睑皮肤松弛）相鉴别。外翻眼皮，通常是下眼睑，称睑外翻。当出现眼眶肿瘤、甲状腺疾病、帕金森病、进行性核上性麻痹、中脑背部综合征和幼儿脑积水时可以观察到上睑萎缩致巩膜环超过角巩膜缘呈第一眼位（Collier 征）。

眼睑运动　眼轮匝肌受面神经支配，眼睑的自主关闭受中央前回中下部的皮质运动神经元控制（见第 39、88 页）自发和情感眨眼是锥体外系运动（见第 38 页）。眨眼反射传入通路受到刺激时（眼轮匝肌反射）同时闭合双眼，冲动沿着角膜、结膜、睫毛和眉间通过三叉神经传至脑干（触摸和疼痛刺激），听觉通路（见第 92 页）大部分沿着顶盖前区视觉通路。睑提肌上提眼睑受动眼神经核复合体控制。颈上神经节发出的交感神经纤维经眼动脉颈动脉丛到达睑肌。眼的运动伴随眼睑的上、下运动，从而保证睁眼注视时做出最佳的调节。

局部解剖　第Ⅲ、Ⅳ和Ⅵ对脑神经核连接内侧纵束（MLF）。皮质区使眼产生飞快扫视。通路从额顶枕的眼区至对侧的脑干网状结构（PPRF）。冲动通过 MLF 传至 PPRF，使同侧的外直肌（Ⅵ）和对侧的内直肌（Ⅲ）运动产生眼水平扫视。前庭内侧核（MVN）和舌下神经前置核（PN）接受小脑刺激的传入，稳定眼的平视和其他的眼球运动。垂直和扭转的扫视由 MLF 的舌下神经喙侧间隙核（riMIF）和 Cajal 间质核（INC）控制。慢眼球运动由同侧枕颞视皮质控制，通过 MVN 和 PN 到外展神经核（水平移动）和 INC（垂直移动）。眼球转向斜外侧及调节由顶枕和前额区控制。投射自顶枕和前额区传至顶盖前区的动眼神经核（见第 79 页）。水平、垂直和斜平面的眼运动反射由来自半规管至第Ⅲ、Ⅳ和Ⅵ对脑神经的投射所控制（见第 90 页）。前庭系仅存在于脑干，可以在头和身体移动时，使中央凹的图像保持稳定。

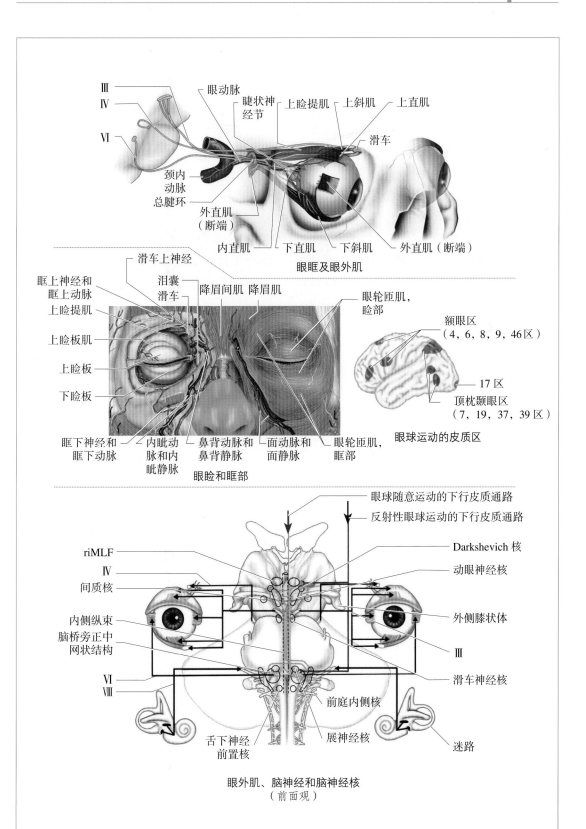

眼眶及眼外肌

眼睑和眶部

眼球运动的皮质区

眼外肌、脑神经和脑神经核
（前面观）

视轴是主视觉方向（即在眼轴的偏内侧 23°）。每一侧的 6 条眼外肌共同调节着眼球的运动。内直肌和外直肌负责眼球的水平运动。垂直方向上的眼球运动同时被上直肌、下直肌和上斜肌、下斜肌控制。当眼球做外展运动时，主要参与上提和下降眼球的肌是直肌；当眼球做内收运动时，主要参与上提和下降眼球的肌是斜肌。当调节眼球运动时，任意两条协作的眼外肌（例如：左侧的外直肌和右侧的内直肌）所接受的神经冲动是相等的（Hering 定律）。稳定的黄斑中央凹成像需要如下 4 个方面协同作用完成稳定凝视：快速的眼球运动（扫视）、缓慢的眼球运动、辐辏运动和前庭系统。

扫视　扫视是快速的、急速配合的眼球运动，它是为了调节或者使得一个物体固定成像在黄斑中央凹。扫视可能是不随意的，反射性的（听觉、视觉或者触觉反射）或者随意的（对命令的回应，有物体在视野中，或者没有可见目标）；快速的相位眼球震颤是扫射。当注视角度改变超过 10° 时会伴有头部的转动。

缓慢的眼球运动　随意的眼球转动只发生在视野中活动目标的刺激（比如过往的汽车）。相反的，当眼睛注视着静止的物体时，此时的头部转动会引起眼球的滑动。

辐辏运动　两只眼球同时靠近或者远离中线的两个相反运动称两眼的会聚和分离，它们的诱发因素是有活动的物体在矢状位上做远离或者靠近头部的运动。它们为了视觉影像投入双侧的黄斑中央凹，同时伴随着晶状体曲度的改变（调节，见第 84 页），以便准确对焦。

前庭眼反射（VOR）　当头部快速转动时，前庭眼反射会使眼球以相同的速度做反方向运动，视网膜的成像不会模糊。半规管在 3 个空间方向上感受头部的转动（见第 90、152 页），眼肌也会配合半规管的空间方向感进行收缩控制眼球运动。例如，由于半规管的刺激使得同侧眼内直肌和对侧眼外直肌收缩，同时就会抑制同侧外直肌和对侧眼内直肌的收缩。它们的神经传导通路通过前庭神经节和前庭神经、动眼神经、外展神经及滑车神经的核团（是第三级神经元的反射弧）。当头部和一个物体以相同的速度移动时，前庭眼反射抑制（固定抑制），目的是为了使物体在视野之中。这种反射的检查方法是：检查者在患者前方用双手固定其头部，并嘱患者注视检查者的鼻子。如果前庭眼反射完好，当使患者头部在水平方向上快速转动 10°~20° 时，患者的眼球会向相反的方向转动（甩头试验）。如果前庭眼反射受损，当把患者头部转向右侧时，此时眼球也会跟着转向右侧，然后转向左侧到一个固定点。固定抑制的异常引起一些相同角速度的扫视（提示中枢性障碍，有时为小脑功能障碍）。

视动性反射　视动性眼球震颤（OKN）是由视觉刺激触发的。它的特征是眼球根据物体在视野中水平（例如看着外面行驶的火车）或垂直的运动而缓慢、配合地滑动，并交替着眼球快速地向反方向转动（扫视）。精神性（假性）失明患者视动性眼球震颤正常。一侧主要的视皮质损伤会引起同向性偏盲，但是当顶枕部损伤时，会引起同侧眼球跟随运动障碍。

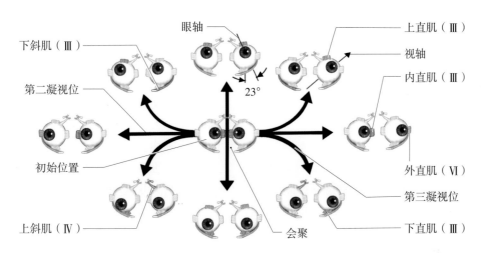

下斜肌（Ⅲ）
眼轴
上直肌（Ⅲ）
视轴
第二凝视位
内直肌（Ⅲ）
23°
初始位置
外直肌（Ⅵ）
第三凝视位
上斜肌（Ⅳ）
会聚
下直肌（Ⅲ）

眼球的共轭和辐辏运动
（箭头指示注视方向，红色 = 收缩的肌）

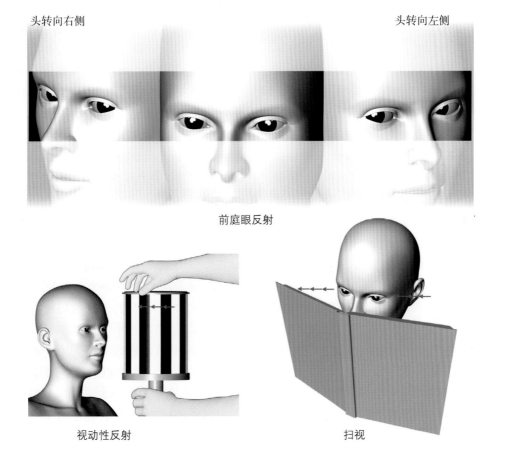

头转向右侧
头转向左侧

前庭眼反射

视动性反射
扫视

眼中带色彩的部分，或称虹膜（希腊语为"彩虹"），是前眼房的后壁。它的内侧形成了瞳孔的边缘。瞳孔括约肌缩小瞳孔，瞳孔开大肌使它变大。睫状肌收缩使晶状体悬韧带松弛，晶状体因为其自身弹性变得更凸，因此就增加了屈光度。

神经传导通路

副交感神经纤维 发自动眼神经副核（Edinger-Westphal 核）的副交感节前纤维，其走行沿着动眼神经的外侧缘进入睫状神经节，在睫状神经节换元发出 20 条睫状短神经分布于睫状肌和瞳孔括约肌。包括副交感节前纤维在内的位于第 III 对脑神经外侧面的组织主要接受软脑膜血管的供血，然而位于其内部的组织主要接受神经滋养血管的供血。

交感神经纤维 中枢交感神经纤维从下丘脑的后外侧部发出（第一节前神经元），然后它从同侧通过中脑被盖和脑桥，接着通过延髓背外侧与第二节前神经元形成神经突触，即在脊髓的中间外侧柱（脊髓散瞳中枢），在 C8-T2（见第 61 页）水平。大部分的神经纤维伴随着 T1 的脊神经前根穿出脊髓，然后在 T1 胸椎前方通过颈下（星状）神经节。这些神经形成锁骨下襻，它们通过锁骨下动脉并穿过颈中神经节到达颈上神经节，在那里它们形成（第三个）突触联系节后神经元。它的分支和颈内动脉并行（颈动脉神经丛）通过海绵窦后和眼动脉伴行进入瞳孔开大肌、鼻睫神经（见第 86 页），终于多支睫状长神经。交感神经系统的其他节后神经纤维进入上、下睑板肌和结膜血管。当交感神经 T2-T3 神经根之前的星状神经节损伤时，会导致同侧面部无汗症而不伴有 Horner 综合征（丑角综合征），此时进入眼部的交感神经来自 C8-T1。当颈上神经节下方损伤时会导致同侧的脸部无汗，当损伤累及到神经节和颈动脉分叉时会导致前额中部和鼻的无汗症。

对光反射

对光反射即根据光线照射眼的量来控制瞳孔的大小。任一瞳孔都会因为黑暗中微弱的光线使瞳孔扩大。这个反射弧的传入神经纤维由视神经纤维组成，它们在视交叉处交叉穿过后方的外侧膝状体，然后止于双侧的中脑顶盖前区。副交感神经是这个反射弧的传出神经纤维。双侧的动眼神经副核由中间神经元联系；因此，来自视神经的神经冲动会传入双侧的动眼神经副核，光线照射眼球时会引起同侧瞳孔（直接对光反射）和对侧瞳孔（间接对光反射）的收缩。瞳孔收缩（≤ 2 mm）被称为瞳孔紧缩，瞳孔扩大（≥ 6 mm）被称为瞳孔散大。瞳孔不对称是指双侧瞳孔直径不相等，临床可察觉的差异中位数是 0.4 mm。快速的瞳孔大小变化（虹膜痉挛）可能会在昏暗的光线下发生，此时没有临床意义；然而，经常发生在代谢性脑病中。

会聚和调节

当一个人注视近物时，有 3 件事情会发生：双眼会聚（见第 82 页）；双侧瞳孔缩小；因为睫状肌的作用会使晶状体的曲度增加（会聚反应）。这些反应可能是随意的（通过斜视），但最有可能的原因是反射，它的传入神经是由视神经到达视皮质的。会聚的传出神经向下进入顶盖前区会聚中心（Perlia 核），再向前到达动眼神经核（控制内直肌的核团位置）；瞳孔缩小和调节的传出神经是动眼神经副核的副交感神经。

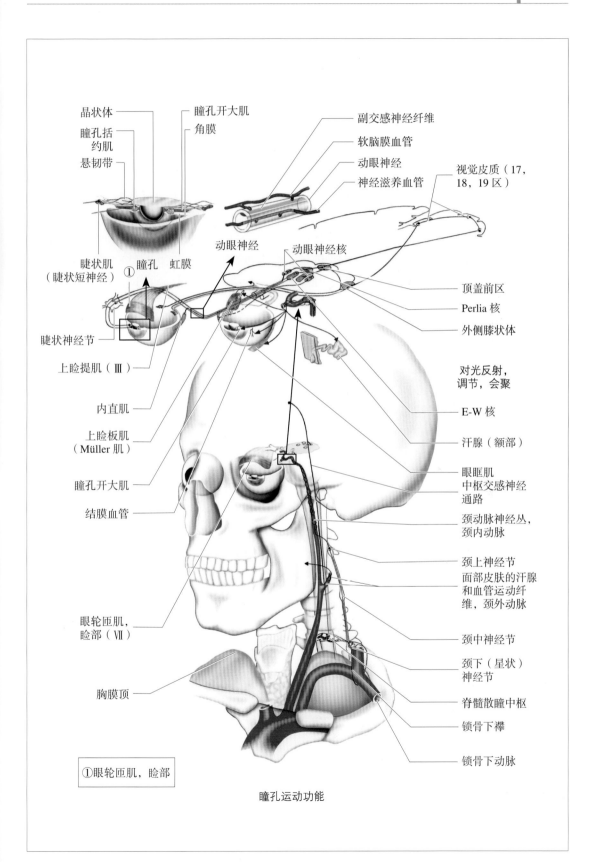

晶状体
瞳孔开大肌
瞳孔括约肌
角膜
悬韧带

副交感神经纤维
软脑膜血管
动眼神经
神经滋养血管
视觉皮质（17，18，19区）

睫状肌（睫状短神经）
瞳孔
虹膜
动眼神经
动眼神经核
顶盖前区
Perlia 核
外侧膝状体

睫状神经节

上睑提肌（Ⅲ）

内直肌

上睑板肌（Müller 肌）

瞳孔开大肌

结膜血管

眼轮匝肌，睑部（Ⅶ）

胸膜顶

对光反射，调节，会聚
E-W 核
汗腺（额部）
眼眶肌
中枢交感神经通路
颈动脉神经丛，颈内动脉
颈上神经节
面部皮肤的汗腺和血管运动纤维，颈外动脉
颈中神经节
颈下（星状）神经节
脊髓散瞳中枢
锁骨下襻
锁骨下动脉

①眼轮匝肌，睑部

瞳孔运动功能

三叉神经半月节（半月神经节）在三叉神经腔内，即在破裂孔上方，颞骨岩尖部前内侧表面的硬脑膜折叠处。

周围感觉纤维

眼神经（V₁）　V₁发出返支进入小脑幕和大脑镰（幕支）、泪腺神经、额神经和鼻睫神经，它们通过眶上裂进入眼眶。泪腺神经支配泪腺、结膜和上眼睑的外侧面。额神经分出滑车上神经，支配内眦；还分出眶上神经，穿过眶上切迹支配结膜、上眼睑、前额皮肤和额窦。最后，鼻睫神经发出分支到达内眦皮肤、鼻翼及鼻尖、鼻窦黏膜（筛前神经）及蝶窦黏膜和筛窦（筛后神经）。

上颌神经（V₂）　在进入圆孔之前，V₂分出脑膜支，它支配颅中窝的硬脑膜和脑膜中动脉。其他的分支支配颧部和颞部（颧神经）及颊（眶下神经）的皮肤。眶下神经通过眶下裂进入眼眶，然后再穿过眶下管；支配颊及上颌牙（上牙槽神经）。

下颌神经（V₃）　V₃从卵圆孔穿出的远端分出脑膜支（棘孔神经），它又通过棘孔重新进入颅腔支配硬脑膜、部分蝶窦和乳突。它的远端分支包括耳颞神经（支配颞下颌关节、耳前颞部皮肤、外耳道、鼓膜、腮腺和外耳的前部）、舌神经（支配扁桃体、口腔底部黏膜、下方门牙的牙龈和舌前2/3黏膜）、下牙槽神经（支配下颌牙齿及外侧牙龈）、颏神经（支配下唇、下颌的皮肤和门牙的牙龈），以及颊神经（支配颊黏膜）。下颌角由C2支配（耳大神经）。

周围运动纤维

CN V的运动根包含了脑桥三叉神经运动核发出的运动纤维，它加入下颌神经支配咀嚼肌（颞肌、咬肌、翼内外肌）、舌骨肌群（二腹肌的前腹、下颌舌骨肌）、腭帆张肌和鼓膜张肌。

中枢联系

调节精细触觉的感觉纤维终止于脑桥的三叉神经感觉主核。该核团的纤维也形成角膜反射的传入神经，它的传出神经是面神经。纤维终端最初的感觉终止于三叉神经脊束核，这一纵行的细胞柱从延髓延伸至上颈髓。脊束核有条理地负责躯体特定区域：最上方的部分负责口周的感觉，下方负责区域逐渐向周围延伸，在面部呈洋葱片样分布。三叉神经脊束核的尾部也接受来自第Ⅶ、Ⅸ和Ⅹ对脑神经传递来自耳部、舌后1/3部、咽部和喉部的疼痛刺激。

三叉神经中脑核　三叉神经中脑核也包含假单极神经元，它的树突穿过三叉神经节而没有形成突触，它接受咀嚼肌肌梭和压力感受器（调节咀嚼的压力）的冲动。

三叉神经皮质束　三叉神经脊束核的输出纤维在脑干交叉后上行，它经过三叉丘系（毗邻脊髓丘脑束）和内侧丘系，到达丘脑腹后内侧核（VPM）和丘脑后核，是第三级神经元。这些丘脑核团发出的纤维经过内囊到达中央后回。三叉神经运动核的上级中枢是中央前回尾部（双侧），通过皮质核束传递（见第39页）。

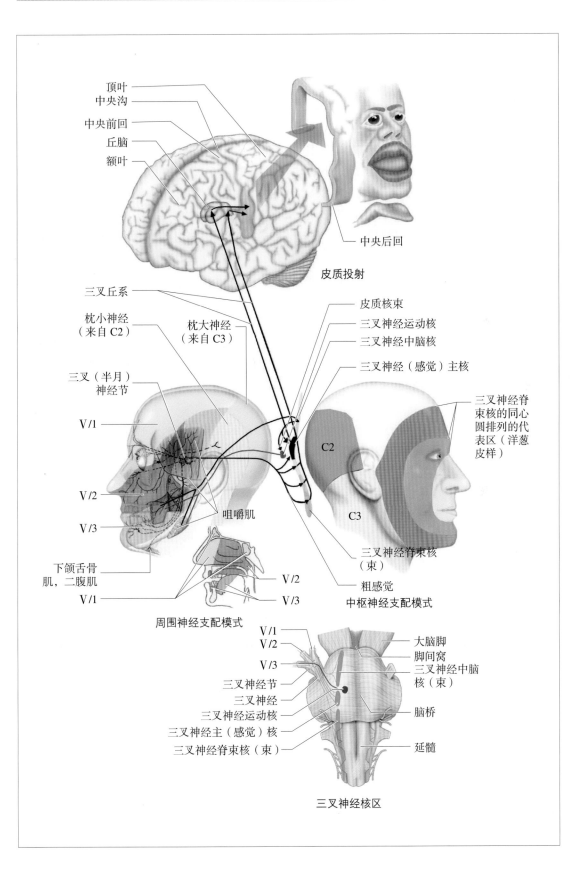

顶叶
中央沟
中央前回
丘脑
额叶

中央后回

皮质投射

三叉丘系

皮质核束
三叉神经运动核
三叉神经中脑核

枕小神经
（来自 C2）

枕大神经
（来自 C3）

三叉神经（感觉）主核

三叉（半月）
神经节

三叉神经脊
束核的同心
圆排列的代
表区（洋葱
皮样）

V/1

C2

V/2

C3

V/3

咀嚼肌

三叉神经脊束核
（束）

下颌舌骨
肌，二腹肌

V/2

粗感觉

V/1

V/3

中枢神经支配模式

周围神经支配模式

V/1
V/2
V/3
三叉神经节
三叉神经
三叉神经运动核
三叉神经主（感觉）核
三叉神经脊束核（束）

大脑脚
脚间窝
三叉神经中脑
核（束）

脑桥

延髓

三叉神经核区

中枢运动传导通路 皮质核束来源于中央前回（8区），在内囊膝部从锥体束前方穿过，然后从同侧大脑脚内侧部分走行到达脑桥下部的面神经核（见第39页）。核上半支配上面部肌（额肌、皱眉肌、眼轮匝肌上部和耳上肌），接受双侧纤维，所以上述肌受双侧核上神经支配；核下半支配下面部肌，接受对侧纤维，所以下面部肌只受对侧的神经支配。中央前回皮质负责面部主动性的表情变化，然而锥体外系负责自发的和带有情感的面部表情变化。这些解剖学事实解释了分离功能障碍，它把中枢性面瘫和周围性面瘫区分开来（见下文）。

周围运动传导通路 面神经核和它的传出纤维有规律地负责躯体的特定部位。面神经核发出的神经纤维先在背内侧走行，紧接着转向腹外侧经过展神经核（面神经膝内侧），然后在桥小脑角离开脑干成为面神经，邻近 CN Ⅵ 和 CN Ⅷ。面神经和中间神经及 CN Ⅷ 一起进入内耳道，然后进入面神经管；它在耳蜗和骨迷路之间走行，然后再返回（面神经膝外部，膝状神经节）。从茎乳孔穿出颅腔后，在腮腺内走行并发分支到所有的面部表情肌，还有颈阔肌、耳肌、镫骨肌、二腹肌（后腹）和茎突舌骨肌。

感觉和副交感纤维（中间神经） 来自膝状神经节的感觉纤维传至上泌涎核、孤束核和三叉神经脊束核（见第11、87页）。舌前2/3的味觉纤维和副交感神经节前纤维一起到达下颌下神经节，节后纤维支配舌下腺和颌下腺，继续经鼓索舌神经。交感神经节前纤维经岩大神经，通过翼管到达翼腭神经节，节后纤维到达泪腺、鼻腺和腭腺。通过对侧的内侧丘系与丘脑和下丘脑联系，使得食物的嗅觉和味觉能够促进唾液分泌反射。面神经接受来自外耳道、鼓膜、耳郭和乳突区（耳后神经）的感觉纤维，还有来自其支配肌的本体感觉纤维。

功　能

面部主动性的表情变化受中央前回皮质控制。只有上面部肌受双侧核上神经支配；因此，中枢性面神经麻痹并不影响眼睛闭合和皱眉。其余的面部表情肌只受对侧运动纤维的控制。面部特定区域的表现在第39页有解释。面神经麻痹时不累及面上部不一定都是核上性的原因：面神经核及面神经也是有条理地负责躯体特定区域，这些结构不完全损伤也会导致相似的症状。重要的或者有用的特征是核上性麻痹可能会呈分离性地影响面下部的表情。核上性面瘫是因为皮质的损伤使自主面部表情受损，但是倾向于显示情绪表达的面部表情（大笑，哭泣）；皮质下病变（比如帕金森病或者遗传性肌张力障碍）则会出现相反的症状。

感觉纤维感受味觉（通过鼓索）、眼泪和唾液分泌。

反射（A= 传入神经，E= 传出神经） 眼轮匝肌反射（瞬目反射、A：V_1；E：Ⅶ）；角膜反射（A：V_1；E：Ⅶ）；吸吮反射（A：V_2，V_3，Ⅺ；E：Ⅴ，Ⅶ，Ⅸ，Ⅹ，Ⅻ）；掌颏反射（A：手掌；E：Ⅶ同侧颏肌）；听眨眼反射（A：Ⅷ；E：Ⅶ）；视眨眼反射（A：Ⅱ；E：Ⅶ）；口轮匝肌反射（觅食反射；A：V_2；E：Ⅶ）。

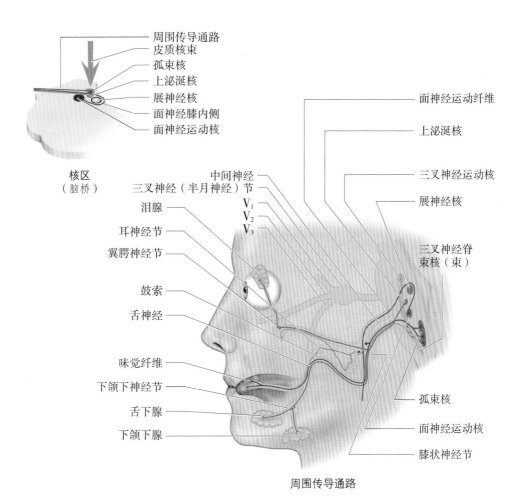

周围传导通路
皮质核束
孤束核
上泌涎核
展神经核
面神经膝内侧
面神经运动核

核区
（脑桥）

面神经运动纤维
上泌涎核
三叉神经运动核
展神经核

中间神经
三叉神经（半月神经）节
泪腺
V_1
V_2
V_3
耳神经节
翼腭神经节

三叉神经脊束核（束）

鼓索
舌神经

味觉纤维
下颌下神经节
舌下腺
下颌下腺

孤束核
面神经运动核
膝状神经节

周围传导通路

耳后神经
颞支

颧支
颊支
腮腺丛，腮腺
下颌支
颈支

运动分支

耳大神经（C2-C3）和枕小神经（C2）

耳颞神经（来自下颌神经）

舌咽神经（Ⅸ）和迷走神经（Ⅹ）

面神经支配区域（红色斑点）

外耳
（感觉神经分布）

迷　路

前庭器官（迷路）由球囊、椭圆囊以及 3 个相互垂直的半规管构成。迷路由液体（内淋巴）填充并包含 5 个感受器：壶腹嵴，位于椭圆囊前部每个半规管的底部膨大部位（壶腹）；球囊斑（点状球囊），位于球囊的内侧壁上，是一种垂直方向感受器；椭圆囊斑（点状椭圆囊），位于椭圆囊底部，是水平直线运动感受器，其与头颅基底部平行。

半规管　旋转加速运动是通过壶腹嵴上的毛细胞以及悬浮在内淋巴里的凝胶物质（壶腹帽）得以感受。旋转任意半规管轴都会使壶腹帽转向相反方向，其原因主要是被更缓慢流动的内淋巴所抑制。随着一种恒定角速度的持久旋转（例如角加速度为 0 时），壶腹帽便会回到其中间位置；但是如果这个旋转运动突然停止，壶腹帽又将偏离位置一次，并落在初始旋转方向上。这主要源于还在流动的内淋巴带动。这提示如果它旋转的方向与最初方向相反，将回到最初的旋转方向（见第 151 页）。

斑　由于方解石晶体的嵌入，椭圆囊斑和球囊斑上的耳石膜密度要比周围内淋巴液高。因此头部线性加速运动对耳石膜的影响要比内淋巴大，从而导致斑上接收细胞（毛细胞）的激活。身体位置觉主要依靠耳石以及视觉信息得到调节。

神经通路

传入纤维　半规管主要投射于前庭神经上核和内侧核，而斑主要投射于前庭下核。前庭小脑包括前庭核的传入和传出纤维；特别是前庭神经外侧核接受来自靠近小脑皮质旁正中区的大部分传入纤维。身体同侧脊髓纤维以及双侧来自小脑顶核的纤维都传入前庭核。动眼神经核通过内侧纵束投射到同侧前庭核。前庭核通过核间连合纤维相互联系。

传出纤维　前庭小脑投射到同侧小脑蚓的小结、蚓垂、前叶以及双侧绒球。前庭脊髓侧束投射于同侧脊髓运动神经元，同时也发出纤维到 CN X、XI。到达对侧颈髓运动神经元的纤维于前庭脊髓内侧束处交叉。内侧纵束（见第 80、154 页）发出尾侧纤维到达颈髓的运动神经元，头侧纤维到达双侧支配眼球运动的神经核。其他纤维跨过中间到达对侧丘脑并依次投射于皮质 2 和 3 区（主躯体感觉区）。

功能系统

前庭系统使前庭蜗神经进入小脑和脊髓以及眼球运动器官，主要协调头部、身体以及眼运动。它影响伸肌张力并通过前庭脊髓侧束产生伸肌反射（体位运动系统）。内侧纵束综合控制颈肌张力以及眼运动。动眼神经系统（见第 80 页）通过内侧纵束以及脑桥投射纤维与前庭核、小脑以及脊髓相联系。所以眼球的运动与身体运动相一致。关节位置觉和肌张力的本体感觉信息由小脑传入前庭系统。丘脑皮质连接保证了空间定位。恶心、呕吐、出汗等现象与下丘脑、延髓的“呕吐中枢”以及迷走神经相关。然而前庭感觉的情绪内容（高兴和不舒适）则与边缘系统相关。

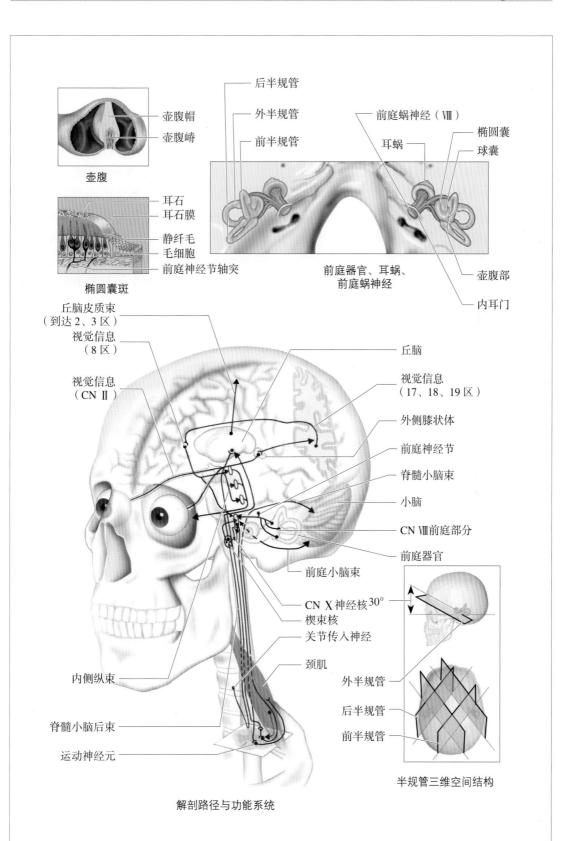

壶腹帽
壶腹嵴

壶腹

耳石
耳石膜
静纤毛
毛细胞
前庭神经节轴突

椭圆囊斑

后半规管
外半规管
前半规管

前庭蜗神经（Ⅷ）
耳蜗
椭圆囊
球囊

壶腹部
内耳门

前庭器官、耳蜗、
前庭蜗神经

丘脑皮质束
（到达 2、3 区）
视觉信息
（8 区）

视觉信息
（CN Ⅱ）

内侧纵束

脊髓小脑后束

运动神经元

丘脑
视觉信息
（17、18、19 区）
外侧膝状体
前庭神经节
脊髓小脑束
小脑
CN Ⅷ前庭部分
前庭器官

前庭小脑束
CN Ⅹ神经核 30°
楔束核
关节传入神经
颈肌

解剖路径与功能系统

外半规管
后半规管
前半规管

半规管三维空间结构

获取声音

声波传入耳是通过外耳道到达鼓膜（耳膜）并转变为机械振动产生的。振动频率一般为 20~16 000 Hz（大部分灵敏范围值为 2 000~5 000 Hz）的波将传达到听小骨（锤骨、砧骨、镫骨）。镫骨的底部作用于前庭窗，从而形成在耳蜗前庭管（前庭阶）外淋巴液的振动；这些波通过耳蜗顶端（蜗孔）传到鼓室管（鼓阶）的外淋巴（圆窗的振动来补偿前庭窗的振动所引起的容积改变。声波同样可直接通过颅骨传导于耳蜗）。迁移波引起蜗管基底膜的振动；这个过程以一个递减的速度从镫骨到蜗孔，这是因为基底膜的密度在蜗管顶部相对较小。这些波在基底膜的不同位置都有自己的振幅极大值，这主要取决于其频率（频率敏感性空间排列结构）。这将引起听细胞的特殊周期性兴奋，从而产生听觉。听细胞即 Corti 器上的毛细胞，它毗邻基底膜并随着蜗管弯曲向上排列。

蜗神经

基底膜上的空间排列结构导致每一个毛细胞感受各自特定的频率声波（光谱分析）。每一个毛细胞都与 Corti 器上蜗神经的特定传入神经相联系。蜗神经由蜗神经核的双极神经元（听觉传导的第一级神经元）的中枢突构成，经内耳道，沿着蛛网膜下隙行走一段较短距离后便在脑桥小脑角进入脑干。听觉中枢处理牵涉到蜗神经所携带的动作电位的模式以及时间序列的转换。

听觉传导通路

听觉传导从耳蜗到听皮质的传导过程中，将发出侧支投射到小脑、动眼神经和面神经、颈运动神经元以及网状激动系统。从而形成听觉条件反射的侧支，例如眼和头转向声音出处的反射或者受到惊吓的反应。总之，不同的听传导纤维可能与多达 6 种联络神经元形成突触联系。

起源于耳蜗顶端及基底的蜗神经节轴突分别终止于蜗神经前、后核。这些核团包括听觉传导通路的第二级神经元。发自蜗神经后核的纤维在第四脑室底面交叉，然后继续上升直到外侧丘系并与下丘形成突触（第三级神经元）。下丘同时投射到内侧膝状体；内侧膝状体通过听辐射投射于听觉皮质。听辐射行走于丘脑下方并穿过内囊后肢。发自蜗神经前核的纤维在斜方体处交叉，并与橄榄核或者外侧丘系核的下一级（第三级神经元）形成突触。听觉传导的此分支经过外侧丘系直至下丘，向前继续通过听辐射投射于听觉皮质。

初级听觉皮质（41 区：Heschl 回、颞横回）位于岛盖（颞叶覆盖于岛叶部分，并通过侧裂池与岛叶分开）。42 和 22 区形成第二级听觉皮质，听觉信号在此得到进一步处理，识别并与听觉记忆相比较。每一侧大脑半球的听觉皮质接收来自双耳的信息（对侧多于同侧）；所以单侧中心听觉传导通路或者听觉皮质的损伤不会引起相关临床听力下降症状，但会引起听力来源的模糊感。

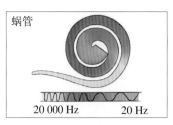

蜗管

20 000 Hz　　　20 Hz

迁移波，光谱分析，
单调性

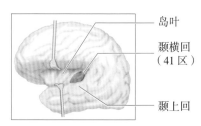

岛叶

颞横回
（41 区）

颞上回

初级听皮质

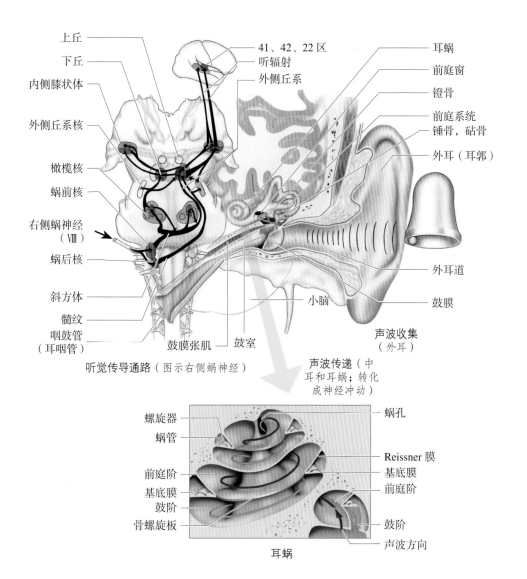

上丘

下丘

内侧膝状体

外侧丘系核

橄榄核

蜗前核

右侧蜗神经
（Ⅷ）

蜗后核

斜方体

髓纹

咽鼓管
（耳咽管）

鼓膜张肌

鼓室

41、42、22 区

听辐射

外侧丘系

听觉传导通路（图示右侧蜗神经）

耳蜗

前庭窗

镫骨

前庭系统

锤骨，砧骨

外耳（耳郭）

外耳道

鼓膜

小脑

声波收集
（外耳）

声波传递（中
耳和耳蜗；转化
成神经冲动）

螺旋器

蜗管

前庭阶

基底膜

鼓阶

骨螺旋板

蜗孔

Reissner 膜

基底膜

前庭阶

鼓阶

声波方向

耳蜗

疼痛是一种与现存的或潜在的组织损伤有关的不愉快的感觉和情绪体验（国际疼痛学会）。"疼痛系统"（伤害性感受系统）识别并定位组织损伤过程，因此它具有保护功能。"疼痛系统"具有 4 个基本成分：①疼痛的产生（伤害性感受 = 疼痛接收 + 疼痛传导 + 疼痛感知）。②疼痛反应（伤害性感受器的活动 = 运动 + 自主反射 + 情感反应 + 认知）。③疼痛定位。④疼痛调节。

疼痛接收　机械刺激、热刺激和化学刺激的感受器以不同密度分布于除脑和脊髓以外的人体所有器官。它们是 Aδ 或者 C 纤维的游离神经末梢（见第 407 页）。通过释放储存的神经肽 [P 物质、降钙素基因相关肽（CGRP）、促生长素抑制素]，伤害性感受器可以通过组织因子或被刺激激活产生神经源性无菌炎性反应。这种炎症通过如组胺、缓激肽和前列腺素 E_2 的产生介导，该过程增强了伤害性感受（外周敏化）。痒（瘙痒）通过组胺激活的 C 纤维产生。

疼痛传递　伤害性冲动从伤害性感受器轴突传递到脊髓后角。来自身体不同部位（如皮肤、内脏、肌、关节）的初级伤害性传入终止于脊髓单个神经元。这种异源性冲动的整合解释了内部器官的疼痛投射到特定皮肤区域的现象（海德带，见第

149 页）。传入信息由疼痛特异性和非特异性（广动力范围）的神经元处理。在此水平的中枢敏化会降低伤害性感受器阈值，促进慢性疼痛的产生。大多数伤害性脊髓神经元的轴突终止于对侧丘脑（脊髓丘脑束和脊髓网状束）。很多丘脑皮质投射起源于此，投射到初级躯体感觉皮质（中央后回）、扣带回、岛叶和额叶。

疼痛感知　疼痛的部位、强度和性质可能映射在中央后回。疼痛的情感成分（恐惧、痛苦）源于大脑边缘系统的扣带回和杏仁体。岛叶也能整合不同的疼痛成分。岛叶损伤后，仍然能感知疼痛，但是没有相应的疼痛反应。额叶负责疼痛意识的评估，如"危及生命"或"不愉快"。自主神经和神经内分泌反应起源于下丘脑。

疼痛调节　下行通路调节疼痛的感知。心理因素如期望、恐惧、紧张可减少或加剧疼痛感。投射至中脑导水管周围灰质（PAG）神经元的大脑某些区域能调节疼痛感知。这些 PAG 神经元的轴突投射到蓝斑核、延髓和脊髓后角伤害性神经元。疼痛调制系统可以被药物所影响：吗啡增加这个系统的活动，5- 羟色胺抑制脊髓后角神经元活动。这两种情况都可以减轻疼痛。相反，疼痛调制系统的功能障碍可促进疼痛慢性化和全身化，如肌纤维痛就是如此。

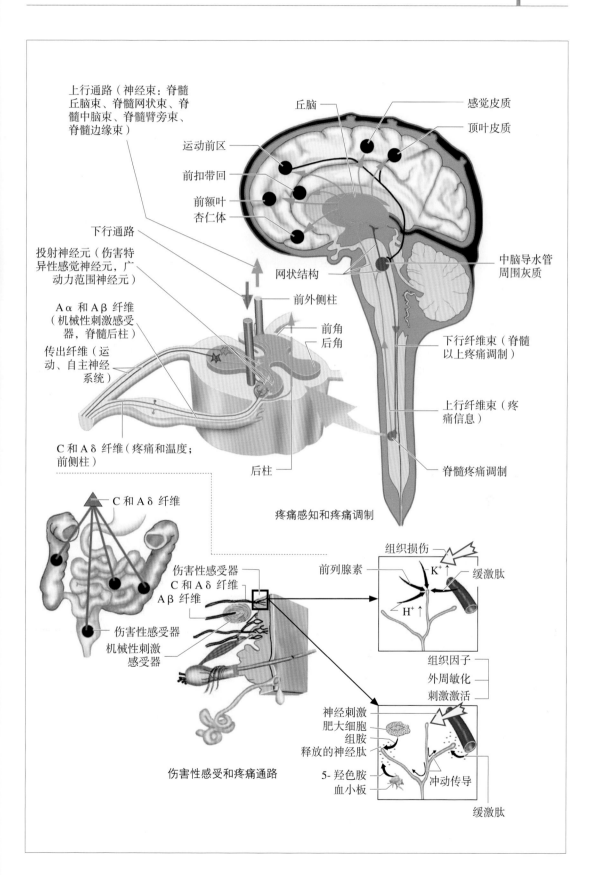

上行通路（神经束：脊髓丘脑束、脊髓网状束、脊髓中脑束、脊髓臂旁束、脊髓边缘束）

丘脑

感觉皮质

顶叶皮质

运动前区

前扣带回

前额叶

杏仁体

下行通路

网状结构

中脑导水管周围灰质

投射神经元（伤害特异性感觉神经元，广动力范围神经元）

Aα 和 Aβ 纤维（机械性刺激感受器，脊髓后柱）

传出纤维（运动、自主神经系统）

前外侧柱

前角

后角

下行纤维束（脊髓以上疼痛调制）

上行纤维束（疼痛信息）

C 和 Aδ 纤维（疼痛和温度；前侧柱）

后柱

脊髓疼痛调制

疼痛感知和疼痛调制

C 和 Aδ 纤维

伤害性感受器 C 和 Aδ 纤维 Aβ 纤维

伤害性感受器

机械性刺激感受器

组织损伤

前列腺素

K^+↑

缓激肽

H^+↑

组织因子

外周敏化

刺激激活

神经刺激

肥大细胞

组胺

释放的神经肽

5-羟色胺

血小板

冲动传导

缓激肽

伤害性感受和疼痛通路

睡眠觉醒周期

人类睡眠觉醒周期一般约为 24 小时，就像昼夜节律一样。下丘脑的视交叉上核（SCN，见第 107 页）扮演着一个内在中枢生物钟角色。这主要受基因决定的自发反馈环路的控制。已知大概有 20 个基因以及其基因产物牵涉其中。转录因子（CLOCK，BMAL1）利用正反馈信息激活基因例如 *per1* 的转录，然后相应的 mRNA 从细胞核被运输到细胞质。翻译后的产物蛋白 PER1 将与其他蛋白一起形成蛋白复合体。当这个复合体到达一定的临界浓度时，mRNA 又将被运输回细胞核，从而使其转录因子受到抑制（负反馈）。PER1 复合体下降引起转录因子更加活跃，继而开始另一个新的周期。事实上每个器官里的细胞都表达时间基因，产生的蛋白也有着各自的昼夜规律。所以视交叉上核有着中枢调控功能。

如果由于疾病致使其功能障碍，生物钟便会去同步化。光和外界接触作用于外部时间指示器，后者主要同步化内在生物钟。如果外部指示器缺失，生物规律始终存在，但是时间上略微多于 24 小时，每天的活动周期也变得稍微长一些。视网膜上包含视黑素的特殊光敏感神经细胞的轴突直接到达视交叉上核（视网膜下丘脑联系），它将生物规律与外界光环境相联系。到达松果体核的视网膜投射对褪黑素产物有着节律-移位效应。

不仅睡眠与觉醒，很多其他身体功能包括心血管和呼吸功能、激素的分泌、细胞有丝分裂速度、颅内压以及注意力都与昼夜节律相吻合（时间生物学）。与昼夜变化相关的行为在工作场合以及其他方面都非常重要。

有些疾病与一天的特定时间相关（时间病理学），例如一些确定的类型包括癫痫性发作、哮喘、丛集性头痛、胃食管反流、心肌梗死以及室性心动过速。

睡眠期

睡眠分为眼球快速运动的快速动眼睡眠期（REM）和非快速动眼睡眠期（NREM）。多道描记器（脑电图 EEG、眼电图 EOG、肌电图 EMG）可以区分两种时相，并可将非快速动眼期分为 4 个阶段，其中最后 2 个阶段形成深度睡眠（见附录，表 11）。

正常睡眠周期为 90~120 分钟，所以一个正常 8 小时的夜晚睡眠时间就包含 4 或 5 个周期。睡眠周期受下丘脑非快速动眼期活化神经元和坐落于脑干的激活抑制系统（快速动眼活化神经元和快速动眼抑制神经元）的调控。前者促进非快速动眼睡眠。睡眠紊乱以及缺乏可能引起的后果见附录，表 12。

睡眠模式

睡眠-觉醒规律随着年龄有所改变。新生儿平均每天睡眠 16~18 小时，这期间包含不规则的间歇时间。对于 1 岁婴儿，其睡眠模式已稳定为睡眠与觉醒各约为 12 小时。成人每晚睡眠时间为 4~10 小时，平均为 8 小时。对于成人，他们的睡眠更倾向于形成更长更多的小睡眠，睡眠深度更浅，并且早上赖床时间更长。这个睡眠结构随着年龄而改变：新生儿有 50% 的快速动眼睡眠，而成人 50 岁以后只有 18%，时相 3 与 4 只占总睡眠的 5%。睡眠-觉醒模式（困倦模式）因人而异：包括早晨模式（"百灵鸟"）和夜晚模式（"猫头鹰"）；睡眠时间个体差异一般为 2 小时或者更多。

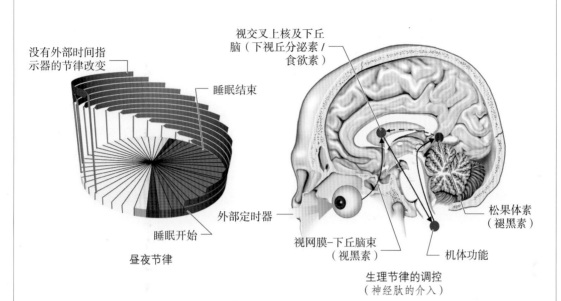

没有外部时间指示器的节律改变

睡眠结束

视交叉上核及下丘脑（下视丘分泌素 / 食欲素）

松果体素（褪黑素）

睡眠开始

外部定时器

视网膜-下丘脑束（视黑素）

机体功能

昼夜节律

生理节律的调控（神经肽的介入）

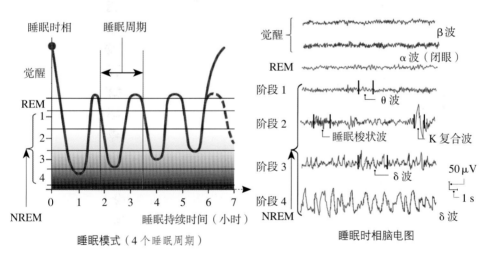

睡眠时相

睡眠周期

觉醒

REM

1

2

3

4

NREM

睡眠持续时间（小时）

睡眠模式（4 个睡眠周期）

觉醒

β 波

α 波（闭眼）

REM

阶段 1

θ 波

阶段 2

睡眠梭状波

K 复合波

阶段 3

δ 波

50 μV

阶段 4

1 s

NREM

δ 波

睡眠时相脑电图

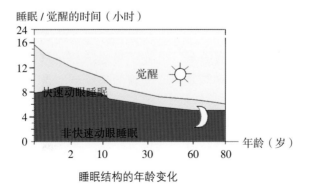

睡眠 / 觉醒的时间（小时）

觉醒

快速动眼睡眠

非快速动眼睡眠

年龄（岁）

睡眠结构的年龄变化

意识是一个含多种独立元素的活动过程，包括觉醒、唤醒、本体及环境感知、注意力、记忆、动机、言语、情绪、抽象（逻辑）思维、目标导向性行为。结构和临床发现对意识相关的神经病学特征非常重要。

结构特征

在形态学上，意识水平与上行网状激动系统（ARAS）相关，包括脑桥和中脑的核群，包涵延髓到丘脑的板内核。上行网状激动系统含有大量到达大脑皮质的双边投射，主要通过丘脑的板内核、下丘脑、大脑额叶底部；皮质同样也反馈于上行网状激动系统。此系统的神经传递主要通过乙酰胆碱、单胺类（去甲肾上腺素、多巴胺、5-羟色胺）、4-氨基丁酸（抑制性）以及谷氨酸（兴奋性）。

临床特征

意识的临床评估主要检测患者对自身及环境的知觉、行为以及对外部刺激的反应。检测结果主要表述为3种范畴：意识水平（意识的状态或清晰度、意识定量水平、警觉性、警戒性、唤醒能力）、意识内容（意识质量、清醒度）以及觉醒。其中任何范畴内容的改变都将影响其他。

在正常意识状态下，个体是拥有警觉性、方向性和觉醒的综合体。所有这些意识类型均受昼夜节律的影响（根据白昼时间，一个人可能非常清醒或者昏昏欲睡，能更好地集中精力，或无法集中精神，有或无条理地思考），但是充满觉醒的正常意识是可以通过有效刺激得以恢复的。不自主姿势和运动、肌张力和内在反射、对指令以及对刺激的反应都要被检查。当前庭脊髓束的冲动激活四肢所有伸肌，红核脊髓束（发自中脑的红核）便激活屈肌（见第38、127页）。

脑干反射（见第440页）为脑干不同区域的功能提供信息：瞳孔大小及对光反射（中脑）、前庭眼反射（VOR，中脑到脑桥尾部）、角膜反射（脑桥）以及呕吐咳嗽反射（延髓）。药物或者有毒物质（见第441页）会引起其结构损伤。对于清醒患者，前庭眼反射（VOR）通常被固定抑制（见第82页）。如果VOR未被抑制，例如双侧大脑损伤或者代谢障碍，头眼反射（前庭眼反射的一部分）便会引起眼持续睁开、头部上下或左右摇动，导致眼球在相反方向运动（"洋娃娃"眼效应；怀疑颈外伤的患者不宜）。这表明了一完整的脑干眼运动传导通路。所谓的"洋娃娃"眼可能在某些中毒（例如酒精、巴比妥类、苯妥英钠、溴化双哌雄双酯类、三环类抗抑郁药所引起的中毒）情况下并不会出现。

意识障碍伴呼吸异常（见第110页）常常是不好的预兆。神经系统疾病可多层次损伤呼吸系统，并最终导致意识水平改变。呼吸障碍可能源于异常的呼吸驱动、受损的呼吸道，以及紊乱的呼吸机制（见附录，表15）。呼吸困难在休息时会得到缓解，尤其对于神经肌肉疾病。吞咽困难蕴含静默性误吸的危险（见第166页）。

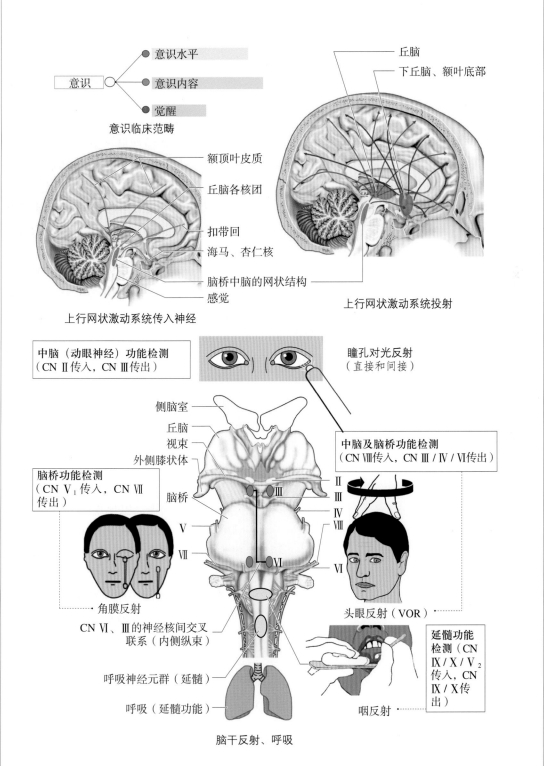

意识临床范畴

上行网状激动系统传入神经

上行网状激动系统投射

脑干反射、呼吸

语言是传播及处理信息，管理认知及表达思想、感觉、意图的工具。语言内容涉及过去、现在和未来。言语和听觉不是语言发展所必需的，例如聋哑人运用手语来交流。语言功能在孩童时期最容易获得。语言信息的传播和接收通过说、听、读、写或者手势的产生及解释（如手语）。在惯用右手的人群中，大脑语言区位于左侧大脑半球的比例超过 95%，而惯用左手的人群中位于左侧大脑半球的比例为 60%~70%；剩余人群的语言区位于双侧大脑半球或专门由右侧大脑半球（1%~2%）来支配。左侧大脑半球（优势）负责语言的认知加工处理而右侧大脑半球（非优势）产生和识别语言的情感成分。语言也受皮质下核（左侧丘脑、左侧尾状核及相关的神经传导通路）的辅助作用。语言的正常工作需要左侧大脑半球的广阔神经网络协调运作。语言的理解和产生可以简化为各个独立操控的大脑区域依次连接起来，产生间接信息流。然而，任何特殊的语言功能（例如读、听、说）依赖于多种完全不同的皮质区的同时激活。尽管如此，语言的简化模型（概述如下，由 Wernicke 提出，Geschwind 进一步详尽解释）通常足以达到临床诊断的目的。

听和说　听觉信号在内耳被转化成蜗神经的神经冲动，经听觉传导通路及其中继站向上传到初级和次级听觉皮质（见第 92 页）。信息在此传送到 Wernicke 区（后语言区），Wernicke 区包括固有 Wernicke 区 [即颞上回（Brodmann 22 区）]、角回及缘上回（39、40 区）。角回处理听觉、视觉和触觉信息；Wernicke 固有区是语言理解能力的中枢。此处弓状束出现，纤维束继续传递语言信息至 Broca 区（44、45 区；前语言区），Broca 区表达语法结构和发音过程，Broca 区将其输出信息发送到运动皮质（口语；见第 103 页）。口语通过听觉反馈环路调节，听觉反馈环路是说话人听到自己说的话，使皮质语言区调节其口语的输出。

读和写　视觉通路传递视觉信息到初级和次级视觉皮质（见第 78 页），转而投射到角回和 Wernicke 区，可能是事先对语音形式的"转化"，视觉获得的文字在这些区可以被理解。Wernicke 区随后将信息经弓状束传至 Broca 区，正如上述讨论，Broca 区发送信息到运动皮质（用于说话或者书写）。这个通路能够识别和整合书写语言以及大声朗读。说话障碍见附录，表 42。

镜像神经元

皮质激活方式发现活跃运动的猴群和猴子观察其他猴子进行相同的活动，但是皮质激活方式在人类的重要性仍不太清楚。运用"镜像神经元"来表示该现象是因为"反应"神经元激活在观察和活跃运动时发生在相同区域。猴的运动前区（5c 区）与人的 Broca 区和运动前区皮质是一致的。镜像神经元可能是学习过程（通过模仿）和语言发展网络的部分形式。

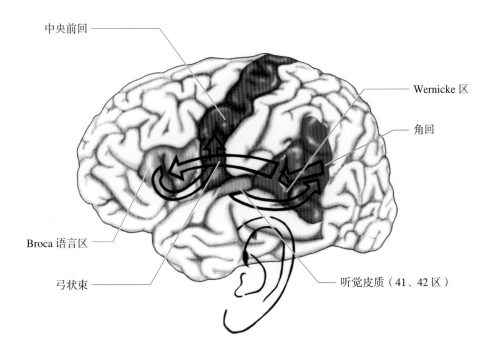

中央前回

Wernicke 区

角回

Broca 语言区

弓状束

听觉皮质（41、42 区）

听力口语

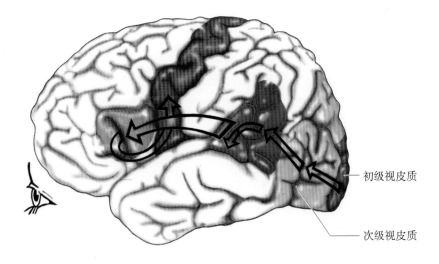

初级视皮质

次级视皮质

阅读文字

言语需要呼吸、声带、喉、腭、舌、嘴唇和面部的密切协调。

神经机制

言语相关的运动过程产生于运动前区皮质（6区），由小脑和基底节发出的信息进行调节，传递到运动皮质（中央前回下部，4区）执行。运动皮质通过皮质脑桥和皮质延髓束投射到脑干的脑神经运动核。CN V₃（下颌神经）控制打开和闭合下颌的肌（咬肌、颞肌、翼内肌和翼外肌）。CN Ⅶ控制面部表情和唇的发音；CN Ⅹ和少许CN Ⅸ控制软腭、咽和喉运动；CN Ⅻ控制舌的运动。言语相关的冲动引起呼吸肌运动（在其他传导路中），来自运动皮质至脊髓前角细胞。基底节和小脑的连接对说话的协调性十分重要。皮肤、黏膜、肌的感觉冲动经CN V₂、V₃（上颌神经和下颌神经）、Ⅸ、Ⅹ传到大脑。这些冲动通过神经网络传递（网状结构、丘脑、中央前回皮质），对言语进行反馈调节。支配言语通路的中枢神经是双侧的；这样，单侧病变引起构音障碍通常是短暂的。

声音的产生（发声）

声音是通过喉（发音）的声带（束）振动产生，声音的音色由基本频率的振动和不同外加因素的高频率振动产生。音色取决于声带以上的共振腔（咽、口腔、鼻腔）。以紧张和松弛声带及调节喉部的空气压力来控制音量。发音必须有气流，通过呼吸系统（膈、肺、胸腔、气管）产生气流。喉的个体差异，尤其是声带的长度，决定音量的高低。耳语是声带接近闭合且没有振动时产生的。

语音的产生（发音）

语音是改变生理性共振腔的结构和发音部位产生的。共振腔由软腭和舌（软腭将口腔和咽腔分离）的移动来改变。每个韵母单词的发音（a、e、i、o、u）与舌头对口腔的特定分区有关。腭、牙齿和嘴唇是辅音字母（g、s、b等）的发声部位。

言语障碍见附录，表42。构音困难是产生言语的机制障碍引起的。言语障碍（失语症）是口语，或书写语言产生障碍，或者是大脑后天病变引起的综合性病变。这些情况必须与言语和语言发育障碍相区别。

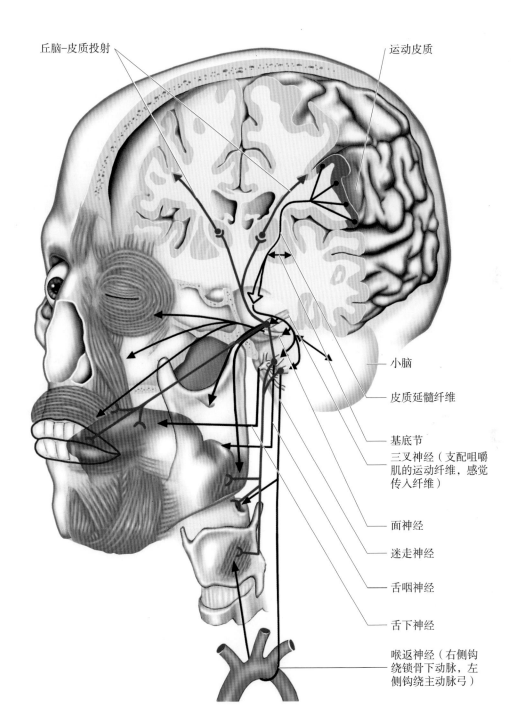

丘脑-皮质投射

运动皮质

小脑

皮质延髓纤维

基底节

三叉神经（支配咀嚼肌的运动纤维，感觉传入纤维）

面神经

迷走神经

舌咽神经

舌下神经

喉返神经（右侧钩绕锁骨下动脉，左侧钩绕主动脉弓）

说话的神经网络控制
（紫色：感觉传入纤维；黑色：运动传出纤维）

记忆包括获取、存储、回忆信息和对信息的充分运用。

获 取

我们的大脑通过视觉、听觉、嗅觉、味觉和感知觉来获取信息。这些感觉记忆（超短期）仅仅保留数秒。感觉记忆被分为图像记忆（视觉信息）、声像记忆（听觉信息）、触觉记忆（触觉信息）。

存 储

短期或工作记忆对信息进行进一步加工和存储。短期记忆持续数秒至数分钟，它的容量有限。它有4个主要成分：①信息的获取和连接（中枢执行系统）。②视觉空间存储。③言语存储。④情景缓冲器来比较各种信息样式。

长期记忆容量大、时间长。长期记忆分为陈述记忆和非陈述记忆。

陈述记忆（清晰）存储有意识接触的事件。情景记忆存储数分钟、数小时甚至终身（自传体记忆）的个人经验。这些记忆和情感密切相连，可通过所有的感知觉重现回忆。语义记忆涉及与个人经验无关的信息；例如，西班牙的首都、1米包含的厘米数、止血带等。这些事实与何时何地学习没有关联性。

另一方面，非陈述记忆（模糊）不能凭意识获取。学习运动项目（程序性记忆，如骑自行车、游泳、弹钢琴）、解决问题（规则）、识别和解释早期获得的信息（感觉记忆）、刺激-联结识别（启动效应）、条件性学习（避免在火炉上放热的煤气灶、坐着上课），这些都属于这一类型。

回 忆

感觉记忆对激活注意系统十分重要，以便获取的信息能集中和过滤。短期记忆能适应变化的环境而长期记忆受基本经验和学习过的技能指导。回忆如何发生尚不清楚。

形态学

大脑记忆的结构和功能与边缘系统、相关脑区有关。这些部位任何一处发生病变都会引起特殊的记忆障碍（见附录，表39）。

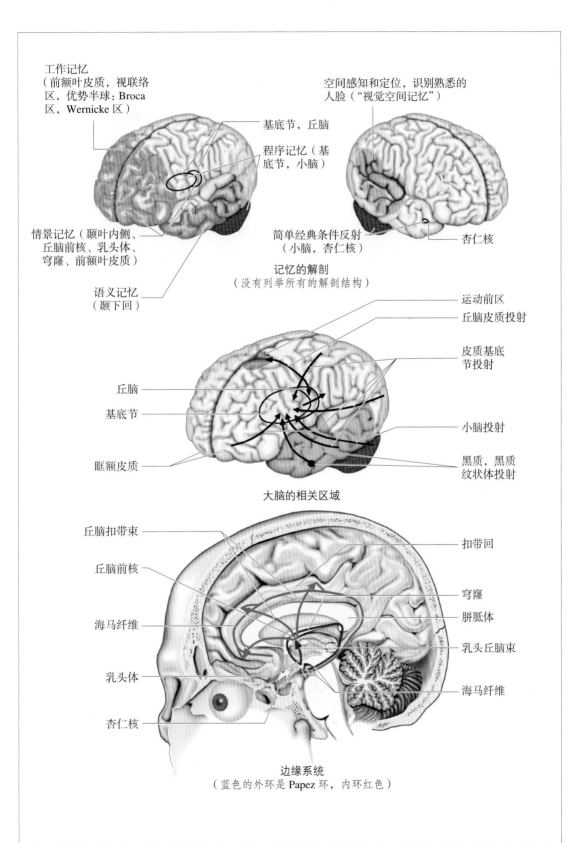

工作记忆
（前额叶皮质，视联络
区，优势半球：Broca
区，Wernicke 区）

空间感知和定位，识别熟悉的
人脸（"视觉空间记忆"）

基底节，丘脑

程序记忆（基
底节，小脑）

情景记忆（颞叶内侧、
丘脑前核、乳头体、
穹窿、前额叶皮质）

简单经典条件反射
（小脑，杏仁核）

杏仁核

记忆的解剖
（没有列举所有的解剖结构）

语义记忆
（颞下回）

运动前区

丘脑皮质投射

皮质基底
节投射

丘脑

基底节

小脑投射

眶额皮质

黑质，黑质
纹状体投射

大脑的相关区域

丘脑扣带束

扣带回

丘脑前核

穹窿

海马纤维

胼胝体

乳头丘脑束

乳头体

海马纤维

杏仁核

边缘系统
（蓝色的外环是 Papez 环，内环红色）

下丘脑-垂体轴的神经内分泌调节环路调控许多激素在血浆的浓度（见附录，表13）。

下丘脑

下丘脑位于间脑的前部，丘脑之下和垂体之上。它构成第三脑室前部的壁和底。下丘脑周围的解剖结构有视前区、视交叉、漏斗、神经垂体、灰结节、乳头体。它负责管理和整合内分泌功能、体温调节（见第112页）、食物摄取（见第114页）、口渴（见第332页）、心血管功能（见第108页）、呼吸（见第10页）、性功能（见第116页）、行为和记忆（见第104、174页）以及睡眠–觉醒周期（见第96页）。

传入纤维（见第59、63页）　前脑内侧束连接视前核、嗅觉中枢和中脑网状结构。嗅觉和传入信息由杏仁核经终纹传到视前区和腹内侧核。边缘系统通过穹窿、乳头体与下丘脑联系。乳头体传递周围自主神经系统（见第60页）、乳头、生殖器官的信息至下丘脑。体液有多种途径穿过血脑屏障（见第118页）：室周器官的感受器（绕过屏障）、扩散（亲脂类物质）、受体系统（穿胞运输）、特殊的转运系统（甲状腺激素）。

传出纤维　后纵束投射到脑干。连接副交感神经核（CN Ⅲ、Ⅶ、Ⅸ、Ⅹ）与下丘脑。其他途径传递到自主神经系统（呼吸、循环、食物摄取的控制）和脑干的运动核（CN Ⅴ、Ⅶ、Ⅹ、Ⅻ）。上述途径调节喝水、咀嚼、吞咽反射。其他束通过乳头丘脑束连接下丘脑至丘脑前核，转而投射至扣带回（边缘系统）和中脑被盖到网状结构。在视上核和室旁核的下丘脑神经元通过神经垂体中的视上垂体束分泌抗利尿激素或催产素。

垂　体

腺垂体（垂体前叶）　下丘脑神经元调控各种激素（激素的释放和抑制），分泌到指定的血管网络（门脉系统）；该过程是激素到达腺垂体来调节垂体激素分泌到体循环。在垂体激素中，促性腺激素（TSH，ACTH，FSH，LH）诱导内分泌腺体进一步释放激素（效应激素），转而影响终末器官的功能，而垂体促肾上腺激素[生长激素（GH），催乳素]直接对终末器官发挥效应。最后，相应的效应激素与垂体促肾上腺激素的血浆浓度影响下丘脑分泌激素的负反馈环路（关闭负反馈环路）。

神经垂体（垂体后叶）　视上核和室旁核的下丘脑神经元轴突联系神经垂体。这些轴突的球状末端贮存催产素和抗利尿激素（ADH，血管加压素），并直接分泌到血循环系统（神经内分泌）。这些激素直接作用于它们的效应器官。一旦下丘脑感知，即关闭所调控环路。

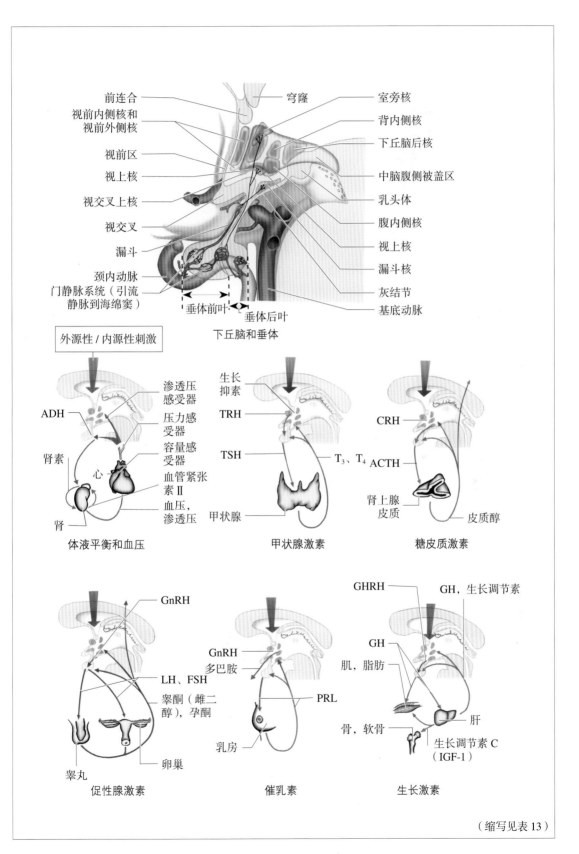

前连合　　　　　　　　　　穹窿　　　　　室旁核
视前内侧核和　　　　　　　　　　　　　　背内侧核
视前外侧核
　　　　　　　　　　　　　　　　　　　下丘脑后核
视前区
视上核　　　　　　　　　　　　　　　　　中脑腹侧被盖区
视交叉上核　　　　　　　　　　　　　　　乳头体
视交叉　　　　　　　　　　　　　　　　　腹内侧核
漏斗　　　　　　　　　　　　　　　　　　视上核
颈内动脉　　　　　　　　　　　　　　　　漏斗核
门静脉系统（引流　　　　　　　　　　　　灰结节
静脉到海绵窦）
　　　　　垂体前叶　垂体后叶　　　　　　基底动脉

下丘脑和垂体

外源性／内源性刺激

ADH　　　渗透压感受器
肾素　　　压力感受器
　　心　　容量感受器
肾　　　　血管紧张素 II
　　　　　血压，渗透压

体液平衡和血压

生长抑素
TRH
TSH　　　　　T₃、T₄
甲状腺

甲状腺激素

CRH
ACTH
肾上腺皮质
皮质醇

糖皮质激素

GnRH
LH、FSH
睾酮（雌二醇），孕酮
睾丸　　　卵巢

促性腺激素

GnRH
多巴胺
PRL
乳房

催乳素

GHRH　　　GH，生长调节素
GH
肌，脂肪
骨，软骨　　肝
生长调节素 C（IGF-1）

生长激素

（缩写见表 13）

交感神经传出冲动引起动静脉血管收缩、心率加快、肾素-血管紧张素-醛固酮系统激活、肾上腺髓质分泌肾上腺素（去甲肾上腺素）。血压和血容量增加，血液重新分配，离开皮肤血管床（导致苍白）、肠道、肾，充盈心和脑。相反，副交感神经传出冲动引起血管舒张及心率减慢。

传入联系　压力感受器位于动脉壁的中膜和外膜之间的颈动脉窦（CN IX 支配）、主动脉弓（CN X 支配）、头臂干（CN X 支配）内。它们产生的冲动主要传到孤束核（NST）的背内侧部；多突触的传递继续通过中间神经元到达延髓尾端的腹外侧部（CVLM），转而投射到延髓头端腹外侧部（RVLM）的抑制神经元。所有其他如下丘脑、化学感受器（$PaCO_2$、PaO_2）、呼吸、脊髓、疼痛传到 CVLM 引起交感神经兴奋。

NST 其他纤维投射到疑核（NA，特殊内脏运动核）。其他压力感受器在心房和腔静脉进入右心房的入口处，这些压力感受器能感受脉管系统的容积水平，产生冲动，这些冲动通过 CN X 传递到 NST 和下丘脑。

传出联系　交感神经冲动从 CVLM 经脊髓背外侧柱到中间外侧核，投射到肾上腺髓质通过交感神经节中继站，到达心、血管和肾。孤束核的副交感神经经疑核和迷走神经背核中继传至心和血管。

中枢神经调节　皮质投射到循环控制中枢能使心血管系统自发运行。脑灌注压的降低是由于急性颅内压增高（见第 120 页）导致血压和心跳（交感兴奋）的增加，随后引发心跳减慢（副交感兴奋）和呼吸障碍（Cushing 反射或 Cushing 反应）。

神经源性心律失常　可能是室上性或室性，与蛛网膜下腔出血和脑出血、头部外伤、缺血性脑卒中、多发性硬化、癫痫、脑肿瘤、颈动脉窦综合征（心脏抑制型）、舌咽神经痛、遗传性 QT 综合征、严重的神经外科手术后有关。

心电图异常（ST 压低或抬高，T 波倒置）发生在蛛网膜下腔出血、脑出血或梗死中；需要和心肌缺血或罕见的应激性心肌病引起的病变相鉴别。

血流动力学异常　血压升高：脑出血、Cushing 反应伴有脑干病变、卟啉症、Wernicke 脑病（伴有心律失常）、颅后窝肿瘤。血压降低：头部损伤、脊髓病变（脊髓空洞症、创伤、脊髓炎、脊髓白质变性增生）、多系统萎缩、进行性核上性麻痹、帕金森病、周围神经病变（出现在糖尿病、淀粉样变性、Guillain-Barré 综合征或肾功能衰竭）。

晕厥　晕厥是由于全脑血流灌注减少引起急性、短暂性意识丧失（见第 202 页）。通常是腿部静脉淤血导致循环血量减少引起。静脉血回流心脏减少，导致心排血量和血压下降。如果收缩压低于 50~70 mmHg 而没有足够代偿反射（交感神经活性↑，副交感神经活性↓），将会引起脑灌注压的下降（脑的自我调节被打破；见第 120 页），从而引起意识丧失。

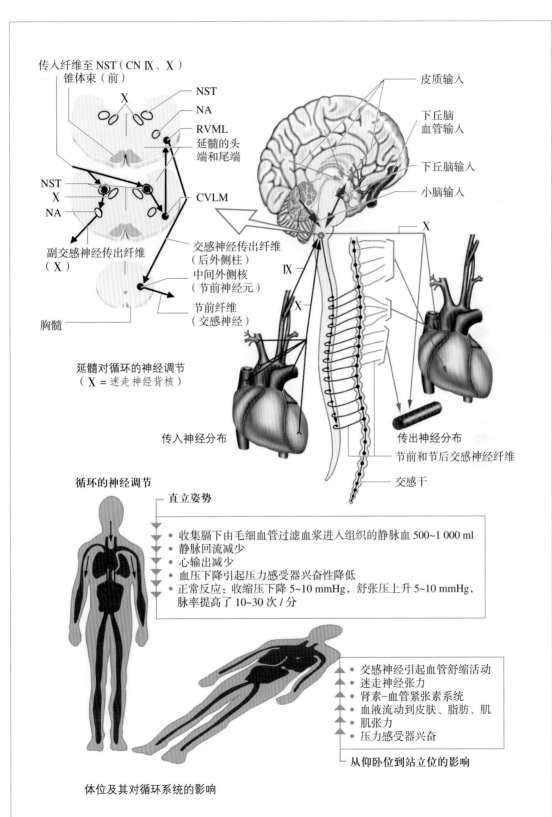

传入纤维至 NST（CN IX、X）
锥体束（前）

X

NST
NA
RVML
延髓的头端和尾端

NST
X
NA

CVLM

副交感神经传出纤维（X）

交感神经传出纤维（后外侧柱）

中间外侧核（节前神经元）

节前纤维（交感神经）

胸髓

延髓对循环的神经调节
（X = 迷走神经背核）

传入神经分布

皮质输入

下丘脑血管输入

下丘脑输入

小脑输入

X

IX

X

传出神经分布

节前和节后交感神经纤维

交感干

循环的神经调节

直立姿势

- 收集膈下由毛细血管过滤血浆进入组织的静脉血 500~1 000 ml
- 静脉回流减少
- 心输出减少
- 血压下降引起压力感受器兴奋性降低
- 正常反应：收缩压下降 5~10 mmHg，舒张压上升 5~10 mmHg，脉率提高了 10~30 次/分

- 交感神经引起血管舒缩活动
- 迷走神经张力
- 肾素-血管紧张素系统
- 血液流动到皮肤、脂肪、肌
- 肌张力
- 压力感受器兴奋

从仰卧位到站立位的影响

体位及其对循环系统的影响

呼吸可以保证人体组织充足的氧气供应，维持酸碱平衡。

呼吸运动 吸气是通过膈肌收缩（膈肌呼吸）实现的，伴有或不伴有肋间肌（肋呼吸）的收缩。如果有必要，肩胛带上的辅助呼吸肌会进一步扩大胸腔的容量实现深呼吸。呼气很大程度上是被动运动。腹壁肌和背阔肌也是辅助呼吸肌。其他肌（舌肌、咽缩肌和喉肌）在呼吸过程中保持上呼吸道开放。呼吸力学异常会造成高碳酸血症，而肺泡气体交换受损则会造成低氧血症。这两种呼吸障碍在不同程度上是有联系的。

传入神经 化学感受器可以感知动脉血 pH 值、O_2 和 CO_2 的浓度，位于颈动脉小球（由 CN IX 支配）、主动脉弓（X）和旁主动脉体（X）中。在这些化学感受器以及在位于呼吸肌（感觉传入纤维 ⇒ 膈神经、第 2~12 对肋间神经，CN IX）和肺（支气管扩张 ⇒ 肺丛、交感神经 T1-T4）的机械感受器中产生的信号传到孤束核周围的背侧呼吸组（DRG），经中间神经元中继传到延髓的腹侧呼吸组（VRG）。DRG 也可以接收来自心血管系统的传入信息，从而影响呼吸功能。细胞外液（ECF）和脑脊液（CSF）的 pH 值和 CO_2 浓度的改变也会直接被延髓化学感受器感知。呼吸也会被各种各样其他的因素影响，如冷、热、激素、各种反射（打喷嚏、咳嗽、打哈欠、吞咽）、睡眠、精神状态（紧张、恐惧）、说话、唱歌、大笑、肌活动（体力工作、运动）、性行为以及体温等。

传出神经 咽喉肌和支气管收缩由 CN X 支配。膈神经（膈，C3-C5）和脊神经的运动支（第 2~9 对肋间神经、T2-T11 肋间肌；第 6~12 对肋间神经、T6-T12 腹壁肌）支配辅助呼吸肌的活动。

呼吸节律 呼吸的节律是通过对 VRG 内的神经控制环路交替进行抑制和兴奋作用实现的。随着吸气的过程，VRG 的吸气神经元群逐步被抑制，同时呼气神经元群兴奋。呼吸节律会被来自化学感受器的传入信息影响，这些改变反映了血液成分（pH 值和 O_2 浓度下降，CO_2 浓度升高 ⇒ 更深的呼吸，呼吸频率↑）或者 ECF 和 CSF 的成分变化（pH 降低，CO_2 浓度升高 ⇒ 更深的呼吸，呼吸频率↑）。VRG 会受脑桥核影响。

病理性呼吸模式（见附录，表15） 呼吸系统疾病参考价值有限。潮式呼吸的特点是潮气量逐步减弱和逐渐增强交替，发生窒息时则暂停。潮式呼吸的发生有几个原因，包括双半球病变和代谢紊乱。浅慢呼吸则往往反映代谢疾病和中毒性疾病。而深快呼吸（Kussmaul 呼吸）往往反映了脑桥或者中脑病变以及代谢性酸中毒。延髓病变和广泛幕上损伤则会导致共济失调、群集或喘气呼吸。神经肌呼吸障碍症的发病是很隐匿的，伴随有口咽部肌无力（食物"误入气管"引起咳嗽）、呼吸紧张（说话的时候呼吸困难、激动）、呼吸时间缩短（在最大限度吸气后不能大声数到20）以及呼吸急促；该疾病也可能伴随着心动过速、低氧血症（用脉搏血氧仪测）和前额冷汗。晨起头痛、疲劳、白天嗜睡和注意力不集中也可能反映（夜间）通气不足。

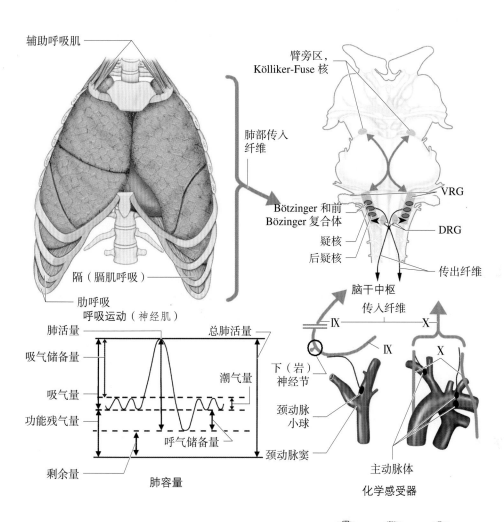

辅助呼吸肌

肺部传入纤维

臂旁区，Kölliker-Fuse 核

VRG

Bötzinger 和前 Bözinger 复合体

疑核

后疑核

DRG

传出纤维

隔（膈肌呼吸）

肋呼吸

呼吸运动（神经肌）

脑干中枢

传入纤维

IX

X

肺活量

总肺活量

吸气储备量

潮气量

吸气量

功能残气量

呼气储备量

剩余量

肺容量

下（岩）神经节

颈动脉小球

颈动脉窦

IX

X

主动脉体

化学感受器

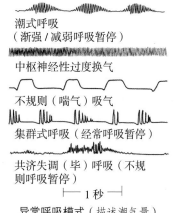

潮式呼吸（渐强 / 减弱呼吸暂停）

中枢神经性过度换气

不规则（喘气）吸气

集群式呼吸（经常呼吸暂停）

共济失调（毕）呼吸（不规则呼吸暂停）

|← 1秒 →|

异常呼吸模式（描述潮气量）

参数	正常	临界
肺活量（ml/kg）	40~70	20
最大吸气压力（cmH$_2$O）	男性≥－100 女性≥－70	－30
最大呼气压力（cmH$_2$O）	男性 >100 女性 >40	40

神经肌呼吸系统疾病的参数

体温是一个随着吸热、产热和散热而发生变化的变量。人的核心体温通常在37℃左右小幅波动。体温会受月经周期、怀孕和其他激素因素影响，也会被进食和消化影响，还会随着年龄变化而变化。

神经调控　人体的体温调节中枢位于下丘脑的前内侧视前区（见第107页）。热量通过皮肤（热辐射、对流、出汗蒸发冷却）、呼吸（蒸发）和血液循环（将热从身体内部传到体表）排出。热量由新陈代谢（受甲状腺激素影响）和肌收缩（颤抖、自主运动）产生。位于皮肤、内脏和血管的温度感受器直接通过脊髓丘脑束或者间接经过脑干的感受器将体温信号传递到位于下丘脑的热感神经元。这样下丘脑与大脑其他区域形成广泛联系。下丘脑与体温调节（血管收缩和泌汗路径）有关的主要传出通路经过脊髓的同侧侧索到脊髓交感神经核（节前）。然后这些信号就传递到节后纤维，再由节后纤维和周围神经传到皮肤。泌汗纤维只在T1-T2至L2前根，所以泌汗纤维的分布与感觉皮节的分布不同。泌汗纤维沿着颈内动脉和颈外动脉到达头部，然后加入三叉神经的分支一起到达皮肤。用于汗腺交感神经支配的神经递质是乙酰胆碱。

体温紊乱　高热是一种体温过高的情况，是由于调节体温的中枢神经系统受损所致。高热的产生机制可能涉及要么是产热过多，要么是吸热过多（比如处于高热环境），或者是散热不足。发烧的定义是一个人口腔温度早上高于37.2℃，下午高于37.7℃（直肠温要再高0.6℃）。发烧的原因通常不是体温调节障碍，而是下丘脑体温调节中枢制定体温设定点的改变。这种改变是循环热原细胞因子（如白细胞介素-1、肿瘤坏死因子、干扰素-α 等）带来的，它们与外周器官相互作用共同对下丘脑功能产生影响（见第118页）。而低温则表示中心体温低于35℃。

体温调节出汗障碍　有效的测试包括触诊并感受皮肤的温度和湿度、定量催汗轴突反射试验（QSART）、重力测量、碘淀粉测试（Minor测试）和茚三酮测试。

出汗障碍（见附录，表16）有出汗增多（多汗症）、出汗减少（少汗症）或者缺汗（无汗症）几种。无汗症具有高热的危险。单根的病变或者颈、腰骶部的多神经根病变不会对出汗造成影响。交感干的病变会引起节段性无汗症。神经丛病变和孤立性的或合并性的神经病变会引起感觉障碍区的无汗症。

无汗症　可能是由以下这些原因引起的：下丘脑病变（梗死、出血、肿瘤、脑炎、神经性结节病、外伤）、中毒（抗胆碱药、水杨酸盐、安非他明、可卡因）、急性脊髓T3-T4以上横断、谵妄、紧张症、恶性神经安定综合征、恶性高热、脱水、中暑和广义破伤风等。

发烧　症状包括全身乏力、颤抖、畏寒、寒战、恶心、呕吐和嗜睡。发烧时心率和血压会升高，体温调节出汗减少，外周血分布到身体的核心部位。

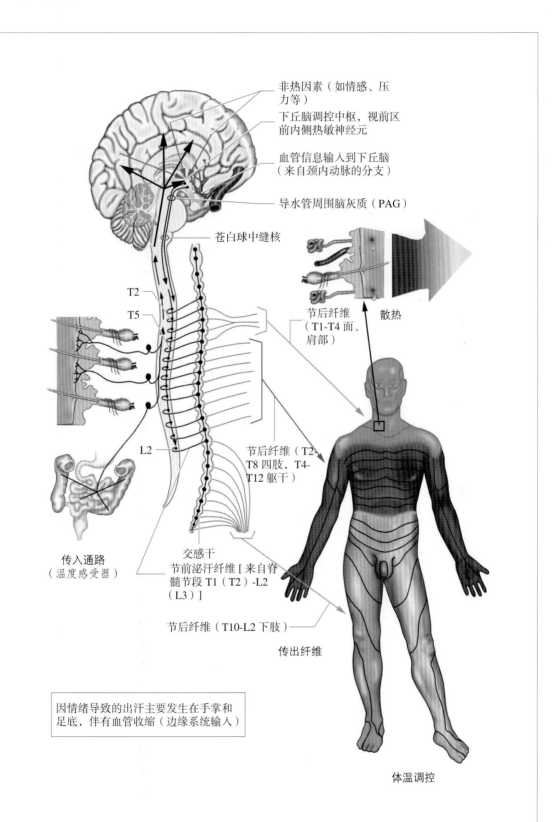

非热因素（如情感、压力等）

下丘脑调控中枢，视前区前内侧热敏神经元

血管信息输入到下丘脑（来自颈内动脉的分支）

导水管周围脑灰质（PAG）

苍白球中缝核

T2

T5

L2

节后纤维（T1-T4 面、肩部）

散热

节后纤维（T2-T8 四肢，T4-T12 躯干）

交感干
节前泌汗纤维 [来自脊髓节段 T1（T2）-L2（L3）]

传入通路（温度感受器）

节后纤维（T10-L2 下肢）

传出纤维

因情绪导致的出汗主要发生在手掌和足底，伴有血管收缩（边缘系统输入）

体温调控

摄取、运输、储存和消化食物，营养物质的吸收以及对废物的排泄都是在肠的内、外自主神经系统的影响和控制下进行的（见附录，表17）。

肠外神经系统　调节肠内系统的功能并且协调身体其他器官的功能。脑干核促进胃肠道反射和结肠反射，而皮质、边缘系（下丘脑、杏仁核）和小脑中枢（顶核）则负责产生饱感，而肠内的神经负责产生饥饿感和感知气味，或者对消化道功能产生情绪影响。食管、胃、小肠、大肠近端甚至远到结肠左曲的副交感神经支配是通过迷走神经实现的，而大肠的远端部分（降结肠）和肛门括约肌的副交感神经支配则来自 S2-S4。副交感神经活动刺激肠道运动（蠕动）和腺体分泌。交感神经的支配分别是从颈上神经节到食管上段、从腹腔神经节到食管下段和胃，以及从肠系膜上、下神经节到结肠。交感神经的活动抑制肠蠕动、减少肠道血流和收缩胃肠道的括约肌（食管下括约肌、幽门、肛门内括约肌）。

肠内神经系统（肠内系统）　由肌间和黏膜下神经节丛组成（见第58页），从食管延伸到肛门内括约肌，独立于感受器、运动神经元和中间神经元的神经网络。肠自主神经系统可以接受化学性、伤害性、机械性和渗透性刺激，处理这些刺激信号，产生传出信号影响胃肠腺体分泌和平滑肌收缩。这些传出信号连同其他各种神经递质一起引起胃肠道活动，造成肠蠕动波（包括顺行和逆行），并且产生排便反应。

骨盆底　支配直肠和肛门内括约肌的神经是自主神经，而支配外括约肌和提肛肌的神经则是阴部神经（S2-S4，Onuf 核，见第 116 页）、肛尾神经和 S4 神经根的肛周支。从肛周皮肤和肛牵张感受器而来的传入神经到达脊髓的阴部神经。

排尿　肛门内括约肌和动静脉吻合的一个特殊结构（直肠海绵体）是便意控制的基础。当括约肌收缩时，痔静脉因充盈围绕它形成一个套。内括约肌的收缩反射由来自肠道系统的抑制性刺激和来自骶神经元的兴奋性刺激控制。外括约肌在控制便意方面只起到很小的作用。

排便　远端直肠被内容物扩充到大约 150 ml 的容量时就会产生排便冲动；与此同时，肠道系统会调节降结肠、乙状结肠和直肠的强烈收缩。排便动作还包括 Valsalva 动作、盆底下降以及内、外括约肌松弛有意识地增加腹内压。减少内括约肌张力的结果就是痔静脉能够回流。排便动作可通过外括约肌的自主收缩而延迟。

近端胃肠道疾病　食管运动功能障碍有排空延迟（如糖尿病）、贲门失弛缓或食管收缩亢进几种形式，而胃轻瘫则与糖尿病或副肿瘤综合征相关。

远端胃肠道疾病　糖尿病自主神经功能障碍是导致腹泻的一个可能原因。而有多种因素可能导致大便失禁和便秘。

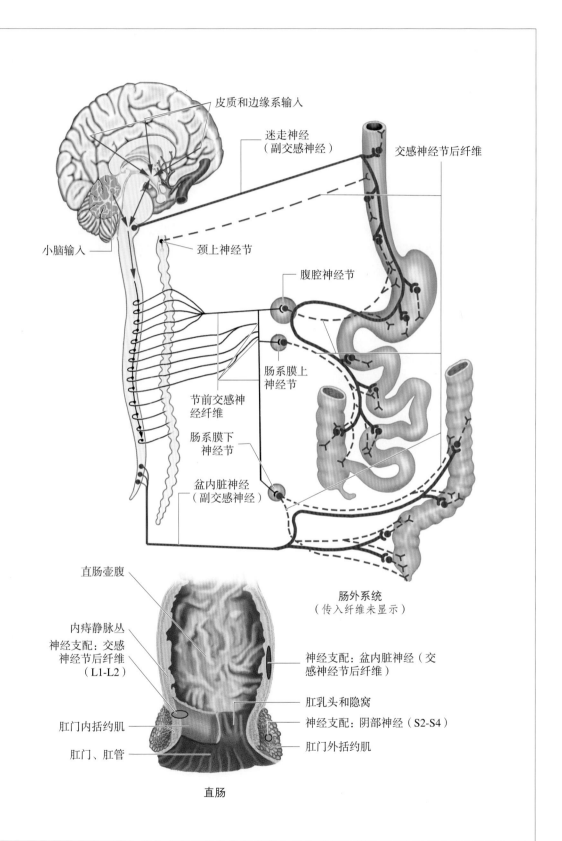

皮质和边缘系输入

迷走神经
（副交感神经）

交感神经节后纤维

小脑输入

颈上神经节

腹腔神经节

节前交感神经纤维

肠系膜上神经节

肠系膜下神经节

盆内脏神经
（副交感神经）

肠外系统
（传入纤维未显示）

直肠壶腹

内痔静脉丛
神经支配：交感神经节后纤维
（L1-L2）

神经支配：盆内脏神经（交感神经节后纤维）

肛乳头和隐窝

肛门内括约肌

神经支配：阴部神经（S2-S4）

肛门、肛管

肛门外括约肌

直肠

膀胱功能

膀胱的功能是储存（控制）和排泄（排尿）由肾产生的尿液。膀胱功能由联合反射弧控制，分别是：首先自主激活延迟排尿（旁中央小叶、前额叶皮质和基底节）；然后括约肌松弛和逼尿肌收缩共同作用（导水管周围灰质、脑桥排尿中枢）；最后排尿（交感、副交感神经和来自骶排尿中枢的运动神经元）。

自主（不随意）功能　T10-L2 段的交感神经穿过腹下神经丛通过抑制逼尿肌（β_3 肾上腺素受体）和刺激膀胱颈（膀胱三角、内括约肌，α 肾上腺素能受体）控制贮尿。S2-S4 段（骶排尿中枢、逼尿肌核）的副交感神经穿过盆神经丛，通过激活逼尿肌控制排尿。

躯体（随意）功能　来自 S2-S4 段（Onuf 核）的运动冲动经阴部神经到达外括约肌和盆底肌。Onuf 核是骶髓前角的神经元。各种调节传入神经到此为止，然后这些运动神经元被激活（例如咳嗽）确保括约肌控制。排尿中枢协调由导水管周围灰质（PAG）和脑桥排尿中枢（PMC）完成。排尿的适当时机是由 PMC 的幕上区决定的。

传入纤维　来自膀胱的躯体感觉纤维经过下腹、盆和阴部神经到 T10-L2 和 S2-S4 脊髓水平。这些包括一个有髓的 $A\delta$ 纤维（膀胱拉伸，尿道排空）和无髓的 C 纤维（疼痛）。脊髓的第二级神经元投射到的不同区域包括脑干尾部和 PAG。

自控　一个完整的膀胱关闭机制对正常的充盈至关重要（通常高达 500 ml）。关闭机制涉及膀胱颈、尿道外括约肌以及盆底肌的收缩和逼尿肌的舒张（膀胱顶）。

排尿　一旦膀胱的容量累积到了 150~250 ml，牵张感受器就产生冲动引起膀胱膨胀的感觉。排尿活动的集中激活开始于膀胱容量到 300~400 ml 时，这时膀胱顶部受到刺激收缩，而膀胱颈和盆底肌反而放松。腹壁肌的收缩增加了膀胱内压，促进排尿。

神经源性膀胱功能障碍（见附录，表 18）　颅骶排尿中枢病变会引起膀胱逼尿肌痉挛和（或）括约肌麻痹（逼尿肌过度活跃，逼尿肌-括约肌协同失调），而更多的尾椎病变会引起周围"弛缓性"麻痹。残余尿通常应小于膀胱最大容量的 15%~20%（成人 <100 ml）。

性功能

生殖器官受交感神经（T11-L2）、副交感神经（S2-S4）、躯体运动（Onuf 核）和躯体感觉神经（S2-S4）支配，并受脊髓以上控制，主要是通过下丘脑投射到脊髓来实现控制。激素因素也发挥着重要的作用（见第 106 页）。神经性疾病常引起勃起功能障碍，并伴有膀胱功能障碍。单独的勃起和（或）射精功能障碍则常是由于心理因素（抑郁、焦虑）、糖尿病、吸烟和某些药物治疗（例如 ACE 抑制剂、β 受体阻滞剂、钙拮抗剂、噻嗪类和三环抗抑郁药）等引起。

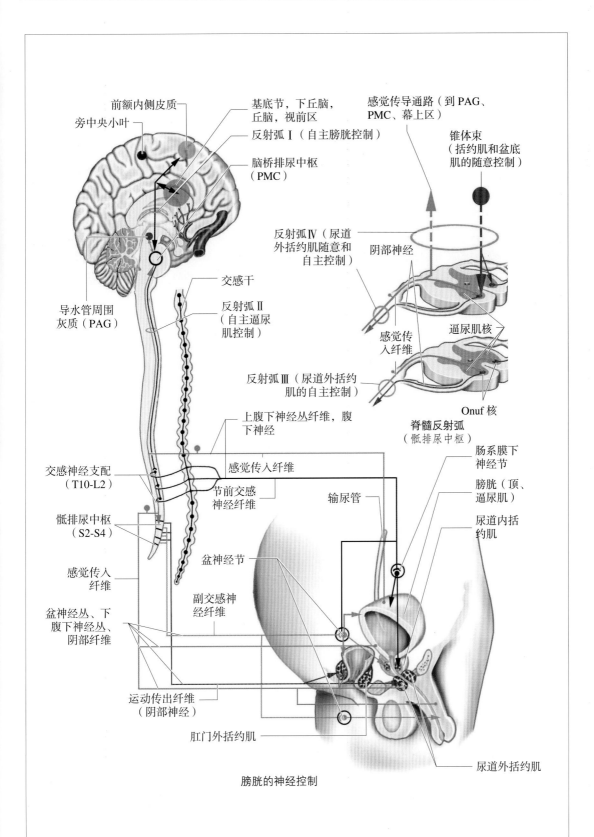

前额内侧皮质

旁中央小叶

基底节，下丘脑，丘脑，视前区

反射弧Ⅰ（自主膀胱控制）

脑桥排尿中枢（PMC）

感觉传导通路（到PAG、PMC、幕上区）

锥体束（括约肌和盆底肌的随意控制）

反射弧Ⅳ（尿道外括约肌随意和自主控制）

阴部神经

感觉传入纤维

逼尿肌核

导水管周围灰质（PAG）

交感干

反射弧Ⅱ（自主逼尿肌控制）

反射弧Ⅲ（尿道外括约肌的自主控制）

Onuf核

脊髓反射弧（骶排尿中枢）

上腹下神经丛纤维，腹下神经

感觉传入纤维

肠系膜下神经节

膀胱（顶、逼尿肌）

交感神经支配（T10-L2）

节前交感神经纤维

输尿管

尿道内括约肌

骶排尿中枢（S2-S4）

盆神经节

感觉传入纤维

副交感神经纤维

盆神经丛、下腹下神经丛、阴部纤维

运动传出纤维（阴部神经）

肛门外括约肌

尿道外括约肌

膀胱的神经控制

血液和中枢神经系统（CNS）之间的细胞分子交换由屏障系统控制（见附录，表19）。这些屏障调节渗透压（监测颅内压和脑容量）以及内分泌和免疫（见第8、64、106页）。它们控制4个室腔之间的交换：血管（脑和脊髓、脉络丛、脑膜）；实质（神经元、神经胶质细胞）；细胞外空间（间质）和脑脊液（脑室、蛛网膜下隙）。它们还保护中枢神经系统对抗毒素和致病病原体。

结构　无孔毛细血管的内皮细胞之间的连接紧密，它们与内皮一起，形成了血脑屏障（BBB）。星形胶质细胞和周皮细胞均参与了BBB，其中周皮细胞对于内皮细胞分化和增殖十分重要。另外它们还有吞噬细菌的能力。星形胶质细胞调节细胞外的离子浓度和神经元的代谢供应，还可以改变内皮细胞通透性。血脊髓屏障与BBB相比较有差异也有相似之处（例如渗透性、紧密连接的蛋白质表达、转运分子等），这或许可以解释为什么脊髓好发某些神经系统疾病，如视神经脊髓炎和脊髓灰质炎等。血CSF屏障通过脉络丛上皮细胞和蛛网膜神经乳头细胞之间的紧密连接来实现（见第6页）。由于这些区域中的血管内皮细胞缺乏紧密连接，因此屏障变成了蛛网膜和脉络膜上皮细胞。

血屏障交换　各种运输机制（通过离子通道扩散、易化能量依赖性的运输）允许跨越这些障碍进行交换。脂溶性（亲油）的物质，包括 O_2 和 CO_2，能轻易地穿过血脑屏障和血CSF屏障的细胞膜。特殊通道蛋白（例如水通道蛋白-4）可以增加水的转运。易化转移，通过特定的传输机制（载体）或受体发生，如用于葡萄糖（载体glut1）、氨基酸（L、A、ASC系统）和中毒性疏水化合物（P-糖蛋白）。主动转运需要能量，如分泌、离子转让（Na^+-K^+泵）和吸收。正常条件下胞饮方式进行的转运不重要。

室周器官　这些特定区域接近脑室和蛛网膜下隙。由于血管有窗孔，没有血脑屏障的地方由脑产生的激素（见第58、106页）就会进入血液循环，而相反的非蛋白物质则从血液循环到脑。例如，循环毒素通过最后区和循环胆囊收缩素引起恶心和呕吐来调节食物摄入量。终板血管器通过细胞因子（体温调节，见第112页）来调节体温，而穹窿下器经由血管紧张素Ⅱ来调节血压和体液平衡（见第107、332页）。松果体参与褪黑素控制的昼夜节律（见第96页），以及垂体激素（见第106页）控制的正中隆起和神经垂体。

临床意义　屏障系统的变化可以通过成像方法检测（见第401页），例如CT造影或MRI，检测肿瘤、感染或梗死。实质水分布的差异可用MRI识别。能够跨越血脑屏障的放射性药物可用于研究脑代谢（PET、SPECT）。神经内科中使用的药物的有效性在很大程度上取决于它们通过屏障系统的能力。

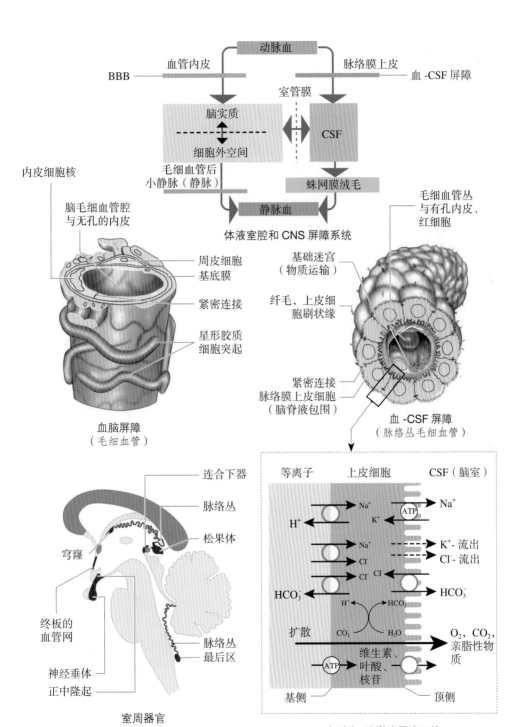

血管内皮 — BBB

脉络膜上皮 — 血-CSF 屏障

动脉血

室管膜

脑实质

细胞外空间

CSF

毛细血管后
小静脉（静脉）

蛛网膜绒毛

静脉血

体液室腔和 CNS 屏障系统

内皮细胞核

脑毛细血管腔
与无孔的内皮

周皮细胞
基底膜
紧密连接
星形胶质
细胞突起

血脑屏障
（毛细血管）

毛细血管丛
与有孔内皮、
红细胞

基础迷宫
（物质运输）

纤毛，上皮细
胞刷状缘

紧密连接
脉络膜上皮细胞
（脑脊液包围）

血-CSF 屏障
（脉络丛毛细血管）

连合下器
脉络丛
松果体

穿窿

终板的
血管网

神经垂体
正中隆起

脉络丛
最后区

室周器官

等离子　　上皮细胞　　CSF（脑室）

Na^+ | Na^+ | ATP | Na^+

H^+ | K^+

Na^+ | K^+-流出

Cl^- | Cl^--流出

Cl^- | Cl^-

HCO_3^- | HCO_3^-

H^+ → HCO_3^-

扩散 | CO_2 | H_2O | O_2，CO_2，亲脂性物质

维生素、
叶酸、
核苷 | ATP

基侧 | 顶侧

穿过血-脑脊液屏障运输
（ATP= 能量依赖性的主动转运，
绿色圆圈 = 易化扩散）

颅内压（ICP）是由 3 部分因素所决定的：神经组织的体积，脑脊液，存在于由颅骨（囟门和颅缝闭合后）和椎管形成的非扩张性腔内的血液。以上 3 者中任意 1 项的体积增加将会被代偿机制（Monro–Kellie 假说）所代偿，比如脑脊液转移进入蛛网膜下隙。当这种代偿机制的能力耗尽时，颅内压将失代偿；血管压缩，脑血流量减少，导致全脑缺血，最终导致脑死亡。由于大脑的体积随着年龄的增加而减少，年轻人颅内压升高的速度较老年人迅速。顺应性的定义是体积的变化量与其产生的颅内压变化量的比值。因此顺应性是机体代偿体积变化能力的指数，能反映大脑的硬度。弹性是顺应性的倒数值，因此表示无法代偿体积的变化，反映了大脑的弹性。颅内压是由动脉血压维持的，当发生心血管阻滞时，颅内压与大气压力相等。

脑积水　定义是脑室系统的异常扩张。脑积水产生的原因是脑脊液循环障碍和（或）吸收障碍。脑室系统内脑脊液循环通路中某些部位阻塞所导致的脑积水称为非交通性或梗阻性脑积水。蛛网膜绒毛重吸收脑脊液的功能受损或蛛网膜下隙阻塞导致的脑积水称为交通性脑积水。急性脑积水患者的特征是脑室扩张伴有急性颅内压升高。颅内压正常并不伴有进展性脑室扩张的脑积水被称为阻滞性、代偿性或慢性脑积水。所谓的正常压力脑积水处于这两种情况之间。脑外积水是一个描述如外伤、卒中和手术等因素所导致的脑组织缺失区域脑脊液过多现象的术语。

脑血流量（CBF）　是随着脑灌注压（CPP）和脑血管阻力（CVR）的变化而变化的，CPP 通常范围是 70~100 mmHg，具体为：$CBF=CPP/CVR$。只要平均动脉压（MBP）保持在 50~150 mmHg 范围内，CBF 将恒定在 50 ml/（100g·min）（脑血流自动调控机制）。全身动脉压快速升高之后伴随着颅内压缓慢的、延迟性的上升。任何由于 Valsalva 动作、血容量增多、右心衰竭、体位变化或颈静脉引流障碍引起的静脉压升高，也将使颅内压相应升高。可能是由缺氧、缺血或者通气不足而出现的酸中毒导致脑血管扩张和脑血容量增加，从而使得颅内压升高。另一方面，碱中毒（如由于过度换气引起）降低脑血容量，同时也降低了颅内压。脑血流量与颅内压在发热时升高，在体温低时降低。

脑疝　不同脑疝综合征的发生取决于病变的部位与范围。大脑镰下疝将导致大脑镰下的扣带回移位。小脑幕切迹疝将颞叶内侧部分通过小脑幕切迹推移。后颅窝疝向上将脑干和小脑通过小脑幕切迹推移，以及后颅窝疝将小脑扁桃体通过枕骨大孔推移。

脑水肿　脑组织内水和电解质的累积会使脑容量增加。血管源性脑水肿是由脑肿瘤、脓肿、脑梗死、创伤、出血、细菌性脑膜炎等导致毛细血管通透性增加而引起，主要累及脑白质。细胞毒性脑水肿累及脑灰质和白质，是由于缺血、缺氧或急性水中毒引起大脑所有细胞（神经元、神经胶质细胞、内皮细胞）的液体积聚而发病的。脑积水性（间质性）脑水肿在脑室壁中被发现，其原因是急性脑水肿时脑室中的液体流向邻近组织。

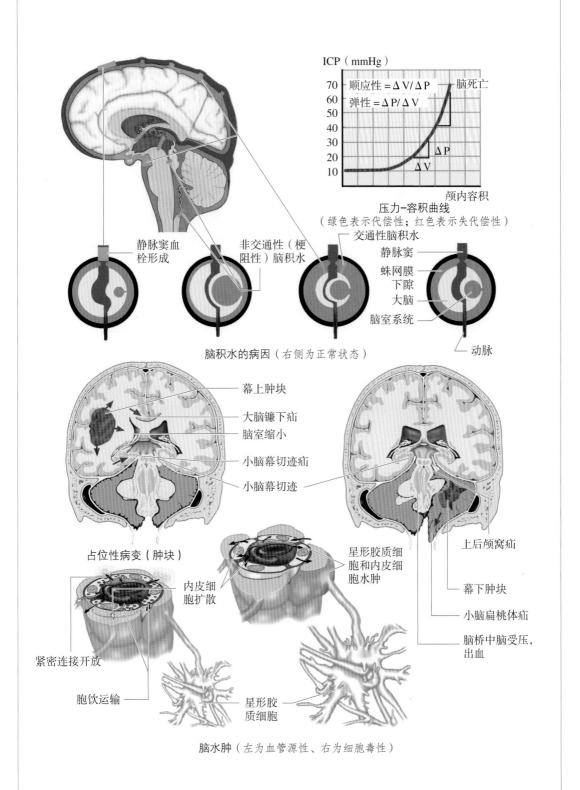

ICP（mmHg）

顺应性 = ΔV/ΔP —— 脑死亡
弹性 = ΔP/ΔV

ΔP
ΔV

颅内容积

压力-容积曲线
（绿色表示代偿性；红色表示失代偿性）

静脉窦血
栓形成

非交通性（梗
阻性）脑积水

交通性脑积水

静脉窦
蛛网膜
下隙
大脑
脑室系统
动脉

脑积水的病因（右侧为正常状态）

幕上肿块
大脑镰下疝
脑室缩小
小脑幕切迹疝
小脑幕切迹

上后颅窝疝

幕下肿块

小脑扁桃体疝

脑桥中脑受压，
出血

占位性病变（肿块）

星形胶质细
胞和内皮细
胞水肿

内皮细
胞扩散

紧密连接开放

胞饮运输

星形胶
质细胞

脑水肿（左为血管源性、右为细胞毒性）

突　触

神经元的信息是通过突触传递，突触实际上包括突触前部、后部以及前后之间的突触间隙。突触之间的传递方式可以是电传递或化学传递。电突触通过相邻细胞缝隙连接中的通道蛋白复合物（连接小体），以离子流的形式传递信息。离子可以朝着任一方向移动。电突触存在于上皮细胞和神经胶质细胞之间。另一方面，化学性突触通过神经递质可以产生兴奋和抑制。这些递质由突触前部释放，通过突触间隙，开放突触后部的离子通道来发挥作用。这种离子电导率的改变反过来又控制信息的流动。化学性突触中并没有直接的细胞接触，有一狭窄的突触间隙将突触前后膜分开。神经冲动只能向一个方向传递。在中枢神经系统中，化学性突触的数量比电突触多。除了神经递质，突触囊泡蛋白（例如突触素、突触结合蛋白、突触小泡蛋白、突触蛋白）也参与神经传递的过程，主要是参与突触囊泡的运动和排空（胞吐）。改变突触连接的能力是神经可塑性的一大基础，例如通过形成新的连接而重组神经元网络，以适应环境的影响或对疾病代偿。

神经递质

神经递质均是在神经元内合成，在神经元突触前部浓度升高，产生突触后效应，并在突触间隙一个特殊系统中灭活。神经递质的作用依赖于突触后膜上的受体。因此，一种神经递质可以产生抑制或兴奋的效应，这取决于突触后的细胞受体。

神经递质分为两类：低分子量的化学递质（如乙酰胆碱、多巴胺和去甲肾上腺素等）和神经肽（见第 60 页）。在突触前部，神经递质储存在小囊泡中。当动作电位到达时，通过胞吐作用将囊泡中的神经递质释放到突触间隙中。神经递质对受体的作用是直接的或间接的。直接作用可以导致受体的构象改变，离子通道开放（离子型受体）。间接作用影响细胞内的代谢途径，通过第二信使发挥作用（代谢型受体）。直接作用与间接作用相比较，有速度快、持续时间短暂的特点。

神经递质系统

突触是根据它们主要的递质而命名的，但多种影响突触功能的递质（复合递质）同时出现在突触前部，以主要的递质来命名。这些神经递质系统（见附录，表 20）有抑制作用、兴奋作用或神经调节作用。它们在大脑和脊髓的不同部位有大量的树枝状突起。许多神经系统的疾病涉及神经递质系统的异常。药物可以影响递质系统，这是非常具有临床意义的。

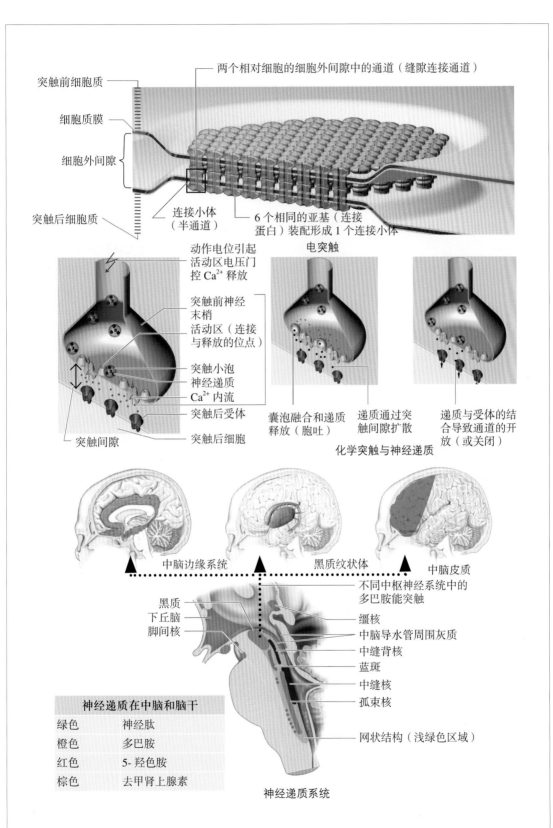

两个相对细胞的细胞外间隙中的通道（缝隙连接通道）

突触前细胞质

细胞质膜

细胞外间隙

突触后细胞质

连接小体（半通道）

6 个相同的亚基（连接蛋白）装配形成 1 个连接小体

电突触

动作电位引起活动区电压门控 Ca²⁺ 释放

突触前神经末梢

活动区（连接与释放的位点）

突触小泡

神经递质

Ca²⁺ 内流

突触后受体

突触后细胞

突触间隙

囊泡融合和递质释放（胞吐）

递质通过突触间隙扩散

递质与受体的结合导致通道的开放（或关闭）

化学突触与神经递质

中脑边缘系统　　黑质纹状体　　中脑皮质

不同中枢神经系统中的多巴胺能突触

黑质

下丘脑

脚间核

缰核

中脑导水管周围灰质

中缝背核

蓝斑

中缝核

孤束核

网状结构（浅绿色区域）

神经递质在中脑和脑干	
绿色	神经肽
橙色	多巴胺
红色	5- 羟色胺
棕色	去甲肾上腺素

神经递质系统

3 综合征

肌无力和瘫痪

感觉障碍

疼痛

脑神经综合征

吞咽困难

脑干、颅底综合征

识别障碍

记忆障碍

失语症

构音障碍

语言相关性障碍

睡眠障碍

意识障碍

颅内压改变

中枢神经系统炎症

癫痫

非癫痫性疾病

脑血管综合征

周围神经病、背痛和肌病

精神性神经系统综合征

这些体征是由于上运动神经元（UMN）及其轴突的病变造成的（见第38页）。病变部位可以是大脑皮质（皮质、皮质下、白质、内囊、脑干）和脊髓（见第128页）。"瘫痪"一词用于描述（自主）运动功能重度或完全丧失，"麻痹"一词仅用于部分丧失的情况。上运动神经元的病变可以影响多个肌群。神经源性肌萎缩不发生在上运动神经元瘫痪中。

麻痹　快速交替运动会由于拮抗肌的协同收缩而减慢。下运动神经元的随意运动减少。总之，患侧肢体的随意运动更费力，更易疲劳。这可能是协同性自动运动（麻痹肌群的不随意运动与其他运动相关联，比如打哈欠），集中运动（一致的辅助运动），镜像运动（健侧肢体的同步运动或患侧的非同步运动），以及脊髓自动症（躯体感觉刺激所引发的不随意运动）。

瘫痪　双侧神经支配的运动（例如眼、下颌、咽喉、颈部的运动，见第74页）可能只有轻度麻痹，或完全不出现麻痹。偏瘫最初可随时间有所改善，但恢复后可能伴有其他运动障碍，比如震颤、偏身共济失调、偏侧舞蹈症和偏侧颤搐。精细运动控制通常比肌力受损更加严重。

痉挛　痉挛的定义特征是被动伸展时速度依赖性肌张力增加。"折刀现象"（快速被动伸展时肌张力突然减少）是较为罕见的。痉挛主要影响抗重力肌（手臂屈肌和腿部伸肌）。

反射异常　肌固有反射增强（反射区域增大、阵挛），肌非固有反射减弱或消失。Babinski征总在上运动神经元病变出现。

脑部病变

单侧肌无力　孤立性初级运动皮质（4区）病变引起对侧面部肌无力（中枢型，见第160页），以及手或腿肌无力（单肢轻瘫或单瘫）。仅通过检查很难确定单肢瘫痪是上运动神经元型或下运动神经元型（LMN，见第130页）。但是，拮抗肌协同收缩仅在上运动神经元型中出现。影响相邻中央前区、中央后区或皮质深部区域的病灶，将引起痉挛和相关感觉的缺失。完全性初级运动皮质和（或）延髓以上的皮质延髓束、皮质脊髓束纤维（包括躯体感觉、动眼、视束）的单侧病变引起对侧肌无力，躯体感觉、眼球运动、视觉或者高级皮质的缺陷，例如失语。延髓以上的皮质以下病变引起对侧运动性轻偏瘫、构音障碍、吞咽困难，有时伴有共济失调，以及中枢性面瘫。面部与手臂肌无力是由于对侧额叶凸面的病变，并伴有表达性失语症（大脑优势半球）或半球忽略症（非优势半球）。对侧肢体肌无力不伴面瘫是由于皮质支配手臂和腿的区域病变或延髓的病变导致，而同侧肌无力是由于延髓以下的颈部脊髓病变引起。单侧的脑干病变（见第168页）引起对侧肢体肌无力和同侧颅神经麻痹（交叉性瘫痪、交替性偏瘫）。一种罕见的延髓中交叉水平的病变可引起对侧手臂麻痹、同侧腿麻痹。

双侧肌无力　去皮质强直（见第98、188页）是由于广泛的双侧病变累及脑皮质下白质所引起，并可能会延伸到间脑；中脑受累而出现去大脑强直。在罕见的情况下，双下肢的上运动神经元型瘫痪伴随膀胱功能障碍是由双侧旁正中的中央前回皮质病变（旁矢状窦皮质综合征）导致的。

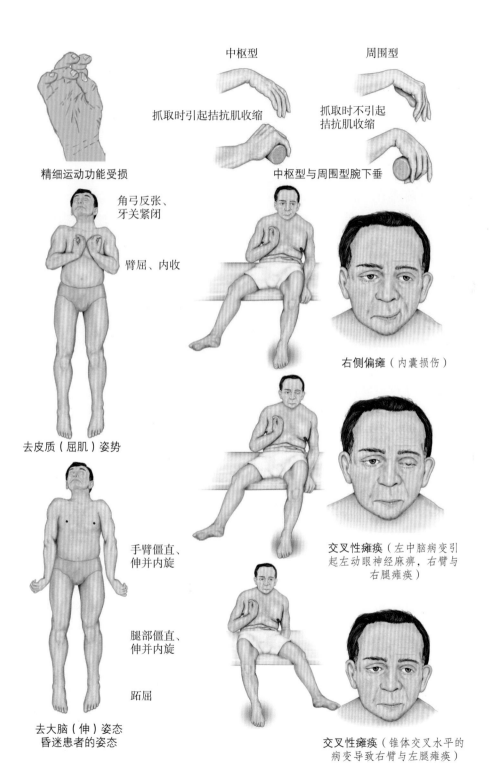

精细运动功能受损

中枢型

周围型

抓取时引起拮抗肌收缩

抓取时不引起拮抗肌收缩

中枢型与周围型腕下垂

角弓反张、牙关紧闭

臂屈、内收

去皮质（屈肌）姿势

手臂僵直、伸并内旋

腿部僵直、伸并内旋

跖屈

去大脑（伸）姿态
昏迷患者的姿态

右侧偏瘫（内囊损伤）

交叉性瘫痪（左中脑病变引起左动眼神经麻痹，右臂与右腿瘫痪）

交叉性瘫痪（锥体交叉水平的病变导致右臂与左腿瘫痪）

脊髓损伤的位置和范围通常由对脊髓和神经根损伤的临床检查来确定（见第 36、44、48、52 页）。神经系统症状的程度取决于发展的速度（急性期-亚急性期-慢性期）以及病变是否完全。

瘫痪　运动障碍和反射异常出现在损伤水平以下。

自主神经功能障碍　脊髓横断导致急性脊髓休克，损伤水平以下的自主功能完全丧失（膀胱、肠道和性功能；血管舒缩调节功能、出汗）。在 C4 或以上的损伤将引起呼吸麻痹。泌尿功能或性功能障碍是脊髓骶尾部的慢性进行性病变（例如髓内肿瘤）。

脊髓横断　导致弛缓性截瘫或四肢瘫痪、横断水平的感觉消失、双侧的 Babinski 征和脊髓休克。如果脊髓的损伤为不完全横断，在 6 周内运动和感觉障碍将有所改善，最终导致慢性脊髓病，表现为痉挛性截瘫或四肢瘫痪、感觉和自主神经功能障碍。

不完全脊髓损伤　损伤仅影响脊髓横断面部分，从而因损伤位置不同引起不同的临床症状（见第 43 页），其中广为人知的是脊髓后柱综合征、前角综合征（见第 130、354 页）、后角综合征（见第 147 页）、脊髓前动脉综合征（见第 348 页）和 Brown-Séquard 综合征。脊髓半横断导致同侧痉挛性瘫痪，关节的位置和振动觉丧失，而对侧的痛温觉丧失平面比实际损伤平面低 1~2 个节段，即交叉性感觉缺损。颈髓损伤见第 147 页。

脊髓后索综合征（见第 147 页）　感觉异常较为常见（发麻、刺痛感）。脊髓后柱的病变损伤振动觉和位置觉（见第 104 页），并且不能通过触摸来辨认物体。颈屈可能引起放射到背部的休克样感觉异常（Lhermitte 征）。可能是感觉神经支配区域对触摸和伤害性刺激（触摸痛）过于敏感所导致。

颈髓损伤　枕骨大孔水平的上颈髓损伤（见第 172 页）导致颈部疼痛并放射至手臂；肩部和手臂无力通常开始于一侧，然后发展至腿部，最后至对侧的肩和手臂；手固有肌群萎缩；Lhermitte 征；脑神经损害（第 X、XI、XII 对脑神经）；眼球震颤；面部感觉障碍；Horner 综合征。进行性脊髓受累最终可能损害呼吸功能。病变在 C1 或以下时不引起脑神经损害（C1 神经根无脑神经成分）。下颈髓病变（C5-C8）引起上述完全与不完全横断的症状，包括感觉与运动障碍。如果病变累及脊髓交感神经通路，将出现 Horner 综合征。脊髓中央综合征见第 147 页。

胸髓损伤　位于 T1 的横断病变可产生 Horner 综合征和手固有肌萎缩。位于 T2 或以下的病变不影响上肢。神经根病变产生的放射痛在一侧或双侧从后向前的部位。位于上胸段的脊髓病变（T1-T5）累及肋间肌，从而影响呼吸功能。

腰骶髓损伤　位于 L1 至 L3 的病变引起弛缓性截瘫和膀胱功能障碍（见第 116、416 页）。髂腰肌无力可能使得患者坐位困难或不能处于坐位。病变位于 L4 至 S2 的脊髓圆锥综合征和马尾神经综合征见第 213、347 页。

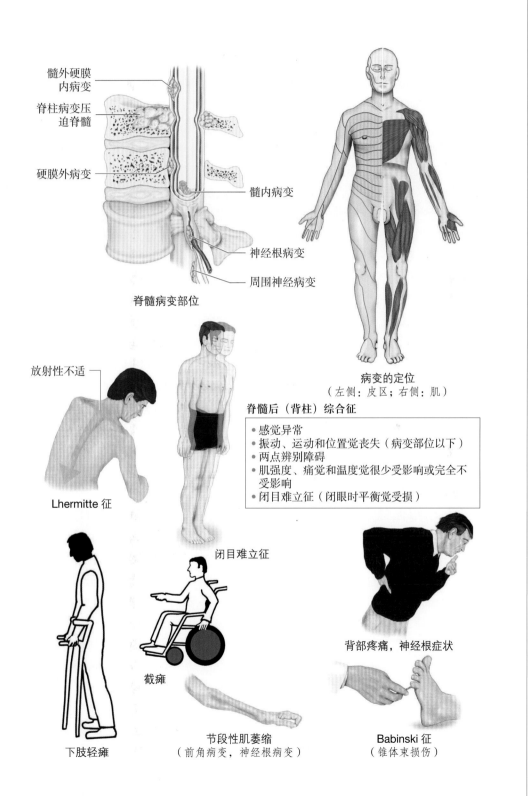

髓外硬膜内病变

脊柱病变压迫脊髓

硬膜外病变

髓内病变

神经根病变

周围神经病变

脊髓病变部位

病变的定位
（左侧：皮区；右侧：肌）

放射性不适

Lhermitte 征

闭目难立征

脊髓后（背柱）综合征

- 感觉异常
- 振动、运动和位置觉丧失（病变部位以下）
- 两点辨别障碍
- 肌强度、痛觉和温度觉很少受影响或完全不受影响
- 闭目难立征（闭眼时平衡觉受损）

截瘫

下肢轻瘫

节段性肌萎缩
（前角病变，神经根病变）

背部疼痛，神经根症状

Babinski 征
（锥体束损伤）

神经末梢起源的麻痹可能是由下运动神经元（LMN）的损伤（前角）、神经根、末梢神经、运动终板引起，这必须与肌本身所引起的疾病（肌病）相区别。肌腱断裂或损伤对骨骼和关节也可以产生明显的损害。

麻痹 麻痹伴随肌张力降低（松弛）。麻痹的程度取决于类型、程度和下运动神经元或周围神经受累的分布。

反射异常 固有肌反射减弱或消失的程度可能与受损的程度不成比例：下运动神经元和周围神经麻痹时，反射的消失和强度的消失是分离的，而在肌病中，两者是相一致的。非固有反射不受影响，除非有肌萎缩，病理反射消失。

肌萎缩 周围神经损伤后约3周，瘫痪的肌进行性萎缩，肌萎缩出现在下运动神经元病变。

自发运动 肌束颤动是不随意运动，是松弛肌运动单位的非节律性收缩。它们可以在生理性活动之后，或者是神经源性和肌病的病理性损害。肌束颤动在肌萎缩和麻痹的情况下是没有意义的。临床上，肌纤维抽搐是指连续、不随意、精细和颤抖的肌运动。在面部与多发性硬化、Guillain-Barré综合征、脑干肿瘤或者响尾蛇咬伤等有关。

下运动神经元和周围神经病变

前角 脊髓运动神经元减少使其所属的运动单位麻痹。运动神经弛缓可能最初表现为平衡失调并伴有严重的肌萎缩。没有感觉缺损。早期，受影响的肌固有反射消失。损伤可能主要位于近端（舌、咽、躯干肌）或远端（手、小腿肌），取决于前角疾病的病因。

神经根综合征 是指一种单一的腹侧神经根病变（原因：例如椎间盘突出）引起的相关肌节损伤。多个神经根支配的肌只发生轻微的损伤，但是由单一神经根支配的肌可能直接导致瘫痪和萎缩（神经节段配布肌；见附录，表5）。包含背根在内引起的相关皮肤的疼痛和感觉异常可能是由紧张（打喷嚏、咳嗽）、运动（步行），或局部叩诊引起。自主神经功能缺陷罕见。

周围神经麻痹 可能是由神经丛病变（丛病），或一个（多个）周围神经病变（单神经病，多神经病；见第48、210页）引起的。特定的神经节段受损，缺损可能只是单纯运动、感觉或混合性的伴有不同程度的自主功能障碍。

骨骼肌系统损伤和肌无力

肌腱、韧带、关节和骨骼病变可能导致真正的或明显的损伤，因此成为周围性麻痹的鉴别诊断。它们不会引起感觉缺失。骨骼肌病变可能限制运动，尤其是伴有肌疼痛时，可发生肌废用性萎缩，也可能发生严重的自主神经功能障碍（见第148页）。神经肌传导障碍（肌无力）是由运动诱发的肌疲劳和肌无力为主要特征。特殊肌群的受累程度（眼肌、咽肌和躯干肌）取决于基础疾病的类型和严重程度。没有相关的感觉缺乏。反射减退特征发生在Lambert-Eaton综合征。自主神经功能障碍发生在Lambert-Eaton综合征及肉毒中毒。

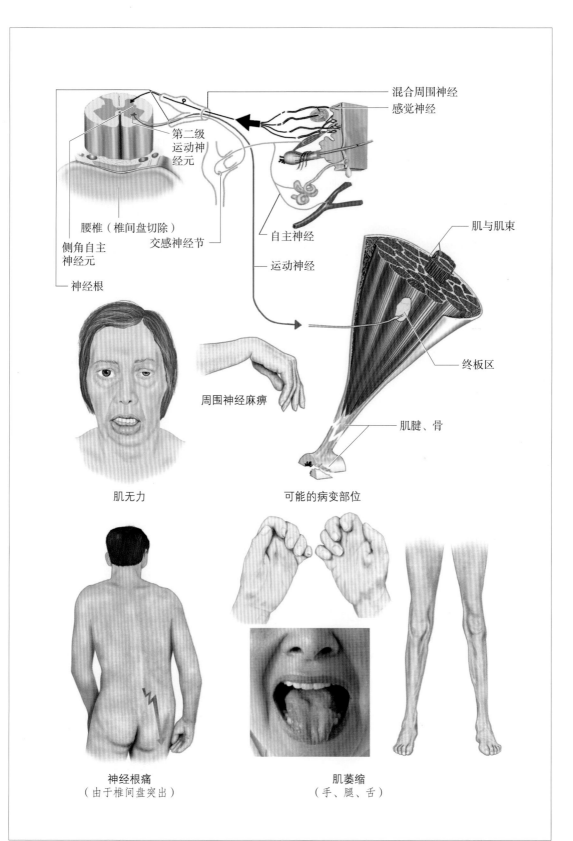

混合周围神经
感觉神经
第二级运动神经元
肌与肌束
腰椎（椎间盘切除）
侧角自主神经元
交感神经节
自主神经
运动神经
神经根
终板区
周围神经麻痹
肌腱、骨
肌无力
可能的病变部位
神经根痛
（由于椎间盘突出）
肌萎缩
（手、腿、舌）

肌病可能是原发性或继发性的，即由另一种潜在疾病引起。肌受损通常影响身体两侧。不同类型的疾病影响不同的肌群：有些影响是没有显著特点的（先天性肌病），而有些则主要位于近端（Duchenne 肌营养不良、多肌炎）或远端（强直性肌营养不良，包括体肌炎），或主要影响头面部（线粒体肌病）。重症肌无力是一种神经肌传导障碍性疾病，运动后加重。肌力分级通常按照英国医学研究委员会（MRC）（1976）进行：

5	正常肌力
4	主动运动抵抗阻力
3	主动运动抵抗重力
2	有运动，但不抵抗重力
1	有明显的肌收缩，但无运动
0	无肌收缩

肌病性面容是指因肌无力而缺乏面部表情。这可能主要与眼部（上睑下垂、复视）、口咽部（构音障碍、发音困难、吞咽困难）、眼咽部或颈部 [颈前和（或）颈后肌] 受损有关。

肌萎缩　肌病由于肌纤维的发育受损、破坏，和（或）再生不足而发生萎缩。肌萎缩和肌无力在一定程度上并不平行，例如，肌无力不伴有肌萎缩。当脂肪和结缔组织代偿增加时，肌萎缩临床表现可能并不明显。某些神经肌疾病，例如面肩胛肱型肌营养不良、体肌炎、强直性肌营养不良，有特征性的肌萎缩类型（近端、远端、单侧）。

肌肥大　肌的增大是由于肌细胞增大（"真正的"肥大）引起的，发生在先天性肌强直中。假性肥大由于萎缩中的脂肪和结缔组织沉积引起，见于各种神经肌疾病：如 Duchenne 肌营养不良累及小腿肌和三角肌，也可能是由于 S1 神经根病变。

肌痛　肌痛（肌痛，见第 382 页）是在休息和劳累时伴随肌创伤（肌断裂、变形、疼痛、筋膜间隙综合征）、皮肌炎和多肌炎、病毒性肌炎（流感病毒、柯萨奇 B 病毒、单纯疱疹病毒）、纤维肌痛、风湿性多肌痛、肌痉挛。

肌强直　在先天性肌强直、神经性肌强直和寒冷诱发的强直性痉挛疾病中，强直显著。肌收缩后不会立即松弛，但在重复的热身运动之后肌强直的程度减轻。轻拍肌引出肌强直反应，例如反射锤轻拍鱼际肌，拇指出现内收和外展。

肌挛缩　当遍布于肌纤维的间质细胞破坏时，肌将永久收缩。挛缩发生在退行性肌病和神经源性肌萎缩中，导致继发性关节畸形。肌电图检查无电活动。

肌疲劳　重症肌无力、Lamber-Eaton 综合征，还有一些代谢性肌病（见第 376 页），是以肌异常的易疲劳为特征。从病毒性疾病恢复后，肌的易疲劳性可能会持续几周。

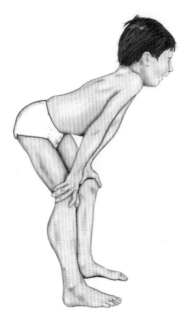

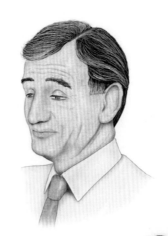

肌病面容
（双侧面瘫）

近端腿肌无力
（患者用手臂支撑使自己站立起来 =Gowers 征，
近端肌萎缩，腓肠肌肥大，腰椎过度前凸）

近端肌无力，翼状肩

颈部和肩部
肌萎缩与疼痛

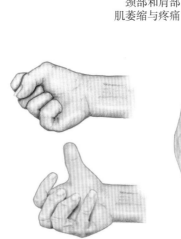

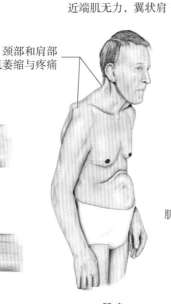

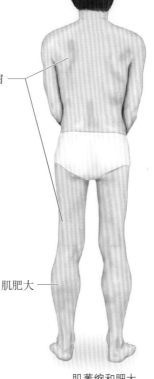

肌肥大

肌强直
（紧握性肌强直，紧握的拳头延迟展开）

肌痛
（此处：肌炎）

肌萎缩和肥大
（此处：肌营养不良）

正常步态

姿势 假定在直立姿势时，通过翻正反射和反重力姿势反射来维持身体平衡，这是直立行走的基础。运动需要运动、视觉、前庭和躯体感觉等系统的功能处于正常状态。老年人不能快速地站起来，往往步态有点不稳，并伴有弯腰的姿势。

正常步态 正常情况下，可随意开始走路。步态周期（1只足的足跟连续2次接触地面之间的间隔时间=2步）是以步伐的节奏（单位时间内的步数）、步长（实际上1个周期的长度，即2步）和步宽（运动的2个足后跟之间的直线距离，5~10 cm）为特点的。用足后跟着地。每条腿的交替功能作为支撑腿（起步相，大约占65%步态周期），并且作为前进的腿（摆动相，大约占35%的步态周期）。在换步阶段，2只足都有短暂接触地面（双支撑）的时间，由于身体重心在每走1步时都会轻微地向一侧移动，身体的上半部分会有轻微的代偿性运动来保持平衡。手臂与腿运动方向相反地交替摆动。正常情况下，步态的速度可以瞬间改变。老年人的步态序列缺少力量，并且犹豫不决，因此趋向表现成整体。老年人走路步伐较大，摔倒的风险增加。

步态异常

具体内容如下所述。

类 型	体 征	病 因
共济失调步态	步伐宽广、不确定、缩短、不规则，并伴有躯体的旋转	小脑病变
	摇摇晃晃，蹒跚，向前和向后摇摆	中毒，前庭障碍
	站立和行走困难；不平稳，摇摆，不规则的腿部动作与足的冲击；改善来源于支持的物品（如手杖），视觉消失时更差（例如在光线不足的情况下）	本体感觉障碍（多发性神经病、多发性神经根病、感觉神经节神经病、后柱损伤），双侧顶叶病变
疼痛抑制步态	慢，跛行步态，痛的腿负重减少	腰神经根病变，骨/关节疾病[骨质疏松，髋关节和（或）膝关节骨性关节炎]
足下垂，跨阈步态	麻痹的足抬高（单侧或双侧），足抬起异常高，并且拍打地面，蹒跚	多发性神经病，腓总神经麻痹，CMT（见第370页），运动神经元病变（见第354页）或L4、L5神经根病变
鸭步	见第216页	见第216页
痉挛步态	腿僵硬地沿着半圆向外移动（环形）；足摩擦地面，手臂屈	偏瘫伴痉挛
	缓慢的步伐前进、僵硬的退步动作；内收明显（剪刀步态）	偏瘫伴痉挛
慌张步态	起步延迟；快速、小而曳步的步伐；整体移动；姿势不稳定；手臂运动减少；根据原因不同而表现不同	帕金森病、多系统萎缩、额叶病变、正常压力脑积水、皮质下血管性脑病、额叶肿瘤
不平稳步态	弛缓谨慎的步态；频繁跌倒	PSP（见第302页），（双侧）前庭障碍，脑干或小脑病变
心因性（功能）步态障碍	运动异常表现为出现自身的摆动和震颤；腿往往是"拖在后面"	转换综合征和其他精神疾病，装病

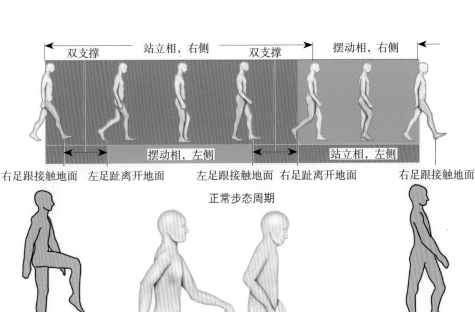

双支撑　站立相，右侧　双支撑　摆动相，右侧

摆动相，左侧　站立相，左侧

右足跟接触地面　左足趾离开地面　左足跟接触地面　右足趾离开地面　右足跟接触地面

正常步态周期

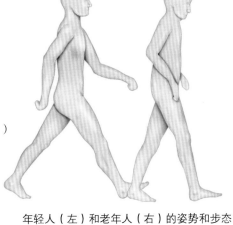

年轻人（左）和老年人（右）的姿势和步态

跨阈步态
（马步或足下垂步态）

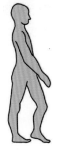

摇摆步态
（腰椎前凸，摇曳；臀肌无力）

蹒跚或醉酒步态

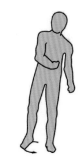

痉挛步态（右侧偏瘫）

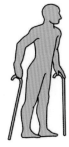

痉挛步态
（痉挛性下肢轻瘫）

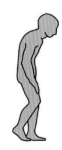

帕金森步态
（见第 294 页）

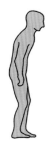

额叶步态
（步态犹豫弛缓、小、曳步）

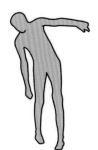

共济失调步态
（小脑步态，感觉性共济失调步态）

小脑半球损伤引起同侧肢体共济失调、意向性震颤、轮替运动障碍、肌张力降低和构音障碍。损害小脑蚓部产生躯体症状：例如，躯体共济失调伴有坐立困难、步态不稳、蹒跚和眼扫视。根据病变范围，非小脑症状也可能出现：例如，脑神经功能障碍、眩晕、感觉障碍、偏瘫。

小脑功能障碍的体征

协调和平衡缺损　共济失调是一种不协调、不规则且缺少关节运动（协同失调）的疾病。典型的患者在坐（躯干共济失调）或站（体位性共济失调）中摇晃，未达到或超过预定的运动目标（辨距不良、辨距不足或辨距过度），以及走路时在不平稳、摇晃、宽基步态中步伐快而不规则（步态共济失调，见第 134 页）。

构音障碍　患者说话很慢、不清楚（咿呀学语、口齿不清），并且单调（发音障碍），也可能表现为发音不连续（声音起伏不稳、支支吾吾，或断断续续地说话）。呼吸与说话时气流不协调，导致讲话时声音突然从轻向响亮转变（爆炸性讲话）。

眼球运动障碍　凝视诱发眼球震颤是小脑疾病常见的症状。眼睛自发扫视过短或过长（视辨距不良），因此扫视跟随拍后音。表现出缓慢的笨拙的追赶动作（扫视的）。患者经常无法抑制前庭眼反射（见第 82 页），即眼球震颤的正常视觉抑制受损。结果是视觉受损使固定的头部转动，因此固定的物体好像出现运动（振动幻视）。

肌张力　在小脑半球的急性单侧病变患者中发现肌张力减弱。

检　查

指向测试是用来检测辨距不良、共济失调和作为接近目标最差的一种震颤（意向性震颤，见第 138 页）；指－鼻，指－指和跟－膝－胫试验应与睁眼闭眼试验同时进行。Bárány 指向试验：嘱患者用他（她）自己的示指触摸检查者的手指，然后下降和上抬伸展的手臂，再次触摸测试者的手指。这个试验先嘱患者睁眼，然后闭眼。如果发生小脑病变，患者的手指横向偏离病变侧。

小脑引起的站立不稳，可能严重到站立不能（不能站立），这不是通过睁眼或闭眼影响站立（闭目难立征，见第 129 页），并且又不同于脊髓小脑共济失调（感觉）。站着闭眼 30~60 秒，这样导致身体转向病变一侧。即使患者是轻度共济失调，也很难或不可能走直线（步行不能；通过跟骨到足趾的行走动作检测，踵趾步态）。患者可能无法进行快速的交替运动（轮替运动障碍）。字迹会放大（巨大字体）、变粗和不稳定，且患者不能画出令人满意的平行线或螺旋图。

通过被动摆动或摇动患者四肢，或通过测试反弹现象，可以检测肌张力减弱。要求患者在闭眼的时候伸展手臂（姿势测试），检查者轻拍患者伸展的手腕，引起手臂偏向。手臂反弹时会不到或超过原来的手臂位置。另外，也可以要求患者屈肘部抵抗检查者的阻力，当检查者的阻力突然释放时，不能检测到患者手臂的反弹。

眼球运动异常包括慢追随运动时的扫视和运动幅度控制障碍，看患侧时幅度过小（运动范围不足），看健侧时幅度过大（运动范围过大）。

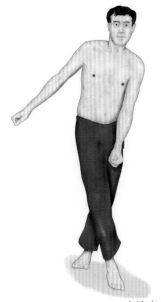

小脑步态
（躯干共济失调；小脑蚓部，脊髓小脑）

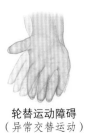

轮替运动障碍
（异常交替运动）

指一指试验
（意向性震颤，见第 139 页；四肢共济失调；半球和脑桥小脑病变）

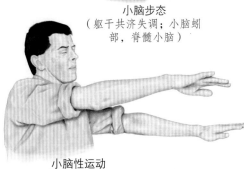

小脑性运动
（手和手臂朝向病变侧，病变累及一侧半球）

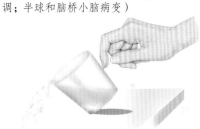

辨距不良（辨距过度）

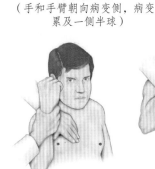

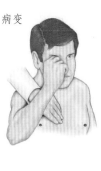

反弹现象
（患者屈手臂抵抗检查者的阻力，检查者突然离开，患者无法阻止手臂继续移动；注意：保护患者免受无阻拦运动的伤害）

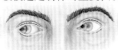

在缓慢追赶物体时重复扫视

辨距不良（扫视过度或不足），凝视诱发眼球震颤
眼球运动异常
（绒球小结叶病变，前庭小脑）

震颤是一种非自主的、有节奏的、几乎恒定幅度的振荡运动，可以发生在任何部位、由成对拮抗肌促进的运动。不同类型的震颤在临床上的分类依据：震颤在哪种情况下被激发或抑制（例如，在休息、思考期间或意外的跳跃运动），震颤发生的位置、频率和幅度（见附录，表21）。震颤幅度是受损程度最重要的决定因素。特发性震颤和帕金森震颤是最常见的类型。

静止性震颤　发生在随意运动缺乏的情况下，并在精神紧张（激动、时间紧迫）和心理活动（例如交谈、看报纸）时加重。当肢体开始运动时，震颤停止；但是当肢体回到休息状态时，震颤又会开始。

运动性震颤　发生在随意运动时。体位性震颤发生在一个姿势的维持期间，尤其是当手臂伸展或者屈曲低于下颌时；当四肢松弛和支撑时，震颤消失。运动性震颤发生在随意运动中，它可能在开始（初始震颤）、中间（暂时性震颤）或在运动的结尾（末端震颤）时最糟糕。意向性震颤随着运动接近目标而加重。特发性震颤是体位性震颤和运动性震颤的一种，主要影响上肢或头部。它常为常染色体显性遗传。

帕金森震颤　帕金森疾病的震颤有3种形式：静止性震颤（Ⅰ型）、静止和运动性震颤（Ⅱ型）、无静止性震颤的运动性震颤（Ⅲ型）。典型的帕金森震颤从单侧肢体的远端开始，主要在手臂。

罕见的震颤　小脑的震颤可能是意向性震颤或体位性震颤，它取决于小脑病变部位（蹒跚，见第136页）。

Holmes震颤是一种罕见的、低频率的静止性和运动性震颤，由脑干、小脑或丘脑的病变引起，往往表现在疾病急性期的几周或几年之后。

肌张力障碍相关的震颤（例如痉挛性斜颈、书写痉挛）可以通过同时性刺激抑制（"手势拮抗"；如将手放在下颌，或抓牢）。

站立性震颤表现为站立时感觉不平稳，但是行走时这种感觉消失。

书写震颤和声音震颤是罕见的特定任务性震颤。

神经性震颤是周围神经病变的一个特征，如IgM副蛋白血症性脱髓鞘性神经病、慢性炎性脱髓鞘多神经病（CIDP）、遗传性神经病变（CMT Ⅰ型，见第370页）和代谢性神经病变（糖尿病、慢性肾功能衰竭）。

震颤起源　震颤起源的细节尚不清楚。帕金森病的震颤可能是由于基底神经节、丘脑和小脑的调节基因有节奏地病理性放电所致，3~5 Hz。特发性震颤由于橄榄小脑环路过度振荡，从而通过丘脑的中继站到达运动皮质区。意向性震颤是由于小脑核（齿状核、球状核和栓状核）或其投射纤维投射到对侧丘脑（腹外侧核，见第41页）引起。任何类型的震颤，异常震动都是从运动皮质区中继，通过皮质脊髓束（见第38页）对脊髓前角运动细胞产生特征性运动，即主动肌和拮抗肌不断交替收缩。

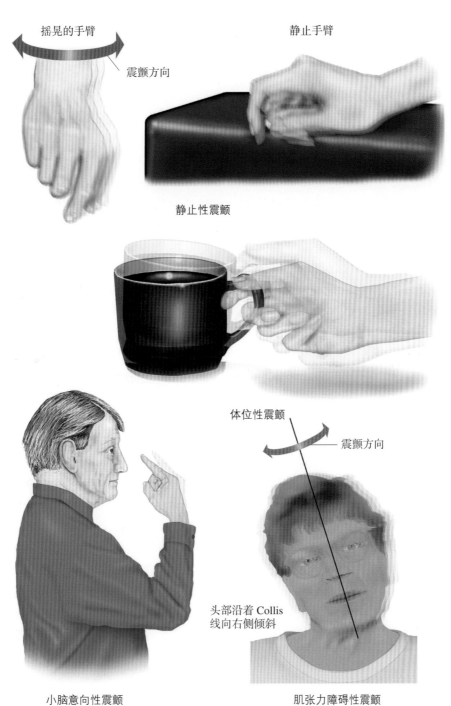

摇晃的手臂

震颤方向

静止手臂

静止性震颤

体位性震颤

震颤方向

头部沿着 Collis
线向右侧倾斜

小脑意向性震颤

肌张力障碍性震颤
（颈部肌张力障碍）

舞蹈症（见第 143 页）

舞蹈症样动作是不规则的、突发的、急促的，看似是随机发生的，通常会影响肢体的远端。对于轻度舞蹈症，运动亢进被隐藏在随意运动中，例如抚摸头发。严重病例会有迅速的变化，导致奇异的肢体和躯干姿势。颤搐是由于近端肢体肌的不随意性收缩产生强烈的投掷动作，通常只影响到身体的一侧（偏身颤搐）。它可能是持续性的或者只持续几分钟。最常见的原因是对侧丘脑底核（STN）梗死或其他破坏性病变。丘脑底核的神经冲动传出减少导致了丘脑皮质的运动投射增加。

舞蹈症最常见的病因是亨廷顿舞蹈症（见第 310 页），它是一种常染色体显性疾病，是由纹状体神经元损伤引起。其他病因包括遗传性疾病和神经变性疾病（例如阿尔茨海默病，多系统萎缩）。继发舞蹈症也可能由感染、基底核病变、脑肿瘤、药物治疗、中毒引起，或者是老年性的（老年性舞蹈症）。

药物导致的运动障碍

左旋多巴性运动障碍是由于多巴胺（外源性）或多巴胺激动剂的过量引起。

急性肌紧张不全（见第 204 页）包含了疼痛性颅颈或广泛性的肌张力障碍（角弓反张，躯干侧屈和扭转 = "Pisa 综合征"，见第 145 页），用抗胆碱能药物（比哌立登）治疗。

迟发性运动障碍　是一种长期使用精神抑制类和抗多巴胺类药物的并发症（例如吩噻嗪类、甲氧氯普胺、噻吨酮类、丁酰苯类、苯甲酰胺类），尤其好发于老年患者。即使停用了精神抑制类药物，也只有 30% 的患者运动障碍症状消失。迟发性运动障碍以口、下颌、舌的不正常的刻板运动为特点（口面运动障碍），有时还伴随呼吸障碍、打鼾，是一种躯干、骨盆和四肢的不随意运动。同样的药物可导致迟发性静坐不能，如动作不宁，并伴有内心的紧张不安和腿部的不正常感觉。这种综合征一定要与不宁腿综合征（见第 186 页）和抽搐（见第 142 页）区别开来。这些药物很少导致颅颈的肌张力障碍、肌阵挛和震颤。

肌阵挛

肌阵挛通常是由不自主的、短暂突然的电击样肌收缩产生的运动，它一般不具有节律性，也不像震颤，反而通常表现为更加没有规律。它的病因多样化，且可为单发或多发，局灶或多病灶。它可能偶然发作、经常复发或是时常发作。肌阵挛的发作可能是自发的，也可能由视觉的、听觉的或是躯体感觉的刺激诱发，也可能是由随意运动诱发（姿势性肌阵挛、动作性肌阵挛）。

（下转第 142 页）

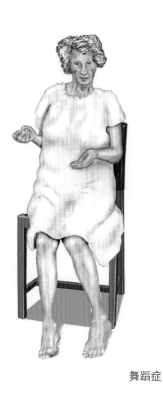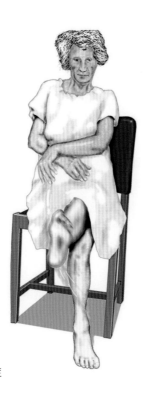

舞蹈症

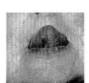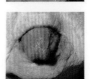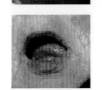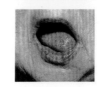

口面（颊舌）运动障碍

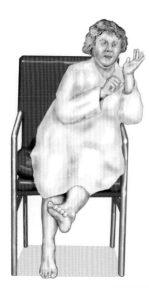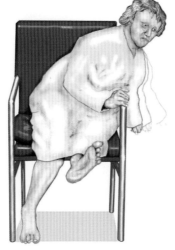

偏侧颤搐（左）

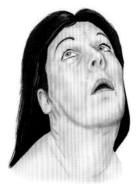

急性紧张不全反应

（上接第 140 页）

　　下运动神经元病变阵挛　不同程度的肌阵挛通常发生在个体睡后（睡眠性肌阵挛）。打嗝（呃逆）是膈的肌阵挛性运动，而且通常会自然停止（然而严重的、难治的打嗝可能是由于脑干损害造成）。晕厥后清醒状态的肌阵挛容易被误认为癫痫发作。正常的肌阵挛性惊吓反射通常由听觉、视觉、躯体感觉刺激引发，必须与少见的惊吓失常的症状如过度惊骇、僵人综合征、惊吓性癫痫区分开来。

　　原发性肌阵挛　是一种少见的，以持久、短暂的多病灶肌阵挛发作为特点的遗传性疾病。当合并肌张力障碍时（肌阵挛-肌张力障碍综合征），这种不正常的运动可以通过少量的饮酒而改善。

　　癫痫性肌阵挛　肌阵挛可能是一种遗传性的癫痫综合征的一部分（例如青少年肌阵挛性癫痫，见第 250 页），或者是随着一种癫痫病灶的突然发作而发生（见第198 页）。肌阵挛性癫痫表现为常染色体显性遗传的非进行性良性症状，或者表现为进行性的以肌阵挛、运动失调和痴呆（包括 Lafora 病），具有不规则红纤维（MERRF综合征）的肌阵挛性癫痫，神经元的蜡样质-脂褐质沉积征（见第 329、480 页）以及 I / Ⅱ 型唾液酸沉积征为特征的症状。没有认知障碍的进展性肌阵挛性癫痫症发生在 Unverricht-Lundborg 病。

　　有症状的肌阵挛　与很多不同的疾病有联系，包括阿尔茨海默病，皮质基底节退行性病变，亨廷顿病，代谢紊乱（肝病、肺病、低血糖症和透析），脑炎（Creutzfeldt-Jakob 病、亚急性硬化性全脑炎）和副癌综合征（斜视眼阵挛-肌阵挛综合征）。它也

可能是缺氧-缺血性脑损害（急性或慢性缺氧后反应肌痉挛 =Lance-Adams 综合征）所造成的结果。

　　扑翼样震颤　由于传入肌的一系列神经冲动突然停止而使伸展的手臂或手产生短暂的、不规则的挥动（负性肌痉挛）。扑翼样震颤对任何特定的疾病都不具有特异性。

抽　搐

　　抽搐是突发、无意识、短暂、周期性和无目的（运动型抽搐）或说话（发声型抽搐）的运动，它们会打断正常的自发活动。它们由紧张、焦虑、疲劳引发，但也可能在休息时发生。有时候这些抽搐能被自发的努力抑制，但一旦放松下来将会倾向于产生更大强度的抽搐。抽搐经常发生在内心紧张之后，可能是短暂的或慢性的。

　　单纯型抽搐　单纯型抽搐运动包含独立运动，例如眨眼、腹肌痉挛、肩膀耸动。简单发声型抽搐可能包括呻吟、打呼噜、发嘶嘶声、发滴答声、大喊、清喉咙、抽鼻涕和咳嗽。

　　复杂抽搐　复杂抽搐运动包括类似于自发运动的有固定动作的运动，如握手、抓、踢、抚摸和模仿另一个人的动作（模仿动作）。复杂发声型抽搐可能包含说污秽的语言（秽语症），或重复另一个人的话或者句子（模仿言语）。

　　抽动秽语综合征（常缩写为 Tourette综合征）是一种慢性疾病，开始于青春期且随着时间病情进展，包含各种各样的运动型或发声型抽搐。该疾病的其他常出现的特点有人格违常、强迫观念和注意力不能集中。

遗传性	亨廷顿病、神经棘红细胞增多症、肝豆状核变性、良性遗传性舞蹈症、线粒体脑病
自身免疫性	Sydenham 舞蹈症、妊娠、舞蹈症（CG）、感染后疾病、癌旁疾病、系统性红斑狼疮（SLE）、结节性多动脉炎
炎症性	细菌性（螺旋体、神经梅毒、脑膜炎奈瑟菌）/病毒性（艾滋病病毒、疱疹性脑炎）脑膜脑炎、弓形体病
损伤性	脑梗死 *、转移灶
代谢性	高血糖症 *（非酮症）、低血糖症、低血钙症、尿毒症/肝性脑病、血钠过少或过多、甲状旁腺功能减退症
中毒性	一氧化碳、锰、汞、可卡因、苯丙胺
药物性	锂、抗精神病药、左旋多巴、丙戊酸钠、糖皮质激素、巴氯芬、口服避孕药

舞蹈症的原因（* 可能导致颤搐）

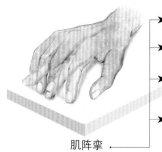

表现：自发活动，或反应性肌阵挛

分布：单病灶、节段性、多病灶或广泛分布的肌阵挛

可能发病部位：皮质、皮质下（脑干），或脊髓肌阵挛

病因：生理性、原发性、有症状（癫痫性，或其他原因）肌阵挛

肌阵挛

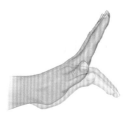

扑翼样震颤（负性肌阵挛）

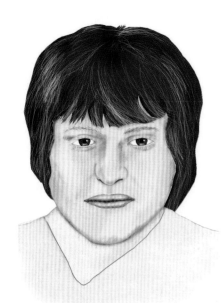

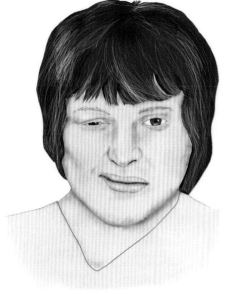

单纯性运动型抽搐
（突发、短暂、右眼单发眨眼运动）

"肌张力障碍"是不随意运动增强的一个通用术语，包括以刻板模式为特点的持续肌收缩，通常会造成迟缓、迅速或有节律的运动以及姿势异常。随意运动通常会使肌张力障碍恶化。它们可能只会在从事技术性活动的过程中出现，例如写作、演奏乐器（运动性肢体肌张力障碍）。通过避免触发行为以及拮抗感觉活动的运用（"拮抗行为"，例如把手指放在下颌、额头或颈部，或者打哈欠）可以获得不完全缓解。根据其分布特征，可以把肌张力障碍分为局灶性（只影响身体的某一部位）、节段性（两个邻近部位）、多灶性（两个或多个非毗邻部位）、泛发性或偏侧性（偏身肌张力障碍）；根据其病因，可以分为原发性（先天性）或继发性（症候性），或"肌张力障碍叠加"综合征（见附录，表 22）。

睑痉挛　是眼轮匝肌的间歇性收缩引起的过分眨眼和无意识闭眼。睑收缩经常伴随有眼睛异物感，通过转移分散行为可以减轻，在休息或强光下加重。也可能存在无意识的痉挛性闭眼、睑裂的紧张收缩，或者睁眼困难（睁眼失用症，见第 184 页）。严重的睑收缩甚至会使患者失去视力。

口下颌肌张力障碍　影响口周肌和咀嚼肌。这会导致下颌被迫紧闭，甚至在说话或咀嚼时下颌脱臼，而且会造成舌肌张力障碍，干扰讲话和咀嚼。

Meige 综合征　是睑收缩和口下颌肌张力障碍相伴随的一种症状。

颈肌张力障碍　可能会涉及头旋转（斜颈）、头向一侧倾斜（侧倾型），或者颈屈或伸（前屈型、后仰型），并常常会伴随强直性肩上抬或头震颤。区分非肌张力障碍和张力障碍头震颤（见第 138 页）很困难，但后者可由拮抗剂来改善。肌张力障碍通常会引起颈和肩的疼痛。

臂腿肌张力障碍　大多数臂和腿肌张力障碍通常是由一些特定的、经常是复杂的活动产生（特定任务肌张力障碍）。作家的肌痉挛（书写痉挛）和音乐家的肌张力障碍（例如在弹奏钢琴、小提琴或管乐器时）都是常见的众所周知的例子。

躯干前曲症　是一种异常的胸腰椎屈，步行会加重，卧床会减轻（见第 297 页）。

痉挛性发音障碍　它会导致声音在说话时劳损、嘶哑、不自然，然而这种现象在唱歌、大笑或低语时几乎从不发生。同时，声音会被持续的暂停打断（内收肌型），甚至会减弱至气息声或低语声（外展肌型），但很少见。

多巴反应性肌张力障碍　（见第 294、419 页）引起显著的步态异常，还可有轻微的帕金森症状。它出现在童年时期，通常，女孩的发病率要高于男孩，而且白天以及强体力活动之后症状会加重。即使是很小剂量的左旋多巴都可以减缓症状。

阵发性运动障碍　这种全身性的运动障碍以周期性的持续时间不定的肌张力障碍（几秒到几小时）以及其他过度运动为显著特征，例如舞蹈症。这种疾病的发作可能是运动性的（由快速运动引起），或者是非运动性的（由咖啡因、酒精，或者疲乏引起）。

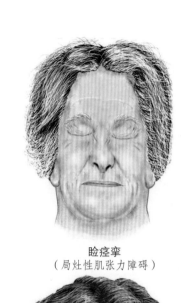

睑痉挛
（局灶性肌张力障碍）

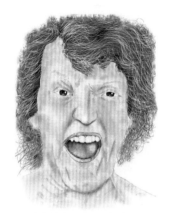

节段性颅颈肌张力障碍
（Meige 综合征：睑痉挛与下部面肌
和咀嚼肌不随意运动）

颈（局灶性）肌张力障碍
（痉挛性斜颈）

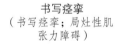

书写痉挛
（书写痉挛；局灶性肌
张力障碍）

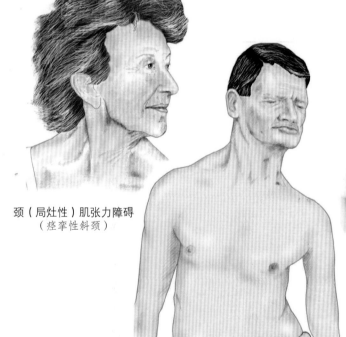

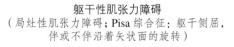

躯干性肌张力障碍
（局灶性肌张力障碍；Pisa 综合征：躯干侧屈，
伴或不伴沿着矢状面的旋转）

周围神经（见第 47、210 页）和（或）皮质脊髓感觉系统损伤会导致感觉失调（见有关疼痛类型的附录，表 24）。因为感觉功能与运动和自主功能联系密切，合并综合征在临床中非常常见。

感觉障碍	特　征
麻木	感觉缺失，主要指触觉
痛觉缺损 / 痛觉迟钝 / 痛觉过敏	正常疼痛刺激消失 / 减弱 / 增强
感觉缺损 / 感觉迟钝 / 感觉过敏	感觉刺激消失 / 减弱 / 增强
实体感觉缺损	不能通过实体感觉辨别实物
位置感觉缺损	不能对来自皮肤的刺激进行定位
分离性感觉障碍	痛觉和温度觉缺损而触觉及本体感觉正常 / 减弱[1]
皮肤书写觉缺损	不能辨认写在皮肤上的标志
震动觉缺损 / 迟钝	震感觉消失 / 减弱
感觉异常	自发的异常感觉，不必要的不愉悦感（麻刺感，麻木，蚁走感）
立体觉缺损 / 迟钝	感受实物时感觉缺失 / 被干扰
温度觉缺损 / 迟钝	温度觉消失 / 减弱

注：[1] 皮肤精细觉和痛温觉的传导路不同（见第 42、128 页）。

通过症候特征可以对感觉障碍进行总体辨识。具体检查因患者而异，必须连同反射异常以及轻瘫一起评估。

症　状	病变部位
感觉定位障碍（不在皮肤或周围神经分布区[1]）	皮神经 / 感受器。当涉及大面积区域时（如臂的远端），可能是脊髓或大脑损伤
在周围神经分布部位，经常首先感觉疼痛或异常，然后感觉缺失	周围神经末梢（单神经病）
上肢末梢对称性感觉障碍	周围神经（多神经病，多神经根神经病），脊髓型颈椎病
下肢末梢对称性感觉障碍	周围神经（多神经病，多神经根神经病），马尾综合征（见第 213 页）
上肢或下肢的近端对称性或非对称性感觉障碍	近端周围神经 / 神经根，神经丛，脊髓病
单肢体的多种感觉和运动缺损	丛
单侧或双侧，单根或多神经根缺损	神经根
上肢和躯干的位置觉和震动觉缺损，Lhermitte 征	脊髓型颈椎病，颅颈结合部
脊髓性共济失调，不完全或完全的脊髓横断综合征（见第 128 页）	脊髓
带状或单侧节段性感觉障碍	脊髓，脊神经根
对侧分裂或交叉感觉缺损（见第 170 页）	脑干
对侧感觉异常和感觉缺损，痛觉，震动觉缺损	丘脑
对侧感觉异常和感觉缺损（实体感觉缺损，位置觉和两点辨别觉、皮肤书写觉缺损）	中央后回皮质

注：[1] 心理（精神）感觉障碍应该进一步进行鉴别诊断。

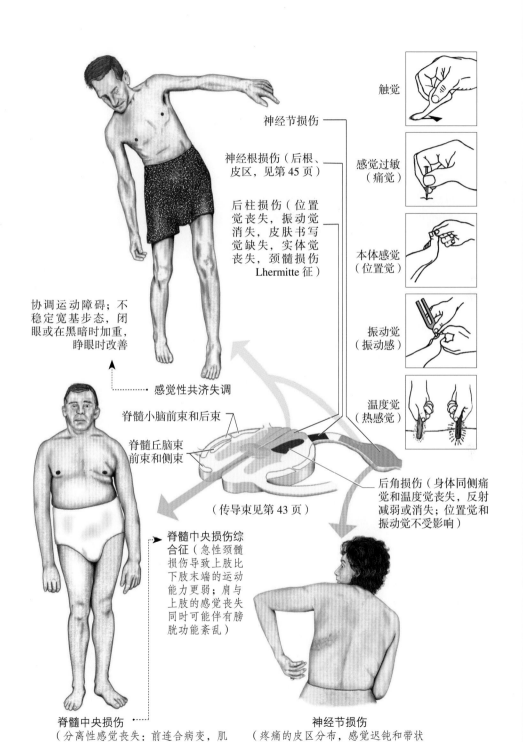

触觉

感觉过敏（痛觉）

本体感觉（位置觉）

振动觉（振动感）

温度觉（热感觉）

神经节损伤

神经根损伤（后根、皮区，见第 45 页）

后柱损伤（位置觉丧失，振动觉消失，皮肤书写觉缺失，实体觉丧失，颈髓损伤 Lhermitte 征）

协调运动障碍；不稳定宽基步态，闭眼或在黑暗时加重，睁眼时改善

感觉性共济失调

脊髓小脑前束和后束

脊髓丘脑束前束和侧束

后角损伤（身体同侧痛觉和温度觉丧失，反射减弱或消失；位置觉和振动觉不受影响）

（传导束见第 43 页）

脊髓中央损伤综合征（急性颈髓损伤导致上肢比下肢末端的运动能力更弱；肩与上肢的感觉丧失同时可能伴有膀胱功能紊乱）

脊髓中央损伤
（分离性感觉丧失：前连合病变，肌萎缩：灰质病变；脊髓空洞症）

神经节损伤
（疼痛的皮区分布，感觉迟钝和带状疱疹水疱暴发）

躯体痛是躯体感觉传入纤维介导的一种伤害性疼痛，它通常易于定位，表现为锐痛、酸痛或搏动性疼痛。手术后、创伤、局部炎症引起的疼痛是常见的躯体痛。

内脏痛很难具体定位（比如脑膜炎性头痛、胆绞痛），表现为钝痛、痉挛性疼痛、刺痛、忽轻忽重的疼痛。内脏痛由外周 C 纤维介导，由脊髓向中枢传递，主要终止于边缘系统（见第 94 页）。这可能是内脏痛引起不愉快和情绪低落的原因。

依据疼痛的起始部位，疼痛可以是浅表性或深部的，可以定位精确或定位模糊。在放射痛中，感知到的疼痛部位和疼痛起源部位不是同一个位置：比如 S1 神经根病变引起小腿疼痛，小脑幕脑膜瘤引起前额痛。临床上给予合适的治疗需要明确这些致病原因和疼痛部位。

疼痛的种类、可能的因素以及定义参阅附录中表 23 和表 24。

牵涉性内脏痛 是指疼痛的来源——内脏器官感受不到痛觉，而是在体表一定区域（海德带）产生痛觉。此现象的出现是由于内脏器官及其相关体表部位（海德带）的感觉神经冲动进入同一脊髓节段的后角（见第 94 页）。脑从而把这个源自内脏的疼痛（错误地）解释为来自相关的体表区域。这种疼痛被描述为烧灼样、牵拉样、压迫样或酸痛样，可能出现痛觉过敏，甚至轻触也能诱发疼痛。某些病因（如心绞痛、胆囊炎、胃溃疡、肠道疾病）能使同侧瞳孔扩大。除了体表的海德带，肌肉和结缔组织也可感知牵涉痛（按压点，就像 Blumberg 征或者 McBurney 点）。因此，应该警惕以防误诊为局部疼痛。

脊髓自主神经反射 这些反射的传入分支起自身体内部器官，终止于 T1 至 L2 脊髓的中间外侧和中间内侧细胞柱内的交感节前神经元（见第 36、58 页）。典型例子有内脏反射（心肌梗死导致绞痛和无尿，并且腹胀）、内脏皮肤反射（内脏刺激导致相应的海德带皮肤出汗和充血）、皮肤内脏反射（热敷和按摩减轻绞痛和肌硬化病）、内脏运动反射（内脏刺激引起防御性的肌收缩）、血管扩张轴突反射（皮肤划痕现象）。特别是脊髓病变的患者，这些反射的异常会导致心血管、胃肠道、体温调节、泌尿生殖等功能紊乱。

复杂性局部疼痛综合征（CRPS） 国际疼痛研究协会（IASP）建议将 CRPS 定义为一系列明显与病理生理相关的疼痛，并进一步分为 CRPS Ⅰ 型（反射性交感神经萎缩征，没有周围神经损伤）和 CRPS Ⅱ 型（灼痛，伴有周围神经损伤）。CRPS 通常由相对轻微的组织损伤引起。在急性期，患侧肢体出现剧烈疼痛、红肿。疼痛感受比最初刺激更加剧烈。这种疼痛呈持续性和弥散性，有灼痛、刺痛、跳痛等特性，逐渐向肢体近侧端延伸。感觉异常通常不沿单一神经根或周围神经分布。同时伴有运动功能障碍（肢体瘫痪、失用）、自主神经功能紊乱（出汗异常或者循环障碍）、营养改变（水肿、肌肉萎缩、关节肿胀、骨质破坏）、反应性精神紊乱（抑郁、焦虑）。特别在早期，CRPS 的诊断需要排除其他疾病，如骨折、脉管炎、血栓形成、神经根损伤、类风湿关节炎等。CRPS 的病因很多，如神经源性炎症、疼痛敏化、血管舒缩功能失调。

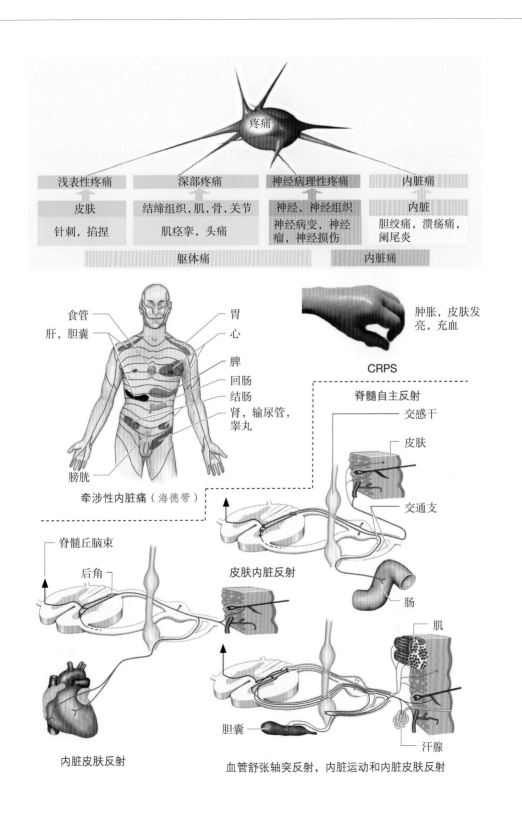

疼痛

浅表性疼痛	深部疼痛	神经病理性疼痛	内脏痛
皮肤	结缔组织，肌，骨，关节	神经，神经组织 神经病变，神经瘤，神经损伤	内脏
针刺，掐捏	肌痉挛，头痛		胆绞痛，溃疡痛，阑尾炎

躯体痛　　　　　　内脏痛

食管
肝，胆囊
胃
心
脾
回肠
结肠
肾，输尿管，睾丸
膀胱

牵涉性内脏痛（海德带）

肿胀，皮肤发亮，充血

CRPS

脊髓自主反射
交感干
皮肤
交通支

皮肤内脏反射

肠

脊髓丘脑束
后角

肌

内脏皮肤反射

胆囊

汗腺

血管舒张轴突反射，内脏运动和内脏皮肤反射

患者常使用"头晕"一词（见附录，表25）非特异性地来描述头晕目眩、站立不稳、摇摇晃晃、蹒跚，或有旋转的感觉。在广义上有许多种可能的原因可引起头晕。

眩晕（见附录，表26）或头晕在狭义上是指自身或外界物体的运动性幻觉。眩晕是由关于空间定位与运动的预估感觉和实际接收的感觉传入（前庭感觉、视觉和本体感觉）不匹配所引起的。它可能起源于前庭（中枢或周围）或非前庭。前庭系统的正常功能见第90页。

无论病因为何，眩晕的临床表现是一样的。它们分为下面几类：自主症状（嗜睡、打哈欠、脸色苍白、流涎、嗅觉敏感性增加、恶心、呕吐）；精神症状（行动减少、注意力不集中、冷漠、恐怖性眩晕）；视觉症状（运动幻觉＝静止物体的虚幻运动）；运动症状（倒地趋势、蹒跚摇晃的步态）。

周围性前庭眩晕　通常是远离病变一侧的自发性水平或旋转性眼球震颤，有向病灶侧倾倒的趋势，恶心、呕吐和有运动幻觉。它是由于内耳或第Ⅷ对脑神经的紊乱而引起的。周围性眩晕在临床上可通过 Halmagyi 试验（甩头试验，见第82页）与中枢性眩晕相区别，周围性眩晕该试验异常。

周围良性阵发性位置性眩晕（BPPV）的起源通常是由于椭圆囊斑分离出来的内耳石沉积在后半规管（水平半规管）所引起的（半规管结石症）。身体任何部位的运动都会影响到耳而导致眩晕，在运动后1~5秒发生，并持续至60秒。Dix-Hallpike 试验是关于 BPPV 的刺激性测试：患者迅速从坐位到仰卧位，头保持45°转向一侧。BPPV 采取体位矫正治疗（见第422页），使半规管中的内耳石移动。前庭神经炎可引起顽固性眩晕伴随全身症状。梅尼埃病的症状包括反复发作的持续数分钟至数小时的眩晕，伴随耳鸣，听力损失，耳内压增高。双侧前庭疾病的特点为在运动时出现剧烈的眩晕伴不稳定的步态和振动幻视，比如行走、转头。

中枢性前庭眩晕　这种类型的眩晕是由脑干、前庭小脑、丘脑、前庭皮质以及它们之间联系纤维的病变引起。根据病因（如缺血、出血、肿瘤、畸形、感染、多发性硬化、"前庭"癫痫、基底动脉型偏头痛），眩晕可能是短暂或持续、急性偶然，或缓慢渐进。根据位置和受损的程度，它可能与其他神经缺陷有关。快速水平、垂直或旋转性眼球震颤集中注视到一侧，但视觉固定并不能抑制眼球震颤。

非前庭性眩晕　短暂或持续的非前庭性眩晕常表现为身体摇摇晃晃，不稳定步态和平衡丧失。可能原因包括眼球运动装置、小脑和脊髓病变；双侧白质弥漫性病变（如皮质下血管性脑病、多发性硬化）；周围神经病变；中毒；药物的副作用；焦虑（恐怖性眩晕）；过度通气；代谢紊乱和心血管疾病。

生理性眩晕　为健康人在乘车、船、飞机（晕动病）或从高处向下看（恐高症）时可感受到的眩晕。

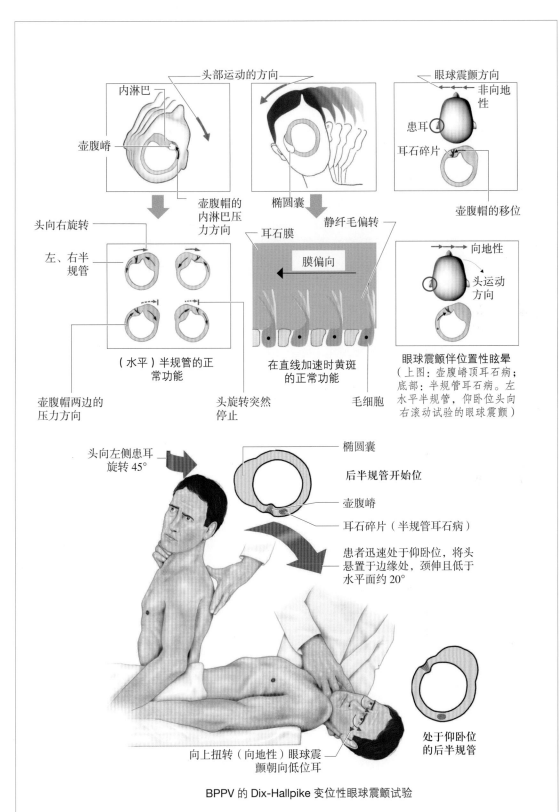

头部运动的方向

内淋巴

壶腹嵴

壶腹帽的内淋巴压力方向

椭圆囊

眼球震颤方向

非向地性

患耳

耳石碎片

壶腹帽的移位

头向右旋转

左、右半规管

静纤毛偏转

耳石膜

膜偏向

向地性

头运动方向

（水平）半规管的正常功能

壶腹帽两边的压力方向

头旋转突然停止

在直线加速时黄斑的正常功能

毛细胞

眼球震颤伴位置性眩晕（上图：壶腹嵴顶耳石病；底部：半规管耳石病。左水平半规管，仰卧位头向右滚动试验的眼球震颤）

头向左侧患耳旋转45°

椭圆囊

后半规管开始位

壶腹嵴

耳石碎片（半规管耳石病）

患者迅速处于仰卧位，将头悬置于边缘处，颈伸且低于水平面约20°

向上扭转（向地性）眼球震颤朝向低位耳

处于仰卧位的后半规管

BPPV 的 Dix-Hallpike 变位性眼球震颤试验

眼球震颤（见附录，表 27）是眼的一种周期性节律运动。主要是由 2 个部分组成：在一个方向上的缓慢运动和快速的回复（扫视）运动（即眼球震颤抽搐样）。缓慢相是由于维持眼运动和稳定系统失调引起（见第 82 页）；快相是指脑桥控制的迅速矫正运动。虽然实际中慢相是眼球震颤的病理现象，但常以快相表示眼球震颤方向，因为这部分更容易识别。当患者注视时，眼球震颤在快相方向上强度增大。眼球震颤可根据运动形式进一步分类：钟摆型（慢振荡无扫视）、圆周型或扭转型（旋转型）。大多数眼球震颤是双眼型。

扫视功能障碍可能看起来像眼球震颤。包括斜视眼阵挛（在各个方向的无规律共轭扫视振荡，呈串联或持续性）；眼球扑动（无规律阵发性水平扫视）；眼测距障碍（见第 136 页）；聚合退缩性眼球震颤（但并非真性眼球震颤，因为无缓慢相）。

以下是对眼球震颤特征的评估：位置依赖、协调（共轭、分离）、方向（水平、垂直、旋转、收缩、摆动）、振幅（小、中、大）和频率（慢、中、快）。

儿童眼球震颤 包括先天性眼球震颤（通常 X 染色体隐性；当凝视某一物体时，固定眼球震颤最明显；眼球震颤的方向通常是水平位）、点头状痉挛（钟摆性眼球震颤出现于 1 岁左右；常伴点头和斜颈；并会自行消失）。

生理性眼球震颤 通常在正常人疲劳时，视动性眼球震颤（见第 82 页）和眼球震颤可因斜视约 35° 或前庭刺激（如冷热试验）而引起。

病理性眼球震颤 可能是自发的，可以由位置、旋转后（例如头部旋转引起）或注视引起。可能的病变或原因见第 423 页。

周围性前庭眼球震颤（见第 150 页）可以是水平或旋转性的，并通过注视方向来决定。其震颤随着注视受阻（可通过眼睑闭合，佩戴 Frenzel 眼镜来实现）或抑制而增强。周围性眼球震颤可停止（一般在几天之内消失），伴有强烈的眩晕。

中枢性前庭眼球震颤是由脑干、前庭小脑，或前庭丘脑皮质的投射纤维的病变引起。通常伴有其他脑干或小脑的征象，注视不减轻（Frenzel 眼镜不会增强眼球震颤），可导致振动幻视，取决于注视的方向，通常为持续性。

中枢性眼球震颤的相关现象是由于前庭眼反射（VOR，见第 82 页）运动的 3 大空间平面中任一功能失调引起。在这 3 个平面中，VOR 坐标信息来自前庭器官（见第 91 页）的视觉和躯体感觉数据的线性相关，或头部的旋转加速度，以及头部在空间中的位置。病变造成神经输入至 VOR 的受影响平面两侧之间的不平衡。根据不同受影响的平面，造成的眼球震颤可能是水平的（水平面，前庭核病变）；垂直的（下降或上升，矢状面，病变见第 423 页）；或扭转的（斜视反应，见第 168 页；冠状面；脑桥中脑或延髓的病变）。

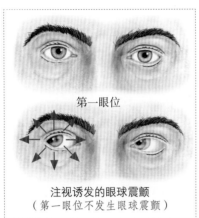

第一眼位

注视诱发的眼球震颤
（第一眼位不发生眼球震颤）

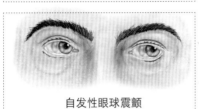

自发性眼球震颤

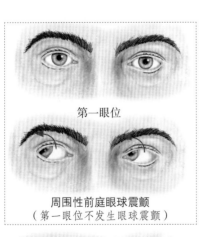

第一眼位

周围性前庭眼球震颤
（第一眼位不发生眼球震颤）

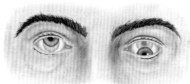

摇摆性眼球震颤

眼球震颤方向

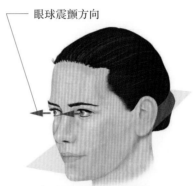

水平面＝围绕 Y 轴旋转
（趋向受损侧；注视的水平偏差；同
侧耳热试验的反应减弱）

聚合退缩性
眼球震颤（顶
盖前区病变）

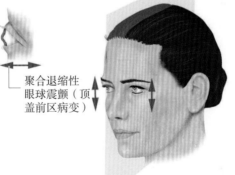

矢状面＝围绕 X 轴旋转
（趋向前后位；感觉沉浮；位置不稳定）

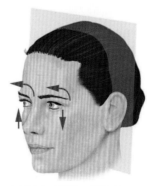

冠状面＝围绕 Z 轴旋转
（趋向侧位；横行；眼倾斜反应）

中枢性前庭眼球震颤，空间平面

神经核与核下性病变

眼外肌肌无力可导致复视，最明显在受累肌运动方向（见第83页）。患者受累眼看到的2个周围影像，当眼被遮盖时复视消失。原因是肌本身的病变，例如肌无力、支配的脑神经或脑神经核病变。

动眼神经病变　除了外直肌和上斜肌，第Ⅲ对脑神经（见第80页）支配其余所有眼外肌，包括上睑提肌以及副交感神经支配的瞳孔括约肌和睫状肌。眼肌麻痹意味着所有这些肌的完全性受损。只有当下垂的眼睑被抬高时患者才主诉复视（即位移图像斜影）。眼球向下（上斜肌作用）和向外（外直肌作用），以及瞳孔固定、扩大、不规则。在亮光下，瞳孔不等大更明显。受累的眼仍然可以外展（第Ⅵ对脑神经作用），向下看可引起内旋（第Ⅳ对脑神经作用）。不完全性动眼神经病变可能影响到受第Ⅲ对脑神经支配的不同眼内肌和眼外肌，并造成部分的眼内或眼外肌麻痹。

滑车神经病变　眼运动试验表明，当受累眼向内看时向下凝视障碍。当向下看时垂直性复视最严重。头斜向受损上斜肌的对侧可减少复视。

外展神经病变　这将引起外直肌的受损而使得眼偏向鼻侧。当向伤侧看时，水平性复视最严重。

核间与核上性病变

核间性眼肌麻痹（INO）　其特点为一眼无法内收，而另一眼出现眼球震颤、眼球外展（分离性眼球震颤），向外侧注视，是由于无法内收的眼内侧纵束（MLF）的病变引起。双侧INO，双眼内收在水平注视上受损。通常情况下双眼在会聚时能够正常内收。而罕见变异包括WEMINO（单眼角膜白斑型INO；INO合并同侧外斜视）和WEBINO（双眼角膜白斑型INO；双侧外斜视合并双侧INO合并会聚受损）。

单侧脑桥病变引起同侧注视麻痹（注视点远离病灶侧），而垂直眼运动大多正常（同侧PPRF病变，而riMLF正常，见第80页）。MLF和相邻的展神经核或PPRF之间的联系损伤导致了一个半综合征（同向性共轭注视麻痹合并同侧INO），例如，左侧病变产生左侧的共轭注视麻痹，使左眼向右看时，无法内收，而右眼可外展但出现眼球震颤。

幕上病变　广泛的皮质或皮质下半球病变产生对侧注视麻痹（患者向病灶侧注视）。各个方向的慢眼反射仍然存在，因为视动反射不受影响。而在枕叶病变中，视动反射受损；虽然眼自主运动存在，但不能追踪缓慢移动的物体。大脑半球内部异常的活动亢进（例如癫痫发作）可引起对侧注视偏差。

PPRF：脑桥旁正中网状结构
riMIF：内侧纵束颅侧中介核

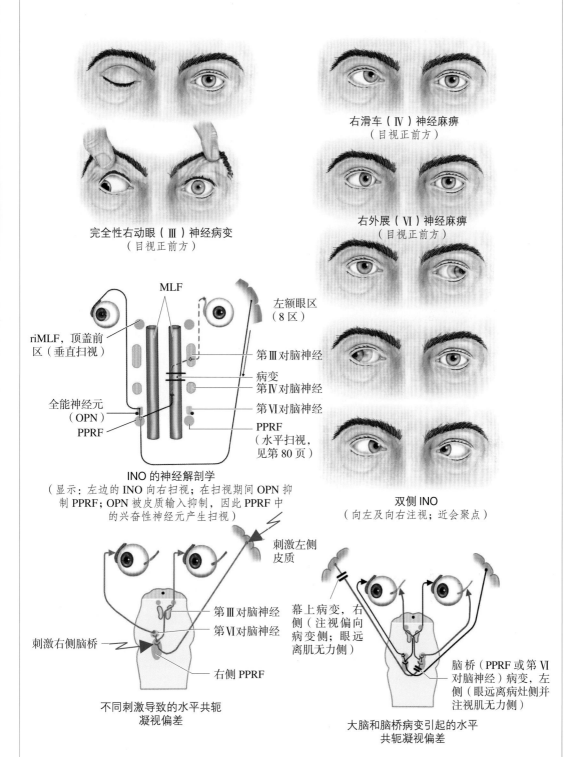

完全性右动眼（Ⅲ）神经病变
（目视正前方）

右滑车（Ⅳ）神经麻痹
（目视正前方）

右外展（Ⅵ）神经麻痹
（目视正前方）

双侧 INO
（向左及向右注视；近会聚点）

MLF

左额眼区
（8 区）

riMLF，顶盖前区（垂直扫视）

第Ⅲ对脑神经

病变
第Ⅳ对脑神经

第Ⅵ对脑神经

全能神经元
（OPN）

PPRF

PPRF
（水平扫视，见第 80 页）

INO 的神经解剖学
（显示：左边的 INO 向右扫视；在扫视期间 OPN 抑制 PPRF；OPN 被皮质输入抑制，因此 PPRF 中的兴奋性神经元产生扫视）

刺激左侧皮质

第Ⅲ对脑神经
第Ⅵ对脑神经

刺激右侧脑桥

右侧 PPRF

不同刺激导致的水平共轭凝视偏差

幕上病变，右侧（注视偏向病变侧；眼远离肌无力侧）

脑桥（PPRF 或第Ⅵ对脑神经）病变，左侧（眼远离病灶侧并注视肌无力侧）

大脑和脑桥病变引起的水平共轭凝视偏差

视野缺损（盲点）可因视网膜、视神经、视束、外侧膝状体、视辐射、枕叶纹状皮质的病变而出现。乳头黄斑束的薄髓纤维通常是视神经病变时最常见的受损部位（中央盲点）。从视交叉之后，左、右视野分别交叉进入左、右侧大脑（见第78页）。双颞侧视野受损（异相性偏盲）起源于视交叉，而视交叉后病变引起未越过垂直中线的同侧偏盲（象限性盲，偏盲）；即它们仅影响一侧视野。随着在不同距离的对照试验，周边视野的同轴缺损逐渐扩大（"管状视野"），然而需除外心因性因素。

视野缺损类型

视交叉前病变 其造成了单眼盲。单眼失明短暂发作（一过性黑蒙）是由于视网膜动脉栓塞或异常灌注（血流动力学障碍）导致。急性或亚急性单侧视野丧失是由于视神经或球后视神经炎、视盘水肿（前段缺血性视神经病变、颅内肿瘤、假性脑瘤）、脑动脉炎、中毒和代谢紊乱、局部肿瘤、视网膜中央动脉阻塞，或视网膜中央静脉阻塞导致。

视交叉病变 通常出现双颞侧偏盲。但是，由于视交叉的中间部分包含交叉纤维，而外侧部分包含非交叉纤维，视野缺损的类型的多样性取决于病变的确切位置。视交叉病变涉及视神经和 Wilbrand 膝（鼻侧下方视网膜的前轴突暂时弯曲至对侧视神经轴突）引起同侧中心盲点和对侧颞上象限视野缺陷（交界性盲点）。

视交叉后病变 根据它们的位置，视交叉后病变可产生不同类型的同向视野缺损。通常，颞叶病变造成对侧上象限性缺损，而顶叶病变造成对侧下象限性缺损。完全性偏盲可能是由于视束或外侧膝状体较小的病变引起，或者是由于视觉通路远端的广泛病变造成。颞叶镰状视野缺损（见第79页）表明病变位于前颞叶或枕纵裂。双侧枕叶病变造成双侧的同侧盲点。如果中央视野完整（除黄斑轴突），那么患者会出现"管状视野"。皮质盲指的是双侧膝后病变引起的视力低下。双侧水平性同侧偏盲（即仅高于或低于视觉水平中线）是由于双侧颞叶（上盲点）或顶叶（下盲点）的广泛损害导致。

检查 双眼的视野需要注意多方测试，同患者的对照试验相结合。患者和检查员需面对面，然后令患者1只眼闭上或者遮住，并要求患者固定地注视检查员的眼，且保持在同一直线上。接着检查员慢慢移动1件物体（白色或红色）或者仅仅是他或她的示指，将其从视野的外围向中心移动大约50 cm，且大致在眼睛水平面上下30 cm之间。可确定在鼻侧和颞侧所能观察到物体光亮的区域（偏盲患者是不对称的）。更详细的信息可以通过进一步的眼科测试（视野检查）获得。

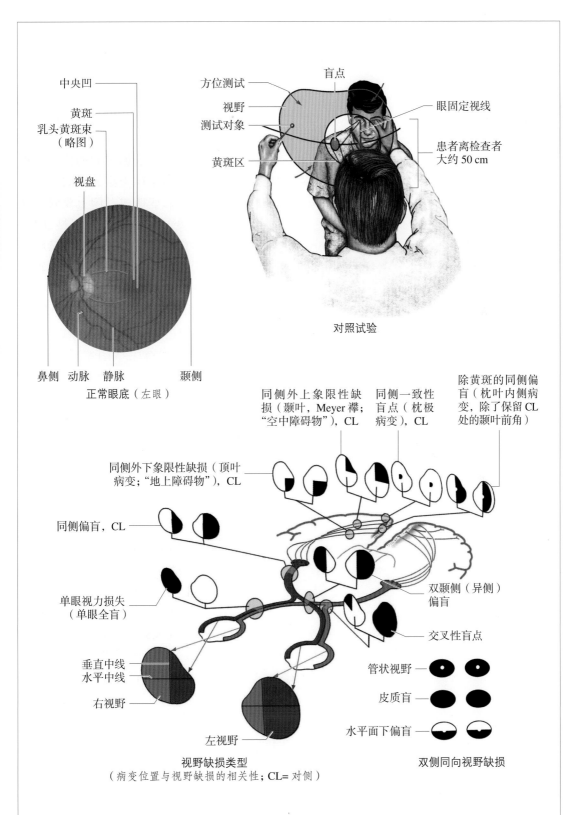

中央凹
黄斑
乳头黄斑束（略图）
视盘
鼻侧　动脉　静脉　颞侧
正常眼底（左眼）

方位测试
视野
测试对象
黄斑区
盲点
眼固定视线
患者离检查者大约 50 cm
对照试验

同侧外上象限性缺损（颞叶，Meyer 襻；"空中障碍物"），CL
同侧一致性盲点（枕极病变），CL
除黄斑的同侧偏盲（枕叶内侧病变，除了保留 CL 处的颞叶前角）

同侧外下象限性缺损（顶叶病变；"地上障碍物"），CL

同侧偏盲，CL

单眼视力损失（单眼全盲）

双颞侧（异侧）偏盲

交叉性盲点

垂直中线
水平中线
右视野
左视野

管状视野
皮质盲
水平面下偏盲

视野缺损类型
（病变位置与视野缺损的相关性；CL= 对侧）

双侧同向视野缺损

反射弧的传入或传出纤维受损可改变瞳孔功能（见第84页；原因见附录，表28）。正常瞳孔大小在光亮时约3 mm，在黑暗时约6 mm，应激时约2 mm。

传出纤维病变

瞳孔大小不等（瞳孔不均）是两瞳孔大小差异超过0.4 mm，临床表现明显，且随着光线变化容易识别。不等大的瞳孔表明是传出性瞳孔障碍。瞳孔收缩受副交感神经控制，而瞳孔扩大是由交感神经系统控制。为确定是哪只眼受损，需分别在亮光和黑暗的房间里检查。如果瞳孔大小不等在黑暗中加剧，而在亮处减轻，那么瞳孔变小的眼被牵连，而瞳孔扩大的那只眼已受损（交感神经支配出现问题）。如果瞳孔不等大在光下加剧，而在黑暗中减轻，则较大瞳孔的眼受牵连（副交感神经支配出现问题）。如果瞳孔大小不等不随光照变化而改变，那么也许是生理性的；其差异很少超过1 mm，若超过1 mm，则药物试验是必要的（见附录，表28）。在"光近"分离反射中，瞳孔收缩是对近距离的反应，而不是对光的反应。

单侧瞳孔散大 瞳孔扩大是由于受损的副交感神经支配。动眼神经麻痹（见第85页）仅在动眼神经边缘的副交感纤维受损时伴随瞳孔散大。通常不发生在第Ⅲ对脑神经的缺血性神经病变（如糖尿病）中，因为边缘纤维接受来自软脑膜的血液供应（见第90页）。张力性瞳孔，其瞳孔散大伴瞳孔"光近"分离。副交感神经阻断剂的使用造成了瞳孔散大。

双侧瞳孔散大 瞳孔扩大可因阿托品中毒（蘑菇、莨菪）、三环类抗抑郁药、肉毒杆菌毒素和可卡因引起。局部病变（斜坡、中脑）可能导致单侧或双侧瞳孔缩小和散大。Parinaud综合征为中等大小的瞳孔（4~6 mm），瞳孔"光近"分离，见第428页。散瞳症可能伴全身强直-阵挛发作癫痫。

单侧瞳孔缩小 瞳孔收缩是由于交感神经支配受损导致。Horner综合征是在眼的交感神经通路上任一部位的病变引起，其特点是单侧瞳孔缩小（伴散大缓慢）、上睑下垂（Müller肌麻痹）；无汗症（不出汗）和血管舒张，见第84页。眼球内陷在临床上并不明显。节前神经病变（即邻近颈上神经节）能通过药物试验区别于节后神经病变（见第424页）。局部副交感神经制剂可缩瞳，用于治疗青光眼。

双侧瞳孔缩小 该瞳孔收缩是由于阿片类药物、胆碱酯酶抑制剂、酒精、巴比妥类而引起。Argyll Robertson瞳孔（瞳孔缩小 < 3 mm和瞳孔"光近"分离）可在神经梅毒、Wernicke脑病或糖尿病中发现。

传入纤维病变

摆动闪光试验 这是一种评估相对性瞳孔传入障碍（RAPD）的方法。检查员沿着视轴用强光照射1只眼约2秒；然后照射光交替到另1只眼，反复5~7次，每次照射时间为2秒。正常情况下，两瞳孔的直径总是相等的；但异常情况是光照射时瞳孔依旧呈扩张状态。这说明两侧光反射的传入纤维不对称，并高度表明为单侧或非对称性视神经病变，或黄斑（视网膜）的严重异常。原因见附录，表28。

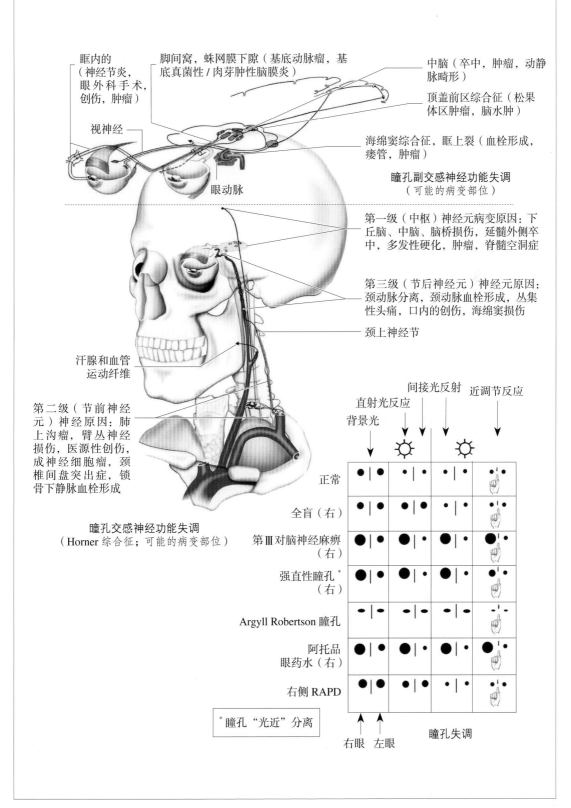

眶内的
（神经节炎，
眼外科手术，
创伤，肿瘤）

脚间窝，蛛网膜下隙（基底动脉瘤，基
底真菌性 / 肉芽肿性脑膜炎）

中脑（卒中，肿瘤，动静
脉畸形）

顶盖前区综合征（松果
体区肿瘤，脑水肿）

视神经

海绵窦综合征，眶上裂（血栓形成，
瘘管，肿瘤）

眼动脉

瞳孔副交感神经功能失调
（可能的病变部位）

第一级（中枢）神经元病变原因：下
丘脑、中脑、脑桥损伤，延髓外侧卒
中，多发性硬化，肿瘤，脊髓空洞症

第三级（节后神经元）神经元原因：
颈动脉分离，颈动脉血栓形成，丛集
性头痛，口内的创伤，海绵窦损伤

颈上神经节

汗腺和血管
运动纤维

第二级（节前神经
元）神经原因：肺
上沟瘤，臂丛神经
损伤，医源性创伤，
成神经细胞瘤，颈
椎间盘突出症，锁
骨下静脉血栓形成

瞳孔交感神经功能失调
（Horner 综合征；可能的病变部位）

	背景光	直射光反应	间接光反射	近调节反应
正常				
全盲（右）				
第Ⅲ对脑神经麻痹（右）				
强直性瞳孔 * （右）				
Argyll Robertson 瞳孔				
阿托品眼药水（右）				
右侧 RAPD				

*瞳孔"光近"分离

右眼　左眼　　　瞳孔失调

面神经麻痹不会导致上睑下垂。额肌由双侧的核上神经支配，所以上运动神经元损伤不会影响前额起皱纹和皱眉（见第88页）。

症状和损伤部位

具体内容见下述。

症 状	损伤部位
中枢型面神经麻痹[1]	
面瘫（+锥体束损伤，见第126页）；面部表情肌未受损伤	皮质或内囊
脑干综合征（见第429页）；多发性纤维性肌阵挛（见第130页）少见	脑干（面神经核以上）
周围型面神经麻痹[2]	
面瘫（+ V$_{1-2}$、VI、VIII；见第172页）；面部偏侧痉挛[3]	面神经核、脑桥小脑角
面瘫（+其他脑神经，见第172页）	颅底、内耳道
面瘫、味觉障碍[4]、唾液、泪液分泌减少、耳痛、听觉过敏（镫骨肌反射消失）	膝状神经节
面瘫、味觉障碍、唾液分泌减少、泪液分泌正常、听觉过敏	膝状神经节末端的面神经管
面瘫、味觉障碍、唾液分泌减少、镫骨肌反射完整	茎乳孔近端
单纯运动完全性面瘫	茎乳孔
单纯运动不完全性面瘫；面神经丛分支损伤	腮腺区、面神经区
Ramsay Hunt综合征（可能由带状疱疹引起）	中间神经、膝状神经节；外耳道小疱疹

注：[1]对侧核上损伤（皮质核束）面神经麻痹。[2]同侧面神经核或核下损伤的面神经麻痹和其他症状。[3]动脉压迫是最常见原因（小脑后下、小脑前下或椎动脉）。少见动脉瘤、血管瘤、肿瘤。[4]舌前2/3和软腭。

最常见的面神经周围型是 Bell 麻痹。这需要排除其他诊断，面瘫是部分或完全性面肌无力，单侧性，常在 24~48 小时内突然发作。

症状 面部表情改变，常见于帕金森病病例，反映面神经损伤。相反，面神经损伤可能是身体疾病的症状（见附录，表29）。

检查 静态运动功能 [面部（皮肤）褶皱不对称、肌萎缩、自发运动、眨眼] 和随意运动（前额、眼睑、眉毛、脸颊、嘴、颈阔肌）。耳皮疹检查。

三叉神经功能障碍（ V$_1$ ）造成单侧或双侧的眨眼反射消失；面瘫会使眨眼减少或消失，但眼睑闭合不全仍存在，因为眼外肌未受损伤。

患者主诉味觉丧失，检查依据见第164页。肌电图可区分暂时的传导损伤和面神经病理性损伤。泪液分泌（Schirmer 试验）和唾液分泌试验对面瘫成因的诊断帮助甚微。

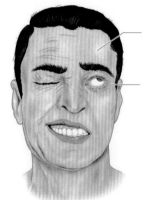

单侧额肌麻痹

麻痹性眼睑闭合不全，Bell 现象，泪液分泌减少

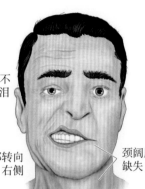

面下部转向右侧

颈阔肌功能缺失

患者闭眼

左侧 Bell 麻痹
（单侧完全瘫痪）

患者露齿

额肌无麻痹
（左前额起皱纹）

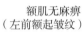

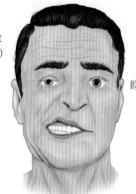

睑裂轻微增大

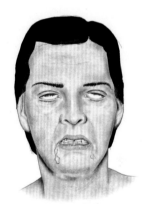

左上运动神经元
（中枢型）面瘫

患者试着闭眼

双侧下运动神经元（周围型）面瘫

额肌麻痹

微笑时不自主眨眼

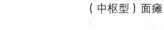

闭眼时下颌和口角不自主颤动

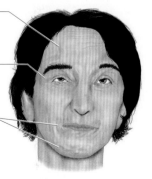

面部不自主颤动（肌抽搐）

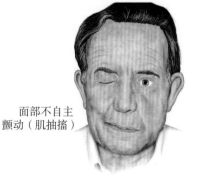

连带运动
（Bell 麻痹后异常面部神经再生导致的不自主运动）

右侧面部抽搐

嗅上皮　鼻腔两边的鼻黏膜约 $2.5~cm^2$，位于上鼻甲顶部，延伸至鼻中隔。嗅上皮上有黏液覆盖，纤毛的细束连接嗅觉细胞。嗅觉纤毛含嗅觉感受器，可辨别气味，可以将感觉信号转变为电信号。嗅觉神经元是双极细胞，它的寿命只有 30~60 天，更换快。嗅觉感受器可辨别不同气味，气味不同是因为不同嗅觉感受器激活类型不同导致，而不是由单个嗅觉感受器导致。

嗅觉传导通路　所有嗅觉细胞轴突聚集成嗅丝的嗅束（这些嗅束即嗅神经），它们通过筛板至嗅球（初级嗅皮质）。嗅觉细胞轴突终止于僧帽细胞、丛状细胞的树突和嗅觉神经纤维球的球旁中间神经元。其他类型的神经元调节嗅觉输入（例如可在僧帽细胞中找到颗粒细胞），神经冲动通过复杂网络中嗅束的中继投射至大脑其他区域，包括杏仁核、下丘脑、边缘系统、丘脑、眶额叶皮质、脑干和小脑。这种复杂的内在联系网络对记忆中的气味、饮食习惯、情感性行为、唾液、呼吸反射起很大的作用。三叉神经提供了口、鼻、喉腔的黏膜（见第 86 页）。三叉神经感受器细胞接受嗅分子刺激，但阈值比嗅觉感受器细胞高。

嗅觉损害（嗅觉障碍）

损害可分为定量（嗅觉缺乏、嗅觉减弱、嗅觉过敏）或定性（嗅觉异常、恶臭）。先天性的嗅觉损伤表明局部的嗅觉缺乏（"嗅觉缺失"）。随时间延长，其感知的嗅觉强度持久减弱或消失（嗅觉适应）。其他的外界因素例如干旱、寒冷、吸烟会损害嗅觉。气味和嗅觉相互联系紧密；嗅觉因为自主的因素（饥饿、压力）、激素改变（怀孕）或由于臭鼻、抑郁症、外伤、鼻咽蓄脓等损害而引起定量改变。嗅幻觉可由内侧基底部、颞叶肿瘤（局灶性癫痫）、药物或酒精成瘾、精神病（如精神分裂症、抑郁症）导致。嗅觉异常可由帕金森病、阿尔茨海默病、多发性硬化、Kallmann 综合征（先天性嗅觉缺乏、性腺功能减退）、脑膜脑膨出、白化病、Refsum 病、铁尘肺、肝硬化、肾衰竭造成。单侧的嗅觉缺乏可能由肿瘤造成（脑膜瘤）。病毒性感染（流行性感冒）、吸烟、有毒物质会损伤嗅上皮。创伤（嗅觉神经破坏、出血）、肿瘤、脑膜炎、放射疗法会损伤嗅觉传导通路。

检查　患者闭眼，1 个鼻孔堵住，将盛有测试物（如肥皂水、咖啡、巧克力）的杯子放在患者另 1 个鼻孔前。令其吸气并说出闻到的气味。感知嗅觉表明嗅觉通路的周围部是完整的，气味的辨别表明其嗅觉通路的皮质部分是完好的。有些测试需要测更多复杂的气味，例如一些神经性疾病。而精神性疾病用氨测试是不可靠的。

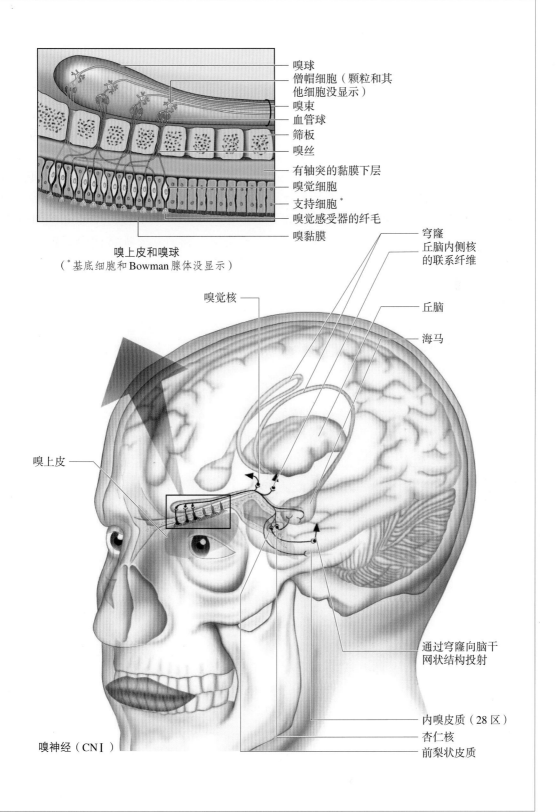

嗅球
僧帽细胞（颗粒和其他细胞没显示）
嗅束
血管球
筛板
嗅丝
有轴突的黏膜下层
嗅觉细胞
支持细胞*
嗅觉感受器的纤毛
嗅黏膜

嗅上皮和嗅球
(*基底细胞和Bowman腺体没显示)

穹窿
丘脑内侧核的联系纤维
丘脑
海马

嗅觉核

嗅上皮

通过穹窿向脑干网状结构投射

内嗅皮质（28区）
杏仁核
前梨状皮质

嗅神经（CN I）

味蕾　每个味蕾包含 50~150 个味觉细胞。味蕾在不同舌乳头的边缘或波纹上（菌状、叶状、轮廓状），并以 5 种味道中的 1 种味道为主，甜、酸、咸、苦、鲜（味精的可口味道）。味觉细胞的寿命大约为 10 天。味觉细胞上极凸出的微绒毛覆盖有味觉感受器。特定的气味刺激味觉细胞从而开始分子转导过程，导致细胞去极化，每个味蕾可感觉多种味觉，但每种味觉的阈值不同，导致感受不同的味觉特点。例如，1 种舌乳头可能对"甜味"敏感，而另 1 种可能对"酸味"敏感。品尝的物质浓度越高，味觉细胞产生的动作电位的数量越大。复杂的味道使感受器接收到刺激从而引发不同类型的编码方式。

味觉传导通路　舌的味觉冲动通过 3 种途径传入大脑。舌前 2/3 通过舌神经（V_3）到鼓索，舌神经起始于面神经（中间神经，见第 89 页）；舌后 1/3 通过舌咽神经；会厌通过迷走神经（纤维起始于下神经节）。来自于软腭的味觉冲动通过腭神经到翼腭神经节，向前通过岩大神经和中间神经，所有味觉信息都到孤束核，通过丘脑中继，到味觉皮质。味觉和嗅觉通过下丘脑和杏仁核相互联系，它们是通过自主神经系统（流汗、脸红；分泌唾液）和情感中枢（对不同味觉的喜爱和不喜爱）进行联系的。

味觉损伤（味觉障碍）

嗅觉受损时，患者失去对味道的精细辨别能力，但仍能辨别主要味道。例如，患者可分辨巧克力布丁为"甜味"，但不能辨别其为"巧克力味"。味觉的减弱比味觉缺失更常见。口腔干燥（干燥综合征）、饮酒过度、吸烟、辛辣食物、化学烧伤、药物（例如锂、左旋多巴、阿司匹林、考来烯胺、阿米替林、长春新碱、卡马西平）、放射疗法、感染性疾病（流行性感冒）和口腔炎（鹅口疮）会损伤味蕾。周围型面瘫、慢性中耳炎、胆脂瘤患者若鼓索损伤会导致单侧味觉损伤。第 V、IX 或者 X 对脑神经损伤会导致舌后 2/3 味觉损伤伴随感觉异常（烧灼感或感觉麻木）。中枢味觉传导通路损伤也可能会导致味觉损伤，例如外伤、一氧化碳中毒、脑部肿瘤、多发性硬化。味觉同时会随年龄（特别是甜和酸）、怀孕、糖尿病、甲状腺功能疾病、维生素缺乏（A、B_2）而改变。

检查　舌伸测试舌各部位的味觉阈值。棉签扫舌 20~30 秒。患者由此划分出"甜""酸""咸""鲜"各区。测试需要葡萄糖（甜）、氯化钠（咸）、柠檬酸（酸）或奎宁（鲜）。在两次测试之间需漱口。各味觉分布并不严格按区域划分。

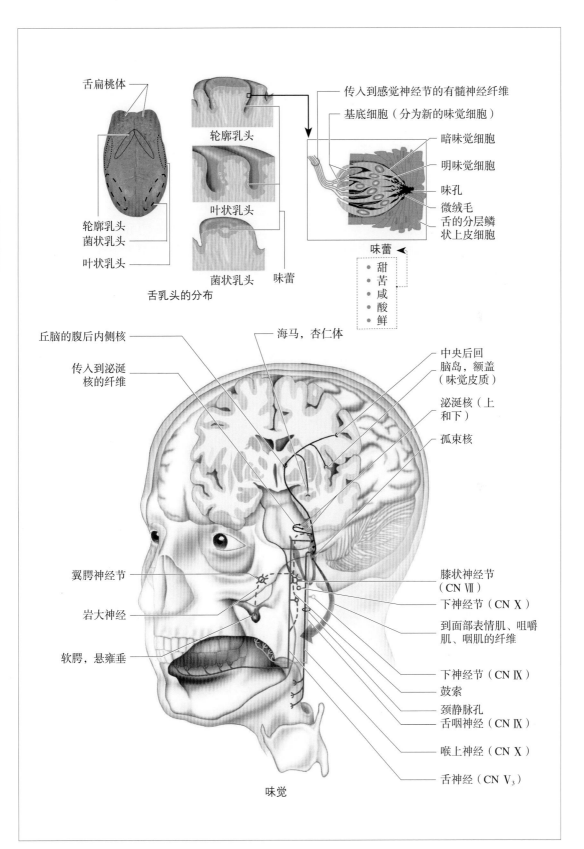

舌扁桃体

轮廓乳头

叶状乳头

轮廓乳头
菌状乳头

叶状乳头

菌状乳头 味蕾

舌乳头的分布

传入到感觉神经节的有髓神经纤维

基底细胞（分为新的味觉细胞）

暗味觉细胞

明味觉细胞

味孔

微绒毛

舌的分层鳞状上皮细胞

味蕾
- 甜
- 苦
- 咸
- 酸
- 鲜

丘脑的腹后内侧核

传入到泌涎核的纤维

海马，杏仁体

中央后回
脑岛，额盖
（味觉皮质）

泌涎核（上和下）

孤束核

翼腭神经节

岩大神经

软腭，悬雍垂

膝状神经节
（CN Ⅶ）

下神经节（CN Ⅹ）

到面部表情肌、咀嚼肌、咽肌的纤维

下神经节（CN Ⅸ）

鼓索

颈静脉孔

舌咽神经（CN Ⅸ）

喉上神经（CN Ⅹ）

舌神经（CN Ⅴ₃）

味觉

　　吞咽　食物被牙齿磨碎、唾液湿润，被舌成形为容易吞咽的食糜（口部准备阶段）。舌将食物推入口咽（口部阶段，见第427页），开始吞咽反射（咽部阶段）。唇和下颌闭紧，软腭关闭会厌，食物向后向会厌弯曲。食物被舌向后推远，短促呼吸停止，喉抬高，气管阻塞。食管上部括约肌松弛（环咽肌、咽下缩肌、食管上部平滑肌）。舌和咽部的压力将食物推向会厌进入食管（食管阶段）。喉降低、呼吸恢复、食管蠕动将食物推向胃部。吞咽过程中有50对肌参与。

　　神经传导通路　CN V$_2$、Ⅶ、Ⅸ和Ⅹ的纤维组成吞咽反射传入途径（无插图）。这些脑神经核与延髓吞咽运动中枢（吞咽中枢）相联系。它们与网状结构联系并协调许多肌参与吞咽动作。传出神经通过 CN V$_3$、Ⅶ、Ⅸ、Ⅹ和Ⅻ到达肌。交叉或不交叉的核上神经分布从大脑皮质发出（中央前后回、额顶盖、运动前皮质、前岛区）。脊髓运动神经元（C1~C4）也参与。

神经性吞咽困难

　　吞咽损伤称吞咽困难，吞咽时疼痛称吞咽痛。神经性疾病引起吞咽困难或呕吐常导致误吸（固体或液体食物进入气管的入口低于声带）。慢性吞咽困难会导致营养不良或体重减轻。

　　癔球症（"咽异感症"）是一种吞咽通道与吞咽动作无关的异物感。器官原因包括 Zenker 憩室和胃食管反流。强迫性神经官能症或焦虑症患者也会出现这种症状。神经性吞咽困难对固体吞咽损伤大于液体；软的、冷冻的食物（如冰淇淋、酸奶）更易吞咽。喉和气管的感觉损伤、咳嗽反射减弱、肌无力导致误吸，有时不被患者注意（静态误吸）。构音困难（见第182页）和（或）发音困难可能也会有此现象。

　　检查　吞咽困难可能是相关疾病的症状（见附录，表30、表31），吞咽困难预警症状（见表32），特别值得关注。吞咽困难特别表现在吞咽的起始（例如感觉食物塞在喉、液态或固态食物误入鼻、窒息、咳嗽），吞咽通道的相关炎症可以引起吞咽困难。

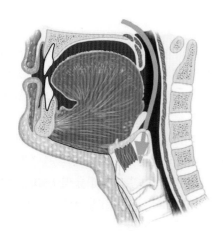

鼻呼吸
（箭头显示气体进入途径）

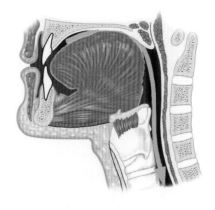

吞咽
（箭头显示食物进入途径）

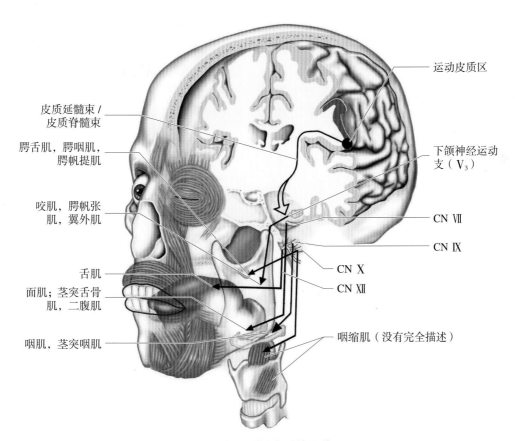

传出神经通路和相关的肌群

脑干损伤的临床部位取决于脑神经核分布位置、脑神经纤维髓内路径、神经束通过脑干的空间位置（见第 10 页）。损伤部位可局限于中脑、脑桥、延髓，并进一步分为有代表性的横断面（例如前、后、内或外侧部）。经典的脑干综合征在临床中很少见，因为损伤部位重叠而不离散。发生在交叉部位的脑干损伤，影响到正在交叉的神经通路，从而产生交叉性的症状（见第 127 页）；因此，有些损伤会导致同侧头面部异常、对侧四肢和躯干异常现象。

中脑综合征
（见附录，表 33）

中脑损伤可能会累及其前面部分（大脑脚、Weber 综合征）、内侧部分（中脑被盖、Benedikt 综合征）或背侧部分（中脑顶盖，Parinaud 综合征）。中脑水平基底动脉闭塞导致"基底动脉尖综合征"。

脑桥综合征（见第 171 页；
见附录，表 34）

脑桥前、后损伤会导致各种临床症状。

● 旁正中损伤

原因 多发性腔隙性梗死是最常见的原因。

症状和体征 单侧损伤（中间外侧或中间内侧）导致对侧麻痹，尤其是远端四肢肌；构音困难；单侧或双侧共济失调；有时对侧面神经和展神经麻痹。双侧损伤导致假性延髓性麻痹和双侧感觉运动缺失。

● 脑桥延髓外侧综合征

原因 小脑后下动脉（PICA）等支配的区梗死、出血或椎动脉异常分支。

症状和体征 Wallenberg 综合征（见第 430 页）并有同侧阳性体征：面瘫（神经核）、旋转性眩晕、耳鸣、听觉丧失、眼球震颤、小脑共济失调。

延髓综合征（见第 170 页；
见附录，表 35）

损伤常累及延髓内侧或外侧部；延髓背外侧综合征称 Wallenberg 综合征，与动眼神经和视觉损害有关（见第 152 页）。

斜视 从椭圆囊斑（重力感消失）到 CN Ⅲ 和 Ⅳ 以及颈肌的核前通路损伤（见第 90 页），会产生眼的垂直偏差（倾斜偏差）。这可能会导致眼球旋转和头倾斜、眼倾斜反应。患者可能会自述双眼垂直复视。

眼球震颤 可能是水平的、扭转的或混合的、摇摆不定的眼球震颤（见第 152、423 页）。

眼异常扫视 当看向伤侧时眼辨距不良伴扩展（辨距过度）；当看向对侧时失灵（辨距不足）。患者在做眼对角运动时会尝试垂直眼运动。

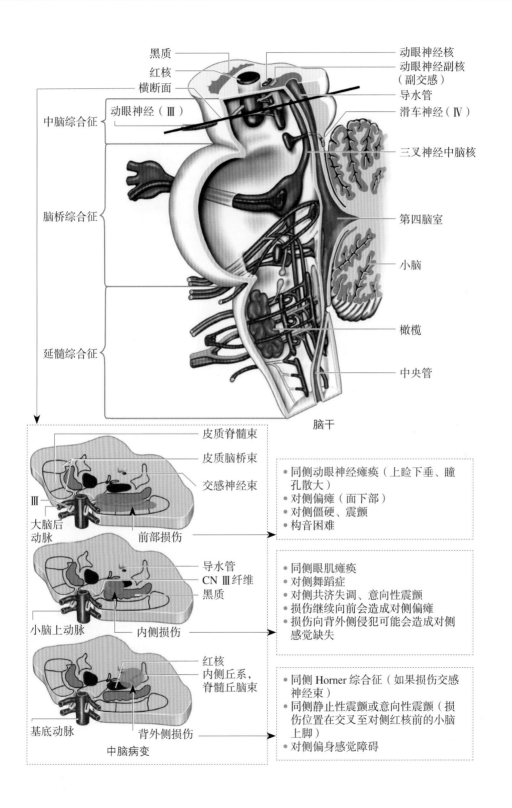

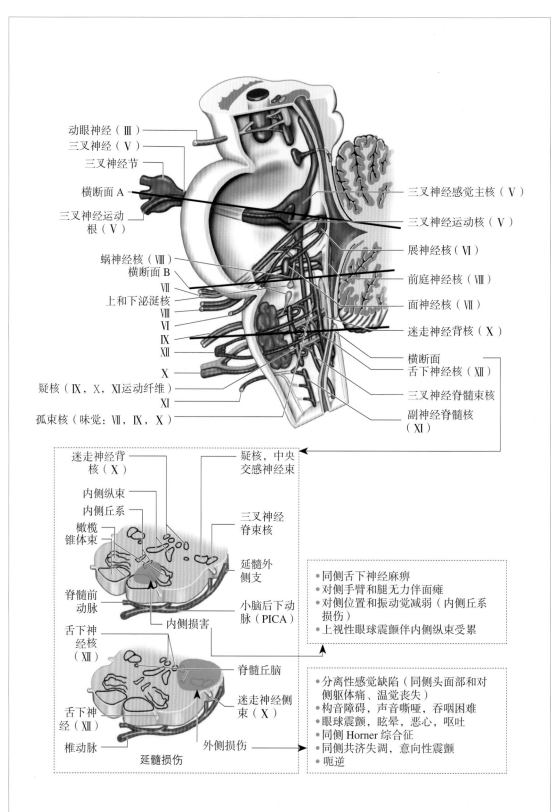

动眼神经（Ⅲ）
三叉神经（Ⅴ）
三叉神经节
横断面 A
三叉神经运动根（Ⅴ）
蜗神经核（Ⅷ）
横断面 B
Ⅶ
上和下泌涎核
Ⅷ
Ⅵ
Ⅸ
Ⅻ
Ⅹ
疑核（Ⅸ，Ⅹ，Ⅺ运动纤维）
Ⅺ
孤束核（味觉：Ⅶ，Ⅸ，Ⅹ）

三叉神经感觉主核（Ⅴ）
三叉神经运动核（Ⅴ）
展神经核（Ⅵ）
前庭神经核（Ⅷ）
面神经核（Ⅶ）
迷走神经背核（Ⅹ）
横断面
舌下神经核（Ⅻ）
三叉神经脊髓束核
副神经脊髓核（Ⅺ）

迷走神经背核（Ⅹ）
内侧纵束
内侧丘系
橄榄锥体束
脊髓前动脉
内侧损害
舌下神经核（Ⅻ）
舌下神经（Ⅻ）
椎动脉

疑核，中央交感神经束
三叉神经脊束核
延髓外侧支
小脑后下动脉（PICA）
脊髓丘脑
迷走神经侧束（Ⅹ）
外侧损伤

延髓损伤

• 同侧舌下神经麻痹
• 对侧手臂和腿无力伴面瘫
• 对侧位置和振动觉减弱（内侧丘系损伤）
• 上视性眼球震颤伴内侧纵束受累

• 分离性感觉缺陷（同侧头面部和对侧躯体痛、温觉丧失）
• 构音障碍，声音嘶哑，吞咽困难
• 眼球震颤，眩晕，恶心，呕吐
• 同侧 Horner 综合征
• 同侧共济失调，意向性震颤
• 呃逆

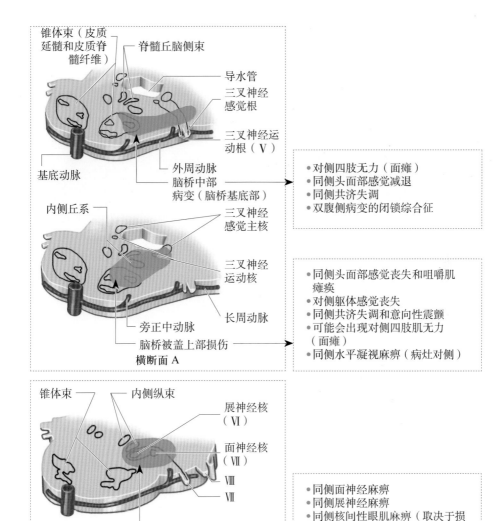

锥体束（皮质延髓和皮质脊髓纤维）

脊髓丘脑侧束

导水管

三叉神经感觉根

三叉神经运动根（Ⅴ）

基底动脉

外周动脉
脑桥中部病变（脑桥基底部）

- 对侧四肢无力（面瘫）
- 同侧头面部感觉减退
- 同侧共济失调
- 双腹侧病变的闭锁综合征

内侧丘系

三叉神经感觉主核

三叉神经运动核

长周动脉

旁正中动脉

脑桥被盖上部损伤

横断面 A

- 同侧头面部感觉丧失和咀嚼肌瘫痪
- 对侧躯体感觉丧失
- 同侧共济失调和意向性震颤
- 可能会出现对侧四肢肌无力（面瘫）
- 同侧水平凝视麻痹（病灶对侧）

锥体束

内侧纵束

展神经核（Ⅵ）

面神经核（Ⅶ）

Ⅷ
Ⅶ

脑桥被盖下部损伤

- 同侧面神经麻痹
- 同侧展神经麻痹
- 同侧核间性眼肌麻痹（取决于损伤平面）
- 同侧水平凝视麻痹
- 同侧共济失调

展神经（Ⅵ）

小脑前下动脉

下基底部损伤

横断面 B

脑桥病变

- 对侧偏瘫
- 同侧展神经麻痹
- 同侧面神经核瘫
- 对侧感觉障碍（内侧丘系和脊髓丘脑侧束病变）

脑神经受累类型可推断颅底病变的部位。

病变部位	综合征	CN[1]	原因[2]
嗅神经、嗅球和嗅束[3]	嗅觉缺乏、行为改变；可向 Foster Kennedy 综合征进展	I	创伤、前颅窝肿块（脑膜瘤、神经胶质瘤、骨瘤、脓肿）
蝶骨内侧翼[4]	同侧嗅觉缺乏和视神经萎缩、对侧视神经盘水肿	I，II	蝶骨内侧翼脑膜瘤、前颅窝肿块
内侧/外侧蝶翼[5]	同侧眼部、前额、太阳穴疼痛；眼球突出、复视	V1，III，IV	内侧（眼部症状）或外侧（颞部头痛）蝶翼脑膜瘤
眶尖、眶上裂[6]	同侧：完全或不完全性眼外肌麻痹、前额感觉缺失、视神经盘水肿、视觉障碍、视神经萎缩	II，III，IV，V1，VI	肿瘤（垂体瘤、脑膜瘤、转移瘤、鼻咽肿瘤、淋巴瘤）、肉芽肿（结核、真菌感染、Tolosa-Hunt 综合征、动脉炎）、外伤、床突下 ICA 动脉瘤
海绵窦[7]	同侧症状和体征通常比眶尖综合征出现得更早；眼球突出[8]、Horner 综合征	III，IV，V1，VI	同眶尖综合征 + 海绵窦血栓形成 + 颈动脉-海绵窦瘘
视交叉[9]	视野缺损	II	见第 156 页
岩尖[10]	同侧面部疼痛（通常在眶后）、听觉损失、有时有面瘫	VI，V1（~ V3），VIII，（VII）	渗透性内耳感染、肿瘤、外伤
斜坡边缘[11]	同侧瞳孔放大，可发展为完全性动眼神经麻痹	III	ICP 升高（见第 192、194 页）
脑桥小脑角	同侧听力损伤 +（耳鸣）+ 凝视诱发性眼球震颤 + 面部感觉损失、面瘫、面神经痉挛、展神经麻痹、共济失调、头痛	VIII，V1+2，VII，VI	听神经瘤、脑膜瘤、转移瘤
颈静脉孔[12]	同侧：扁桃体区、舌根、中耳疼痛；咳嗽、吞咽困难、声嘶、胸锁乳突肌和斜方肌轻度瘫痪、咽反射消失；舌根、软腭、咽、喉感觉障碍	IX，X，XI	转移瘤、血管球瘤、外伤、颈静脉血栓、脓肿
枕骨大孔[13]	同上 + 同侧舌麻痹、颈痛和局部脊髓麻痹综合征（见第 128、194 页）	IX，X，XI，XII	基底部压迫症、Klippel-Feil 综合征、局部肿瘤/转移

注：[1] CN= 脑神经（单侧脑神经损伤）。[2] 仅列出常见原因。[3] 嗅神经综合征。[4] Foster—Kennedy 综合征。[5] 蝶翼综合征。[6] 眶尖综合征、眶上裂综合征。[7] 海绵窦综合征。[8] 颈动脉-海绵窦瘘的患者有搏动性眼球突出、结膜充血，在眼部和太阳穴听诊可闻及收缩期杂音。[9] 视交叉综合征。[10] 岩尖综合征。[11] 斜坡综合征。[12] 颈静脉孔综合征、Vernet 综合征。[13] Collet-Sicard 综合征，可能伴随不同程度的 CN IX ~ XII 功能紊乱。

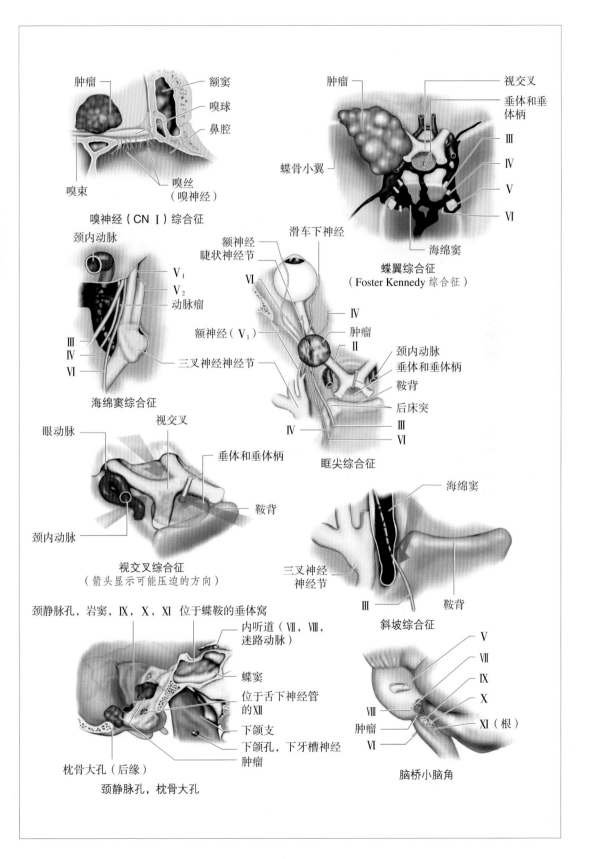

肿瘤　　额窦
　　　　嗅球
　　　　鼻腔
嗅束　　嗅丝（嗅神经）

嗅神经（CN Ⅰ）综合征

肿瘤　　视交叉
垂体和垂体柄
蝶骨小翼　　Ⅲ
　　　　Ⅳ
　　　　Ⅴ
　　　　Ⅵ
海绵窦

蝶翼综合征
（Foster Kennedy 综合征）

颈内动脉
　　　　Ⅴ₁
　　　　Ⅴ₂
　　　　动脉瘤
Ⅲ
Ⅳ
Ⅵ
三叉神经神经节

海绵窦综合征

滑车下神经
额神经
睫状神经节
Ⅵ
额神经（Ⅴ₁）
Ⅳ
肿瘤
Ⅱ
颈内动脉
垂体和垂体柄
鞍背
后床突
Ⅳ
Ⅲ
Ⅵ

眶尖综合征

眼动脉　　视交叉
垂体和垂体柄
鞍背
颈内动脉

视交叉综合征
（箭头显示可能压迫的方向）

海绵窦
三叉神经神经节
Ⅲ　　鞍背

斜坡综合征

颈静脉孔，岩窦，Ⅸ，Ⅹ，Ⅺ 位于蝶鞍的垂体窝
内听道（Ⅶ，Ⅷ，迷路动脉）
蝶窦
位于舌下神经管的Ⅻ
下颌支
下颌孔，下牙槽神经
肿瘤
枕骨大孔（后缘）

颈静脉孔，枕骨大孔

Ⅴ
Ⅶ
Ⅸ
Ⅹ
Ⅷ
肿瘤
Ⅺ（根）
Ⅵ

脑桥小脑角

行为和人格障碍可能是由各种脑病变和脑功能障碍导致；临床表现主要取决于病变的位置（见附录，表36）。其中多数由额叶病变引起。

额叶功能障碍

额叶皮质包括运动区（4、6、8、44区）、前额叶皮质（9~12区和45~47区）和扣带回（见第32、62页），是负责规划、监测和执行运动、认知和情绪功能的区域（管理功能）。额叶综合征可由皮质或皮质下病变引起，因此在没有进行脑功能成像时，不能找出病变的确切部位。这里所列举的症状，只能作为分类用，不能做出特定诊断或准确的损伤定位诊断。

单侧症状　左额叶病变，根据病变部位和程度不同，可以表现为右侧轻偏瘫和偏瘫、经皮质的运动性失语（见第180页）、口－颊舌失用症（见第184页），和（或）抑郁、焦虑。右额叶病变，可表现为左侧轻偏瘫和偏瘫、左侧偏盲（见第176页）、躁狂，和（或）运动增多。

非单侧症状　眶额损伤可导致运动增多、记忆减退、幻觉产生和定向障碍。大脑抑制下降和视力减退，可能造成患者做出让人难以接受的滑稽动作，社会行为异常（失去距离感、性冲动）、冷漠或粗心。

扣带回和运动前皮质的病变，可以导致以运动驱动减少为特点的症状（意志缺乏＝减少或丧失主动性）。症状包括冷漠、兴趣丧失、迟钝、性活动减少、情绪减少和计划能力丧失，甚至无法行动。由于皮质损伤，排便反射和排尿反射的反应性降低，可导致大、小便失禁。可表现为排尿频率改变或突然排尿。通常，由于额叶功能障碍，这些患者分配注意力（有竞争性刺激存在，能合理分配注意力）以及持续或者定向的注意力（对于一个特定事物所投入的注意力）受损。他们集中注意力的时间很短，而且容易分散。并且，他们很难进行一项有序的活动，有持续言语倾向（维持一个特定的动作或思想）。注意力难以集中和反应时间延长，影响患者的工作和日常生活，例如驾驶。

传导通路病变　当病变位于额叶连接其他皮质或皮质下区的通路时，产生额叶型综合征。其他疾病（包括多系统萎缩、帕金森病、阿尔茨海默病、正常压力脑积水和进行性核上性麻痹）也可发生类似症状。

胼胝体病变　见第30页。

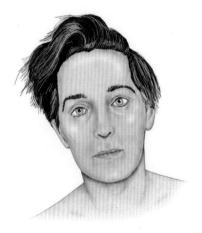

意志缺失

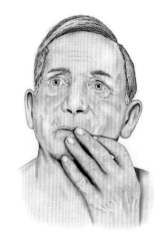

集中注意力障碍

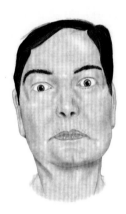

急性恐惧，焦虑

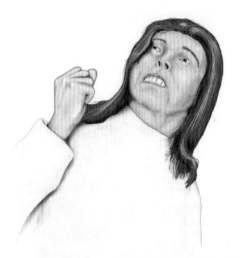

具有攻击性，易怒性，精
神运动性激动

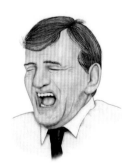

不受控制的哭泣与笑，情绪不稳

失认症是识别障碍，大多数人的认知、注意力、智力未受影响。

体象障碍

自体部位失认或身体失认是不能感知躯体各部及方向的；患者不能遵从指令，表现为患者不能指认自己或检验员身体的某一部位（比如足、手、鼻等）。病灶通常在颞顶区（角回和缘上回）。失语症患者可能会出现自体部位失认症，因为他们不理解指令，但是失语症可能与自体部位失认症同时存在。手指失认症是在用手指识别、命名、指认时出现障碍。这些患者不能模仿检验员的手指动作或者患侧手指不能做被隐藏的对侧手指动作。左-右指认不能是指不能区分自己或者检验员躯体的左、右边；这些患者不能遵循指令，表现为该患者不能举起他的左手，或者是不能拿左手碰右耳。这种指认不能与右顶叶病灶有关，并能产生穿衣失用症（见第184页），表现为患者不能为自己穿衣，或者是不知道将T恤、鞋子、裤子或其他衣物穿在哪里。Gerstmann综合征，由于病灶位于左侧的缘上回和角回，会造成失写症、失算症、手指失认症和左-右指认不能。

失认症是一种没有发觉或者否认有神经疾病（比如偏瘫）的症状。患者往往声称他们只是想放松一下瘫痪的一侧，或者是想要尝试表明他们的情况正在好转，但是他们没有意识到他们移动的是未受影响的肢体。这些患者往往在非优势半球有广泛的病灶。失认症也可能伴随视野缺损，由单侧或双侧视皮质病灶（同向偏盲、皮质盲）引起。最好的关于这种疾病的例子就是Anton综合征，此类皮质盲患者可表现为能看见周围事物，并会毫不犹豫地仔细描述该事物（不正确的）。

空间定位障碍

几种不同类型的失认症损害患者对周围事物相对位置的感知，比如空间定位，常与顶枕叶的病变有关。

结构性失用症的特征是不能叙述空间位置关系。患者不能照图画出自行车或者时钟。由于不能绘制曲线图、阅读（类比）时钟，不会使用相似的装备或工具的零件，或者不能写指定的词语，每天的活动均受影响（空间失写症）。

忽略症是指无法有意识地感知刺激并做出反应，或不能对刺激进行分级。见于一侧无法感知感觉运动障碍或高估感觉运动障碍的严重程度（感觉消失）。偏侧忽略可能包括对身体一侧的无意识（一侧刷牙、剃胡子等）或对于物体一侧的无意识（只从盘子的一边吃食物，眼只看屋子的一边），当要处理上述行为时，患者常常转向健侧。神经学的检查显示双倍同步刺激（接触、手指移动）相应的身体部位（左、右侧相同位置，如面部或臂部），患侧经常感受不到。另外，患侧的感觉刺激明显低于健侧，尽管在患侧上施加的是正常强度的刺激，但还是有肢体运动不能，而且空间定位受损（比如，患者只能画一半的钟面）。

患有卒中后推杆式综合征的患者能将他们的身体移动到瘫痪侧，是由于患者躯体位置觉受损导致：由此产生的"倾斜"姿势被认为是"竖立"的。在视物失认症患者中，他们不能理解自己所看到事物的意义。这种情况可以有3种形式：未能识别物体的相关内容（统觉性失认症），未能分配刺激的意义（联想性失认症），不能说出已知物体的名字（视觉性失语症）。空间定位能力会受损（视空间觉失认症）；患者可能需要触摸物体才能辨认。颜色失认症与获得性色盲一样，所看到的物体会以视觉形式保留（全色盲），或者是颜色命名障碍（颜色命名不能）。面辨认障碍（面盲症），病灶可能位于单侧或者双侧脑的颞顶区。

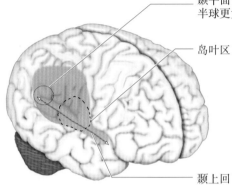

颞平面（初级听觉皮质后区，左半球更大）

岛叶区

颞上回

病变引起躯体知觉障碍
（通常是右半球）

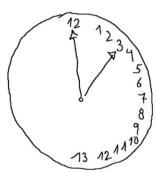

偏侧空间忽略症（时钟绘图测试画 1 个钟面，显示设置时间 12 点 15 分）

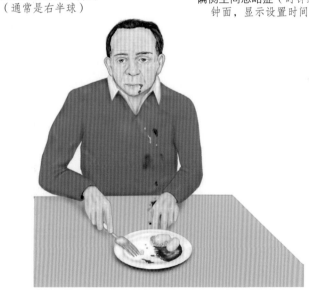

左侧空间忽略（右顶叶卒中）

认 知

认知是在内、外部事件的心理信息处理中意识过程与非意识过程的总和。这些过程所需的特性被称为认知技能，包括知觉、注意力、视觉空间能力、实践能力、创造力、抽象能力、反思能力、记忆力、语言理解能力、语言产生、解决问题能力、智力、决策能力和规划能力。

遗忘症

遗忘症是部分或完全的记忆丧失，尤其是事件记忆（见第 104 页）。程序记忆往往不受影响。顺行性遗忘是无法获得新的信息，即不能取得从某一个特定时刻之后的记忆。逆行性遗忘是无法记住最近获得的信息，但可回想起更久远的事件。遗忘症患者可以进行正常的交谈（利用虚构来填补记忆空白，常常是不合情理的信息），他们可能失去对自身记忆障碍的判断力和意识（见附录，表 38）。

轻度认知障碍（MCI）

轻度认知障碍是相比于正常同龄和受教育程度相同的人，其认知技能的丧失，不存在功能受损，没有达到痴呆的判定标准。日常生活活动（ADL）管理的能力得以保持。患者及其家属都意识到认知缺损。约 70% 的患者将进展为阿尔茨海默病或其他类型的痴呆（见附录，表 38）。

痴 呆

痴呆是一种新发生的、持续的、渐进性的认知功能缺损，影响患者日常生活活动（持续时间至少 6 个月），是疾病的一种症状。短期和长期记忆均受损（见附录，表 39），同时存在其他疾病：失语症、失用症、失认症，或抽象思维、决策能力、视觉空间能力、规划能力的缺损，也可有性格改变。职业、社会以及人际关系都会变差，患者发现在没有帮助的情况下，日常生活日益困难。痴呆的诊断需要排除意识障碍（如精神错乱）和精神疾病（如抑郁症、精神分裂症）。大约 90% 的患者是由阿尔茨海默病（见第 304 页）和血管性痴呆（见第 308 页）引起，10% 为其他原因引起（见附录，表 40、表 41）。临床医师在面对早期痴呆病例时，必须区分原发性痴呆和其他疾病导致的继发性痴呆，目的在于及早确定痴呆的病因，尤其是可治疗和病情可逆的患者。

检查（见附录，表 37）。

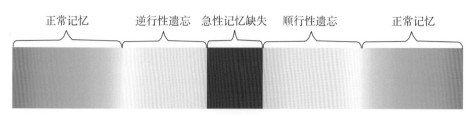

正常记忆　　逆行性遗忘　急性记忆缺失　顺行性遗忘　　　正常记忆

记忆缺失

- 记忆障碍（短期或长期记忆）

- 其他高级皮质功能损伤（抽象、判断、算术、注意力；失语症、失用症、失认症）

- 个性改变

- 社会和职业技能缺失

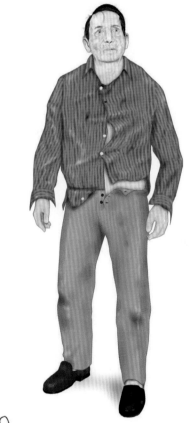

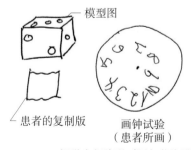

模型图

患者的复制版

画钟试验
（患者所画）

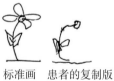

标准画　患者的复制版

视觉空间障碍（阿尔茨海默病中的结构性失用症）

痴呆

失语症是一种后天性的口语或书面语言产生障碍和（或）理解障碍（见第 100 页）。优势（左）半球不同部位的损伤会产生不同类型的失语症（见附录，表 45）。交叉失语症，例如右撇子患者由于右半球损伤导致的失语症，很罕见。根据其发病原因、类型和严重性，大部分急性失语症患者，经过几周治疗，能够明显恢复，即使症状看起来暂时已经稳定下来，但会在第 1 年继续逐渐改善。进一步的改善可能会在 1 年以后。

双语言者和多语言者的失语症通常影响所有语种口语。每种语言受累的严重性取决于其学习的年龄，发病前的语言能力以及这些语言的学习是同时的还是后续的。失语症最常见于卒中或者头部外伤，并可能伴随失用症。

完全性失语症　累及各方面的语言，严重损伤口语沟通能力。患者不能自发地说话或者费很大的努力才能说一点零碎的单词。通常缺失语言理解能力，患者在最好的情况下会识别几个词，包括他们自己的姓名。持续语言和新词非常突出，重复听到话的能力明显受损。除了抄写字母表或孤立词中的字母的能力，命名物体、阅读和书写能力大大受损。语言无意识行为（重复乱语）是典型特征。病变位置：大脑中动脉分布区，包括 Broca 区和 Wernicke 区。

运动性失语症（也称不流畅、运动或表达性失语症）以自发说话的能力缺失或严重受损，而理解能力只是轻度受损为特点。患者只能费力地支支吾吾地说一些不流畅的、混乱的话。有音节错误，结构简单的句子会用语法上不连贯的单词来表达（语法缺失、电报样语言）。命名、重复、大声朗读和书写都受损。病变部位：Broca 区（44 区和 45 区），可能由于中央前动脉（位于中央前沟的动脉）梗死。

Wernicke 失语症（也称流畅、感觉性或感受性失语症）以理解能力严重受损为特点。自发讲话仍然流畅，节奏正常，但是语法倒错，语言错乱以及新词会使患者部分或完全不理解（"言语杂乱"，术语失语症）。命名、重复听到的词、阅读和书写能力都明显受损。病变部位：Wernicke 区（22 区），可能是由于颞后动脉梗死灶的分布区。

经皮质失语症　可以复述听到的话，但其他语言功能受损：经皮质的运动性失语症的自发性说话（临床症状与 Broca 失语症相似）；经皮质的感觉性失语症的语言理解能力（临床症状与 Wernicke 失语症相似）。病变部位：运动型，左额叶近 Broca 区；感觉型，左颞枕连接 Wernicke 区的背侧。脑分水岭梗死是最常见的病因（见第 226 页）。

检查

失语症的临床检查包括自发性言语，命名对象，语言理解，语言重复，阅读和书写（见附录，表 43、表 44）。韵律和构音障碍（若出现，见第 182 页）评估自发性语言。语言障碍分为流畅或不流畅。前者例如（见附录，表 42）语法倒错，无意义的词组，累赘的陈述，语义性错语，韵律性错语，新词和流畅的乱语（术语）。后者例如语法缺失，模仿言语，自动症。失语症详细的评估要求神经心理学家和语言治疗学家的合作。

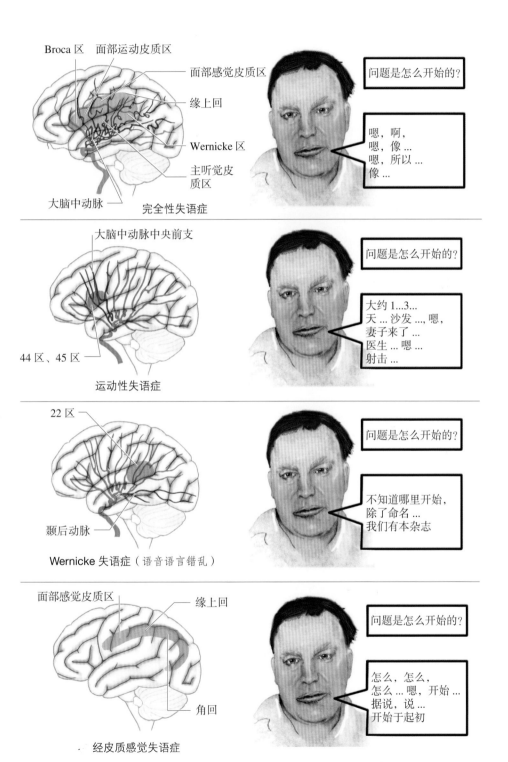

构音障碍是一种说话时机械发音失调的表现。由于发音的清晰度受损，说话变得难以理解。构音障碍包含呼吸、清晰发音、发声（发声困难）和（或）共振的改变，并可能伴随吞咽困难。在痉挛性（中枢性麻痹）构音障碍中，患者说话慢而费劲，并伴随着夸张的面部表情，情绪变化不稳定。运动功能减退性构音障碍以单调的、柔和的、带呼吸声的清晰发声为特点。此外，在帕金森病患者中的构音障碍包含语速的改变 [变慢或变快（越讲越快）]、声音和语言的重复（言语重复症），以及发声困难。伴有音调和音量改变（断续言语）、不稳定语速和不协调呼吸的运动失调性构音障碍是由于小脑、丘脑和岛叶病变引起。

周围性（弛缓性）构音障碍，例如肌无力、运动神经元疾病、脑干卒中或周围性面瘫，可以出现高鼻音（腭咽关闭不全、鼻音异常）、缓慢和带呼吸音的语言，同时伴有不精确的辅音产生。构音困难的特征是音量降低或声音低下（见第 144 页）。"t"和"s"的清晰发音可受舌轻瘫影响，而面瘫影响"b"和"v"的清晰发音。

病变部位

具体内容见下述。

病 变	症 状	可能原因[1]
周围性[2]	讲话模糊（唇/舌清晰发音受损、鼻音）、呼吸困难。低语（喉返神经麻痹）。声嘶（喉炎、声带息肉、拔管）	面瘫重症肌无力、肌萎缩性（脊髓）侧索硬化症、白喉、Guillain-Barré 综合征、延髓空洞症、肿瘤
小脑，脑干（见第40、168 页）	运动失调性构音障碍、干扰清晰发音。粗低音（迷走神经受损）	见第 312 页，多发性硬化、卒中
基底神经节（运动功能减退性构音障碍）	发音障碍，发音过弱（见第 294 页），痉挛性构音障碍（见第 144 页）。运动过度（爆发性地、大声地、不协调地、不平稳地说话）	帕金森病、肌张力障碍、舞蹈症、抽搐、肌痉挛
白质、皮质	单调地、慢地、粗厚地说话。低而波动的高音。清晰发音不准确	双侧白质病变（假性延髓性麻痹、腔隙性梗死、多发性硬化）、单侧卒中
弥漫性	说话模糊、费力、缓慢	中毒、代谢紊乱

注：[1] 举例不详尽。[2] 病变在脑桥（延髓性麻痹）、神经核（第二级运动神经元）、周围神经或肌。

检 查

构音障碍是以患者的即兴演讲来进行临床分类。应排除局部性（例如不合适的假牙，疼痛，受伤）或全身性（中毒，药物副作用）等原因。诊断要求对患者的元音发音进行分析（呼吸、发声、共振、清晰发音、语速、协调和讲话的韵律）。

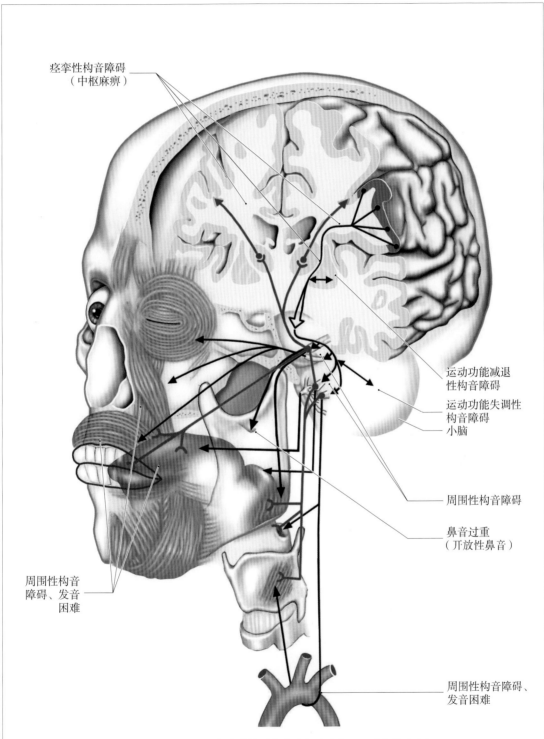

痉挛性构音障碍
（中枢麻痹）

运动功能减退
性构音障碍

运动功能失调性
构音障碍

小脑

周围性构音障碍

鼻音过重
（开放性鼻音）

周围性构音
障碍、发音
困难

周围性构音障碍、
发音困难

产生构音障碍的形态学改变（见第 103 页传导通路）

失写症

失写症是后天形成的书写不能。失写症可能是独立疾病（病变部位在 6 区、顶上小叶或其他部位）或伴随其他的疾病：失语症患者失写症流畅与否取决于是否伴随失语症；失用症患者失写症病变部位在优势顶叶；空间性失写症，患者很难在 1 条直线上书写，只能写在纸的右边，由于病变部位在非优势顶叶所致；失读症患者可伴有失写症。写字过小症（笔迹反常地小）见于帕金森病（见第 295 页），并且与失写症没有遗传变异关系。各种不同形式的失写症常常出现于阿尔茨海默病。检查：要求患者听写句子、长单词或者一系列数字、单词和抄写文书。

失读症

失读症是后天形成的阅读不能。单纯失读症（不伴失写症）患者不能认出整个词或者进行快速阅读，但是能够逐个字母解读，理解口头拼写的词。书写能力不受影响。病变位于左侧颞枕区并累及视皮质和连合纤维。前失读症（大声朗读困难或错误；书写、抄写背诵单词能力受损）通常与运动性失语有关。中失读症（失读症和失写症同时存在）通常伴随着左、右方向迷失，手指失认症和计算不能（角回和缘上回病变），或 Wernicke 失语症。其他特征包括不能理解书面语言或拼写、书写、背诵单词。检查：使患者大声朗读，阅读个别单词、字母和数字；测试对拼写单词和指令的理解。

计算不能

计算不能是后天形成的数字运用或简单算术演算的能力缺失。患者难以计数零钱、使用温度计或填写支票。各种形式的病变导致计算不能。检查：使患者演算简单算术运算和读出数字。

失用症

失用症有几种类型。一般来说，它不能执行机动任务或有目的性地运动。失用症经常伴随失语症。

意识运动性（观念运动）失用症 包括计划动作的错误执行（动作倒错）；患者也不能模仿动作（在"怎么做"上有困难）。它可以累及面部（口-颊-舌的失用症）或四肢（肢体失用症）。病变部位在优势大脑半球或连合纤维（分离综合征）。检查（手语命令或模仿）：面部（睁眼、伸舌、舔嘴唇、吹灭火柴、皱纹、吸吸管）；手臂（拧螺丝、剪纸、扔球、梳头发、刷牙、穿夹克）；腿部（踢球、踩灭烟头、爬楼梯）。患者表现不正确的运动序列，或执行了错误形式的运动（例如以吹代替吸）。

意想障碍性失用症 是按合理的逻辑顺序执行复杂的、学习性的、有目的性的活动的能力受损（在"做什么"上有困难）。运动模仿可以。病变部位在优势大脑半球颞顶区。检查：患者执行手语，例如打开信件、开门或制作三明治。

结构性失用症 包括理解和抄写几何结构的能力受损（见第 176 页）。病变位于非优势大脑半球。检查：使患者模仿手势。

失用症样综合征 某些被叫作失用症的失调，异常运动模式是自发的而不是学习过的：开睑失用症（睑痉挛，见第 144 页）是在指令下的睁眼困难；步态失用症是以起步困难和小碎步（见第 134 页）为特点。

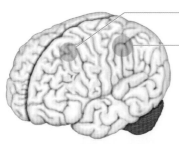

单纯性失写症（可能部位）

失用症的失写症

失写症的病变部位

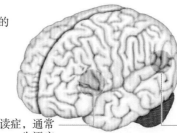

前失读症，通常伴 Broca 失语症

失读症伴失写症

失读症的病变部位

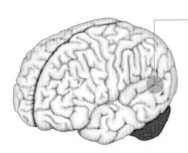

数字失读症 / 失写症，计算不能

计算缺失的病变部位

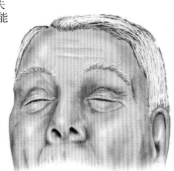

开睑失用症

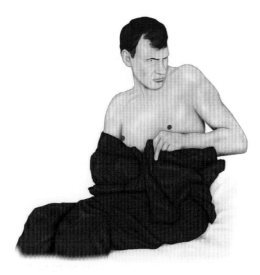

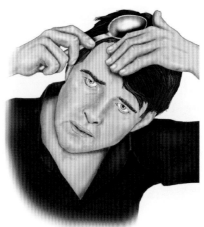

观念运动性失用症（穿衣、梳头）

失眠症定义为难以入睡，睡眠不足或中断，睡眠质量差；它会导致白天嗜睡，影响生活质量。嗜睡是白天嗜睡不伴失眠症。异态睡眠是睡眠相关的生理学过程（自发性、运动性、感知性）或行为改变。失眠症或嗜睡称为睡眠异常或睡眠障碍。表46、表47（见附录）为睡眠异常和异态睡眠的临床特征。催眠药见表48。

睡眠异常和异态睡眠

内因性睡眠障碍 精神性（非器质性）失眠症是以心理高度紧张（不能放松、焦虑、沉默）和对睡眠本身极度忧虑（一直抱怨不能入睡，或持续睡眠，或醒得太早）为特点。睡眠经常在一个新环境中得到改善（例如度假）。

假性失眠症是在没有客观证据下的睡眠受干扰的主观感受（例如正常的多导睡眠记录）。

多动腿综合征（RLS）是以休息时腿部异常提升感觉（例如患者在晚上看电视时）伴随着动腿的运动感觉，并且在运动后症状减轻。可出现在常染色体显性遗传的基因疾病中。睡眠时的周期性下肢抽动是反复的腿部突然抽搐的动作，可持续数分钟至数小时。这两种紊乱可同时或单独出现；两者均可为原发性和继发性（例如怀孕，尿毒症，应用三环抗抑郁药，缺铁）。

嗜睡是以白天困倦和频繁的、突然的、不可控制的睡眠发作（强迫睡觉）为特点。发作趋向于发生在安静的场合（例如阅读、听报告、看电视、乘坐长途汽车）。这与昏倒（突发的无意识的肌张力消失）、睡眠麻痹（从睡眠中醒来后不能移动或说话）、催眠的（入睡前的）或半醒的（觉醒前的）幻觉（视觉的、触觉的、听觉的）有关。多导睡眠描述仪揭示了短睡眠延迟和早期的快速眼动睡眠。HLA是非特异性的；下视丘分泌素-1（食欲肽A）在脑脊液中减少。

阻塞性睡眠呼吸暂停是以白天困倦、伴随频繁的假寐、夜间呼吸暂停和大声打鼾为特点。注意力不集中，绩效下降和头痛也较常见。相似症状发生在肺泡通气低下综合征。

外因性睡眠障碍 睡眠被外部因素干扰，例如噪音、光线、精神压力和药物成瘾。

昼夜节律的干扰 睡眠受夜班或跨洲出差（时差反应）的干扰。

异态睡眠 这些紊乱包括宿醉、梦游、梦魇、夜惊、睡眠肌痉挛、尿床（遗尿）和夜间磨牙。

继发睡眠紊乱

精神性睡眠紊乱 抑郁症（各种类型）可以影响睡眠，尽管异常睡眠不足可以改善抑郁症。典型的抑郁症患者会抱怨早起、睡不安稳和难以开始新的一天。睡眠失调可常见于精神病、躁狂症、焦虑症、酗酒和吸毒者。

神经性睡眠紊乱 干扰睡眠的有痴呆、帕金森病、肌张力障碍、多系统萎缩（MSA）（见第302页）、继发于神经肌疾病的呼吸障碍（肌萎缩、肌萎缩侧索硬化）、癫痫（夜间癫痫发作）和头痛（集束性头痛、偏头痛）。致命性家族性失眠症是由朊病毒基因突变所致的常染色体显性基因失调或散在遗传疾病（见第290页）。Kleine-Levin综合征主要发生在男性青少年时期，并包括嗜睡和认知障碍。

全身性疾病导致的睡眠障碍 干扰睡眠的因素有肺部疾病（哮喘、COPD）、心绞痛、遗尿症、纤维肌痛和慢性疲劳综合征。

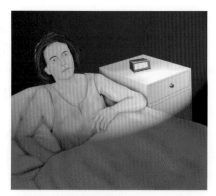

心因性失眠

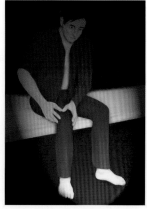

多动腿综合征

嗜睡

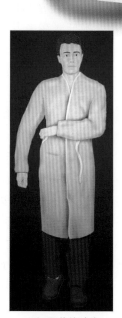

睡-醒节律改变

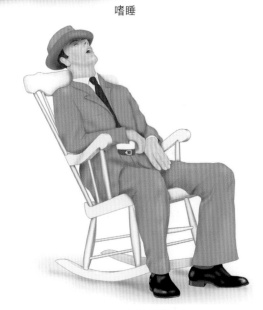

白天睡眠过多

根据病因，正常意识状态的异常（见第 98 页）临床上表现为独立的综合征或进行性意识障碍的不同阶段。

意识混乱　影响意识的内容（认知功能）——注意力、专心、思考、记忆、时空的取向和知觉，这也可能与意识水平的变化（焦躁不安和嗜睡之间的波动）和觉醒（影响睡眠周期、夜间焦躁不安、白天嗜睡）有关系。

精神错乱（见附录，表 49）是以频繁发生的坐立不安、震颤、暗示感受性、兴奋、不能识别人和场合、好侵犯、易怒、定向障碍、视幻觉和自主神经功能紊乱（心动过速、血压波动、多汗）为特点。

觉醒障碍　正常觉醒按照昼夜节律（见第 96 页）。睡眠障碍（见第 186 页）可造成觉醒障碍。双侧旁正中丘脑梗死、第三脑室肿瘤和中脑被盖的病变（见第 168、428 页）均可引起嗜睡。意识水平和内容也可能受影响。例如在双侧旁正中丘脑梗死的患者中，他们可能会在嗜睡和昏迷后发生急性意识混乱。急性发作恢复后，这些患者出现冷漠，记忆受损（"丘脑痴呆"）。

嗜睡（假寐）　是一种意识水平下降（无意识动作减少、精神性运动迟缓和言语刺激反应延迟）但患者仍然醒着的表现：他或她在刺激下容易被叫醒，但在无再刺激后很快入睡。患者对有害刺激有直接和有目的性的防卫行为。定向和注意力受损，但在刺激下有所改善。

昏睡　是一种重要的意识水平下降表现。这些患者需要用强而重复的刺激才能睁开眼睛看着检查者。他们回答问题缓慢并不正确，或者不回答。他们会一动不动地躺着或表现得焦躁不安或做刻板动作。意识混乱伴随着意识内容障碍。

昏迷　是一个无意识的阶段，在这个阶段中患者表现出睡眠状态，闭着眼一动不动地躺着，并且即使在剧烈的刺激下也不能被唤醒（昏迷评估见附录，表 50）。昏迷反映出大脑结构性病变，内分泌或代谢紊乱，全脑功能障碍或心因性反应。昏迷的产生可能由于广泛的单侧或双侧大脑病变和弥漫性脑干病变引起，也可由于新陈代谢、低氧性缺血、中毒或内分泌紊乱（见第 441 页）导致。意识受损的程度通常与结构性病变程度有关。昏迷的严重性和预后要从患者对刺激的反应来判断（见第 98、440 页；见附录，表 51）。昏迷评分 [例如 Glasgow 昏迷评分（GCS，见第 484 页），全面无反应性评分（FOUR）] 用于评定昏迷的深度。

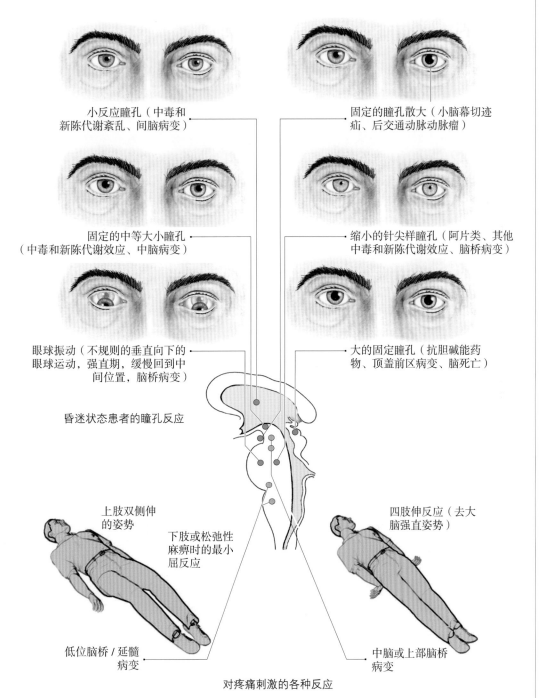

小反应瞳孔（中毒和新陈代谢紊乱、间脑病变）

固定的瞳孔散大（小脑幕切迹疝、后交通动脉动脉瘤）

固定的中等大小瞳孔（中毒和新陈代谢效应、中脑病变）

缩小的针尖样瞳孔（阿片类、其他中毒和新陈代谢效应、脑桥病变）

眼球振动（不规则的垂直向下的眼球运动，强直期，缓慢回到中间位置，脑桥病变）

大的固定瞳孔（抗胆碱能药物、顶盖前区病变、脑死亡）

昏迷状态患者的瞳孔反应

上肢双侧伸的姿势

四肢伸反应（去大脑强直姿势）

下肢或松弛性麻痹时的最小屈反应

低位脑桥／延髓病变

中脑或上部脑桥病变

对疼痛刺激的各种反应

类昏迷综合征

闭锁综合征（见第 429 页）是一种去传出状态，患者意识清晰，除了眼睑和垂直眼球运动，无自发运动。手臂和腿部对刺激的反应有伸反射，例如重新定位在床上或气管吸痰。虽然是严重的神经病，这些患者能够感知自己和环境。最常见的原因是由于基底动脉阻塞或脑桥出血引起的脑干损害。闭锁综合征早期可能被误认为是昏迷。

植物人状态　是由大脑皮质、皮质下白质或丘脑的广泛损伤引起。如果植物人状态持续在非创伤性损伤超过 3 个月或创伤性损伤超过 12 个月，这种情况被称为持久性植物人状态（PVS）。患者清醒但是无意识（皮质功能损失）。周期性睁眼和自主运动。期间，眼睛固定，类似睡眠（闭眼、节律呼吸）。患者可对视刺激做出眨眼反应（快速手部动作、光），也许产生有意识知觉的印象，但不服从口头命令。四肢处于去皮质或去大脑姿势（见第 127、440 页）。可能有手臂、腿、头和下颌的自发无方向运动或对刺激的反应的间接运动，如发声、吸吮动作、打哈欠、舔嘴唇。自主神经紊乱包括多汗、心动过速、大小便失禁和过度换气。视动眼球震颤消失，但常可引起前庭反射。可自主呼吸。通常可以吞咽，但是食物长时间停留在口腔，造成缺乏口服营养。当这种情况持续 1 年以上时，很难改善。

最小意识状态（MCS）　特点是严重的意识改变，但患者有不一致的和有限的反应能力。患者服从简单的命令，口头或手势回应"是"或"不是"。说话口齿清晰，动作行为表现恰当，例如，对于情感的内容做出笑或哭的反应，可以寻找对象，并正确辨认对象。运动不能性缄默症与 MCS 很难区分。这种情况通常是由双侧额叶或丘脑旁正中损害导致。主要的临床特征是冷漠、运动不能、保留视觉跟踪、缺乏主动性。

心因性意识障碍　该病少见，难诊断。缺乏唤醒是精神疾病的表现（转换或急性应激反应，严重压抑，紧张性精神症的麻木），或故意制造，发病的线索可从病史和神经检查发现（例如，活跃性闭眼、持续视动性或前庭眼震颤、强直性昏厥、刻板姿势）。

脑死亡

脑死亡的定义为不可逆的所有的脑功能停止，包括皮质、小脑和脑干。如持续给予支持治疗（供氧、升压药物），也许心跳和其他器官功能仍然存在，但自主呼吸消失。终止支持治疗，所有器官系统都会失去功能。

脑死亡临床判定（见附录，表 52）基于以下标准：昏迷；缺乏自主呼吸（呼吸暂停试验，见第 443 页）；缺乏脑干反射；缺乏对有害刺激的所有运动反应。脑死亡的诊断需排除可能出现相似但可逆的情形，如中毒、代谢、内分泌失调、镇静安眠药、低温。所有病例都呈现脑主要结构的损害。辅助诊断测试（脑电图、多普勒超声、诱发电位、灌注显像、脑血管造影、磁共振成像）可支持诊断。

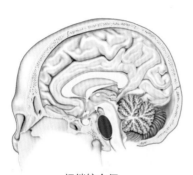

闭锁综合征
（脑桥腹侧病变是最常见的原因）

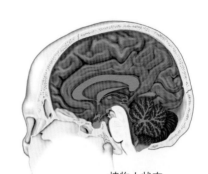

植物人状态
（大脑皮质功能丧失，丘脑和
底丘脑损伤；下丘脑和脑干的
自主功能部分或完全保留）

植物人状态
（没有意识的觉醒）

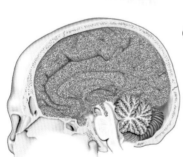

最小意识状态
（大脑皮质，间脑和脑干上行激动
系统各种功能障碍）

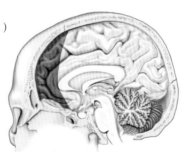

运动不能性缄默症
（双侧额叶功能障碍）

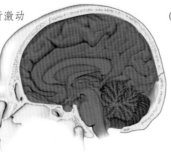

脑死亡
（完全性脑和脑干功能不可逆的丧失）

静息状态下正常颅内压（见第 120 页）为 60~200 mmH$_2$O，相当于 5~15 mmHg。颅内压大于 30 mmHg 时损害脑血流；大于 50 mmHg、30 分钟以上是致命的；短时间内颅内压大于 80 mmHg 可以导致脑损伤。颅内压升高可能是急性的（几小时至几天）或慢性的（持续数周或数月）。其临床表现随着颅内压的升高而逐渐加重，但并不典型。因此，颅内压升高或降低原因的诊断不能只依靠临床表现，同时要求证实有致病性病变或直接测量颅内压。单个病例颅内压升高可能表现出多种不同体征，要么是缓慢或快速的改变，要么是所有体征出现在同一时间（见附录，表 54）。怀疑或确诊颅内压升高禁忌腰椎穿刺，因为这可能导致脑疝。

随着颅内压的变化，下列体征、症状和综合征具有临床相关性。

颅内压升高
（见附录，表 55）

头痛　范围是从轻微到难以忍受的程度。患者典型表现为双侧额部压痛，在早晨或在白天小睡醒来时表现最为严重。平躺、咳嗽、腹部紧张或弯腰会加剧头痛，坐或站立会改善。头痛可以将患者从睡眠中唤醒。因此，无论是白天轻微头痛还是夜间剧烈头痛都可能发生。可出现颈强直。

恶心　通常是头部或腹部疾病的自主运动，其强烈程度与头痛程度无关。它可能是轻微的或严重的，可伴有打嗝。

喷射性呕吐　可能发生在没有预兆时，或坐起、移动头部的短暂恶心感后。起初，呕吐主要发生在早晨（空腹）。

眼球运动和视力　CN Ⅵ 受压导致复视；CN Ⅲ 受压引起瞳孔散大，眼外肌麻痹（见第 158 页）。视盘水肿通常先影响 1 只眼，然后再逐渐影响另 1 只眼。急性视神经盘水肿通常发生在第 1~5 天，所以它的消失不能作为排除急性颅内压升高的标准。早期视盘水肿的特点是充血、乳头边缘模糊、静脉扩张、视网膜静脉搏动消失及乳头小出血。完全性视盘水肿的特点是视盘升高、静脉迂曲、乳头周围血管充血和条纹状出血。如果颅内压持续增高，在几个星期或几个月后发展为慢性视盘水肿，特征为灰白色的视神经萎缩。急性视盘水肿一般不影响视野或视力（不像视盘炎，应考虑鉴别诊断）；但身体劳累或头部运动可以引起持续几秒钟短暂的弱视（模糊或视力模糊，甚至失明）。相反，慢性视盘水肿，可导致视力障碍、向心性视野缺损，甚至失明。

步态障碍　有时会看到不稳定、缓慢、犹豫的小步态，并从一边到另一边摇摆。

行为改变　记忆力、注意力、专注度和策划能力减弱；混乱、反应迟钝。亲人朋友经常可以发现其个人习惯的改变。

库欣反应　由血压升高、心动过缓、呼吸不规则 3 个方面组成。通常在引起颅内压增高的晚期出现，尤其是后颅窝的压力升高。早期颅内压升高和血压升高一般是由交感神经兴奋导致的（见第 108 页）。

脑移位和脑疝（见第 120 页）　小脑幕切迹疝，颞叶内侧移位，尤其是脑沟，引起同侧瞳孔散大（"瞳孔扩张"；晚期，眼肌麻痹），经常表现为对侧偏瘫（小脑幕游离缘对侧的皮质脊髓束受压）和昏迷（见第 189 页）。中央型疝，脑干中部移位，引起瞳孔固定、前庭眼反射消失（"娃娃眼"、异常热刺激）、双侧去大脑姿势、梗阻性脑积水、呼吸停止和昏迷。大脑镰下疝是由单侧幕上病灶使大脑进入大脑镰引起的。

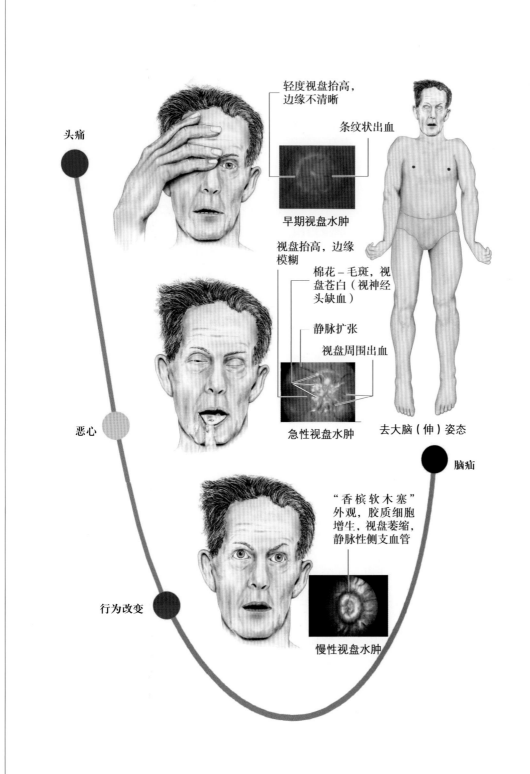

头痛

轻度视盘抬高，边缘不清晰

条纹状出血

早期视盘水肿

视盘抬高，边缘模糊

棉花－毛斑，视盘苍白（视神经头缺血）

静脉扩张

视盘周围出血

恶心

急性视盘水肿

去大脑（伸）姿态

脑疝

"香槟软木塞"外观，胶质细胞增生，视盘萎缩，静脉性侧支血管

行为改变

慢性视盘水肿

假脑瘤（特发性颅内高压症） 导致头痛（全脑、双侧额叶、枕叶）、不同程度的视力障碍（盲点扩大、视力模糊、视力减退或外展麻痹引起的复视）、双侧视盘水肿。CT 和 MRI 扫描显示无颅内肿块、脑室正常大小、视神经增粗和"空蝶鞍"（＝鞍内鞍上池扩大，伴或不伴蝶鞍扩大）。脑脊液压力升高（＞ 250 mmH$_2$O），脑脊液蛋白质含量可能升高。假脑瘤的发生最常见于超重、身材矮小的年轻女性。症状的原因包括颅内静脉或静脉窦血栓形成、药物毒性（高剂量维生素 A、四环素类、非甾体消炎药、糖皮质激素）、脑脊液蛋白质水平升高（脑膜病，脊髓肿瘤，Guillain-Barré 综合征），或内分泌的变化（怀孕、Addison 病、Cushing 综合征、甲状腺功能减退症）。

低颅内压

体征和症状严重的头痛（项、枕或额），由坐、站立或行走引起，患者躺下几分钟后可缓解，起床后会复发（直立性头痛）。腹部紧张、咳嗽和 Valsalva 动作可加剧症状。其他症状包括恶心、呕吐、畏光、头晕。单侧或双侧外展神经麻痹、耳鸣、耳胀或颈强直也可能发生。硬膜下积液（血肿、积液）罕见。

行腰椎穿刺（LP）后可出现这些体征和症状。不建议抽取脑脊液。使用不致外伤的针腰椎穿刺后症状十分罕见。

自发性低颅内压综合征常与腰椎穿刺后综合征相似，但是头痛很少与体位相关，可能在 1 天内加重，可能只在患者躺下的时候加重。MRI 显示硬脑膜钆增强、脑向下移位、硬脑膜下水瘤或血肿和静脉淤血。自发性脑脊液漏沿神经根进入椎旁肌和其他组织被认为是低颅内压的原因，但很难察觉。外伤或手术后患者，脑脊液漏从鼻或外耳道流出（痕迹可见枕头）。其他原因引起的颅内压降低见附录，表 56。

当压力小于 20 mmH$_2$O 时，经腰椎穿刺无自发性脑脊液漏。当压力低于 0 mmH$_2$O 时，空气被吸入腰椎穿刺针进入蛛网膜下隙并向上进入头部，断层扫描可见气泡。

正常压力脑积水（NPH）

NPH 可能为原发性（特发性）或继发性（例如蛛网膜下腔出血、头部外伤或脑膜炎）。症状发展超过几星期或数月。步态障碍初期表现为摇摆、平衡功能受损、爬楼梯困难、腿部疲劳、步态小以及频繁的跌倒和坠落，然后通常进展到无法站立、坐或在床上翻身。认知功能障碍可能包括空间定位受损、运动驱动减少、轻度记忆障碍，甚至痴呆。膀胱功能障碍随着如急性尿失禁、多尿的发展而加重。患者最终失去知觉，膀胱膨胀丧失排空功能。

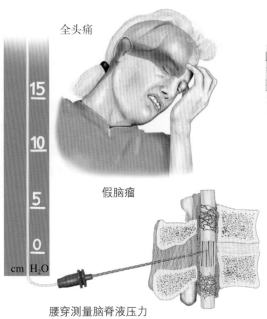

全头痛

假脑瘤

15
10
5
0

cm H₂O

腰穿测量脑脊液压力

蛛网膜下隙阻滞
（例如脑膜炎）

脑室扩张

轴位扫描脑室外
梗阻性脑积水

脑室周围低密度代表脑
脊液沿室管膜迁移

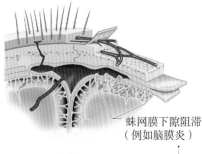

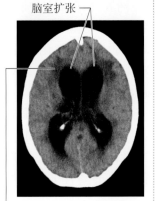

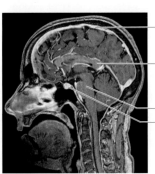

弥漫性硬脑膜强化，
硬膜下积液

胼胝体压部向下移位

脑干下垂
垂体扩大

矢状位对比增强 MRI，T1WI

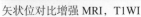

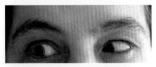

双侧外展
神经麻痹

自发性低颅内压

侧脑室扩大与
脑沟萎缩

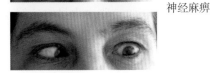

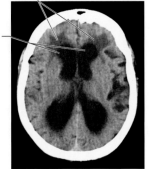

正常压力脑积水
（轴位 CT）

中枢神经系统感染可能涉及软脑膜及脑脊液间隙（脑膜炎）、脑室系统（脑室炎）、灰质和白质（脑炎）或脊髓（脊髓炎）。当脑膜炎和脑炎或脊髓炎症状重叠，称为脑膜脑炎或脑脊髓炎。脑脊液检查可确诊。

大脑局灶性细菌感染称为脑脓肿，或处于脓肿直接形成前的脑炎早期。脓液位于硬脑膜和蛛网膜之间称为硬膜下积脓，而脓液在硬膜外叫作硬膜外脓肿。

临床表现可能是急性（化脓性脑膜炎、中枢神经系统利斯特菌病、单纯疱疹病毒性脑炎）、亚急性（局灶性脑炎、脑脓肿、结核性脑膜炎、神经梅毒、螺旋体、放线菌、诺卡菌病、立克次体病、布氏菌病），或慢性（结核性脑膜炎、神经梅毒、莱姆病、Whipple 脑炎、渐进性多灶性白质脑病；见第 282 页）。

依据致病菌，感染的流行模式可能是散发的、地方性的或流行性的。

在某些患者中，这些障碍可能以非典型的方式出现。新生儿和儿童普遍表现为生长迟缓、高热或低温、烦躁不安、呼吸障碍、癫痫发作和囟门膨出。老年人不常有发热，但经常有行为异常、混乱、癫痫发作、全身无力、意识障碍、昏迷。免疫缺陷患者除了其原发病的表现，常见发热、头痛、颈强直、嗜睡。

脑膜炎综合征 其特征是发烧、严重的顽固性头痛和背痛、畏光和畏声、恶心、呕吐、混乱、意识障碍（高达 75% 的病例）、癫痫发作（高达 40%）、颈强直和过伸的姿势，伴有角弓反张或颈屈疼痛。Kernig 征（屈髋关节和膝关节时被动伸受阻）和 Brudzinski 征（颈部被动屈时大腿不自主屈）是脑膜刺激征。疼痛性颈部僵硬（项强直）为脑膜征，是感染性脑膜炎，但也可能是非感染性脑膜炎（脑膜刺激征或假性脑膜炎，见第 467 页）。由颈肌不自主收缩引起的单独项强直的原因可能是颈部疾病，如颈椎病、骨折、腰椎间盘突出症、肿瘤，或锥体外系强直。病毒性脑膜炎通常比细菌性脑膜炎的症状轻。

脑炎综合征 其特点是头痛、发热，有时伴有癫痫发作（常为局灶性）、局灶性症状（脑神经损害，尤其是 CN Ⅲ、Ⅳ、Ⅵ、Ⅶ；失语、偏瘫、偏盲、共济失调、舞蹈手足徐动症）、行为异常、意识障碍（烦躁、易怒、混乱、嗜睡、昏睡、昏迷）。神经系统体征之前会有肢体疼痛（肌痛、关节痛）、体温略有升高、不适。急性小脑炎导致共济失调，脑干脑炎产生眼肌麻痹、面神经麻痹、共济失调、构音障碍、吞咽困难、听力损失。非传染性脑炎的原因可能是自身免疫性疾病或感染（见附录，表 87）。

脊髓炎综合征 脊髓炎表现为严重的局部疼痛、瘫痪、感觉异常，或这些异常组合。不完全或完全性截瘫或四肢瘫痪（见第 128、348 页）在几小时内（急性）或几天内发生（亚急性）。

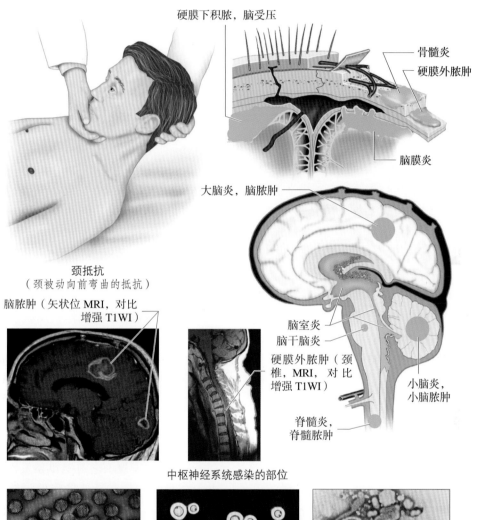

硬膜下积脓，脑受压

骨髓炎

硬膜外脓肿

脑膜炎

大脑炎，脑脓肿

颈抵抗
（颈被动向前弯曲的抵抗）

脑脓肿（矢状位 MRI，对比增强 T1WI）

脑室炎

脑干脑炎

硬膜外脓肿（颈椎，MRI，对比增强 T1WI）

小脑炎，小脑脓肿

脊髓炎，脊髓脓肿

中枢神经系统感染的部位

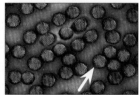

肠道病毒

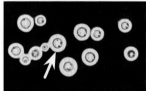

新型隐球菌

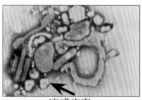

流感病毒

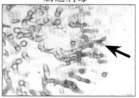

烟曲霉

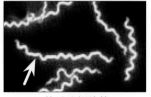

伯氏疏螺旋体

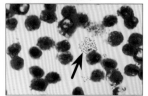

脑膜炎奈瑟菌
（革兰阴性双球菌）

中枢神经系统感染致病菌

癫痫性发作由局灶性或广泛性脑功能异常（见第 252 页）引起。与惊厥发作不同，因为后者是不随意的肌重复性收缩。一般发作持续不超过 2 分钟；发作后期各种全身或局灶性神经系统体征明显。肌运动、感觉和自主神经系统障碍的类型和程度，以及癫痫发作的行为和意识（癫痫发作症状学），反映脑功能障碍的位置和程度（见附录，表 59）。有运动症状的发作被称为运动或抽搐发作，无惊厥活动称为非痉挛性癫痫。

癫痫发作通常引起全身强直-阵挛，与持续脑功能障碍无关，与发热（热性惊厥或抽搐）、酒精、药物、睡眠缺乏，或某些药物突然停药有关。癫痫持续状态的特点是持续或持续发作及反复发作之间没有临床恢复期（见第 200 页）。猝发指的是突然发作，发作后指的是癫痫发作结束后和发作后回到原先情况的期间，发作间指的是癫痫发作间期。

检 查

癫痫的诊断应该是系统性评估，需回答以下问题：

1. 这是癫痫发作、非癫痫发作，还是假性（神经性）癫痫发作（见第 202、219 页）？目击者的描述很重要（见附录，表 57）。

2. 是第 1 次癫痫发作还是癫痫重复发作？

3. 是什么引发了癫痫发作？癫痫发作可能起源于遗传（见第 248 页）、结构，还是代谢（见附录，表 58）。

局灶性癫痫

局灶性或部分性发作，反映发作性放电局限于脑的局部区域。局灶性发作，意识可能会（简单的局灶性或部分）或不会（复杂的局灶性或部分）受损。可演变为双侧痉挛性强直、阵挛或强直-阵挛性发作，即继发全身性发作。预兆是局灶性发作伴躯体感觉或行为障碍，但没有肌运动（强直-阵挛性）表现。它可能单独发作或发展成为全身发作。局灶性发作的一些特点如下所示。

特征	没有意识障碍（简单局灶性）	有意识障碍（复杂局灶性）
意识	不受损	受损
持续时间	几秒 ~ 几分钟	几分钟
症状与体征	取决于病灶的起源部位；没有癫痫发作后的混乱	取决于病灶的起源部位；有癫痫发作后的混乱
年龄	任何年龄	任何年龄
发作期脑电图	对侧癫痫样放电；大多数患侧没有检测到发作间期异常	单侧或双侧癫痫样放电，弥漫性或局灶性

注：改编自 Gram, 1990 年。

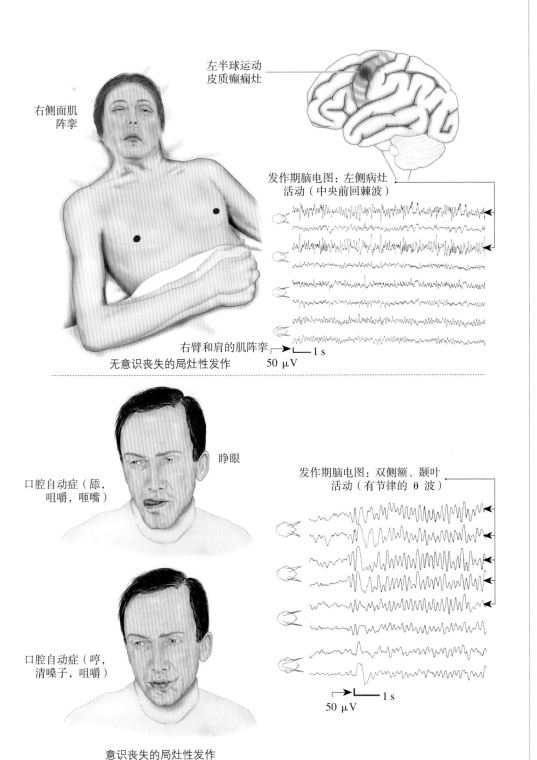

左半球运动皮质癫痫灶

右侧面肌阵挛

发作期脑电图：左侧病灶活动（中央前回棘波）

右臂和肩的肌阵挛

无意识丧失的局灶性发作

1 s

50 μV

睁眼

口腔自动症（舔，咀嚼，咂嘴）

发作期脑电图：双侧额、颞叶活动（有节律的 θ 波）

口腔自动症（哼，清嗓子，咀嚼）

1 s

50 μV

意识丧失的局灶性发作

全身性发作

阵发性电活动可波及整个大脑。全身性发作按临床特征分类。

癫痫持续状态

当全身性强直阵挛发作持续超过5分钟，或局灶性癫痫和失神持续超过20~30分钟，或在癫痫期间未完全恢复正常 [脑电图或（和）临床表现] 时，会出现抽搐或无抽搐的癫痫持续状态。用迅速疗法终止癫痫状态来防止大脑遭受进一步损害非常重要。

特征	失神发作	肌阵挛发作	强直性发作	强直阵挛发作
意识	障碍	不受影响	障碍	障碍
持续时间	几秒（≤30秒）	1~5秒	几秒	1~3分钟
症状和体征	短暂失神、茫然凝视、立刻恢复清醒后眨眼；自动症（咂嘴、咀嚼、拨弄、双手摸索）	突发，同时双侧四肢抽搐；常连续发生	突然肌张力丧失导致严重跌倒	开始哭（偶尔）；跌倒（肌张力丧失）；呼吸停止；发绀；强直，然后阵挛发作；深睡眠后肌松弛。咬舌癖，大小便失禁
年龄组	青少年	青少年	婴幼儿	任何年龄
发作时的脑电图	双侧规律性3 Hz（2~4 Hz）棘波	多棘波、棘波或尖波和慢波	多棘波、平坦或低电压快波活动	常因肌电伪迹而模糊不清

注：改编自 Gram，1990 年。

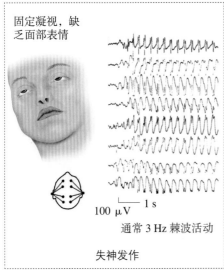

固定凝视，缺乏面部表情

100 μV　1 s

通常 3 Hz 棘波活动

失神发作

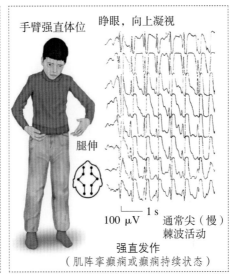

手臂强直体位

睁眼，向上凝视

腿伸

100 μV　1 s

通常尖（慢）棘波活动

强直发作
（肌阵挛癫痫或癫痫持续状态）

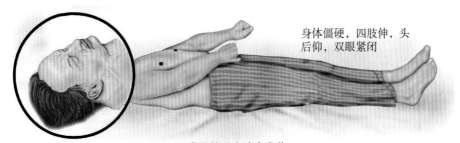

身体僵硬，四肢伸，头后仰，双眼紧闭

常见的强直阵挛发作
（癫痫大发作，强直期；到有力的阵挛性阶段过渡期，有节奏的颤抖和抽搐痉挛）

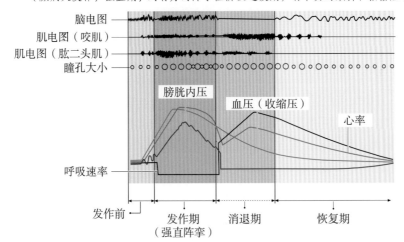

脑电图

肌电图（咬肌）

肌电图（肱二头肌）

瞳孔大小

膀胱内压

血压（收缩压）

心率

呼吸速率

发作前

发作期
（强直阵挛）

消退期

恢复期

常见的强直阵挛发作（时间进程）

非癫痫性发作可有或无意识丧失。假性发作类似癫痫发作，但其属于非癫痫性疾病。假性发作种类广泛，包括晕厥、心因性发作、模仿性发作。狭义上来讲，"假性发作"和"心因性发作"属同义词。

晕　厥

晕厥的定义是全脑灌注量减少，导致短暂自发可逆的意识丧失（潜在原因见附录，表60）。大约只有10%的病例有心脏病史。神经性晕厥是因为周围和中枢自发性的血压调节异常，或心率远高于普通水平（见第108页）。患者病史中以下线索均是重要的依据，如触发事件（抽血、兴奋、焦虑、长时间站立排尿、咳嗽、疼痛）、心脏病、精神疾病（广泛性焦虑、抑郁、躯体化障碍或 Briquet 综合征）、药物、前驱症状、持续时间和再定位。脑电图只有在2%的病例中能做出诊断。只有很少情况下晕厥是 TIA 造成（见第222页）。临床上晕厥与癫痫发作在某些方面相似，其他方面不同（见附录，表61）。

心因性非癫痫性
发作（PNES）

心理因素引起的非器质性非癫痫性发作不会引起意识丧失。患者无意自发，所以必须与假性癫痫发作（装病）相区别。而且，也需要与额叶癫痫（见第249页）相区别。心因性癫痫女性比男性更常见。大约40%的心因性癫痫患者有真正的癫痫发作。病史常显示了特征性的危险因素，如个人生平（家庭困难、虐待、离婚、童年时遭性侵）、身体因素（遗传易感）、精神病学因素（冲突、压力、心理行为获得疾病、精神疾病）或社会因素（恶劣的生活和工作条件）。癫痫发作的家庭成员，或患者本身均可以作为心因性癫痫发作的原形。

先兆症状　心因性癫痫发作可在暗示下诱发或终止。发作之前可能处于焦躁不安、焦虑或可怕的状态。通常在他人（"观众"）存在时发生，睡眠时不发生。

癫痫发作症状学　心因性发作通常需要一个引人注目的过程和一个多变的结尾（见第219页）。相对恐惧或厌恶，这种症状学模式更容易激起旁观者的同情和怜悯。典型特征包括突然或逐渐跌倒、四肢抽搐、身体强直性收缩、打滚（转圈，见第205页）、大喊大叫、头部和身体快速扭动、前推骨盆；一般来说，动作的顺序多变。通常闭眼，但有时会睁大眼凝视；当试图张开患者的眼睛时他会试图闭眼。尿失禁或损伤（自残）。如舌咬伤，通常是在舌尖（癫痫发作通常是舌的舌面）。患者对外界刺激反应减弱，包括痛苦的刺激，意识存在（当眼睛触碰会挤压眼睑并闭眼，当患者的脸上表现出缓解时手臂会放置在一边）。爆发时患者的皮肤无苍白或青紫表现。心因性癫痫发作的患者换气过度可造成手足痉挛。心因性发作往往比癫痫发作持续时间更长。

发作后期　尽管可能是心因性昏迷，但能发现无病灶的神经病学缺陷。期间血清泌乳素水平无升高（然而并不排除癫痫发作）。突然发作可能会因干预或"观众"的离开终止。有些患者在某种程度上可记忆发作过程，而另一些患者没有任何记忆。

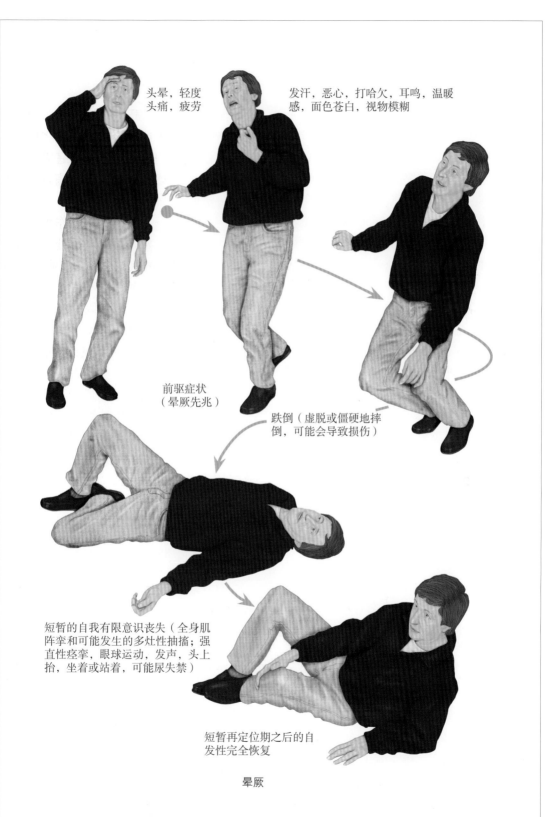

头晕，轻度头痛，疲劳

发汗，恶心，打哈欠，耳鸣，温暖感，面色苍白，视物模糊

前驱症状
（晕厥先兆）

跌倒（虚脱或僵硬地摔倒，可能会导致损伤）

短暂的自我有限意识丧失（全身肌阵挛和可能发生的多灶性抽搐；强直性痉挛，眼球运动，发声，头上抬，坐着或站着，可能尿失禁）

短暂再定位期之后的自发性完全恢复

晕厥

恐慌症

恐慌症的特点是急性、不可预测和由于强烈的焦虑无缘无故地发起明显的袭击。其严重程度可从一般的恐惧不安到致命的恐惧。发作时间通常持续 5~30 分钟，患者从睡梦中醒来。伴随症状包括环境脱离感，即人格解体（脱离自己身体、处于漂浮状态），和现实解体（感觉在做梦或噩梦、有虚幻感）；多种严重的自主症状和其他体征，包括心血管（心动过速、心悸、苍白、胸痛或胸闷）、胃肠道（恶心、口干、吞咽困难、腹泻）、呼吸系统（换气过度、呼吸困难、窒息感）和其他的临床表现（震颤、四肢抽搐、头晕、感觉异常、瞳孔散大、尿急、出汗）。其鉴别诊断包括癫痫（先兆、局灶性发作）、眩晕发作、甲状腺功能亢进症、换气过度、嗜铬细胞瘤、急性冠脉综合征、心跳加快和低血糖。

换气过度

尽管二氧化碳产生量正常，换气过度会导致动脉二氧化碳水平下降。其临床表现包括感觉异常（口周、远端对称或单侧）、全身无力、心悸、心动过速、口干、吞咽困难、呼吸困难、打哈欠、胸闷、视觉异常、耳鸣、头晕、不稳步态、肌强直、手足痉挛。患者主诉感觉不安、恐慌、不真实或混乱。相似的临床症状伴有或不伴有换气过度，可因低钙血症产生抽搐（因甲状旁腺功能减退症、维生素 D 缺乏、吸收不良、胰腺炎）和各种其他干扰因素（包括高钾血症、低镁血症、糖尿病酮症酸中毒、肺栓塞、败血症、气胸、神经源性肺水肿）引起。浸润性脑干肿瘤可引起中枢神经源性换气过度。其心理原因包括焦虑、癔症和冲突。慢性换气过度综合征比急性情况更常见，其诊断难度更大。

猝倒症

突发、无缘由、无意识的出乎意料的跌倒，在 65 岁以上的患者中最常见。其中 10%~15% 的猝倒可造成严重损伤，尤其是骨折。患者可能在跌倒后无法起身。重复性跌倒的常见病因见附录，表 62。

症状性阵发性运动障碍

发作时单侧强直性肌收缩（偏身肌张力障碍），无意识丧失；发作持续几秒至几分钟。有些患者在受影响肢体的发作期间或之前有感觉异常。可见于多发性硬化、脑血管疾病、偏头痛。在脑干（脑桥）或内囊中也可能发现潜在的病变。

急性肌张力障碍反应

因开始治疗或突然增加多巴胺拮抗剂的剂量产生，如精神安定剂（苯哌利多、氟奋乃静、氟哌啶醇、三氟丙、奋乃静）、止吐药（甲氧氯普胺、溴必利）和钙拮抗剂（氟桂利嗪、桂利嗪），急性肌张力障碍反应可能在几小时至 1 星期内发生。症状和体征：偶尔疼痛的局灶性或节段性肌张力障碍是动眼神经危象、睑痉挛、咽痉挛、舌痉挛和喉痉挛或口下颌肌张力障碍伴随强直的下颌和舌运动。偶尔也看到全身性的肌张力障碍反应（见第 144 页）。

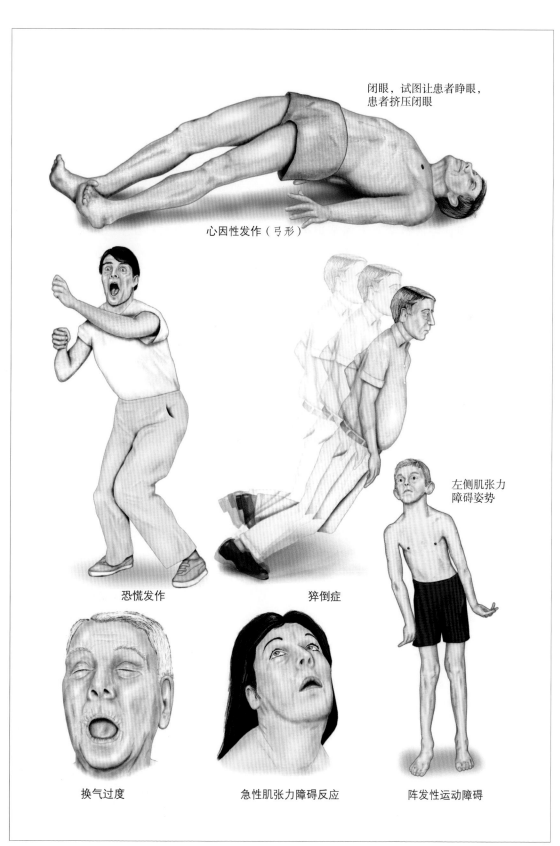

闭眼，试图让患者睁眼，
患者挤压闭眼

心因性发作（弓形）

恐慌发作

猝倒症

左侧肌张力
障碍姿势

换气过度

急性肌张力障碍反应

阵发性运动障碍

颈动脉分布范围
（见第 14 页）

- **头臂干**

来自主动脉弓的栓子阻塞头臂干，造成和颈内动脉（ICA）闭塞相同的临床表现。若患者有合适的侧支循环，可不出现症状。

- **颈总动脉（CCA）**

颈总动脉阻塞非常罕见，由于有合适的侧支循环供血，即使阻塞发生通常也不出现症状。当症状发生时，其症状与颈内动脉相同。

- **颈内动脉（ICA）**

大脑中动脉（MCA）比大脑前动脉（ACA）更容易发生区域性梗死。如果颈内动脉堵塞，同时侧支循环通过大脑动脉环的血液不够充分，大脑前 2/3 的半球将会发生广泛性梗死。症状包括意识障碍、对侧偏瘫和偏身感觉障碍、同向偏盲、共轭凝视偏差、部分 Horner 综合征。优势半球颈内动脉梗死会导致完全性失语症。如果大脑后动脉（PCA）直接来自颈内动脉（所谓胚胎源性大脑后动脉），枕叶也会受影响。分水岭区梗死发生在有侧支循环不足的远端血管分布区。它们影响额顶上部由大脑主要动脉供血交界的分水岭区以及由丘纹动脉和软脑膜动脉供血的皮质下交界区的血液供应，颈内动脉远端伴大脑前、中动脉近端闭塞（颈内动脉 T 型，A1 和 M1 段闭塞）导致广泛甚至危及生命的梗死（恶性卒中）。

眼动脉 阻塞会导致突然失明（"黑色窗帘"现象或视野向心性收缩），这通常是暂时的（一时性黑蒙 = 瞬态单眼失明）。因为其他眼科疾病（见附录，表 63）可以导致同样的临床综合征，所以必须进行全面的诊断评估。

脉络膜前动脉（AChA） 根据所在的确切位置和程度，脉络膜前动脉发生阻塞的范围可以合并产生或单独产生对侧感觉运动缺陷、失语症、偏侧忽略症，并损伤记忆和空间定位。偏身共济失调、同向性象限盲（上、下）、锥体外系运动障碍发生率较低。

大脑前动脉（ACA） 对侧轻偏瘫，通常肢体远端比近端更容易发生，且下肢比上肢显著（有时只在下肢）。大脑前动脉中央支范围（A1 段、Heubner 返动脉）的梗死会产生臂面的轻偏瘫，有时伴肌张力障碍。两侧大脑前动脉梗死（当两侧动脉都发自同一动脉）和大脑前动脉皮质支的梗死产生意志缺乏、Broca 失语症（优势半球）、持续语言、握持反射、掌颏反射、非自主抗拒（伸展过度，即对被动运动的抵抗）和尿失禁。病变在额上回和额内侧回或扣带回前部会引起膀胱功能障碍。由于胼胝体病变造成的分离综合征，其特征是意识性运用不能、书写困难、左臂触觉障碍。

大脑中动脉（MCA） 主干（M1）梗死产生对侧轻偏瘫或偏瘫伴对应的偏身感觉缺陷、同向性偏盲和完全性失语症（优势半球），或者对侧偏侧忽略症伴肢体失用症（非优势半球）。后部主要分支的闭塞会产生同向性偏盲或象限盲以及 Wernicke 或完全性失语症（优势半球），或者失用症和计算障碍（非优势半球）；主要中央支阻塞产生对侧臂面无力和感觉缺失；优势半球的前支阻塞会额外产生 Broca 失语症。外围分支的闭塞会导致面、手或臂的单肢轻瘫。豆纹动脉的闭塞根据它们的准确位置，会导致（单纯运动）轻偏瘫或偏瘫，或者单肢体轻偏瘫伴共济失调（腔隙性梗死，见第 226 页）。

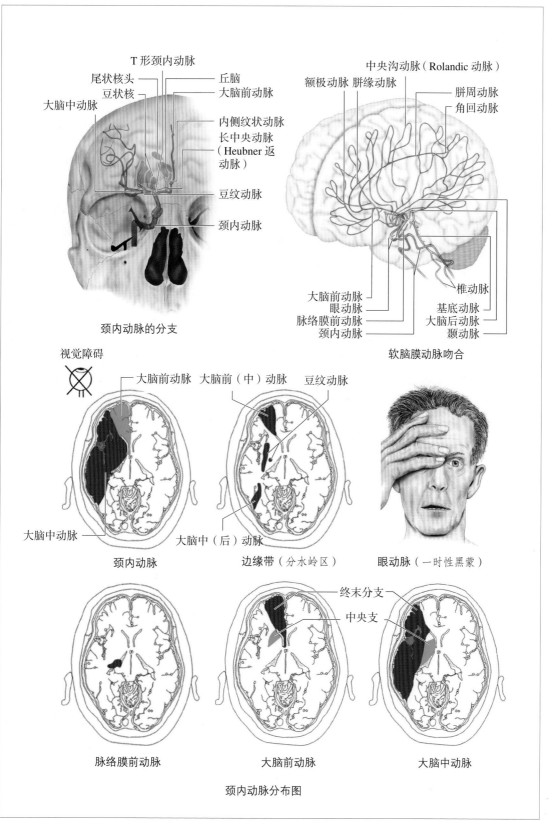

颈内动脉的分支

软脑膜动脉吻合

视觉障碍

颈内动脉

边缘带（分水岭区）

眼动脉（一时性黑蒙）

脉络膜前动脉

大脑前动脉

大脑中动脉

颈内动脉分布图

椎基底动脉分布图

● 锁骨下动脉

锁骨下动脉高度狭窄或椎动脉起始处近端闭塞可能导致椎动脉血流逆流，这加重了同侧手臂（锁骨下盗血）的病情。常导致手臂迅速疲劳感和疼痛；眩晕和其他脑干症状少见。两侧手臂动脉血压有明显差异。

● 椎动脉（VA）

椎动脉阻塞会产生不同症状和体征的组合，包括视野缺损、构音障碍、吞咽困难、单侧或双侧肢体瘫痪伴有或无感觉障碍、共济失调、猝倒症（髓质缺血引起）和意识障碍。单侧椎动脉阻塞（如由于解剖）会导致小脑下后动脉分布区的梗死。

● 小脑动脉（见第 20 页）

大面积小脑梗死会导致脑干受压和脑积水。

小脑下后动脉（PICA） 延髓背外侧梗死引起（通常不完全性）Wallenberg 综合征（见第 430 页）。通常只影响小脑分支动脉，引起眩晕、头痛、共济失调、眼球震颤、侧步。

小脑前下动脉（AICA） 小脑前下动脉梗死很少见。可产生同侧听力丧失、Horner 综合征、肢体共济失调和面部感觉缺失，还有对侧躯干和四肢感觉缺失（主要是上肢），以及眼球震颤。

小脑上动脉（SCA） 小脑上动脉阻塞可以产生同侧的 Horner 综合征、肢体共济失调、轮替动作困难、对侧感觉减退和痛觉减退。

● 基底动脉（BA）

基底动脉闭塞 血栓性闭塞的基底动脉可能提前几天有非特异性先兆症状（不稳定、构音障碍、头痛、精神变化）。基底动脉闭塞会引起意识障碍（从嗜睡到昏迷）、精神症状（幻觉、虚构症、精神病）、四肢瘫痪、眼球运动障碍（复视、垂直或水平凝视麻痹）。顶端基底动脉闭塞（见第 428 页）是由心腔或动脉的栓子引起。除去被盖的脑桥发生梗死引发四肢瘫痪和缄默，而感觉功能和眼球垂直运动正常（闭锁综合征，见第 190、429 页）。

旁正中梗死 基底动脉分布区通常会影响脑桥（见第 171 页）。

延髓背外侧梗死 具有相似的临床现象。迷路动脉闭塞（小脑前下动脉的 1 个分支）会引起旋转性眩晕、恶心、呕吐和眼球震颤。

● 大脑后动脉（PCA）

大脑后动脉单侧完全闭塞罕见，其产生体征和症状类似于大脑中动脉梗死。单侧皮质支阻塞导致对侧同向性偏盲伴黄斑（大脑中动脉供血）回避。而双侧阻塞产生皮质盲和偶尔的 Anton 综合征（见第 176 页）。中央支闭塞导致丘脑梗死（丘脑综合征），引起瞬间对侧轻微偏瘫、自发疼痛（"丘脑痛"）、感觉障碍、共济失调、步行不能、舞蹈徐动症、"丘脑手"（掌指关节屈，伴指间关节过度伸）和同向性偏盲。如果中脑分支动脉受影响，同侧动眼神经麻痹，伴对侧多种异常，包括轻偏瘫或偏瘫、（红核）震颤、共济失调、眼球震颤。单一性偏身感觉迟钝与丘脑腔隙性梗死有关。

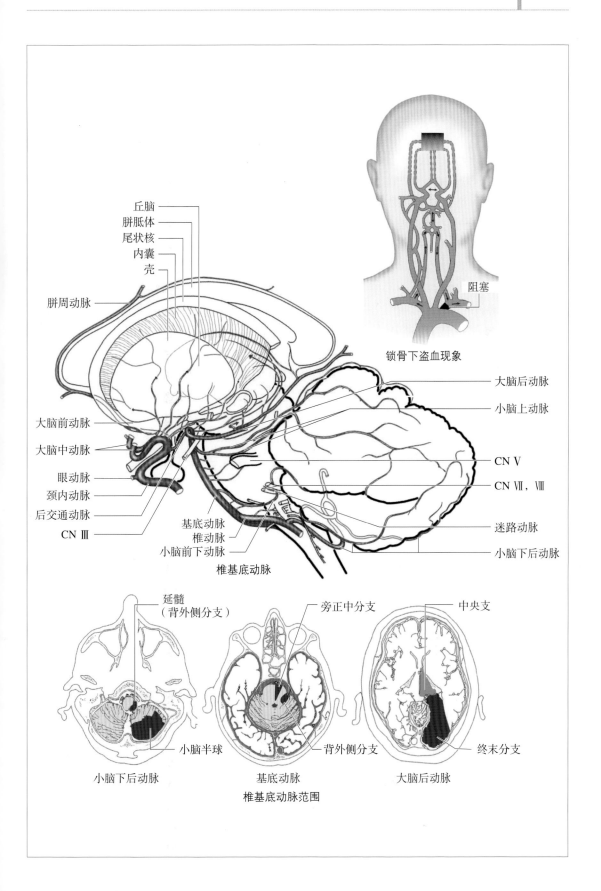

丘脑
胼胝体
尾状核
内囊
壳

胼周动脉

大脑前动脉
大脑中动脉

眼动脉
颈内动脉
后交通动脉
CN Ⅲ

基底动脉
椎动脉
小脑前下动脉

椎基底动脉

锁骨下盗血现象

阻塞

大脑后动脉
小脑上动脉

CN Ⅴ
CN Ⅶ，Ⅷ

迷路动脉
小脑下后动脉

延髓
（背外侧分支）

旁正中分支

中央支

小脑半球

背外侧分支

终末分支

小脑下后动脉

基底动脉

大脑后动脉

椎基底动脉范围

周围神经系统的疾病分为以下两类：影响神经元胞体（神经元病）和影响周围神经（周围神经病）。

神经元病包括前角细胞综合征（运动神经元病变；见第 130 页）和感觉神经元综合征（感觉神经元病，神经节病；见第 147 页）。

周围神经病是以髓鞘（髓鞘病）和轴突（轴突病）损害为特点的疾病。神经病可影响神经根（神经根病；一条神经根 = 单神经根性病变，多条神经根 = 多神经根病），影响一条神经（单神经病），影响多条单独神经（多发单神经病），影响多条周围神经（多神经病 =PNP），或者在多条周围神经受损时，通常其中 1 条或者几条神经（局灶性 PNP）损伤较严重。通常来说，神经病的症状按照以下规律发展：下肢远端周围神经最先受影响，随着症状的进展，逐步蔓延至膝盖水平，与此同时，指尖也受影响。对称性症状的病因通常是全身性的（新陈代谢、中毒、炎症性，或者是遗传性的），然而非对称性病变通常是由局部周围神经病变导致。

周围神经病常常导致感觉、运动和（或）自主神经功能障碍。

感觉障碍（见第 146 页）经常是神经病变的首发症状。感觉缺失的部位有其独特的分布方式：这些部位可能集中于近端或者远端，对称性（分布）或者不对称性（多神经病），或者是局限于单神经（脑神经、躯干或四肢的单一神经）。由于无法对感觉进行有序处理（见第 148 页），可能会出现痛觉过敏（产生比正常有害刺激更强烈的疼痛）、感觉过敏（由于阈值降低，触觉欠明显）、感觉异常（自发的或受激发的异常感觉）、触物感痛（自发的或受激发异常的疼痛感觉）或触摸痛（一过性触摸就会感到疼痛）。进展迅速的病变，如厚髓纤维 Aβ 产生如下感觉，如麻刺感、针刺感（"如坐针毡"）、蚁走感或紧张感、压力感和肿胀感。进展缓慢的病变，如薄髓纤维 Aδ 和 C（小纤维神经病）会导致痛觉迟钝或痛觉缺失，并伴随温度觉减退或麻木，或者产生异常的温度觉变化（变热或变冷），以及产生痛感（灼烧感、切割感或迟钝的牵扯痛）。

运动功能障碍（见第 130 页）运动功能减弱通常首先发生在远端肌。在进展缓慢的各类神经病中，肌萎缩比肌运动减弱更早出现，但运动减弱经常是最早出现的症状，伴随反射减退或反射消失。脑运动神经可受影响。运动纤维 Aα 的过度活动导致肌痉挛、自发性收缩和（或）肌纤维颤搐。

自主神经功能障碍（见第 108 页）可表现为以下症状：血管运动障碍（晕厥）、心律失常（心动过速、心动过缓、固定心率）、泌尿系统和胃肠道系统功能障碍（尿潴留、腹泻、便秘、胃轻瘫）、性功能障碍（阳痿、逆行射精）、多汗症、少汗症、瞳孔功能障碍和营养障碍（皮肤溃疡、骨和关节病变）。

诊 断

神经病的诊断是以患者的病史和临床特征为基础的疾病。根据临床表现方式和出现症状的时间可做出病原学诊断（见附录，表 64）。不以患者的病史和临床特征为基础的其他研究诊断（见附录，表 65）不但可能产生不必要的费用，而且可能会产生数据混淆，有时还会导致误诊。神经病的研究需要进行以下试验，包括电生理学的测试（神经传导分析、肌电图）、实验室检查（血常规、脑脊液检查）、组织活检（神经、皮肤、肌）和遗传学检测。

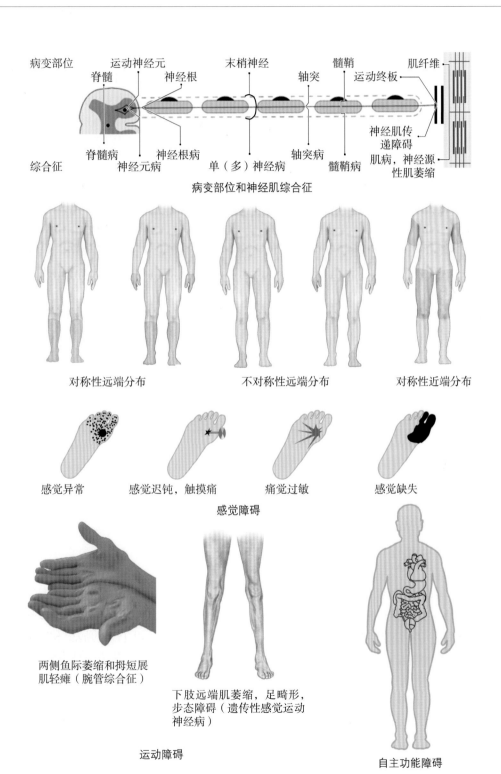

病变部位和神经肌综合征

对称性远端分布　　　　不对称性远端分布　　　　对称性近端分布

感觉异常　　感觉迟钝，触摸痛　　痛觉过敏　　感觉缺失

感觉障碍

两侧鱼际萎缩和拇短展
肌轻瘫（腕管综合征）

下肢远端肌萎缩，足畸形，
步态障碍（遗传性感觉运动
神经病）

运动障碍

自主功能障碍

腰部与颈部相比较，更易发生背痛，而发生于脊柱胸段及骶段的背痛较少见。背痛可以是急性、亚急性（4至12周）或者是慢性。背痛可以分为两类，一是非特异性背痛（见附录，表23），病史和体检不能提供确诊依据，也无确切的病理依据。患者的脊柱影像学检查可以显示一些非特异性的发现，如椎间盘突出、椎间盘变性和颈椎病。这些异常通常无症状表现。因此，早期的影像诊断对于节段性非特异性背痛是不必要的。患者的病史和体检的结果可以显示特异性背痛的特征（所谓的"危险信号"，见表）。从而提示需要进一步检查，可针对性治疗。

特征（"危险信号"）	注 解
年龄	疼痛最先发作于小于 20 岁或大于 50 岁的人群
原有疾病	风湿病，恶性肿瘤，骨质疏松症，免疫性疾病（HIV 感染、免疫抑制治疗、单克隆丙种球蛋白病、淋巴瘤），慢性皮质类固醇治疗，成瘾（酒精、静脉注射毒品），慢性感染（肺、泌尿道、皮肤）
体重减轻	不知不觉
发热	伴或不伴随显性感染
近期脊柱手术	脊柱炎，脓肿，出血，失稳
神经根疼痛分布	椎间盘突出，带状疱疹，神经性莱姆螺旋体征，癌性脑膜炎
创伤	坠落，意外，剧烈咳嗽，打喷嚏，举重（病理性骨折）
患者夜晚平躺时，疼痛加剧	出血，脓肿，神经性莱姆螺旋体征，新陈代谢
膀胱和（或）肠排泄障碍	脊髓病，马尾综合征
四肢轻度瘫痪	脊髓病，神经根病变，神经丛病变，神经性肩部肌萎缩，萎缩，脊髓前动脉综合征
（神经根性）疼痛突然停止	不可逆的神经根病变

神经根病

单神经根病变最常见于神经根受压，患者最常出现的症状为麻刺感、灼烧感和剧烈疼痛，通常按皮节区分布（见第 43、146 页）。当咳嗽、用力大便、打喷嚏或颤动时疼痛加剧。肌无力发生在大部分或全部由单一神经根支配的肌。早期可以发现节段性深腱反射消失（见第 49、52 页）。直腿抬高试验（抬起有症状的腿，Lasègue 征，见第 214 页；或者屈髋关节、伸膝关节时的神经根痛），Bragard 征（当直腿抬起时足背屈、神经根疼痛加剧），交叉直腿抬高试验（抬高无症状的腿；指向突出的椎间盘）阳性是腰骶神经根压迫的指征。由于椎间盘突出而造成的颈单神经根病，致使脊髓压迫，必须时刻注意。单一神经根性病变不会造成任何明显的自主神经功能障碍。膀胱、肠和性功能障碍可能受脊髓进行性病变的影响（见第 116 页），该病变部位是马尾（见第 3 页）或者骶丛的多条神经根（见第 114、116、215、358 页）。

多神经根病变由于多种疾病造成。包括脊髓损伤伴随多个相邻神经根的压迫、肿瘤性软脑膜渗透物、炎症或糖尿病神经根病。可能原因见附录，表 64。

假性神经根综合征（包括肌筋膜综合征、肌腱症候群、肌腱炎）以肢体疼痛为特征，以局部肌的柔软程度、僵硬程度和废用度来评估，而不是根据神经根病变（见第 44 页）。

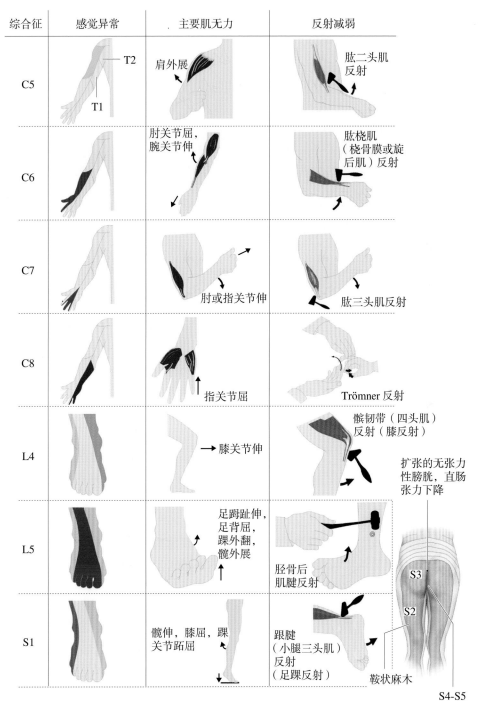

综合征	感觉异常	主要肌无力	反射减弱
C5	T2 / T1	肩外展	肱二头肌反射
C6		肘关节屈，腕关节伸	肱桡肌（桡骨膜或旋后肌）反射
C7		肘或指关节伸	肱三头肌反射
C8		指关节屈	Trömner 反射
L4		膝关节伸	髌韧带（四头肌）反射（膝反射）
L5		足跚趾伸，足背屈，踝外翻，髋外展	胫骨后肌腱反射
S1		髋伸，膝屈，踝关节跖屈	跟腱（小腿三头肌）反射（足踝反射）

扩张的无张力性膀胱，直肠张力下降

S3

S2

鞍状麻木

S4-S5

马尾综合征

神经根病变

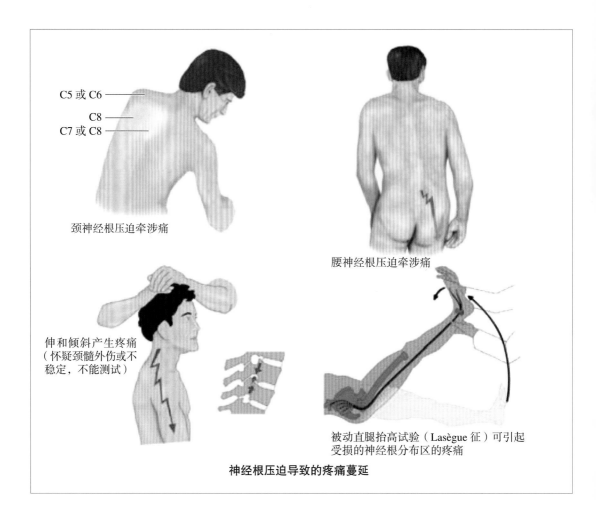

C5 或 C6

C8

C7 或 C8

颈神经根压迫牵涉痛

腰神经根压迫牵涉痛

伸和倾斜产生疼痛
（怀疑颈髓外伤或不
稳定，不能测试）

被动直腿抬高试验（Lasègue 征）可引起
受损的神经根分布区的疼痛

神经根压迫导致的疼痛蔓延

臂　丛

完全性臂丛病变导致麻木和完全性上肢弛缓性麻痹，伴随肌萎缩。

臂丛上部（C5-C6）的病变导致肩外展和外旋转，肘屈，旋后运动减弱（C5-C6），伴随保护手的运动（Erb-Duchenne 瘫痪）。手臂直挂下来，向内旋转，屈腕（服务员小费位置）。手臂和前臂的外侧面可能会有感觉缺失。

臂丛下部的病变（C8-T1）导致手部肌无力（Dejerine–Klumpke 麻痹）；骨间肌的萎缩导致爪形手。手以及前臂尺侧有感觉缺失。颈部交感神经通路同时参与导致 Horner 综合征。Erb-Duchenne 瘫痪比 Déjerine–Klumpke 麻痹更易自然康复。

腰骶丛

腰丛的病变（L1-L4）导致髋关节屈减弱和膝关节伸减弱（股神经病变），大腿内收和外旋减弱。在受影响的皮区感觉缺失（见第 52 页）。

骶丛病变（L5-S3）导致臀肌、股后肌群以及跖肌、足背屈肌运动减弱。大腿后面、小腿后面和足感觉缺失。腰交感神经干的病变导致腿部疼痛以及异常的热足伴随足底出汗减少。

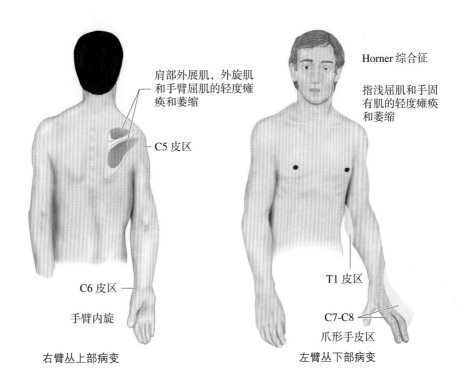

肩部外展肌，外旋肌和手臂屈肌的轻度瘫痪和萎缩

C5 皮区

C6 皮区

手臂内旋

右臂丛上部病变

Horner 综合征

指浅屈肌和手固有肌的轻度瘫痪和萎缩

T1 皮区

C7-C8

爪形手皮区

左臂丛下部病变

髋部屈肌，膝伸肌，大腿内收肌和外旋肌的轻度瘫痪和萎缩

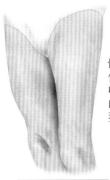

Trendelenburg 征阳性是由于髋外展肌运动减弱或消失（可能是肌病、慢性脊髓肌萎缩、L4 或 L5 神经根压迫、髋关节半脱位或错位、任何能造成疼痛的髋关节疾病、髋内翻、严重的大转子骨折）

髋外展肌（伸肌），膝屈肌，小腿和足肌的轻度瘫痪和萎缩

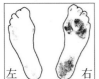

左　右

无汗症（腰交感神经病变，茚三酮试验）

腰丛病变（左）

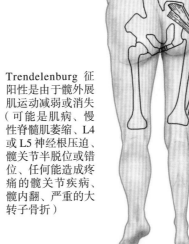

骶丛病变（右）

肌病是骨骼肌的疾病（横纹肌）。肌病为许多不同的遗传性和获得性疾病所致，有时伴随其他器官的疾病（见附录，表68）。这些年来，肌病的临床诊断和分类有一些变化，是基于遗传性肌病的分子生物学检测的出现，但是它们的治疗方法仍存在问题。许多肌病目前的防治主要包括症状的治疗、基因咨询以及对肌病提供精确的预后判断。

症状和体征
（见附录，表 66）

肌病最常见的体征是肌无力（见第 132 页）；它可以是急性、亚急性、慢性进展性、波动性、或运动诱发。肌病可能会作用于某一特定的肌群，比如眼或咽肌，或者是肩或骨盆带肌。患者以无力、易疲劳为主要体征。患者在爬楼梯和走出汽车时感到困难。Trendelenburg 征（由于髋关节外展轻度瘫痪，见第 215 页）导致蹒跚步态 "Duchenne 跛行"。髋关节伸肌运动减弱导致脊柱前凸过度致使肩部向后补偿运动（见第 373 页）。膝关节伸肌运动减弱导致低位坐起比较困难，而且当膝关节屈时坠落非常危险，因此膝关节会过度伸以保持平衡（膝反屈，见第 135 页）。肌痛、肌僵硬和肌痉挛较少见。肌痛会导致肌萎缩或肥大，通常为典型分布，比如在小腿或肩带处。骨骼畸形和（或）异常的姿势是疾病的主要表现或肌无力的结果。其他特征包括肌红蛋白尿、心律失常和视力障碍。

诊 断
（见附录，表 66、表 67）

肌病的诊断主要依据患者的病史和体检。轻度瘫痪的类型和定位、它的强度与运动的关系以及它是否波动依靠详细的询问和肌运动能力减弱数据记录而定（见第 132 页）。神经生物学分析可以用来排除周围神经病（见第 210 页），用来明确急性肌病的类型，或者用来明确肌冲动的生成和传导异常。药理筛选可以用来区别不同类型的肌无力。不同的实验室检查和组织化学、生物化学分析可以用来诊断肌病，因为肌病代谢异常。肌的影像学检查（超声、MRI）可以用来诊断不同的肌肥大和萎缩。最后诊断肌病用肌活检，特别是炎症性和代谢性肌病。鉴别遗传性肌病时基因检测能起到特别好的效果。

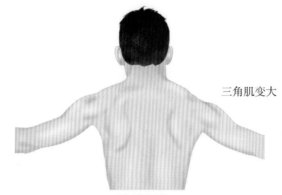

三角肌变大

两侧肩胛翼
（翼状肩胛；面肩肱型肌萎缩）

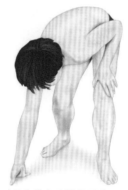

骨盆带和大腿肌无力
（Gowers 征，见第 133 页）

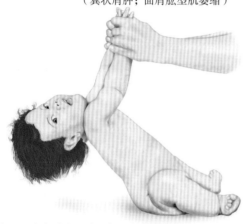

由于肌张力减弱，头和躯干的控制力缺乏（婴儿松弛综合征；可能原因包括先天性肌病、肌萎缩、代谢性肌病、重症肌无力、婴儿肉毒中毒、脊髓性肌萎缩和脑病）

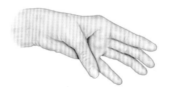

肌强直反应
（鱼际叩诊时拇指内收）

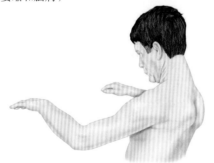

肩带和上臂肌无力

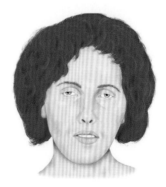

双侧面部肌无力
（双眼紧闭困难、噘嘴困难、面部表情异常）

肌病体征

　　患者的症状和体征不同寻常，而且很难分类，不管病因是"器质性"还是"心因性"，神经病学家认为难治愈。许多患者在一个又一个医疗和辅助医疗机构进行诊断和治疗，发现许多阳性检测结果。其他患者中，症状和体征的出现可能是急性、亚急性、或反复发作，与疾病的严重程度以及表现有关。内科医生的主要目标是：①确定造成疾病可能的身体性的或者是社会心理性的原因。②与此同时，避免不必要和危险的诊断检测。一个准确的诊断需要时间，牢固的神经病学知识基础以及认识到患者的社会心理因素的能力可避免患者的不满。

　　如果详细的神经病学检查显示患者没有异常，而且症状不能归因于任何神经病，内科医生应该考虑是潜在的社会心理因素造成。这些可能是无意识的（例如，患者并不知道内在矛盾），也可能是有意识的（例如，故意想要获得金钱和更加注意自身疾病）。潜在的原因可能是未解决的社会矛盾（家庭的、职业的、金钱的）和（或）精神疾病（沮丧、焦虑、强迫症、人格障碍）。器官功能障碍的程度和神经病的体征与患者的主诉不成比例，或无关，或完全缺失。

　　转换障碍　已经形成一种理论，那就是这样的症状可以用来解决内在无意识的矛盾，也可以转换为体征。在这种情况下，分离是指体征和精神分离。诊断比较困难，因为会使患者同时遭受器质性神经病（比如，癫痫的非癫痫性发作、多发性硬化患者的非躯体瘫痪）。

　　躯体病样精神障碍　它的特征是持续或反复出现的体征，但没有器质性病变存在。躯体化障碍患者通过多次的检查和治疗，其症状仍是反复发作，通常还有症状改变，常影响多个器官系统（比如，头痛＋膀胱功能障碍＋腿痛＋呼吸障碍）。目前，还不清楚该病的器质性病因和缓解症状的有效方法。持续性疼痛性躯体形式障碍包括复发性或者慢性疼痛。患者身体损伤的疼痛可能是缺少在家庭、职业以及社会关系中的自我实现感。对于这些患者，治疗这种疼痛是主要生活目的。疼痛的器质性原因存在，但是不能解释疼痛的强度、分布和慢性疼痛的持续时间；有滥用止痛剂、镇静剂或者酒精的现象。忧郁症患者对症状的关注少，而是更加关注臆想严重疾病。尽管一再进行彻底的检查，获得正常的测试结果及医学的保证，恐惧仍持续存在。任何轻微异常发现（比如，心跳、呼吸、肠功能和皮肤的改变），均能放大患者的焦虑。患有 Ganser 综合征的患者对于简单的问题会给出近似或愚昧的答案，会表现为迷失方向、行为不当，或许还会给人痴呆的印象。

　　诈病　可以分为故意地或有预谋地进行装病，从而实现个人目的（比如，假装头痛以此换取麻醉制品）。

　　虚拟或诱导（虚假）症状　可能没有明确目的，只想获取医疗照顾。奔波患者不断寻求医生给予诊断性检查和治疗（Münchhausen 综合征），在 Münchhausen 的代理书中，孩子的症状被父亲或管理员捏造或诱导了。

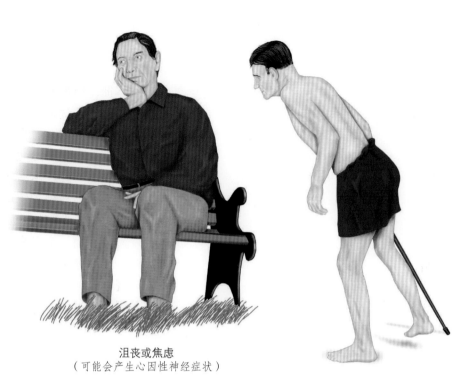

沮丧或焦虑
（可能会产生心因性神经症状）

持续性疼痛性躯体形式障碍

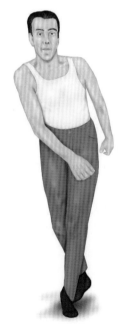

心因性步态障碍
（行走失常）

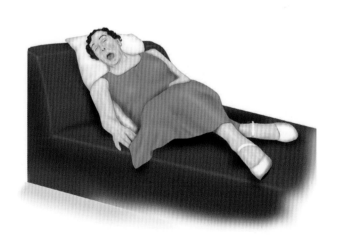

心因性非癫痫性发作
（PNES，见第 202 页）

4 神经系统疾病

- 卒中
- 颅内静脉系统血栓形成
- 血管炎
- 头痛
- 癫痫
- 多发性硬化
- 中枢神经系统感染
- 衰老与神经系统
- 神经系统变性疾病
- 肿瘤
- 脑病变
- 头部外伤
- 脊柱外伤
- 脊髓病
- 腰背痛
- 神经-肌肉接头疾病
- 中枢神经系统发育异常性疾病

任何因血供异常所导致的脑、脊髓或者视网膜的突然损伤均可能导致卒中。脑血管疾病（CVD）这个术语涵盖了所有的脑血管疾病，但并不涉及其脑部损害的短暂演变。80% 的卒中是由于缺血导致的，15% 的卒中是由于脑出血导致的，剩下的 5% 是由于蛛网膜下腔出血导致的。缺血性和出血性卒中均可以引起类似的临床表现，因此只有通过影像学检查（CT、MRI）才能进行区分诊断。

由于经常不伴随疼痛，症状表现较轻或短暂，又或者因为患者对症状的感知减弱（感觉缺失），患者常不能很好地感觉到卒中的症状。因此，患者前来寻求医疗帮助前常受到延误。

通过对卒中的早期诊断、卒中原因的及时查找以及对卒中患者迅速、恰当地治疗，卒中患者的预后得到很大改善。

卒中症状	临床表现形式
运动障碍	轻偏瘫 / 偏瘫、单肢轻瘫 / 瘫痪，或四肢轻瘫 / 瘫痪；共济失调；运动功能亢进，如半侧舞蹈症、半侧投掷症、肌张力障碍（较罕见）
感觉障碍	感觉异常；初级感觉受损（触觉、痛觉、温度觉、震动觉），实体辨别觉，体表图形觉，位置觉
言语功能	构音困难；失语症（易被错认为意识混乱）
眼球运动及视觉障碍	单侧视野缺陷（偏盲），复视，短暂的单眼视力缺失（一过性黑矇）
吞咽困难	通常伴有构音困难
忽视	单侧忽视是脑部非优势（右）半球发生卒中后最常见的症状（对左侧躯体及左侧环境的感知缺失）
头痛	可能原因包括动脉夹层、蛛网膜下腔出血、颞动脉炎、静脉窦血栓、小脑出血、脑内出血

短暂性脑缺血发作（TIA） 短暂性脑缺血发作被定义为由脑血管因素导致，并可在 24 小时内完全恢复的神经系统症状。然而，持续数分钟至数小时的类似临床症状也可以由脑梗死引起。因此，严格来说，TIA 是指由局部的大脑、脊髓或视网膜缺血所引起的短暂性神经功能缺陷，且影像学诊断中（如增强 CT、DW-MRI）未见梗死。TIA 并不区分为栓塞性、出血性或血栓性。

脑梗死 一次缺血性卒中可以导致神经系统缺陷，该缺陷既可以很小（轻型卒中），也可以很大（致残性卒中、大型卒中）。卒中的发展进程中较少表现为非连续的、波动的或渐进的（卒中在进展）。一次大范围的缺血性卒中导致更严重的弥散效应和脑部组织的挤压，称之为恶性脑梗死。无症状脑梗死指的是存在影像学诊断，但现在和之前均无相应神经症状体征的脑梗死。

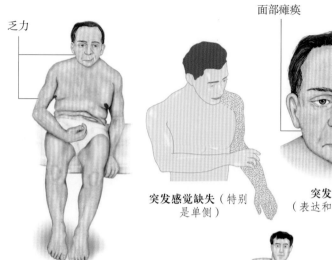

乏力

面部瘫痪

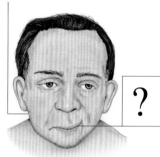

突发感觉缺失（特别是单侧）

突发言语及语言障碍
（表达和理解力，意识障碍）

突发运动障碍（特别是单侧）

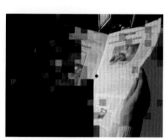

突发视觉失调
（单眼或双眼的复视、视物模糊、黑蒙）

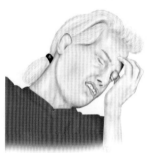

突发步态异常
（失去平衡和定向力，眩晕）

突发严重头痛（可能同时伴发
眩晕、恶心、呕吐、意识改变、
运动障碍）

脑卒中的先兆症状与体征

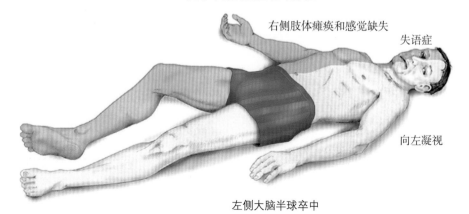

右侧肢体瘫痪和感觉缺失

失语症

向左凝视

左侧大脑半球卒中

病理生理学

病因 导致 TIA 或者卒中的病因可以被分为 5 大类（TOAST 分类法）：

- 大动脉粥样硬化（大血管病变）
- 心源性卒中
- 小动脉闭塞（微血管病）
- 其他已被证明的原因（如血管炎、夹层、凝血障碍、贫血）
- 无法明确的病因（2 个或以上的已知病因、未知病因或无法全面评估病情；隐源性卒中）

大脑灌注 大脑血管的自动调节机制维持着大脑血流（CBF）的稳定。当平均动脉压（MAP）维持在 50~150 mmHg 的范围内时（见第 120 页），大脑血流稳定在每分钟 50 ml/100g 脑组织。局部脑血流量（rCBF）根据局部代谢需要的变化而调整（CBF 和代谢相耦合）。如果 MAP 超出正常范围并处于某些病理性状态（如缺血），自动调节机制将失效，且体循环血压的波动将对 CBF 有直接影响。血管狭窄和阻塞导致代偿性血管扩张，使得脑血容量和血流量增加（血管储备；局部脑损伤的程度取决于侧支循环的能力、血流动力学功能不全的时间和受到影响的具体脑区的易损性）。当 CBF 降至低于脑缺血的关键阈值时 [大约 20 ml/（100 g·min）]，主要的神经性缺陷增多。

低灌注 如果无法重新建立足够的 CBF，临床上则会出现明显的神经功能障碍（大脑代谢的破坏）。CBF 长时间低于 10 ml/（100 g·min）将导致所有细胞代谢作用的不可逆的进展性废止，并伴有细胞结构上的破坏（坏死）。

相应地，不同的缺血区域中 CBF 的减少也各不相同。

- 中心区域 [梗死灶的核心，CBF 0~10 ml/（100 g·min）；坏死]
- 移行区 [缺血半暗带，CBF 10~20 ml/（100 g·min）；组织有永久性受损风险]
- 低血容量区 [有恢复的可能，CBF 20~50 ml/（100 g·min）]

缺血在 20 ml/（100 g·min）以下的时间越长，缺血半暗带受到永久性损害的可能性越大；因此可以说时间就是大脑。PWI-DWI 的差异[1] 可以被视作缺血半暗带的指标。

[1] 灌注成像（PWI）可以显示缺血半暗带和低血容量区。弥散成像（DWI）可以显示梗死区域的核心。

脑梗死的形态分布

区域性梗死灶局限在大动脉分布区域（大脑前动脉、中动脉或后动脉）。边界区梗死（分水岭）是由血流动力学障碍导致的。例如，当体循环血流灌注不足时，相邻血管区域（可以为大脑前、后、皮质或皮质下动脉）相接处（"分水岭"）的侧支循环差。腔隙性梗死灶为皮质下侧脑室旁区或脑干的圆形（卵圆形）小病变（1~20 mm）。存在多个腔隙时即被称为"腔隙状态"（"état lacunaire"，见第 308 页）。全脑缺氧（缺血）导致梗死边界区的组织梗死、坏死，特别是在皮质层、海马、基底核、下丘脑、脑干和小脑（缺氧缺血性脑病）；其原因包括心脏停搏、持续性低血压、休克、窒息以及一氧化碳中毒。

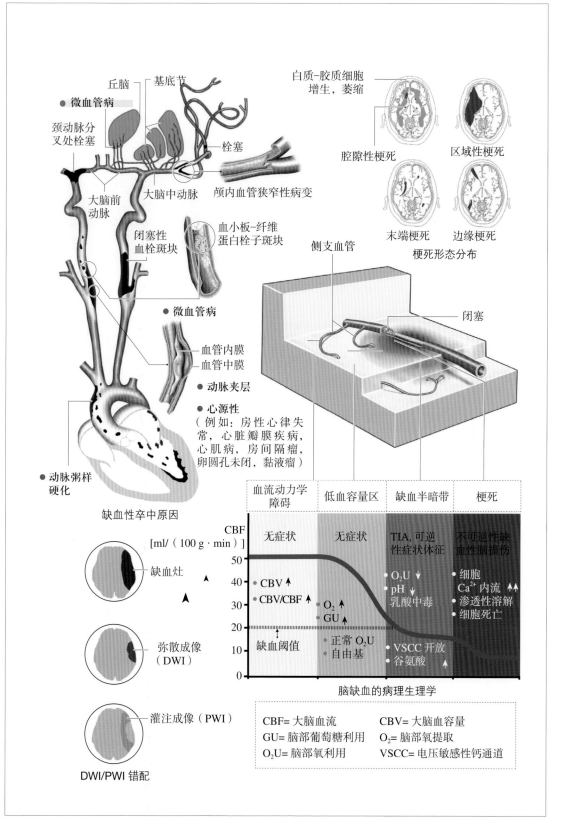

白质-胶质细胞增生，萎缩

腔隙性梗死　区域性梗死

末端梗死　边缘梗死

梗死形态分布

丘脑　基底节

● 微血管病

颈动脉分叉处栓塞

大脑前动脉

大脑中动脉

栓塞

颅内血管狭窄性病变

血小板-纤维蛋白栓子斑块

闭塞性血栓斑块

● 微血管病

血管内膜

血管中膜

● 动脉夹层

● 心源性
（例如：房性心律失常，心脏瓣膜疾病，心肌病，房间隔瘤，卵圆孔未闭，黏液瘤）

● 动脉粥样硬化

缺血性卒中原因

侧支血管

闭塞

缺血灶

弥散成像（DWI）

灌注成像（PWI）

DWI/PWI 错配

血流动力学障碍　低血容量区　缺血半暗带　梗死

CBF
[ml/（100 g·min）]

无症状　无症状　TIA，可逆性症状体征　不可逆性缺血性脑损伤

● CBV ↑
● CBV/CBF ↑

● O_2 ↑
● GU ↑

● O_2U ↓
● pH ↓
乳酸中毒

● 细胞 Ca^{2+} 内流 ↑↑
● 渗透性溶解
● 细胞死亡

缺血阈值

正常 O_2U
自由基

● VSCC 开放
● 谷氨酸

脑缺血的病理生理学

CBF= 大脑血流	CBV= 大脑血容量
GU= 脑部葡萄糖利用	O_2= 脑部氧提取
O_2U= 脑部氧利用	VSCC= 电压敏感性钙通道

缺血性卒中的症状

缺血性卒中的临床症状（见第 206 页）

取决于受影响血管的区域（见第 14 页）。由于区域有较多变化，因此以下的分类仅作为指引。

动脉[1]	症状
前循环	
ICA 闭塞：起源处，虹吸弯，T 形部（见第 15 页）	同时出现 MCA 和 ACA 的症状
ICA 血管粥样硬化性狭窄	由于动脉-动脉间栓塞导致的一过性黑蒙（见第 450 页）
ICA 夹层	头痛，同侧 Horner 征，MCA 栓塞性梗死
MCA 整体栓塞	对侧的[2]：偏瘫 + 一侧躯体感觉异常 + 同向偏盲，双眼向病灶侧；如果优势半球受影响则完全性失语；如果非优势半球病变则忽略、结构性失用
MCA 分支栓塞	多种临床症状：单纯对侧上肢瘫痪（上运动神经元单肢轻瘫），臂面瘫，偏身感觉缺失和（或）同向偏盲（下象限盲）；双眼向病灶侧凝视。若优势半球受影响则 Wernicke（颞上回后部）或 Broca（颞下回后部）失语；非优势半球病变则导致对侧忽略、失认、失用和视空间障碍
ACA 栓塞（A1 或 A2）	对侧，主要为腿部远端瘫痪 + 轻度感觉缺失；优势半球病变时出现经皮质运动性失语
ACA/MCA 边界区	体循环低灌注时双侧分水岭梗死，双侧上肢近端瘫痪但不伴有感觉缺失（"桶人综合征"）
后循环[3]	
PICA[4] 栓塞	Wallenberg 征（见第 430 页）
基底动脉栓塞	首发症状：眩晕，复视，面部（口周）麻木
单侧 PCA 栓塞（P2[5] 征）	对侧同向偏盲且黄斑回避
双侧 PCA 栓塞	全盲，Anton 征（见第 176 页）
腔隙性梗死	
锥体束（背侧内囊，脑桥）	单纯对侧运动性轻偏瘫
丘脑（腹后外侧核[6]）	对侧孤立性感觉障碍
丘脑 + 内囊	对侧孤立性感觉运动障碍
锥体束（内囊，脑桥，放射冠）	震颤性轻偏瘫（下肢较上肢受更大影响）
脑桥基底部	构音障碍和对侧共济失调
丘脑梗死	
由后交通动脉提供的动脉血运，P1[5]	根据血管区域的不同，症状包括意识障碍、昏迷、意识混乱、记忆障碍、情感淡漠、意志减退、共济失调、感觉障碍、偏盲
小脑梗死	
AICA[7]，PICA[4]，SCA[8]	枕部及颈部疼痛、恶心、呕吐、共济失调、构音障碍

注：[1]ICA：颈内动脉，MCA：大脑中动脉，ACA：大脑前动脉，PCA：大脑后动脉。[2]对侧 = 梗死灶相对的另外一侧，同侧 = 梗死灶相同的一侧。[3]多种症状，参见第 208、428 页。[4]小脑后下动脉。[5]大脑后动脉 P1/P2 段。[6]丘脑膝状体动脉。[7]小脑前下动脉。[8]小脑上动脉。

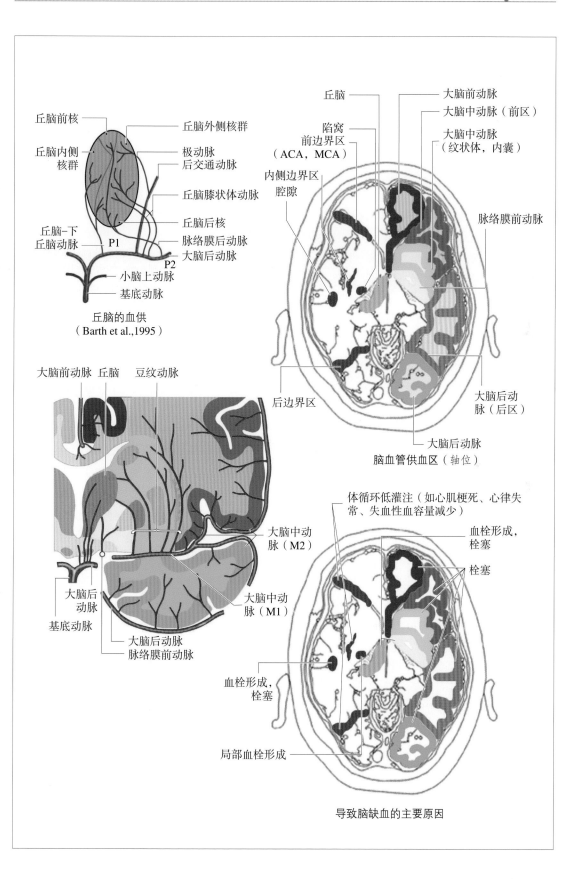

丘脑前核
丘脑内侧核群
丘脑外侧核群
极动脉
后交通动脉
丘脑膝状体动脉
丘脑后核
脉络膜后动脉
大脑后动脉
P1
P2
丘脑-下丘脑动脉
小脑上动脉
基底动脉

丘脑的血供
（Barth et al.,1995）

丘脑
陷窝
前边界区
（ACA，MCA）
内侧边界区
腔隙
大脑前动脉
大脑中动脉（前区）
大脑中动脉
（纹状体，内囊）
脉络膜前动脉
后边界区
大脑后动脉（后区）
大脑后动脉

脑血管供血区（轴位）

大脑前动脉　丘脑　豆纹动脉
大脑中动脉（M2）
大脑中动脉（M1）
大脑后动脉
基底动脉
大脑后动脉
脉络膜前动脉

体循环低灌注（如心肌梗死、心律失常、失血性血容量减少）
血栓形成，栓塞
栓塞
血栓形成，栓塞
局部血栓形成

导致脑缺血的主要原因

颅内出血（ICH）

ICH 是一种非外伤性脑实质或脑室内的局部血液淤积。典型的部位按发生频率由多至少依次为：基底神经节、丘脑、脑桥、小脑和大脑半球。一般症状为头痛、意识障碍、恶心、呕吐和局灶性神经系统体征，其症状的进展时间为几分钟至数小时。

脑实质内出血

基底节和丘脑　壳核出血可导致对侧轻偏瘫（偏瘫）和偏身感觉障碍、共轭水平凝视偏差、同向偏盲、失语（优势侧）或忽略症（非优势侧）。丘脑出血可导致类似的临床表现，包括垂直凝视麻痹、瞳孔缩小、瞳孔对光反应消失和（某些情况下）辐辏麻痹。尾状核出血的临床特点是意识障碍、定向力障碍和对侧偏瘫。基底节和内囊的出血可导致昏迷、对侧偏瘫、偏盲和失语（优势侧）。

脑叶出血　通常起源于大脑皮质的灰-白质连接处，并延伸到白质内。症状和体征取决于受影响的脑叶。额叶：额部头痛、对侧偏瘫（上肢较下肢多）、意志力缺失。颞叶：耳周疼痛、失语、意识混乱、偏盲。顶叶：颞部头痛、对侧感觉障碍、失语、偏盲。枕叶：同侧眼眶周围疼痛、偏盲。

小脑出血　通常局限于一侧半球。其产生的症状包括恶心、呕吐、额枕部头痛、头晕及共济失调。

脑干出血　其中脑桥出血最为常见，可导致昏迷、四肢瘫痪或去大脑综合征、双侧瞳孔缩小（针尖样瞳孔）、眼球震颤和水平凝视麻痹。此外还可能继发闭锁综合征。

一般并发症　包括血肿体积的增大、脑室出血扩张、脑积水、脑水肿、颅内压增高和癫痫发作。

脑室内出血

脑室内出血很少起源于脑室本身（脉络丛或室管膜下动静脉畸形；见第 230 页），而 ICH 进展至脑室则更为常见。

症状与体征　急性发作的头痛、恶心、呕吐、意识障碍或昏迷。

并发症　包括出血扩大、脑积水、癫痫发作。

蛛网膜下腔出血（SAH）

症状与体征　动脉瘤破裂（目前蛛网膜下腔出血的最常见原因）的典型表现是急性发作的严重头痛（"我人生中最严重的头痛"），通常但不总是伴随意识障碍、恶心和呕吐（见附录，表 73）。颈部僵硬且屈曲时伴疼痛。此外可能有局灶性神经系统体征、畏光和（或）背痛。眼内视网膜、眼底或玻璃体出血（Terson 综合征）也可能发生。如果怀疑蛛网膜下腔出血但 CT 检查结果阴性，则必须执行诊断性腰椎穿刺。

并发症　囊状动脉瘤破裂后可在任意时间再次出血，直至得到根治；其破裂后 4 周内再出血风险大约是 30%，7 天时达到高峰。血管痉挛和迟发性脑缺血的风险在动脉瘤破裂后 3~14 天内最高。血凝块阻塞脑室或蛛网膜绒毛可分别导致梗阻性或再吸收性脑积水。其他并发症包括脑水肿、低钠血症、神经源性肺水肿、癫痫发作和心脏受累（ECG 改变，Takotsubo 心肌病）。

- 头痛
- 意识丧失
- 恶心，呕吐
- 癫痫
- 假性脑膜炎
- 局灶性神经系统症
  状和体征

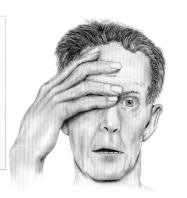
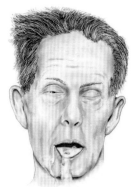

一般症状和体征

丘脑出血

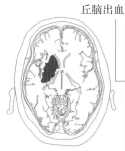

脑实质（丘脑，基底核）出血

颞叶出血

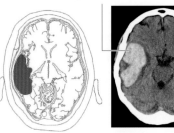

脑实质（脑叶）出血

脑桥出血

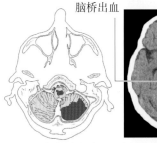

脑实质（脑干，小脑）出血

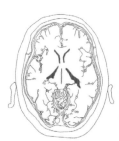
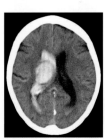

脑室出血

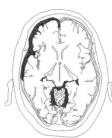

（CT 非增强扫描）

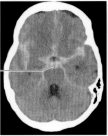
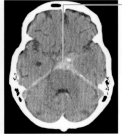

动脉瘤
出血

蛛网膜下腔出血

以脑桥前池（脑干前
SAH）为中心的中
脑周围非动脉瘤性出
血，多数病例的血管
造影正常，无法找到
出血点，预后较动脉
瘤患者好

发病机制

脑实质出血（ICH） 高血压、血管淀粉样变、动脉瘤、动静脉畸形和出血倾向（例如抗凝作用）是脑实质出血最常见的原因。其危险因素包括高龄、酒精和吸烟。烟雾病、凝血功能障碍、脑血管炎、脑静脉血栓、药物滥用（安非他明、可卡因、苯丙醇胺）、转移瘤和脑肿瘤引起的脑实质出血则较为罕见。由于血管源性水肿、静脉受压进而阻塞，以及血脑屏障的破坏，ICH 经常在 24~36 小时恶化。由于高血压使得动脉深层脂透明变进而破裂，导致了高血压性出血。皮质或皮质下微出血（表现为 GRE 下脑实质低信号，GRE=MRI T2 相下梯度重聚回波，无症状性脑出血）可能与认知功能下降、脑出血概率的升高以及缺血性脑卒中相关。脑血管淀粉样变（CAA）相关的复发性脑出血主要为皮质和皮质下出血，是由于软脑膜和皮质小血管壁淀粉样物的沉积所致的脆弱性。脑血管淀粉样变与阿尔茨海默病、唐氏综合征和高龄相关。

蛛网膜下腔出血（SAH） 大约 85% 的 SAH 是由脑底部的囊性动脉瘤破裂引起的。另外的 10% 是由非动脉瘤性蛛网膜下腔出血引起的（其本质目前并不明了），其出血主要在中脑周围（见第 229 页）或脑桥前池，预后较好。其他非创伤性病因包括颅内动脉夹层、动静脉畸形、海绵状血管瘤、CAA、血管炎、RVCS（见第 238 页）、高血压、药物滥用和出血性疾病。

动脉瘤并不是一种先天性病变，而是动脉壁的一种进展性局部扩张。囊状动脉瘤往往在颈内动脉（ICA）、前交通动脉和大脑中动脉（MCA）近端的分支处发生。梭状动脉瘤通常表现为基底动脉或 ICA 床突上段的一段细长、扭曲的扩张段（延长扩张）。动脉瘤多数是由动脉粥样硬化引起的。其自发性出血较罕见；而由于动脉-动脉间栓塞导致缺血更为常见。感染栓塞性动脉瘤（真菌性动脉瘤）可继发于感染性心内膜炎、脑膜脑炎、血液透析或药物静脉注射，较为罕见。其位于血管的远端段，尤其是在 MCA。

血管瘤 动静脉畸形（AVMs）是一种先天性疾病，是由错综复杂的动脉和静脉构成的一个网状结构，其中伴有病理性动静脉分流。其大多位于大脑半球表面的附近。动静脉畸形往往随着时间的推移而扩大并可能发生钙化。它们可在任何年龄引起蛛网膜下腔出血或脑出血。其因为出血而出现临床症状，或表现为头痛、癫痫发作或局灶性神经系统体征（失语、偏瘫、偏盲）。

海绵状血管瘤（海绵状血管畸形）是脑和软脑膜中扩张血管和结缔组织的致密积累，常伴有钙化。它们很少出血（约每年 0.5%），部分可导致癫痫和局灶性缺陷，而其他则是在 MRI 扫描中被偶然发现的。

静脉窦血栓形成 见第 236 页。

硬脑膜动静脉瘘 是硬脑膜动脉与静脉窦之间的一种异常吻合。其出血罕见；病变可导致同步脉搏杂音、头痛和颅内压增高表现。

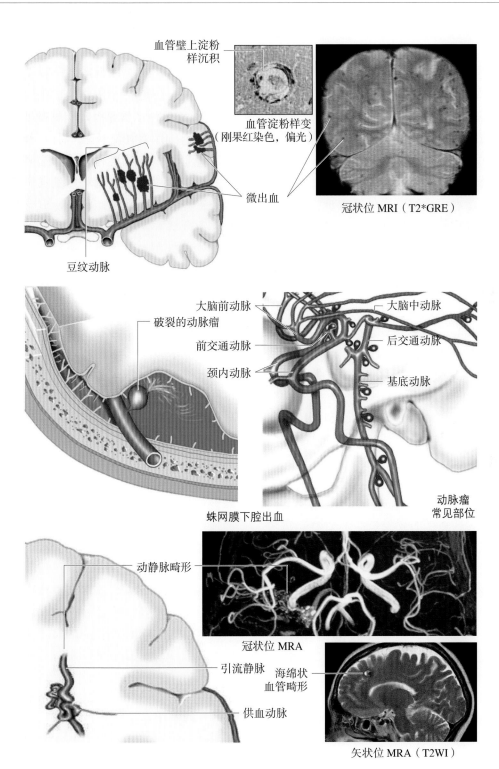

血管壁上淀粉样沉积

血管淀粉样变
（刚果红染色，偏光）

微出血

豆纹动脉

冠状位 MRI（T2*GRE）

大脑前动脉

破裂的动脉瘤

前交通动脉

颈内动脉

大脑中动脉

后交通动脉

基底动脉

蛛网膜下腔出血

动脉瘤
常见部位

动静脉畸形

引流静脉

供血动脉

冠状位 MRA

海绵状
血管畸形

矢状位 MRA（T2WI）

血管畸形

对卒中的调查可确定其病因和预后，有助于减小再次卒中的风险（二级预防），也有助于康复。对于出血性脑卒中的详情，参见第 228 页。

神经系统检查　急性发作的局灶性神经功能缺损是脑卒中的重要证据。当患者进行医疗检查时，其神经系统症状通常不是已经进展完全，就是已经消失或缓解（TIA 时）。

检查的重点是呼吸、血压、脉搏、心脏听诊、意识水平、皮质功能测试（见附录，表 69）、眼部检查，第 Ⅱ ~ Ⅻ 对脑神经、运动功能、协调性、感觉和假性脑膜炎（详见 www.ninds.nih.gov/doctors/NIH_Stroke_Scale.pdf）。

当卒中症状不典型时，必须考虑鉴别诊断（见附录，表 70），例如，意识障碍、意识模糊和症状的缓慢演变。

影像学研究　CT 和 MRI 可以区分出脑梗死与颅内出血。CT 往往要 24~48 小时后才能看到梗死的明确影像，而 MRI 可以更早、更敏感、更准确地显示出血及梗死灶。对比增强 CT 和 MRI 可显示颅外、颅内动脉以及血流灌注减弱或消失的区域。MRI 还可以检测到动脉夹层后的壁间血肿。

实验室检查　当导致卒中的病因罕见时需采用特殊检查（见附录，表 72）。

神经系统超声检查　多普勒和双重超声可用于颅内和颅外动脉的评估。其可以识别动脉粥样硬化病变、狭窄、闭塞、夹层和血流动力学紊乱。

心电图　使用动态心电图检测心律失常。

超声心动图　经胸和（特别是）经食管超声心动图被用来检测与心房颤动相关的心源性栓塞、卵圆孔未闭、瓣膜病变或心房黏液瘤，以及主动脉弓处动脉栓塞的潜在来源。

血管造影　血管畸形、动脉瘤、动脉粥样硬化性脑血管狭窄、血管痉挛以及血管炎可通过传统的脑血管造影进行检查。血管造影可以联合血管内介入治疗，如球囊扩张、狭窄处支架放置、动脉瘤栓塞术、动脉内溶栓和机械取栓。诊断性血管造影术的并发症（穿刺部位出血、血管损伤、栓塞、造影剂肾病）较为罕见。血管造影主要用于其他较小创伤性手段无法明确病因的卒中诊断。

危险因素　在发生 TIA（见附录，表 71）或缺血性脑卒中后，发生血管事件的风险很高，尤其是复发性卒中或心肌梗死。年龄的增加和阳性家族病史将使发生卒中的风险升高。卒中的主要可调节性危险因素包括高血压、糖尿病、心脏疾病（如心房颤动、卵圆孔未闭伴中隔动脉瘤）、吸烟、高血脂和肥胖。有症状或无症状性颈动脉狭窄、血浆同型半胱氨酸水平升高、C 反应蛋白升高、红细胞增多症、Fabry 病、抗磷脂抗体、先兆性偏头痛、酗酒、药物滥用（海洛因、安非他明、可卡因）、久坐不动的生活方式和较低的社会经济地位（失业、贫困）也会增加卒中的风险。

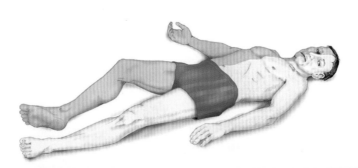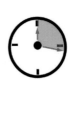

院　前	急　诊
怀疑急性卒中，记录症状开始时间	检查并保护生命功能、氧饱和度监测
检查生命体征	采集病史，物理体格检查
保护生命功能	颅脑影像学检查（CT、MRI）
呼叫急救	12 导联心电图检查
转送至医院 / 卒中中心	实验室检查

辨认卒中并快速行动

- 豆状核低密度影
- 皮质灰-白差异消失
- 岛叶皮质低密度影

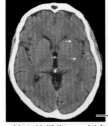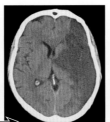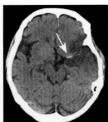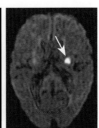

缺血的早期 CT 征象（1~3 小时）　同一患者：30 小时后的 CT、MCA 梗死　MCA 高密度影（CT）　左侧丘脑腔隙性梗死（轴向 MRI、DWI）

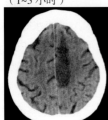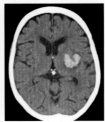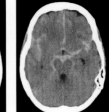

左侧 ACA 梗死（CT）　左侧 PCA 梗死（CT）　左侧壳核出血（CT）　蛛网膜下腔出血（CT）

卒中发生后的影像学表现
（MCA：大脑中动脉，ACA：大脑前动脉，PCA：大脑后动脉；轴向、非增强 CT 扫描）

缺血性卒中

通过对危险因素的干预，可以减少卒中的可能性（一级预防；见附录，表74）。

由专门的卒中小组治疗可显著地改善预后和降低死亡率。紧急有效治疗（见附录，表75；详见http：//stroke.aha-journals.org/content/44/3/870）的前提是在缺血开始和发生最大程度的不可逆性组织损害之间有3~4.5小时的间隔（见第224页）。

一般治疗措施 包括保证足够的心肺功能，防止血糖水平超过200 mg/dl（11.1 mmol/L）。应给予平衡补液，并对体温过高进行治疗。早期的识别和治疗对误吸（继发于吞咽困难）、深静脉血栓（继发于一侧肢体瘫痪）、心律失常、肺炎、尿路感染和褥疮等并发症很重要。康复措施包括物理、职业、言语治疗，以及对患者和其家庭的心理咨询。

特殊处理措施 包括根据目前的适应证和禁忌证使用溶栓治疗（4.5小时时间窗）；溶栓治疗排除出血后，24小时内严禁使用阿司匹林；脑水肿的治疗（脑水肿在第2、3天达到最高）；小脑占位性或MCA梗死时考虑手术减压；需要时使用抗惊厥药。

二级预防（见附录，表76）包括高血压和糖尿病的治疗；TIA或动脉粥样硬化性脑梗死后的抗血小板治疗（阿司匹林、阿司匹林缓释剂与双嘧达莫联合、氯吡格雷）；心源性栓塞伴非瓣膜性心房颤动的口服抗凝治疗；有症状的颈动脉狭窄时，颈动脉内膜剥离超过70%；颈动脉内膜剥脱术后再狭窄的血管成形术和支架置入术；放疗治疗后重度狭窄，或难以手术治疗的狭窄，以及70岁以下有其个体风险的患者；卵圆孔未闭（PFO）及卒中患者每天给予阿司匹林100~300 mg；如果有卒中复发的征象，则采取口服抗凝治疗。最新的研究显示PFO封堵术与标准药物治疗相比并没有优势。颈动脉夹层的最佳疗法（口服抗凝药或阿司匹林）尚未被建立。

出血性卒中

颅内出血 风险因素见第230页。应纠正凝血功能障碍，控制高血压。占位性小脑血肿需要手术治疗，而幕上出血可能也需要通过手术治疗。

动脉瘤性蛛网膜下腔出血 应稳定气管、呼吸和循环。提供支持治疗，保持机体水电解质平衡并给予适当的镇痛治疗。早期（＜72小时）手术用钛夹夹闭或血管内铂线圈介入治疗动脉瘤。治疗脑血管痉挛：尼莫地平口服，每日用多普勒超声检查血管痉挛；当发生迟发性脑缺血时，采用3H疗法（血液稀释、高血压、高血容量）、血管扩张剂和考虑采用动脉内血管成形术。无症状性急性脑积水可自行缓解。患者应保持体温正常并纠正低钠血症。

动静脉畸形（AVMs） 可根据其部位和范围通过手术、介入栓塞和（或）立体定向放射治疗。

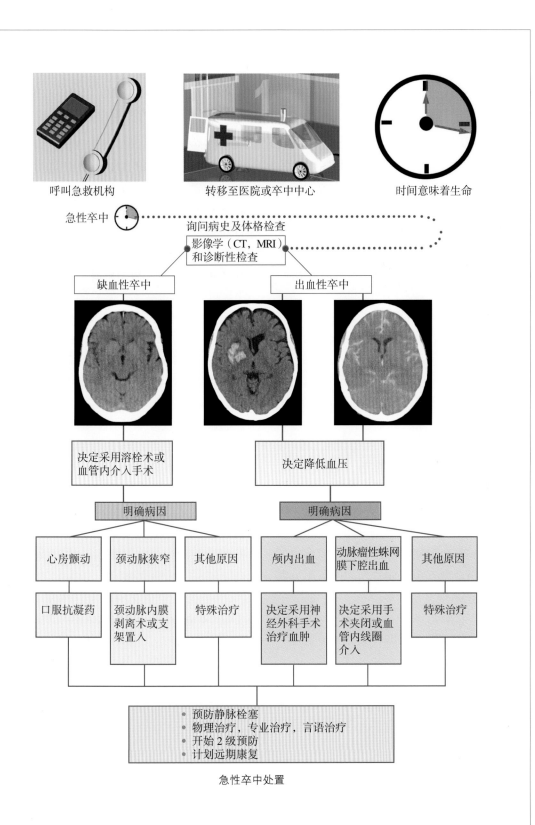

呼叫急救机构　　　　转移至医院或卒中中心　　　　时间意味着生命

急性卒中 ⟶ 询问病史及体格检查

影像学（CT，MRI）和诊断性检查

缺血性卒中　　　　　　出血性卒中

决定采用溶栓术或血管内介入手术　　　　　决定降低血压

明确病因　　　　　　　　明确病因

心房颤动　颈动脉狭窄　其他原因　　颅内出血　动脉瘤性蛛网膜下腔出血　其他原因

口服抗凝药　颈动脉内膜剥离术或支架置入　特殊治疗　　决定采用神经外科手术治疗血肿　决定采用手术夹闭或血管内线圈介入　特殊治疗

- 预防静脉栓塞
- 物理治疗，专业治疗，言语治疗
- 开始 2 级预防
- 计划远期康复

急性卒中处置

硬脑膜窦和脑静脉血栓（CVT）

症状与体征　无菌静脉窦血栓最常累及上矢状窦，并首先产生头痛、呕吐和局灶性癫痫发作，其次是单肢瘫痪或偏瘫、视盘水肿、意志缺乏、意识障碍。静脉流出受阻导致脑水肿和血栓上游扩张的脑静脉的破裂。D-二聚体水平可能升高。脑皮质和深静脉的血栓较罕见。

感染性静脉窦血栓的先兆是发热、寒战和萎靡不振。除了局灶性神经系统体征，还可能发生疼痛、发红和肿胀的症状。横窦和乙状窦血栓形成常继发于耳及乳突感染，而海绵窦血栓往往是由于面部的感染引起。

病因　无菌静脉窦血栓的形成可能是由于药物（糖皮质激素、口服避孕药）、机械因素（头部外伤、腰椎穿刺）和高凝状态（遗传或后天获得的，例如抗磷脂综合征、Leiden 凝血因子 V 缺乏、恶性肿瘤、妊娠、真性红细胞增多症）导致。感染性静脉窦血栓常继发于发生在头部的感染（鼻窦炎、中耳炎、乳突炎、面部疖）。

诊断　CT 或 MRI 静脉造影一般足以证明闭塞的静脉窦；很少需要动脉内造影。需进行凝血状态及微生物鉴定检查。

治疗　无菌性血栓：抗栓治疗。感染性血栓：抗生素及手术治疗感染源。

血管炎

原发性血管炎是大脑动脉和静脉本身原发的疾病，而继发性血管炎是另一种疾病的后遗症。系统性血管炎会不同程度地影响中枢或外周神经系统的血管和（或）骨骼肌（见表）。

症状与体征　脑血管炎产生各种症状和体征，包括复发性缺血、颅内或蛛网膜下腔出血、持续性头痛、局限性癫痫、逐渐进展的局灶性神经系统体征、痴呆、行为异常、颅神经麻痹和假性脑膜炎。血管炎也可能影响脊髓血管（脊髓横断综合征）和供给外周神经的血管（疼痛性单神经病）。

诊断（见附录，表77、表78）孤立性脑血管炎很难被诊断，因为检查结果常常是非特异性的。明确诊断只能通过脑部活检。其与可逆性脑血管收缩综合征的鉴别很重要（见第238页）。

治疗　感染性血管炎按需要以抗病毒药和抗菌药治疗，而自身免疫性血管炎用糖皮质激素和免疫抑制剂治疗（环磷酰胺、氨甲蝶呤、硫唑嘌呤）。

综合征	CNS	PNS	肌肉
Churg-Strauss 综合征	++	+++	+
Wegener 肉芽肿	++	++	+
Behçet 病	++	(+)	0
淋巴瘤样肉芽肿	++	(+)	0
梅毒、结核、带状疱疹、细菌性脑膜炎、真菌感染	++	(+)	(+)
颞动脉炎	+	(+)	0
结节性多动脉炎	+	+++	+
Takayasu 动脉炎	+	0	0
淋巴瘤	+	+	0

注：+++ 经常见，++ 常见，+ 偶尔，(+) 罕见，0 不存在。

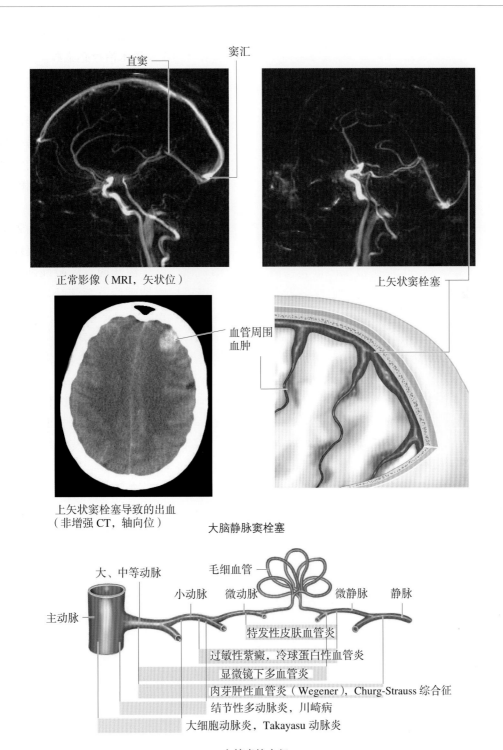

直窦　　窦汇

正常影像（MRI，矢状位）

上矢状窦栓塞

血管周围血肿

上矢状窦栓塞导致的出血
（非增强 CT，轴向位）

大脑静脉窦栓塞

大、中等动脉　　毛细血管

主动脉　　　小动脉　微动脉　　　　　微静脉　静脉

特发性皮肤血管炎

过敏性紫癜，冷球蛋白性血管炎

显微镜下多血管炎

肉芽肿性血管炎（Wegener），Churg-Strauss 综合征

结节性多动脉炎，川崎病

大细胞动脉炎，Takayasu 动脉炎

血管炎综合征
（灰色：最易受血管综合征影响的血管区域）

国际头痛学会（IHS）分类可以在 www.ihs-classification.org. 找到。

紧张性头痛（TTH）

患者描述他们的头痛为一天内进行性发展的双侧钝性、非搏动性疼痛或颈背部的突出压力感。他们可能描述感觉像头被钳子挤压或被绷带绑绕得越来越紧，或感觉头都要爆炸了，但疼痛很少严重到妨碍日常行事，如工作。其症状可能伴随着萎靡不振、厌食、注意力不集中、冷漠和对光及声音的轻微过敏。与偏头痛不同的是，它不会因劳累（例如，爬楼梯）或紧张而加重，也不会产生恶心、呕吐或局灶性神经功能缺损。TTH 可以是间歇性的（不频发的，频发的；疼痛的持续时间为 30 分钟~1 周），或慢性的（持续几小时或连续几周到几个月的时间）。有些患者患颅周压痛（颈后、咀嚼和颅骨部位的肌肉）。头部或颈部的一侧可能发生孤立的突然性刺痛。TTH 很少使得患者从睡梦中醒来。它不是由心理压力或情绪紧张造成的，但这些可能是诱发因素。患者可能会描述症状与抑郁、焦虑、缺乏睡眠、疲劳或药物的过度使用相关。其疼痛被划分为 TTH 之前，有时可能会被误解为对天气的敏感、低血压、退行性颈椎病或视觉障碍。造成 TTH 的确切原因不明。目前认为 TTH 可能是由于中枢对痛觉处理的异常造成的（见第 94 页）。

血管障碍性头痛

对颅内和颅外血管的伤害性神经支配，其性质是产生的疼痛往往投射在脑内远离病灶的区域。因此，通常需要特定的诊断检查以查明病灶的具体位置。

- 疼痛的发生可能先于血管事件（动脉夹层、动静脉畸形或血管炎）。
- 也可能与血管事件同时发生 [蛛网膜下腔出血、脑出血、硬膜外血肿、缺血性卒中、脑静脉血栓形成、巨细胞动脉炎（见第 246 页）、CADASIL（见第 308 页）、颈动脉痛、甲状腺肿或纵隔腔的静脉流出道梗阻、嗜铬细胞瘤、先兆子痫、恶性高血压]。
- 也可以继发于血管事件（硬膜下血肿、脑出血、动脉内膜剥脱术）。

可逆性脑血管收缩综合征（RCVS） 也被称为中枢神经系统良性血管病或 Call-Fleming 综合征。对这一综合征目前知之甚少，早期症状包括突发的严重霹雳样头痛，伴有恶心、呕吐和畏光。其可能是自发的或运动后复发。血管收缩引发各种神经功能缺损（视野缺损、偏瘫、失语、构音障碍、感觉障碍、共济失调、惊厥）。主要影响的是年龄在 20~50 岁之间的女性。RCVS 与异质性因素相关，例如怀孕、非法药品药物、卟啉症、头部外伤、静脉注射免疫球蛋白。目前尝试用糖皮质激素和钙拮抗剂治疗，但疗效还没有被证实。RCVS 必须与原发性中枢神经系统血管炎、蛛网膜下腔出血（见附录，表 78）和 PRES 相鉴别（见第 334 页）。

慢性每日头痛

持续性头痛可由多种疾病或其他状况引起（见附录，表 79）。

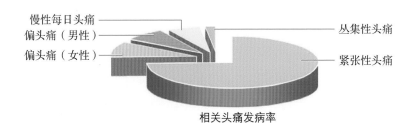

相关头痛发病率

慢性每日头痛
偏头痛（男性）
偏头痛（女性）

丛集性头痛
紧张性头痛

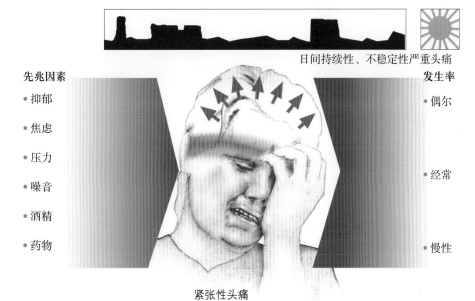

日间持续性、不稳定性严重头痛

先兆因素

- 抑郁
- 焦虑
- 压力
- 噪音
- 酒精
- 药物

发生率

- 偶尔
- 经常
- 慢性

紧张性头痛

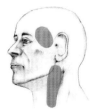

颈动脉（总、外和内）

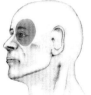

颈内动脉，海绵窦

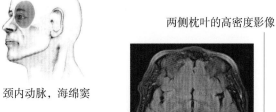

两侧枕叶的高密度影像

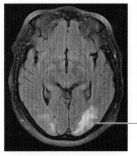

MRI 成像，轴向位
RCVS

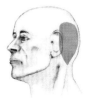

大脑后动脉；
横窦和乙状窦

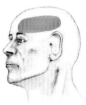

上矢状窦

颅内血管性疼痛介绍

偏头痛

偏头痛是一种反复发作的头痛，常伴有恶心、对光和噪音敏感（畏光和畏声）。一次典型的发作包括一个预兆期，其次是先兆期、实际头痛期和缓解期。发作的特点往往随时间而变化。发作可能由以下原因引发或加剧，包括饥饿、刺眼的灯光、噪音、劳累过度、压力、天气或激素波动（月经）、酒精和过度的睡眠。其通常持续4~72小时。

预兆期　有或无先兆期的偏头痛发作之前，会有一段持续几小时至2天的多样的先兆期。大多数患者抱怨对气味和噪音敏感、易怒、烦躁、嗜睡、疲劳、焦虑、缺乏专注力、抑郁和多尿。在儿童中，主诉是腹部疼痛和头晕。

先兆期　这是实际头痛阶段前的可逆局灶性脑缺血症状。症状通常在5~20分钟内逐步发展，后持续1小时，但也可能持续至1周（延长预兆）。大多数患者的头痛发作无先兆期（普通型偏头痛），而其他人发作前有先兆期（经典型偏头痛）。在某些情况下，先兆期之后并没有头痛发作（"偏头痛的等位发作"）。先兆期通常涉及视觉障碍，症状的范围包括波动起伏的线条（类似于热空气上升）、闪电光、圆圈、火花或闪烁的光（闪光幻觉），或曲折线（闪烁幻象、闪光暗点、闪烁盲点）。这些表现为白色或彩色的视觉图像，导致视觉域的空白且通常有闪烁的边缘。单侧（手臂上刺痛或冷的感觉）以及手-口（脸、嘴唇、舌）感觉异常较为常见。言语障碍和构音障碍也可发生。

头痛期　大多数患者（约60%）控诉症状为搏动性、抽动性或持续性的单侧头部疼痛（偏头痛）。其他人则整个头部都感觉疼痛，尤其是眼后、颈背部或两鬓。偏头痛因日常的体力活动而加重，且通常伴有厌食、乏力、恶心和呕吐。

缓解期　这一阶段症状的特点是精神萎靡、注意力不集中和头部的疼痛敏感性增高。

病理生理学　即使在发作间期，偏头痛患者（由基因决定）对各种刺激的敏感性都提高了。目前的假设认为是由于单胺类递质（5-羟色胺、多巴胺）在下丘脑和丘脑感觉区的障碍。

偏头痛先兆期被认为是由于皮质扩散的抑制（一波神经元和神经胶质细胞的去极化）伴有通常高于缺血阈值的血量减少，导致了三叉神经的激活。无先兆期偏头痛可能起源于（内侧）脑干。

硬脑膜血管周围的三叉神经C纤维末梢（三叉神经血管系统）是由三叉神经核细胞释放的血管活性神经肽[如P物质、神经激肽A和降钙素基因调节多肽（CGRP；见第94页）]兴奋激活的，引起（无菌性）神经源性炎症反应。三叉神经血管的伤害性信息传递到三叉神经尾核（TCC）并呈递至丘脑。疼痛的感觉由丘脑皮质投射介导。经由面神经及蝶腭神经节，从三叉神经核传至上泌涎核的冲动产生自主神经症状。疼痛的调节则是通过中脑导水管周围灰质、下丘脑和蓝斑进行。

偏头痛患者的一级亲属有1.5~4倍的风险患偏头痛。在罕见的家族性偏瘫型偏头痛（FHM）中发现有基因突变。

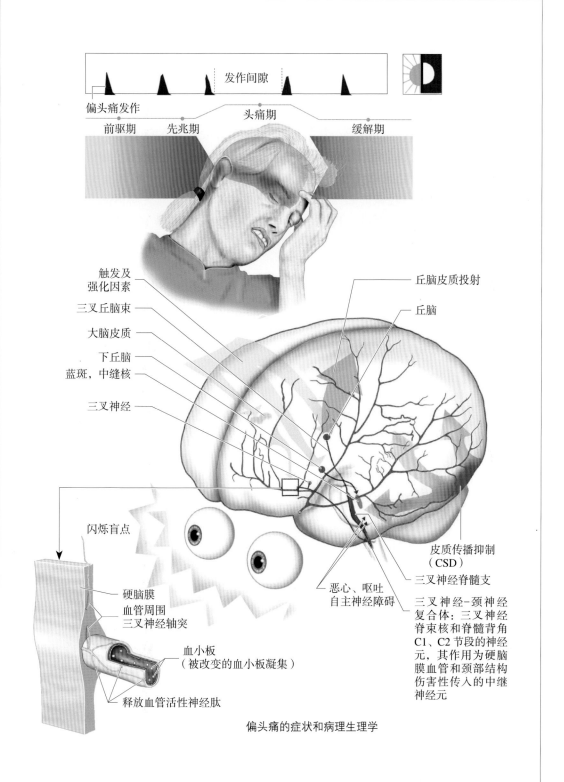

偏头痛的症状和病理生理学

面部疼痛

三叉神经痛（tic douloureux）　其特点是突发的极为严重的尖锐、强烈的刺痛（清醒时）。通常连续发生几次短暂的发作（＜2分钟）。疼痛可由轻微的刺激或活动触发（例如咀嚼、说话、吞咽、摸脸、冷空气、刷牙、剃须），且位于三叉神经的1个或2个分支的分布区域，通常是V_2和（或）V_3。涉及V_1、所有3个分支或脸的两侧并不常见。这些发作可能持续数周至数个月，或自发缓解数周甚至数年直到下一次发作。在V_3分布区域的三叉神经痛可能会被误认为是牙源性疼痛，有时会造成不必要的拔牙。经典（特发性）三叉神经痛，必须区别于综合征的继发（症状性）表现。

经典的三叉神经痛主要是由于在进入脑干处的三叉神经根被微血管压迫（通常为小脑上动脉的1个分支）。症状性三叉神经痛可由桥小脑角肿瘤、多发性硬化或血管畸形引起。

三叉神经病变　其通常继发于涉及核、三叉神经节或三叉神经节前（后）的疾病，很少为原发。它可能涉及感觉（麻木、疼痛）或运动纤维。

丛集性头痛（CH）　丛集性头痛发作时的剧烈燃烧痛、灼热痛、刺痛、针状痛和钻痛在几分钟内发展，其几乎总在头的一侧、眼后或周围，并可能延伸到前额、颞部、耳、嘴巴、下颌、喉咙或颈背部区域。如果不治疗，发作会持续15分钟~3小时。丛集性头痛主要为夜间发作并将患者从睡眠中痛醒，但也可能发生在白天。

周期性丛集性头痛为系列性（丛集期或时段）发作，每次持续1~3个月，发作间期为数月或数年的无痛期（缓解期）。在一个丛集期中，疼痛可能由运动、酒精、组胺或硝酸盐激起。颞部加压或眼部热敷可缓解疼痛。与偏头痛不同，大多数CH患者在发作期有坐立不安或躁动症状。CH多见于男性，且许多患者都是吸烟者；有经常饮用酒精的倾向。头痛症状伴有同侧眼（泪液分泌增加、结膜充血、不完整的Horner综合征、畏光、眼睑水肿）、鼻（鼻塞、流涕）的自主神经症状；其他自主神经症状表现包括面部潮红、颞动脉压痛、恶心、腹泻、多尿、血压波动、心律失常、同侧出汗。

负责触发发作和时间模式的部位可能是后下丘脑，因为它的其中一个功能是昼夜节律的调节。疼痛是由三叉神经和副交感神经核区的激活产生的。

阵发性偏头痛（PH）　每日疼痛发作比CH更频繁（＞5次/天）、更短（2~30分钟）。PH在女性中更为常见。吲哚美辛对PH的疼痛有特效。

SUNCT综合征　由只持续几秒钟、但在白天频繁发生（3~200次/天）的单侧眶周疼痛构成。SUNCT为短暂单侧神经痛样头痛伴结膜充血和流泪的缩写。如果仅单独存在流泪、结膜充血或其他自主神经症状，则称为SUNA综合征（短暂单侧神经痛样头痛发作伴脑部自主神经症状）。

三叉自主神经性头痛　包含了上述的原发性头痛综合征：CH、PH、SUNCT和SUNA。

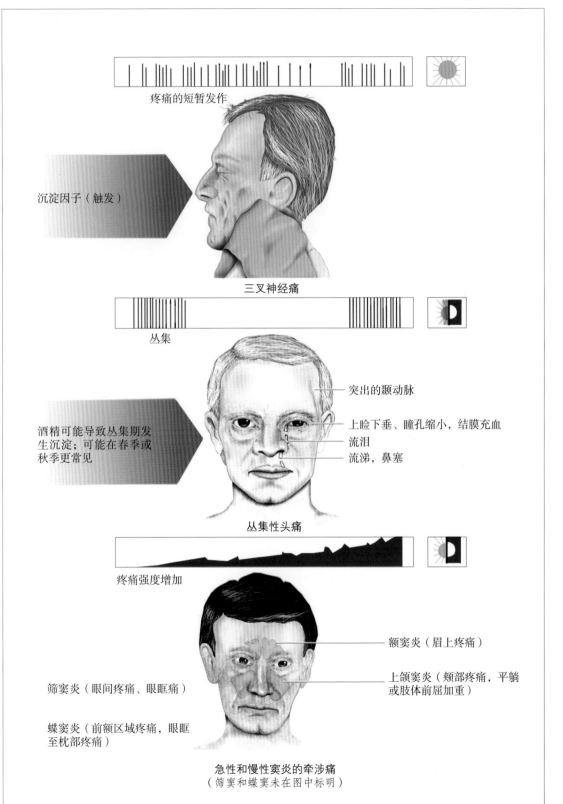

疼痛的短暂发作

沉淀因子（触发）

三叉神经痛

丛集

突出的颞动脉

上睑下垂、瞳孔缩小、结膜充血

流泪

流涕，鼻塞

酒精可能导致丛集期发生沉淀；可能在春季或秋季更常见

丛集性头痛

疼痛强度增加

额窦炎（眉上疼痛）

筛窦炎（眼间疼痛、眼眶痛）

上颌窦炎（颊部疼痛，平躺或肢体前屈加重）

蝶窦炎（前额区域疼痛，眼眶至枕部疼痛）

急性和慢性窦炎的牵涉痛
（筛窦和蝶窦未在图中标明）

牵涉性头痛

牵涉痛在其他不是伤害性神经冲动起源处的地方能被感觉到。脑组织本身对疼痛不敏感。眼神经（V_1，见第 86 页）发出伤害性神经支配至主要的脑血管、近端颅内血管和幕上室的硬脑膜，而颅后窝则由 C2 分支支配。

由于来自颅前窝、颅中窝、静脉窦、大脑镰和小脑幕顶面的伤害性神经冲动途经 V_1，疼痛被牵涉到眼部和额顶区。类似的，从小脑幕底面、颅后窝和上 2~3 颈椎引起的疼痛，由 C2 介导，牵涉到枕部和颈背部。颅后窝硬脑膜的小区域由 CN IX 和 CN X 支配；这里所产生的疼痛相应地牵涉到了喉部或耳。

这些神经解剖学关联也解释了从上颈区到眼的牵涉痛（同受三叉神经支配），以及为什么紧张型头痛和偏头痛可以引起颈部疼痛（三叉神经颈复合体，TCC）。

颈源性头痛

在脖子和肩膀可以感觉到源自颈部和枕部区域的疼痛，并可延伸至前额和眼区（见附录，表 80）。颈部运动受限。疼痛通常是连续的，没有任何昼夜节律的模式，但在白天或夜间可能会更严重。主动或被动的头部运动可能会恶化症状。经常会存在肌肉痉挛和肌筋膜压痛。诊断不应仅基于颈椎退变性病变，如颈椎病、骨软骨炎的影像学证据。造成颈源性头痛的明显的原因包括 C2 神经痛、动脉瘤（椎动脉、颈内动脉）、寰枢外侧关节、颈-舌综合征（头部突然运动触发的，单侧枕部急性疼痛加同侧一半舌感觉异常，例如伴有类风湿关节炎）。

物质诱导的头痛

急性头痛　可因使用或停用一些血管活性物质而引发。触发因素包括饮酒或戒酒（"宿醉"）、咖啡因或尼古丁的戒断、谷氨酸钠、可卡因、大麻、双嘧达莫、西地那非、一氧化氮供体 [如硝酸异山梨酯、吗多明和二氢吡啶类（硝苯地平、地尔硫卓、维拉帕米）]。头痛通常表现为整个额部或额颞部按压性、刺穿性或搏动性疼痛。可伴有恶心、胸闷、头晕、腹部不适、注意力不集中或意识障碍。

药物过度使用性头痛（MOH）　患有复发性或慢性头痛的患者存在过度或非受控用药的风险，其包括单独或组合用药（镇痛药、阿片类药物、曲坦类药物、麦角生物碱）。这可能会导致 MOH，从早持续到晚特征性地表现为压力样或搏动样的、单侧或双侧疼痛，伴有乏力、恶心、呕吐、畏声、畏光。患者还可能诉有注意力不集中、睡眠不安、视力模糊或闪烁视觉、感觉寒冷和情绪波动的症状。因为担心严重疼痛的复发，即使仅有轻度疼痛的初始迹象，这些患者也倾向于使用药物。最终发生药物耐受性，导致药物的过度使用。原来的（发作性）偏头痛或紧张型头痛可能会转为慢性疾病。额外的药物副作用还包括麦角中毒、胃炎、胃肠溃疡、肾功能衰竭、生理依赖性与癫痫发作。

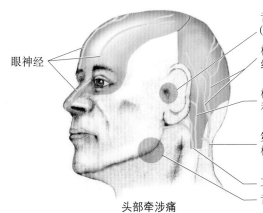

眼神经

舌咽神经和迷走神经
（见第 89 页）

枕大神经（由 C2 神
经根发出）

枕小神经（由 C2
和 C3 神经根发出）

第 3 枕神经（C3 神经
根后股的分支）

耳大神经
舌咽神经

头部牵涉痛

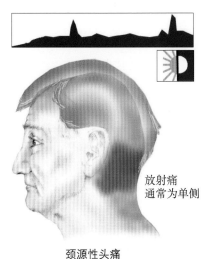

- 颈椎病
- 外伤
- 肿瘤，转移瘤
- 感染
- 动脉夹层
- 类风湿关节炎
- 先天性异常

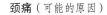

脊髓损伤

脑膜受累

神经根损伤

放射痛
通常为单侧

颈源性头痛

颈痛（可能的原因）

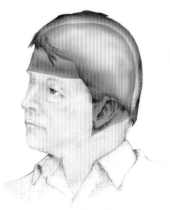

服用或停用血管活性
药物后的急性头痛

- 发作性
- 慢性

物质诱导的头痛

巨细胞动脉炎

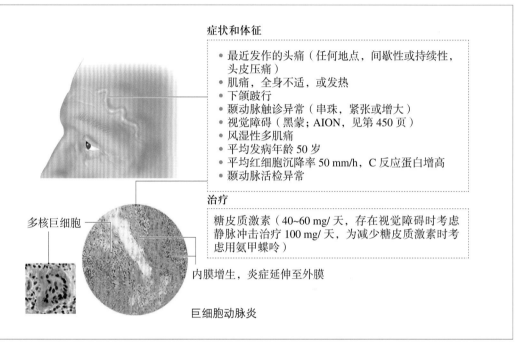

症状和体征

- 最近发作的头痛（任何地点，间歇性或持续性，头皮压痛）
- 肌痛，全身不适，或发热
- 下颌跛行
- 颞动脉触诊异常（串珠，紧张或增大）
- 视觉障碍（黑蒙；AION，见第 450 页）
- 风湿性多肌痛
- 平均发病年龄 50 岁
- 平均红细胞沉降率 50 mm/h，C 反应蛋白增高
- 颞动脉活检异常

治疗

糖皮质激素（40~60 mg/ 天，存在视觉障碍时考虑静脉冲击治疗 100 mg/ 天，为减少糖皮质激素时考虑用氨甲蝶呤）

多核巨细胞

内膜增生，炎症延伸至外膜

巨细胞动脉炎

原发性头痛的治疗

头痛有效治疗需要正确的诊断（详情见 www.ihs-classification.org）。紧张型头痛和偏头痛是最常见的形式。

头痛往往与焦虑相关，如对脑肿瘤的恐惧，或社会问题（如经常缺席工作、表现不佳、社交退缩或压力）。良好的医患沟通是治疗计划的关键。除了必须得到用药史，也必须考虑心理学的影响因素，因为只改变药理学治疗通常不会对疗效有帮助。成功的治疗主要是基于指导患者自己，如何可以通过改变生活方式（例如，避免过多的酒精或咖啡因、改变饮食、体育锻炼、规律的睡眠）和非药物措施（放松训练、生物反馈、压力管理、审视个人目标和职业目标、记录疼痛日记）来改善他们的症状（行为矫正）。

急性治疗

头痛的种类	一般措施	药物疗法
发作性紧张型头痛	行为疗法，耐力运动，放松肌肉	阿司匹林，对乙酰氨基酚，布洛芬，或萘普生（非长期）
偏头痛	休息，冰敷	止吐药（甲氧氯普胺或潘多立酮）+ 阿司匹林，布洛芬或双氯芬酸[1]；或对乙酰氨基酚；若无效，采用曲坦类药物[2]
丛集性头痛	热敷	吸氧[3]；若无效，皮下注射舒马曲坦或经鼻舒马曲坦，皮下注射奥曲肽
三叉神经痛[4]	避免诱发因素	卡马西平，苯妥英钠，拉莫三嗪，托吡酯，巴氯芬

注：[1] 应该在发作早期服用；对中、重度疼痛的效果有限。[2] 该组包括阿莫曲坦，依立曲坦，夫罗曲坦，那拉曲坦，利扎曲坦，舒马曲坦和佐米曲普坦。[3] 10~12 L/min 持续 15~20 分钟。[4] 如果药物治疗无效，可以考虑神经外科手术（经皮热凝固术或微血管减压术）或立体定向伽马刀治疗。

预 防

头痛的种类	一般措施	药物疗法
慢性紧张型头痛	行为疗法，放松肌肉，耐力运动	阿米替林
偏头痛	耐力运动，行为治疗	一线用药：美托洛尔，普萘洛尔，托吡酯，氟桂利嗪，丙戊酸钠。二线用药：阿米替林，萘普生，加巴喷丁
丛集性头痛	避免酒精、硝酸盐、组胺和尼古丁	短期：泼尼松，维拉帕米，麦角胺，枕部神经阻滞。长期：维拉帕米，锂盐，托吡酯；枕部神经电刺激可能有效

继发性头痛的治疗 [1]

头痛的种类	原因及检查
头痛 ± 局灶性神经功能障碍，假性脑膜炎	CT 或 MRI：出血，脓肿，脑积水，脑肿瘤，转移瘤 CSF：脑膜炎，脑炎，蛛网膜下腔出血 / 脊髓出血，脑膜炎，假性脑瘤，低颅压（见第 194 页） 多普勒超声 /MRI/ 磁共振血管造影：动脉夹层，静脉窦血栓形成，缺血性卒中
头痛不伴有假性脑膜炎	鼻窦炎，颈源性头痛（颈部运动可能受限），血管炎 / 颞动脉炎
面部疼痛不伴有神经功能障碍	鼻窦炎，带状疱疹，颞下颌功能障碍（见第 462 页），急性青光眼，视神经炎，颞动脉炎，中枢性疼痛
面部疼痛伴有神经功能障碍	糖尿病神经病变（特别涉及第 III 或第 VI 对脑神经），海绵窦损伤，颅内占位性病变，带状疱疹，脑干损伤

注：[1] 由于治疗取决于潜在原因，额外的检查通常必不可少。

癫痫*综合征以无明显诱因下反复发生癫痫样发作为特点。发作可以为局灶性（见第 198 页），亦可为全身性（见第 200 页）。在一些情况下，不能确定为局灶性还是泛发性发作，或者两者兼有，可将其归类为"未知"（比如癫痫痉挛）。癫痫或痫样发作的病因（见附录，表 81）可分成 3 大类：

病 因	特 点
遗传性（特发性[1]）	癫痫发作由 1 个至多个基因缺陷直接导致，且为这类疾病的核心症状
结构-代谢性（症状性[1]）	由结构损伤或代谢问题导致
不明原因（隐源性[1]）	原因未明，可能由基因、结构或代谢问题导致

注：[1] 旧术语。

1 次痫样发作往往不足以诊断癫痫，需要对其进行鉴别诊断（见第 198 页；见附录，表 57）。在首次痫样发作后，若具有可致癫痫发作的结构损伤或代谢性问题，以及 EEG 表现为典型癫痫发作，提示高复发可能，可明确诊断并进行治疗。不具有 EEG 或 MRI 异常的偶发以及不明原因的痫样发作（见第 198 页）不需进行抗癫痫治疗。

癫痫发作以及癫痫

新生儿惊厥 常为急性全身强直性，多灶性或局灶性发作。可能原因包括缺氧缺血性脑病、颅内出血、脑膜炎、脑炎或代谢性问题。预后由原因、持续时间以及发作频率决定。

热性惊厥 可发生在 3 个月至 5 岁的儿童中，常与急性发热性疾病相关，由体温快速上升而诱发。单纯性热性惊厥常为全身强直-阵挛发作，持续时间小于 15 分钟，且 24 小时内不再复发。神经系统体格检查应与患儿年龄相符。热退后发作消失，且不遗留神经系统体征。复杂性热性惊厥常为局灶性发作。神经系统以及 EEG 检查常可发现局灶性异常。发作持续时间大于 15 分钟，且在 24 小时内复发。这种情况下癫痫发作的可能性会增加，但不主张长期的抗癫痫治疗。

伴中央颞区棘波灶的儿童良性癫痫（运动性癫痫） 这是 3~13 岁儿童最常发生的一种癫痫类型。发作只出现在睡眠时。表现为口周或面部感觉异常继而出现咽部半侧面部（构音障碍、咕噜声）以及肢体的强直性和（或）阵挛性发作。EEG 可见中央颞区棘波。该病预后良好，在 14 岁左右发作可自行停止，这时可停止药物治疗（如舒噻美）。

---

* 根据国际抗癫痫联合会分类及命名会议分类和命名，1981 年、1989 年以及 2010 年

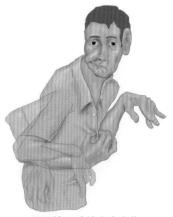

局限性运动性癫痫发作
（左脸单侧性反复抽搐）

局限性运动性癫痫发作
（反复抽搐向右侧扩散）

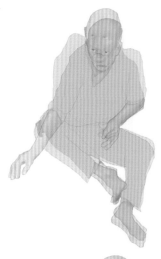
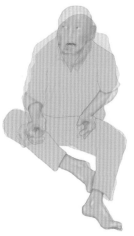
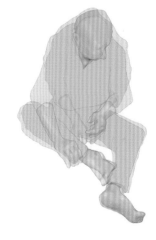
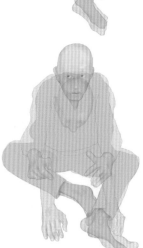

- 常为一系列夜间发作
- 发作很少长于 30 秒
- 类似发作频繁发生
- 怪异的行为（例如：打击，敲击，奔跑）
- 叫喊，咒骂，呻吟，恐惧
- 睁大眼
- 癫痫类型与前额叶不同部位局部癫痫电活动相关（例如：非对称性强直阵挛性运动，运动缺乏或咀嚼性癫痫发作）
- 易与心因性发作混淆

额叶癫痫发作

West 综合征（婴幼儿痉挛） 3~12 个月起病。突然发作性的屈曲抽动（颈、躯干、手臂）、僵直、短暂性头颅下垂（敬礼样发作，折叠刀发作）。发作间期 EEG 改变（高峰节律紊乱）。癫痫大发作由明显的结构问题或代谢性脑病引起，对预后影响较大。更多的情况下，没有明显的病因。遗传问题也可导致疾病发生。

Lennox-Gastaut 综合征 2~8 岁发作（肌阵挛、失站立、失张力、强直、失神）。突然的强烈发作伴随跌倒使得患者较易受伤。智力发育受到影响。该种类型对治疗高度耐受。

肌阵挛失站立发作 在婴儿期首次发作（失张力、肌阵挛、肌阵挛-失站立、失神）。预后较差但可以通过药物干预进而改善。

儿童癫痫小发作（小发作） 典型的首次发作发生于 5~10 岁，常被误认为是昼梦或注意力不集中。常被发现发作于早晨，与过度通气有关。觉醒过程中可继发性发生癫痫大发作。EEG 提示双侧同步广泛性棘波电活动。抗癫痫治疗（丙戊酸）后症状常常缓解，该型预后良好。

青少年期失神性癫痫 失神开始于 10~17 岁，较小发作罕见。常伴随有广泛性的强直-阵挛，以及偶尔的肌阵挛发作。常需要终身药物治疗。

少年肌阵挛性癫痫（Janz 综合征，发作性轻度肌痉挛） 13~20 岁发生的双侧同步肌阵挛。表现为突然发作的抽动，手臂抽动多于下肢，可以合并跌倒。主要发作于早上。可导致东西掉落或甩出。肌阵挛表现可不明显，以短暂抽动为主要表现。睡眠不足或突然行走可以诱发发作。该型常伴有清醒状态下的大发作。EEG 可见多棘波或多棘波样图形。预后良好，但可以持续至成年。

清醒状态下全身性强直阵挛发作（GTSC） 见于 10~20 岁。发作于清醒后头 2 小时，可以被睡眠障碍、重度劳累以及酒精所诱发。女性发作可与月经相关（月经性癫痫）。常需要长期的药物治疗，如丙戊酸或拉莫三嗪。

老年癫痫 65 岁以上患者的发作以局灶性发作为主。当发作表现为昏迷、嗜睡、记忆障碍或认知受损时，这部分患者可能不能被及时识别。发作后症状可持续数小时至数天，易被误认为痴呆。从另一方面看，这类癫痫可能由神经退行性病变或卒中所引发（见附录，表 58）。

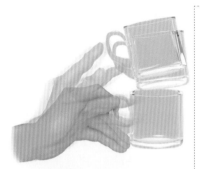

阵挛性抽搐，将杯子甩出

- 突然发作的不规则、无节律性手臂或肩部阵挛性抽搐
- 腿部受累时可发生跌倒（少见）
- 主要在早晨发生（在穿衣或吃早餐时）
- 睡眠剥夺，突然行走或起身过快可以诱发
- 认知常不受影响
- 全身性强直-阵挛发作常见，典型失神发作较为少见

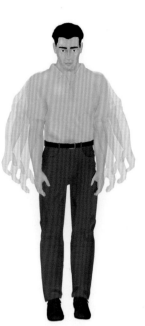

站立时肌阵挛发作

青少年肌阵挛性癫痫

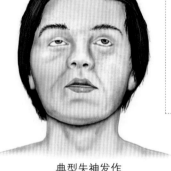

典型失神发作
（需要与非典型失神发作相鉴别）

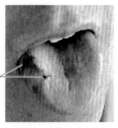

缝线

GTCS 后舌外侧咬伤

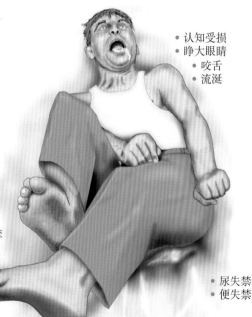

- 认知受损
- 睁大眼睛
- 咬舌
- 流涎

- 双侧肢体阵挛性运动

- 尿失禁
- 便失禁

全身性强直阵挛发作（GTCS）

病因　只在极少数癫痫病例中具有单基因遗传性。一些遗传疾病与癫痫相关（如结核、Sturge-Weber 综合征、线粒体脑病、鞘脂类代谢障碍）。获得性脑病可表现有全身或局灶性发作（见附录，表 58）。

病理生理　兴奋性突触后电位（EPSP，突触后膜去极化）较抑制性突触后电位（IPSP，膜超极化）占优势后可使神经细胞胞膜去极化，从而诱发脑部癫痫活动。根据记录信号的不同，去极化可分为发作间期棘波、初始期棘波成分，或者是突发性叠加高频动作电位（阵发性除极位移，PDS）。兴奋性活动的增强以及抑制性活动的减弱导致大量神经元的同步化放电，最终导致癫痫发作。一些可诱发癫痫的因素包括电解质浓度（Na^+、K^+、Ca^{2+}）、兴奋性氨基酸（谷氨酸）、抑制性氨基酸（GABA）、不规则的神经元连接（皮质发育不良、异位），以及海马和杏仁体内神经元网络的重构。局灶性癫痫中癫痫灶局限于一侧半球，而在全身性癫痫中阵发性的活动可通过神经网络扩散至双侧大脑。癫痫电活动受主动过程的影响，例如基于钠-钙泵的跨膜离子转运、腺苷的释放，以及内源性鸦片类物质的释放，这些过程共同作用导致胞膜的超极化，表现为 EEG 的慢波电活动。

一般治疗　生活习惯改变（睡眠-觉醒节律、避免发作诱发因素）。一些具有较长先兆期的患者可在先兆期阶段通过多种注意力技巧避免癫痫的发作。

抗癫痫药物（AEDs）　抗癫痫药通过多种机制起作用，比如抑制电压门控钠离子通道（卡马西平、奥卡西平、拉莫三嗪、苯妥英、丙戊酸、唑尼沙胺）或丘脑钙离子通道（乙琥胺），或与抑制性 GABA 受体（苯二氮卓类、苯巴比妥、加巴喷丁、噻加宾、左乙拉西坦）相互作用。需要接受癫痫治疗的情况包括：具有结构-代谢问题的成人癫痫；单次癫痫但具有高复发风险伴或不伴有（持续性）典型癫痫 EEG 改变；癫痫持续状态；6 个月内有超过 2 次或更多次数癫痫发作。

治疗常从单药开始（单药；见附录，表 82）；在剂量足够的情况下，癫痫仍不能控制，可考虑换药或与之前使用的药物联用（联合治疗）。在判断再发风险较低的情况下，某些患者可以停止抗癫痫治疗。

其他治疗手段　手术适用于药物抵抗的局灶性癫痫伴或不伴有可切除病灶的患者，例如脑肿瘤或单侧颞叶正中硬化。对于不适于做手术的患者，可以选择植入式迷走神经刺激器。深部脑刺激在部分患者中治疗效果较为显著。

预后（见附录，表 83）　抗癫痫药物可防止大约 70% 的患者癫痫复发，同时使发作频率下降 25%，但在 5% 的患者中治疗无效（药物抵抗），尤其是在 Lennox-Gastaut 综合征、症状明显的肌阵挛癫痫以及未知原因的患者中。

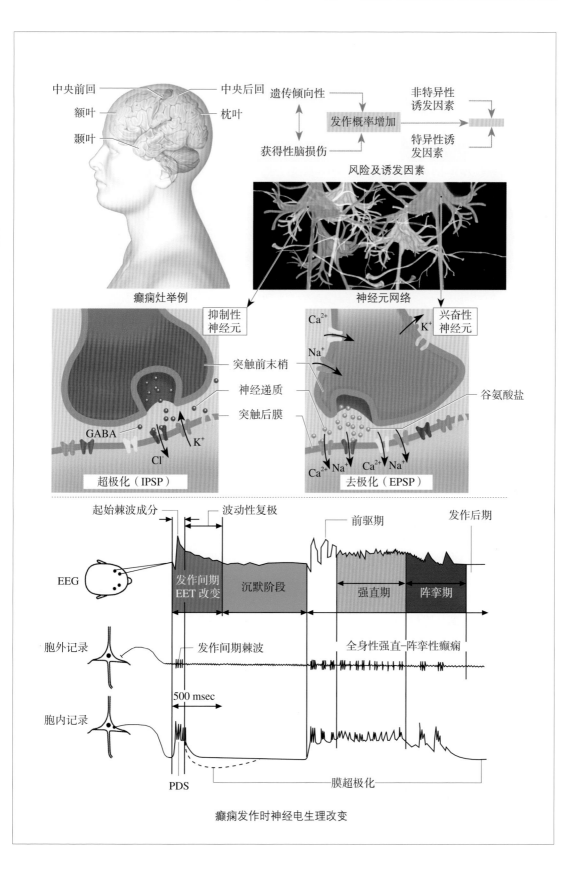

中央前回　中央后回
额叶　枕叶
颞叶

遗传倾向性　非特异性诱发因素

发作概率增加

获得性脑损伤　特异性诱发因素

风险及诱发因素

癫痫灶举例　神经元网络

抑制性神经元　兴奋性神经元

Ca^{2+}　K^+
Na^+

突触前末梢
神经递质
突触后膜
谷氨酸盐

GABA
K^+
Cl^-
超极化（IPSP）

Ca^{2+} Na^+　Ca^{2+} Na^+
去极化（EPSP）

起始棘波成分　波动性复极　前驱期　发作后期

EEG

发作间期EET改变　沉默阶段　强直期　阵挛期

胞外记录　发作间期棘波　全身性强直-阵挛性癫痫

500 msec

胞内记录

PDS　膜超极化

癫痫发作时神经电生理改变

多发性硬化（MS）是中枢神经系统（脑和脊髓）的慢性炎性脱髓鞘疾病。白质和灰质中分布有弥散的局灶性损伤。临床表现、神经影像（MRI）、实验室检查和神经体格检查以及预后在患者间差异较大。该病病因尚不明确。

临床过程 中枢神经系统炎性脱髓鞘在第 1 次发作时称为临床孤立综合征（CIS）。复发指出现新的神经系统症状和体征，或之前症状再发，持续时间超过 24 小时。该过程发生在数小时至数天内，然后逐渐部分或完全缓解（缓解期）。任何 30 天内出现的症状都记为 1 次单独的复发。复发率（RR）指 1 年内复发的次数。

超过 80% 的患者在初始期表现为复发-缓解型多发性硬化（RRMS），平均复发率为 1.8%。随着病程延长，疾病进展甚至发展至继发进展型 MS（SPMS）的风险将会增加，在初发后未经治疗且病程长达 10 年的患者中，该比例可达 50%。原发进行型 MS（PPMS；10%~15%）的特点为渐进性症状和体征，不伴有明显的缓解。进展-复发型 MS（PRMS）较少见（大约 5%），由于在病程中可出现缓解，故与 PPMS 相似。

临床特征

多发性硬化的症状和体征反映出神经系统特定部位的损伤，对疾病本身的诊断不具有特异性。

轻瘫，痉挛状态，疲劳 上运动神经元性瘫痪可出现于发病早期或疾病发展后。受累部位不对称常累及下肢，且常发生于疾病早期。痉挛出现于伸和（或）屈肌。屈肌痉挛常较痛，常引起跌倒，如果持续时间长且严重，可引发屈曲挛缩。疲劳作为 MS 最常见的症状之一可出现于少量运动后，为耗竭的表现。

感觉障碍 偶发或持续性感觉异常（麻刺感或麻木感、皮肤紧张感、冷、热、烧灼、刺痛），尤其是在疾病早期，可伴有其他神经系统障碍表现。随着疾病进展，感觉障碍和缺失几乎都会出现。很多 MS 患者有 Lhermitte 征（实际是一种症状），这是一种从颈背部向脊髓放射，有时可达到腿部的电击样感觉。该症状单独出现，需要考虑其他可能（如颈髓肿瘤、颈椎硬化性脊髓病）。

疼痛 主要表现为三叉神经痛（见第 242 页）、四肢的严重疼痛、急性阵发性运动障碍（见第 205 页），或者背痛，有时疼痛可呈（假性）神经根放射状。其他疼痛现象包括伸肌痉挛、挛缩，以及由于尿道感染引起的排尿困难。

视力受损 常由视神经炎引起，常为单侧，也可引发眶周疼痛。损伤开始表现为视物模糊或雾视，进展后导致阅读障碍和视野缺损（中心暗点或弥散缺损）。手电摆动试验（见第 158 页）提示传入性瞳孔障碍。运动、外界环境温度高、经期或抽烟可加重已有视觉问题（Uhthoff 现象）。复视常由核间性眼肌麻痹导致（见第 154 页）。中枢性眼球震颤（见第 152 页）严重时可引起视觉障碍（振动幻觉 = 视环境晃动）。

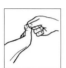
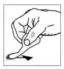

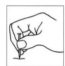
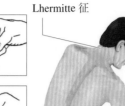

Lhermitte 征

感觉障碍

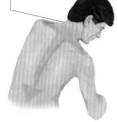

运动障碍
[无力和（或）不灵活，步态异常，痉挛]

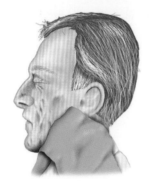

疼痛
（例如，三叉神经痛）

中心暗点合并视神经炎

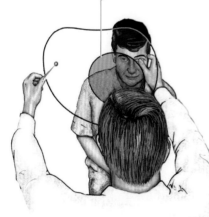

视野缺损测试
（面对面视野检查，见第 157 页）

外展眼球震颤　外展不能
（左内侧纵束损伤，见第 155 页）

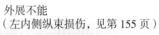
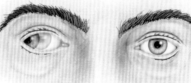

核间性眼肌麻痹导致的复视

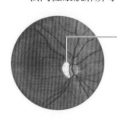

视神经炎后的
颞侧视神经萎
缩（视盘苍白）

眼底

视力障碍

协调不能 意向性震颤、构音困难、躯干共济失调，以及眼球功能障碍最为常见。由于协调功能差导致的步态不稳，患者常会感到头晕或轻微头痛。有时可出现急性眩晕伴恶心、呕吐以及中枢性眼球震颤。

自主神经功能障碍 随着多发性硬化的进展，常会出现膀胱功能障碍（见第116页），引起尿急、尿频、尿等待、尿潴留以及尿失禁。因此，尿道感染较为常见。便失禁（见第114页）少见，便秘较为常见。性功能障碍（例如勃起障碍或性欲减退）也较常见，可因生殖器痉挛或感觉障碍加重。抑郁、不安全感以及婚姻冲突等精神因素也常起到重要的作用。

行为改变 疾病可导致精神改变（抑郁、焦虑）以及不同程度的认知障碍。

阵发性现象 包括癫痫、三叉神经痛、共济失调伴构音障碍、急性突发性运动障碍、感觉异常、疼痛以及面部肌纤维抽搐。

鉴别诊断

单独的临床检查、影像学或实验室检查均不能诊断多发性硬化（见第258页）。每例病例都需要进行完善的鉴别诊断。

炎症性疾病 原发性脑部血管炎或系统性血管炎（见第236页）、神经性肉瘤病、急性播散性脑脊髓炎（ADEM，见第466页）、视神经脊髓炎（NMO，见第466页）、亚急性硬化性全脑炎（SSPE）、CIDP（见第366页）、干燥综合征、Behçet病、抗磷脂综合征、系统性红斑狼疮。

感染 HIV感染、HTLV-1感染、神经螺旋体病、神经性梅毒、Whipple病、进行性多灶性脑白质病（PML）。

神经血管性疾病 脊髓硬膜动静脉瘘、海绵状血管瘤、CADASIL（见第457页）。

遗传性/代谢性疾病 脊髓小脑共济失调、遗传性痉挛偏瘫、肾上腺脑白质营养不良、异染性脑白质营养不良、线粒体脑脊髓病、Leber遗传性视神经病（LHON）、B_{12}缺乏、叶酸缺乏。

肿瘤 脑部或脊髓的肿瘤（淋巴瘤、胶质瘤、脑脊膜瘤）。

畸形 Arnold-Chiari畸形、扁颅底。

脊髓病 脊髓中央综合征（见第350页）。

精神疾病 躯体形式障碍、抑郁、焦虑障碍。

预 后

预后良好的指标包括单症状起病，行走能力尚存，只有感觉性症状，复发病程短、症状少，35岁前起病。良性病程指复发频率低，起病15~20年内只有轻微的残疾，可见于大约10%的患者。恶性病程指5年内出现严重残疾，见于不到5%的患者。一半的患者在起病2年内可有1次复发。大多数患者在初次诊断10~20年内可发展至严重残疾。

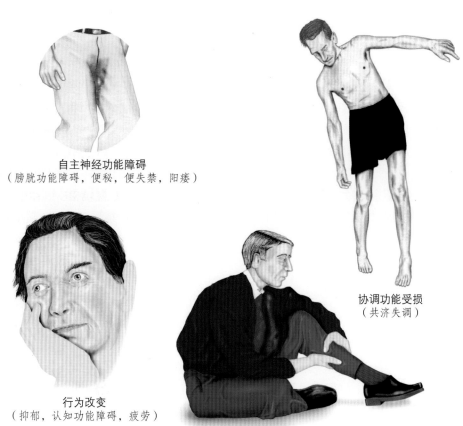

自主神经功能障碍
（膀胱功能障碍，便秘，便失禁，阳痿）

协调功能受损
（共济失调）

行为改变
（抑郁，认知功能障碍，疲劳）

发作性症状
（疼痛，癫痫，三叉神经痛，面部肌颤动）

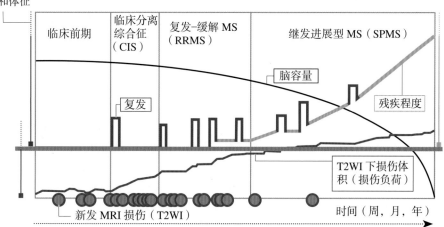

症状和体征

| 临床前期 | 临床分离综合征（CIS） | 复发-缓解 MS（RRMS） | 继发进展型 MS（SPMS） |

复发

脑容量

残疾程度

T2WI 下损伤体积（损伤负荷）

新发 MRI 损伤（T2WI）

时间（周，月，年）

多发性硬化的临床过程
（原发进展型和进展-复发型 MS 在图中未予展现）

诊断（见附录，表 84）

多发性硬化的症状和体征随着疾病的进展而不同（分布在时间与空间上）。首次发作（CIS，见第 254 页）或单症状起病，尤其是脑脊髓炎亚型（见第 256 页）的复发需要特别注意进行鉴别诊断（见附录，表 85）。在考虑到所有临床可能性后诊断准确率可高达 98%。

症状和体征

见第 254~256 页。

诊断测试

诱发电位（EP） 以急性期电位幅度下降、出现延迟为特征。视神经和视放射损伤时视觉诱发电位（VEP）发生异常，异常的程度与发展成临床确诊型 MS 的关联性具有统计学意义。敏感性根据临床分期而不同，为 42%~100%。80% 的患者中躯体感觉诱发电位可有异常。听觉和磁场诱发电位敏感性和特异性较低。

膀胱功能 尿路感染筛查（培养与药敏、尿液分析）。诊断性导尿以及膀胱超声（残余尿量）。尿动力学检查，膀胱镜。

神经影像 MRI 在诊断 MS 中至关重要（见第 465 页）。它可以显示中枢神经系统损伤（空间分散样）。由于血脑屏障的破坏，急性炎症性损伤组织摄取更多的钆。75%~90% 的患者中可发现脊髓损伤，尤其

对于颈髓，可延伸达 3 个髓段。相同情况下连续进行 MRI 检查可以显示出旧病灶的改变以及新病灶的出现，表现为时间分布性。

偶然发现具有典型多发性硬化的影像学（MRI）表现，但缺少相应临床症状的患者其诊断较为复杂（放射学分离综合征=RIS）。RIS 需要有较多 MS 诊治经验的神经病学家进行评估诊断。

脑脊液检查 95% 的 MS 患者可发现脑脊液异常。淋巴细胞单核性脑脊液细胞增高但很少超过 50 个 /μL。总蛋白常不增高。大约 90% 的患者中鞘内 IgG 合成增加（IgG 指数），抗麻疹、风疹和带状疱疹病毒（MRZ 反应）的寡克隆 IgG 带可见于 80% 的 MS 患者。

发病机制（见附录，表 8）

根据炎症、脱髓鞘损伤（斑块）以及血脑屏障（BBB）破坏程度的不同，早期多发性硬化病程进展可不同。晚期表现的严重性与脱髓鞘和轴突损伤的量有关（病变负担）。MS 的发生被认为与基因（多基因）和环境因素（比如维生素 D 含量低、抽烟、EB 病毒感染和高盐饮食）有关。动物实验显示自体反应的 T 细胞可以引起中枢神经系统的炎性脱髓鞘损伤。尽管机制不明，根据以上研究结果，目前认为 MS 是中枢系统自身抗原引发的一种异常免疫反应。诱发性因素可发生在 MS 起病前数年（续第 260 页）。

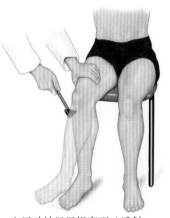

上运动神经元损害型（反射亢进，痉挛，Babinski 征阳性；见第 126 页）

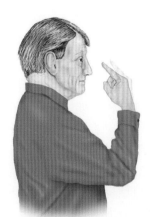

小脑功能障碍（见第 136 页）

临床发现

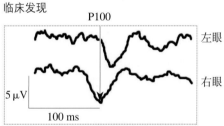

P100

左眼

右眼

5 μV

100 ms

视觉诱发电位（P100 延迟，左侧延迟）

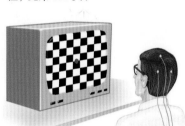

视觉诱发电位（VEP）

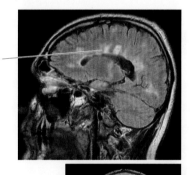

胼胝体内的损伤，包绕从脑室向外辐射的静脉（Dawson 指）

寡克隆带（IgG）

脑脊液

血清

腰穿

MS

正常

等电聚焦（IEF）

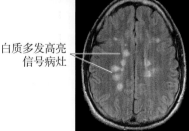

白质多发高亮信号病灶

MRI（FLAIR，上：矢状位，下：轴位）

诊断性测试

激活　免疫反应的异常调节导致循环系统内自身反应性 T 细胞的激活和单克隆复制，进而攻击髓磷脂碱性蛋白。特异性抗原由 APC 细胞呈递给 T 细胞，该过程由 T 细胞受体（TCR）以及共刺激分子（CD28、CD7、CD40 以及 CD40L）识别。也可在循环中检测到抗多种结构，如髓磷脂及胶质蛋白的自身抗体。

血脑屏障的透过途径　激活的 T 细胞、B 细胞以及巨噬细胞通过小静脉（炎症沿静脉分布）穿过血脑屏障。至此，白细胞表面的黏附因子（比如 $\alpha_4\beta_1$）与内皮细胞表面相应的受体结合。基质金属蛋白酶（MMP）、细胞因子和细胞因子受体（CCR、CXXR）参与调节该过程。

抗原呈递以及激活　在中枢神经系统内，抗原呈递细胞（小胶质），识别分子（MHC Ⅱ型抗原）以及共刺激信号引发 T 细胞单克隆增生向 T_H1 和 T_H2 转化。小胶质细胞因子刺激 T_H17 细胞释放促炎细胞因子（IL-17、IFN-γ），最终刺激巨噬细胞和小胶质细胞释放组织破坏因子，如 TNF-α、LT、OH$^-$ 和 NO，增加细胞吞噬作用。T_H2 细胞分泌细胞因子激活 B 细胞（致脱髓鞘自身抗体，补体激活，产生 C5b-9 攻膜复合体）。T_H2 细胞同时分泌抑制 T_H1 细胞的细胞因子。

脱髓鞘以及轴索变性　炎症反应导致由少突胶质细胞髓鞘化形成的神经突的损伤。轴突损伤由脱髓鞘以及钠、钙通道上调引起的线粒体功能障碍介导。

瘢痕形成　当自体反应 T 细胞凋亡后，血脑屏障可以被修复，局部生成抗炎介质和细胞，炎症反应消退，由少突胶质前体细胞介导的轴突髓鞘再生过程开始发生。星形胶质细胞形成瘢痕组织取代死亡细胞。轴突损伤的增加可能是导致永久性神经缺陷的主要原因。

治　疗

多发性硬化至今没有治愈的方法；但是，可以通过一定手段终止特定的临床症状并延缓多发性硬化的进展。使用药物治疗，可缩短复发期，延缓疾病进展，缓解症状。康复训练可促进功能恢复。还有多种替代疗法可供选择，诸如食物补充和生活习惯改变。

复发　可使用糖皮质激素治疗，口服泼尼松龙或静脉使用甲泼尼龙。糖皮质激素无反应的患者可使用血浆置换法。

可降低复发频率和程度的药物　干扰素 β-1b 隔天皮下注射以及干扰素 β-1a 隔天或每周 1 次皮下注射（肌注）；醋酸格拉默每日皮下注射；那他珠单抗（单克隆抗体）每 4 周静脉滴注；阿伦珠单抗每年静注 1 次；芬戈莫德每天口服；特立氟胺每天口服；DMF 每天口服。

可延缓继发进展的药物　干扰素 β-1b 和 β-1a，米托蒽醌每 3 个月 1 次静脉注射（最大累积剂量 140 mg/m^2）；氨甲蝶呤或环磷酰胺（不同剂量方案）。

减缓原发性进展　目前无特异性治疗。

症状控制性药物　达方吡啶每天口服（改善步行速度）；巴氯芬或替扎尼定每天口服（肌肉松弛）；金刚烷胺每天口服（疲劳）。其他还包括针对膀胱功能障碍、勃起障碍、疲劳、疼痛、痉挛以及震颤的药物。

康复治疗　包括物理治疗、职业疗法、语言治疗、吞咽困难治疗、职业康复以及认知康复治疗。按需给予饮食咨询和机械支持（比如辅助行走器、轮椅）。电刺激和（或）EMG 生物反馈被用于治疗膀胱功能障碍。可使用功能性电刺激治疗垂足。

怀孕　怀孕期间复发频率降低，但产后 3 个月频率增加。怀孕期间一般不需要疾病修正治疗。

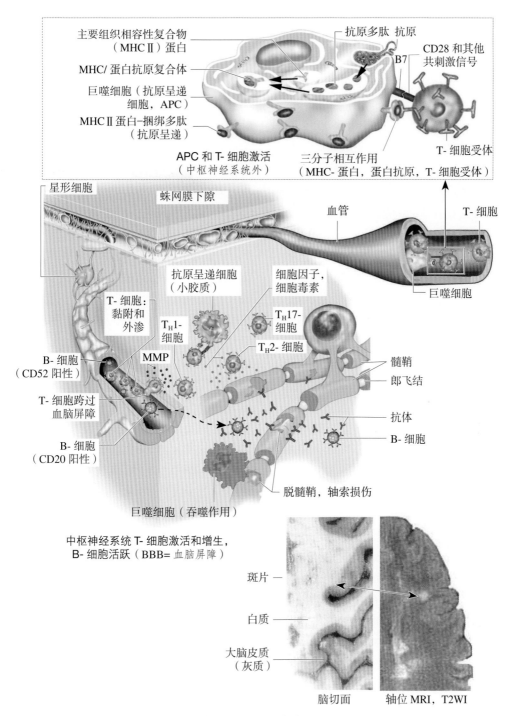

主要组织相容性复合物（MHCⅡ）蛋白

MHC/蛋白抗原复合体

巨噬细胞（抗原呈递细胞，APC）

MHCⅡ蛋白-捆绑多肽（抗原呈递）

抗原多肽 抗原

CD28 和其他共刺激信号

B7

T-细胞受体

APC 和 T-细胞激活（中枢神经系统外）

三分子相互作用（MHC-蛋白，蛋白抗原，T-细胞受体）

星形细胞

蛛网膜下隙

血管

T-细胞

巨噬细胞

抗原呈递细胞（小胶质）

细胞因子，细胞毒素

T-细胞：黏附和外渗

T$_H$1-细胞

T$_H$17-细胞

T$_H$2-细胞

B-细胞（CD52 阳性）

MMP

髓鞘

郎飞结

T-细胞跨过血脑屏障

抗体

B-细胞（CD20 阳性）

B-细胞

脱髓鞘，轴索损伤

巨噬细胞（吞噬作用）

中枢神经系统 T-细胞激活和增生，B-细胞活跃（BBB= 血脑屏障）

斑片

白质

大脑皮质（灰质）

脑切面

轴位 MRI，T2WI

多发性硬化的免疫病理机制

发病机制

病毒和细菌，以及较为少见的真菌和寄生虫感染可引发中枢神经系统感染。突破人体皮肤黏膜等保护屏障后，病原体在入口处增殖。如果未能被宿主免疫系统清除，病原体将通过血缘传播到达中枢神经系统。周边的局灶性感染（例如鼻窦炎、中耳炎、乳突炎）通过导静脉进入脉络丛，或通过外周神经（1型单纯疱疹病毒）感染，或贯穿伤直接导致感染，或脑脊液漏引起感染。病因还可以为神经外科手术或先天性缺陷。

血脑屏障（BBB，见第118页）是一种防止感染的有效屏障。病原体通过特殊的途径进入蛛网膜下隙或大脑间质；比如，通过外周神经向心性前行（1型单纯疱疹病毒、带状疱疹病毒、狂犬病毒），通过内吞（脑膜炎奈瑟球菌）、胞内运输（红细胞内的恶性疟原虫、巨噬细胞内的鼠弓形虫），或通过颅内浸润（肺炎链球菌）侵入。

蛛网膜下隙不能产生足够强烈的急性免疫反应。进入脑脊液内后，病原体可触发炎症反应，以生成补体、细胞因子（如IL-1、IL-6、TNF-α）、炎症趋化因子、黏附分子为特点。这将导致血管系统内白细胞和巨噬细胞的浸润。血脑屏障通透性增加将导致液体和蛋白质流入中枢神经系统，引发血管源性脑水肿（见第120页），由于脑脊液循环破坏将同时伴有细胞毒性细胞水肿以及间质性水肿。脑水肿引起颅内压（ICP）升高。这些过程合并血管炎，引发血管自调节能力受损和（或）系统血压波动，可能导致继发性缺血、代谢和低氧脑损伤。

中枢神经系统感染的一般表现

• 由于蛛网膜下隙以及神经组织本身的免疫反应没有身体其他部位高效，一旦感染扩散入中枢神经系统，免疫系统将不能阻止病原体。进入中枢神经系统后，病原体具备了进一步扩散的能力。

• 取决于病原体的不同，可有除中枢神经系统外其他器官的受累（例如皮疹、瘀点、心肌炎、心内膜炎、肺炎、鼻窦炎）。症状可表现为脑膜炎、脑炎以及脊髓炎（见第196页）。

• 病史的重点应关注类似疾病暴露史、国外旅行、昆虫或动物叮咬史、耳鼻喉感染、有无相应风险因素（嗜酒、药物滥用、糖尿病、创伤、免疫抑制治疗、HIV感染、慢性肾功能衰竭、脾切除、血源性疾病）。

• 对于免疫抑制的患者，如患者有中枢神经系统疾病史（肿瘤、卒中）、癫痫、视盘水肿、认知受损以及局灶性神经症状，应采血进行培养并做实验室检查，继而开始经验性抗生素治疗（见下文），如为疱疹性脑炎，治疗需包括阿昔洛韦。随后进行CT或MRI以及腰穿检查（LP）。

• 随着颅内压升高，脑疝（见第192页）风险将增加；影像学不一定能提供可靠的指导依据，腰穿会增加这类患者脑疝风险。有必要进行经验性治疗，且腰穿只能在颅内压下降后进行。

• 其他情况下，应常规施行腰穿和血液检查（见附录，表88）。

• 在脑炎中MRI比CT更有诊断价值。

• 病毒性感染，围感染、感染后及非感染期脑膜脑炎症状见附录，表86、表87。

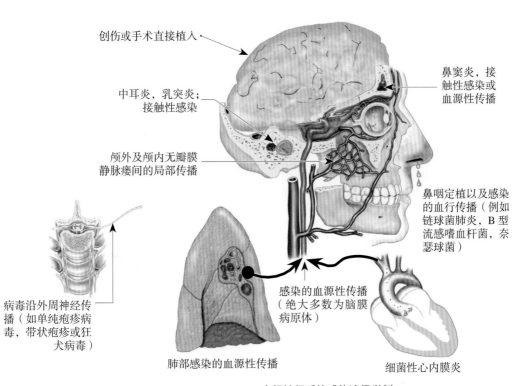

创伤或手术直接植入

鼻窦炎，接触性感染或血源性传播

中耳炎，乳突炎；接触性感染

颅外及颅内无瓣膜静脉瘘间的局部传播

鼻咽定植以及感染的血行传播（例如链球菌肺炎，B 型流感嗜血杆菌，奈瑟球菌）

病毒沿外周神经传播（如单纯疱疹病毒，带状疱疹或狂犬病毒）

感染的血源性传播（绝大多数为脑膜病原体）

肺部感染的血源性传播

细菌性心内膜炎

中枢神经系统感染途径举例

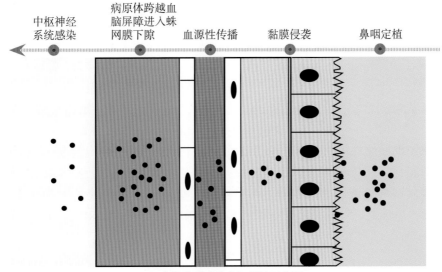

中枢神经系统感染

病原体跨越血脑屏障进入蛛网膜下隙

血源性传播

黏膜侵袭

鼻咽定植

细菌性脑膜炎发病机制的示意图

治 疗

急性细菌性脑膜炎 地塞米松加经验性抗生素治疗（见附录，表89）直至确定病原体（见附录，表90）。

亚急性脑膜炎 针对明确的致病菌（见第266页）进行针对性治疗。由于病原菌检测费时且难度较大，如果怀疑为结核性脑膜炎（见第270页），治疗应及时开始。

病毒性脑膜炎 对症治疗常常足够。对于2型单纯疱疹病毒引起的脑膜炎（见第274页）使用阿昔洛韦治疗。

脑炎 见第274页以及http://www.braininfectionsuk.org/resources。

预防 使用疫苗进行免疫预防（见www.cdc.gov）。化学预防用于与流感嗜血杆菌（利福平）或脑膜球菌（利福平、头孢曲松或阿奇霉素）患者有密切接触史的人群。感染的发生与传播可通过法定报告来预防（由地方法确立），避免暴露（隔离感染源、消毒、灭菌），以及危险人群的预防性治疗。

并发症
（见附录，表91）

脑脓肿 以局灶性脑炎起病，转归为具有包囊的脓性坏死伴周围组织水肿。病原体可通过局部病灶或血源性传播（乳突炎、中耳炎、鼻窦炎、骨髓炎、心内膜炎、肺炎、牙齿感染、憩室炎），或通过直接种植（创伤、神经外科手术）入脑。临床表现包括假性脑膜炎、恶心、呕吐、发热、认知损害、癫痫和局灶神经征。通过增强MRI和（或）CT进行诊断（由于感染可能起源于骨组织，故需包括骨窗），并通过病原菌培养确认。

血管炎 脓毒症合并动脉壁炎症。细菌性心内膜炎引起脑脓肿形成或通过感染性栓塞导致梗死（大脑间质的局灶性炎症性改变，转移性或栓塞性局灶性脑炎）。该综合征除局灶性神经症状外，以头痛、发热、癫痫和行为改变为特征。脑膜脑炎可通过直接侵犯血管引起血管炎。感染性物质的栓塞可能引发脓毒性（"脓菌性"）假瘤。脑静脉受累可导致细菌性血栓静脉炎或脓毒性静脉窦血栓。诊断：见第236页。

脑室炎 是一种脑室系统感染（可能与脑室内外引流脑脊液的导管相关）。临床表现常不典型（隐匿，注意力、记忆力障碍）。如果感染顺着脑室腹膜分流传播至腹部，腹部不适（腹膜炎）可较为突出。诊断：脑脊液检查和培养。

脓毒性脑病 败血症和全身炎症反应综合征（SIRS）可通过细胞因子、TNF-α和白介素等炎症介质损伤大脑功能。症状包括意识不清、激惹、定向力障碍、幻想以及昏迷。脑脊液培养为无菌性，CT和MRI无特殊发现。

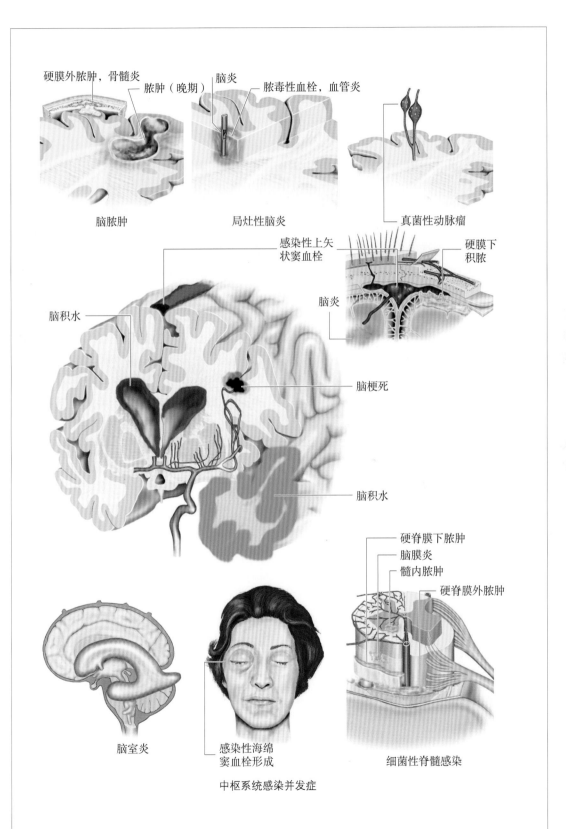

硬膜外脓肿，骨髓炎　脓肿（晚期）　脑炎　脓毒性血栓，血管炎

脑脓肿　　　　局灶性脑炎　　　真菌性动脉瘤

感染性上矢状窦血栓

硬膜下积脓

脑积水

脑炎

脑梗死

脑积水

硬脊膜下脓肿

脑膜炎

髓内脓肿

硬脊膜外脓肿

脑室炎　　感染性海绵窦血栓形成　　细菌性脊髓感染

中枢系统感染并发症

伯氏疏螺旋体（广义；不同疏螺旋体的统称）通过蜱虫叮咬传播。蜱虫叮咬持续超过 24 小时感染才会发生。潜伏期为 3~32 天。疾病发展包括 3 期。该综合征具有区域差异性。

症状和体征 1 期（局限性感染）。超过 80% 的患者可发生从叮咬部位向外周扩散的无痛性红斑或丘疹，表现为指环样或同形样（慢性游走性红斑，ECM）。

2 期（播散性感染）。3~6 周内 10%~15% 的患者可因病原体的血源性传播出现疲劳、恶心、肌肉关节疼痛以及头痛等不典型症状，有时可伴有轻度发热和颈强直。局部或全身性淋巴结肿大、脾大、肝炎、结膜炎或其他炎症状况较为少见。这些症状都可以自发缓解。心脏表现：伴房室传导阻滞的心肌炎或心包膜炎。神经系统表现：Bannwarth 综合征是一组包含颅神经麻痹、疼痛性多神经根炎以及淋巴细胞性脑膜炎的疾病。1 根或多根颅神经受累；最常见的类型是单侧或双侧周围性面瘫。神经螺旋体相关性多发性神经根神经病（易被误诊为腰椎间盘突出）疼痛较剧，呈神经根分布，夜间最严重，伴有神经功能障碍（运动、感觉以及反射障碍，面肌萎缩）。疏螺旋体相关性脑膜炎常常引起头痛、颈痛，但头痛较轻，部分患者中不可见。可在 1 天中的某个时间段最剧。脑脊液检查显示单核细胞性脑脊液细胞增多（大约 100 个 /μL），浆细胞计数与蛋白浓度增高，但葡萄糖浓度正常。脑炎较少见。MRI 可发现白质损伤，脑脊液发现与发生脑膜炎时情况一致。脊髓炎一旦出现，往往影响某一神经根损伤平面。

3 期（持续感染）。只有小部分患者在初始感染数月或数年后进入该期。伽氏疏螺旋体感染导致的神经损伤表现为共济失调、颅神经麻痹、偏瘫或四肢轻瘫以及膀胱功能障碍（莱姆脑脊髓炎）。脑病可引起注意力和记忆力损伤、失眠、疲劳、个性改变以及抑郁。肌炎及脑血管炎也可能出现。慢性萎缩性肢端肌皮炎与包柔疏螺旋体感染有关。这是一种外周轴索损伤引起的多发性神经病变，可引发按神经根分布的偏瘫和疼痛。游走性少关节炎被称作莱姆关节炎。

即使经过抗生素治疗所有感染被消除后，部分患者依旧具有症状，包括头痛、能量储备下降或注意力差（莱姆病后综合征）。找不到神经缺陷和活动性感染。此时可对症治疗，无须抗生素治疗。

诊断 神经疏螺旋体感染的诊断基于临床神经症状、脑脊液检查和血清学分析（抗螺旋体 IgM 和 IgG）。在使用足量抗生素后疏螺旋体特异性抗体依旧可以出现在脑脊液和（或）血清中，所以单独的抗体检测不能确诊神经性疏螺旋体感染。

抗生素治疗 1 期：多西环素 200 mg 每天口服，2 周。2 期：头孢曲松 2 g/ 天，服用 21 天。3 期：头孢曲松 2 g/ 天，服用 14~28 天。详见：www.idsociety.org（引言）。

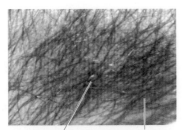

蜱虫　　　　　　　　　红斑（大腿）

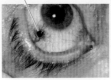

ECM

慢性游走性红斑（ECM）

睑裂闭合不全

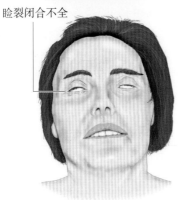

双侧面瘫（外周型；患者试图闭眼）

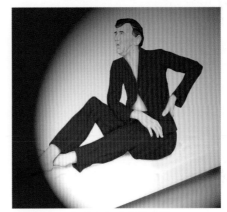

沿神经根分布的疼痛

1 期	2 期	3 期
• 慢性游走性红斑 • 一般症状	• 一般症状 • Bannwarth 综合征 • 脑膜炎 • 脑炎 • 心肌炎或心包炎 • 脊髓炎	• 脑脊髓炎 • 脑病 • 肌炎 • 脑血管炎 • 慢性萎缩性肢端皮炎 • 多发性神经炎

天 ------------ 周 ------------------------------ 月 --------

↑
感染　　　　　　　　　　　莱姆病分期

梅毒由一种螺旋体细菌所引发，为苍白密螺旋体（TP）的亚属苍白球。几乎都通过在性接触中直接暴露于感染创面来传播。疾病发展包含 3 个临床阶段。感染一期及二期时血清非密螺旋体试验（VDRL 和 RPR）和密螺旋体试验（FTA-ABS 和 TPPA）* 阳性。这些时期的症状常在 1~6 个月内缓解。三期为临床无症状期，脑脊液正常血清阳性（潜伏梅毒）；感染第 1 年为早期潜伏，之后为晚期潜伏梅毒。需要时刻警惕合并感染 HIV（见第 278 页）。密螺旋体酶免疫测定用来初筛 *。

症状和体征　TP 可在任何一期侵入神经系统。

无症状性神经梅毒。根据疾病分期不同，神经系统症状可缺如，但脑脊液检查和血清学检查 VDRL 可有 20%~40% 的阳性率。可见脑脊液异常（如单核细胞性脑脊液细胞增多，蛋白质浓度增加）。

症状性神经梅毒。脑膜梅毒常发生于感染后 12 个月内。不同程度的脑膜炎综合征可伴随颅神经损伤，如第Ⅷ对颅神经（突然的听力丧失）、第Ⅶ对颅神经（面瘫），或第Ⅱ对颅神经（视力受损）。脑膜多神经根炎少见。脑脊液检查提示淋巴细胞性脑脊液细胞增生（高达 400 个 /μL）及蛋白浓度增加。脑膜炎可自发缓解，但可出现迟发性并发症。

感染 5~10 年后可出现脑膜血管性梅毒。症状包括头痛、视力障碍以及眩晕。

血管炎（von Heubner 脉管炎）可引发卒中，尤其是在中脑动脉的分布区域，同时也可影响小的穿动脉以及颅神经（Ⅷ，Ⅶ，Ⅴ）。可出现脑积水、个性改变、癫痫，以及脊髓征（偏瘫、膀胱障碍、前脊髓动脉缺血综合征）等各种临床表现。梅毒瘤较为少见，常位于硬膜上。脑脊液检查提示单核细胞性脑脊液细胞增多（达 100 个 /μL）、蛋白浓度升高、寡克隆 IgG 升高、VDRL 阳性（达 80%）。

感染 20 年后可出现慢性进展性脑膜脑炎合并轻瘫。"麻痹前期"以人格改变、轻度的注意力和记忆力损失为特点。随后进展为麻痹期，特点包括严重认知改变、构音障碍、言语障碍、失用症、步态异常、尿失禁以及瞳孔反射功能异常（大约 25% 患者有 Argyll Robertson 瞳孔，见第 159 页）。脑脊液发现符合脑膜血管性梅毒表现。

脊髓痨。是一种晚期脑膜血管性并发症（感染后 25~30 年），可引发眼部表现（Argyll Robertson 瞳孔、斜视、视神经萎缩）、疼痛（闪电样疼痛 = 尤其是腿部的撕裂样疼痛；腹部绞痛）、步态异常（肢体感觉、本体感觉丧失）和自主神经功能障碍（失禁、尿功能异常）。下肢关节畸形（Charcot 关节）偶尔可见。脑脊液检查与脑膜血管性梅毒类似，但细胞计数低。

先天性梅毒。胎儿在宫内感染。早期症状出现于 2 年内，与成人二期梅毒相对应；晚期症状可为有症状性抑或无症状性。

抗生素治疗　症状性或非症状性神经梅毒：水溶性青霉素 G 1 800~2 400 万 U/ 天，每 4 小时静脉给药 300 万 ~400 万 U，或持续输注 10~14 天。详细情况及替代治疗见 www.cdc.gov（性传播疾病治疗指南，2010 年）。

---

* VDRL= 性病学实验室检查；RPR= 快速血浆反应素试验；TPPA=TP 颗粒凝集试验（替代 TPHA 试验）；FTA-ABS= 荧光梅毒抗体吸收试验（密螺旋体试验确诊阳性的非密螺旋体试验，且治疗后持续阳性）；EIA= 酶免疫测定

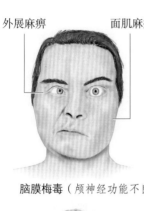

外展麻痹　　面肌麻痹（周围型）

脑膜梅毒（颅神经功能不良）

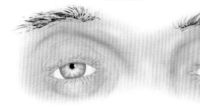

- 缩瞳药，轻微不规则瞳孔
- 黑暗中扩张不良
- 近光解离

Argyll Robertson 瞳孔

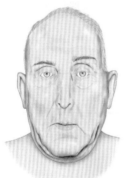

慢性进展性脑膜脑炎
（人格及认知改变）

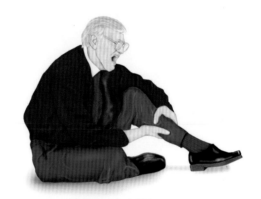

脊髓痨（电击样）

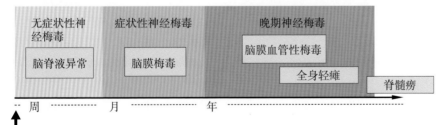

无症状性神经梅毒	症状性神经梅毒	晚期神经梅毒
脑脊液异常	脑膜梅毒	脑膜血管性梅毒

全身轻瘫

脊髓痨

周 ------ 月 ------ 年 ------→

感染

症状性神经梅毒的发展（无固定模式）

结核分枝杆菌常通过雾化液滴（喷嚏、咳嗽或说话）在正常人与肺部结核感染患者间传播。感染风险尤其与免疫抑制（例如酗酒与 HIV 感染）、和感染患者的密切接触以及年龄（小孩及老年人）相关。肺部结核通过血源播散进入中枢神经系统，或者通过软膜下或室管膜下干酪样损伤（富聚）将内容物排入蛛网膜下隙。中枢神经实质部位可形成结核瘤或结核脓肿。

症状和体征　病程常为亚急性或慢性，数周至数月不等。结核性脑膜炎的前驱期持续 2~4 周，以行为改变为特征（无力、抑郁、易激惹、意识模糊、谵妄、注意力缺陷），食欲缺乏、体重下降、不适、恶心和发热。头痛和颈强直反映脑膜受累；结核渗出主要位于基底部蛛网膜下隙（基底脑膜炎）、外侧沟、脑干、小脑。基底扩张或颅内压增高可引起颅神经损伤（主要是 CN Ⅵ，较少见的有 CN Ⅱ、Ⅲ、Ⅳ、Ⅶ或 Ⅷ）。有时硬膜受累可引起肥大性硬脑脊膜炎。结核性脑膜炎的进展表现为认知受损或昏迷、局灶症状（失语、失用、中枢性麻痹、局灶性癫痫）和（或）颅内压升高表现，或脑积水。低钠血症较为少见，且有一系列原因（见第 332 页）。

结核性脑膜炎的诊断依赖于脑脊液中分枝杆菌的检测，可使用直接镜检、培养或 PCR。由于不经治疗的结核性脑膜炎预后较差，一旦临床或脑脊液检查怀疑为本病，应立即开始治疗；脑脊液改变包括高蛋白质、高乳酸、低葡萄糖（＜血糖的 50%）以及高白细胞计数（超过数百；混合型淋巴细胞、单核细胞、粒细胞性脑脊液细胞增多）。必须排除合并 HIV 感染。

血管炎。可引发卒中，尤其是颈内动脉分布的区域。诊断：CT 或 MRI，平扫或增强。

结核瘤。是一种少见的肿瘤样肿物，具有干酪样或钙化核心被肉芽样组织包围（巨细胞、淋巴细胞）。结核瘤可以单发，也可以多发，需和结核性脓肿相鉴别。结核性脓肿内为分枝杆菌，周围缺少肉芽组织包围。诊断：CT 或 MRI，平扫或增强。

结核性脊髓脑膜神经根炎、硬脑膜外结核性脓肿合并结核性脊柱炎（Pott 病）或结核瘤均可导致结核性横贯性脊髓炎。诊断：MRI，脑脊液检查。

抗生素治疗　初始使用异烟肼（联用维生素 B_6）以及利福平和吡嗪酰胺加乙胺丁醇 2 个月，对于大于 14 周岁的患者加用地塞米松，初始剂量为 0.4 mg/（kg·24h），随后减量。预防措施、治疗周期、剂量调整以及合并 HIV 感染的治疗建议详见 www.cdc.gov/tb 或 www.idsociety.org。

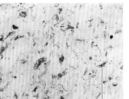

结核分枝杆菌
（Ziehl-Neelsen 染剂）

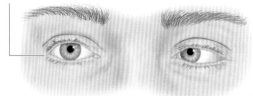

外展麻痹

局部症状
（患者向右看）

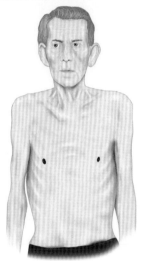

前驱症状

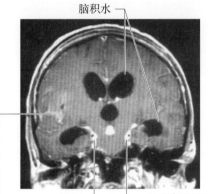

脑积水

缺血性脑损伤
（结核性动脉炎）

软脑脊膜增强

MRI
（冠状位，T1WI 增强）

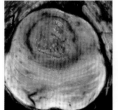

脑干结核瘤

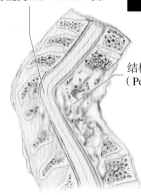

脊髓受压，Gibbus 畸形

结核性脊柱炎
（Pott 病）

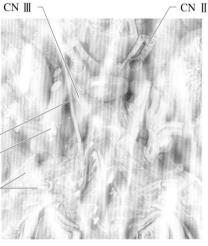

CN Ⅲ

CN Ⅱ

CN Ⅵ

CN Ⅴ

软脑脊膜内充满
渗出物；颅神经
（CN）很难看到

脑膜炎（基底部渗出）

两种疾病都由产芽孢的革兰阳性梭菌在特定厌氧环境下导致。芽孢均耐热，不能通过烹饪灭活。

肉毒中毒

肉毒梭菌的热稳定性毒素通过血流运送抑制神经肌肉终板和自主神经突触间的乙酰胆碱释放。不同的梭菌菌株产生不同的毒素；A、B、E 和 F 型作用于人类。肉毒中毒常由经口摄入被毒素污染的食物引起，也可通过肠道（肠道中的梭菌产生毒素被吸收入血，常见于 < 1 岁的婴儿肉毒中毒，成人少见）、伤口感染（药物滥用、创伤）或医源性因素（大剂量注射，比如治疗痉挛）引起。

症状和体征 初始症状常为颅神经麻痹，伴复视、光敏感、构音困难、发音困难、吞咽困难、上睑下垂、瞳孔反射迟缓、辐辏受损以及瞳孔散大。食源性肉毒中毒可能有前驱症状，或伴有恶心、呕吐、里急后重、腹泻或便秘。从上至下的对称性麻痹快速进展，呼吸肌受累后可引起呼吸停止。自主神经症状包括口干、肠梗阻以及尿潴留。嗜睡、头晕和感觉异常可以出现，但认知和知觉正常。

症状性患者的诊断依赖于血清（小鼠生物阵列）、粪便、胃内容物或伤口中的毒素检测。

治疗 重症监护，肉毒抗毒素（24 小时内）。伤口感染：创面处理和抗生素治疗。详见 www.bt.cdc.gov。

破伤风

在厌氧环境下，被破伤风梭菌污染的伤口内可以产生破伤风痉挛毒素，这是一种可引起破伤风的神经毒素。毒素和外周颅神经及脊神经（运动支）末梢相结合，进而运送至运动核，最终进入突触前抑制小泡及脊髓中间神经元。毒素抑制包含甘氨酸和 GABA 等神经递质的囊泡的胞吐作用。中间神经元的抑制导致次级运动神经元和节前交感纤维的兴奋增加。肌强直可以是全身性的（包括新生儿），也可以是局部的（例如头部的）。

症状和体征 全身性肌强直的突出表现为肌张力增高及痉挛，初始累及咀嚼肌（牙关紧闭）、面肌（苦笑面容）以及咽喉肌肉（吞咽困难、喉头痉挛），后期脊旁肌肉（角弓反张）和呼吸肌受累。可出现自主神经功能障碍，血压不稳。心动过速、出汗和外周血管收缩。意识清晰。手足受累较少。局部性肌强直情况下口周肌肉的运动受到影响。

诊断 依赖于临床（疫苗接种史、症状、体征）。实验室检查意义不大。在神经电刺激后肌电图中可以出现一段静歇期，随后持续地产生自发性肌肉活动。

治疗 去除毒素来源（创面的手术管理、抗生素），早期应用抗毒素，防止肌痉挛（避免刺激、苯二氮䓬类、丙泊酚、镁盐），重症监护。预防措施包括主动免疫、免疫预防以及恰当的创伤管理。详见 www.cdc.gov/vaccines/vpd-vac/tetanus/default.htm。

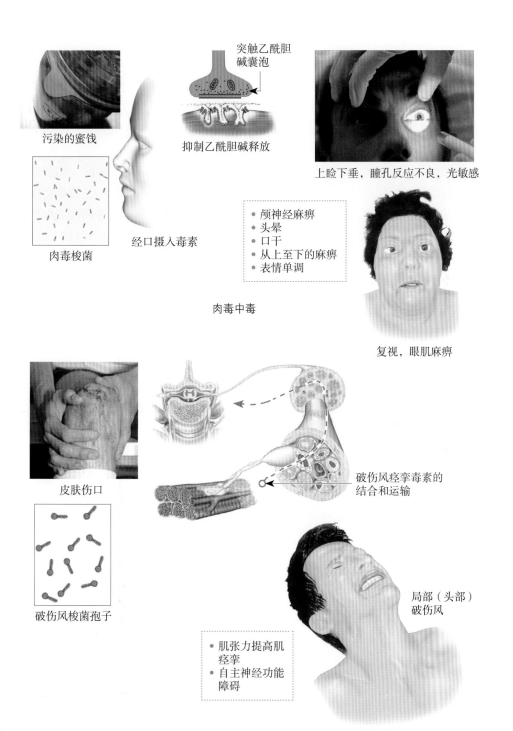

污染的蜜饯

肉毒梭菌

经口摄入毒素

突触乙酰胆碱囊泡

抑制乙酰胆碱释放

上睑下垂，瞳孔反应不良，光敏感

- 颅神经麻痹
- 头晕
- 口干
- 从上至下的麻痹
- 表情单调

肉毒中毒

复视，眼肌麻痹

皮肤伤口

破伤风梭菌孢子

破伤风痉挛毒素的结合和运输

局部（头部）破伤风

- 肌张力提高肌痉挛
- 自主神经功能障碍

肌强直

哭笑面容（面肌痉挛）

单纯疱疹病毒（herpes simplex virus，HSV）经由皮肤和黏膜破损处发生原发感染，在局部的真皮、表皮细胞和区域淋巴结中复制增殖。HSV 感染多为亚临床型感染，特别是儿童期的 HSV 感染。HSV 侵犯感觉神经和自主神经末梢，向心性地向感觉神经节的神经细胞胞体迁移，并在胶质细胞和邻近的神经组织中复制增殖。HSV 可经病毒血症播散。发生原发感染后，HSV 病毒以核衣壳的形式潜伏在神经元中，直到病毒再次活化，但病毒再次活化的机制尚未确定。

症状和体征　HSV 可导致各种神经系统症状。单纯疱疹病毒性脑炎（HSV encephalitis，HSE）通常为 HSV-1 感染，多由嗅球和嗅束的原发感染或潜伏在三叉神经节（自主神经根）的病毒再度活化所致。HSE 发病前常有发热、头痛、恶心、厌食和嗜睡等轻微而不典型的前驱症状，随后出现局灶症状，特别是颞叶症状，包括行为异常（意识模糊、定向障碍、精神症状）、失语和部分性或全面性癫痫发作，而偏瘫或视野缺损等症状少见。脑水肿常在数小时内发生，导致患者意识水平损害或昏迷。

HSE 的诊断有时比较困难，特别是在疾病早期。早期在 MRI 上即可见到额颞叶中线近基底部存在单侧或双侧病灶，有时为出血表现。颅内压升高时，腰椎穿刺存在一定风险；CSF 检查显示脑脊液淋巴单核细胞增多（病初可能以粒细胞为主），伴蛋白质含量增加；葡萄糖含量降低和乳酸盐浓度增高较为罕见；有时可见脑脊液黄化和红细胞（出血性坏死性脑炎）；发病第 1、2 天的 CSF 可经 PCR 检测到 HSV DNA。脑组织活检并不常用于鉴定 HSV DNA、HSV 抗原和 HSV 在脑组织中的复制情况。通常在发病第 2 周进行的 EEG 检查可检测到单侧或双侧颞叶 PLED。

新生儿脑炎中约有 70% 与 HSV-2 感染有关，30% 与 HSV-1 有关；其母亲在分娩时存在生殖道感染是发病的主要原因。

HSV 脑膜炎（见第 467 页）可能与 HSV-2 感染（原发性生殖道疱疹）有关。同时，HSV-2 也被认为是导致免疫功能正常的患者发生复发性自限性无菌性脑膜炎（Mollaret 脑膜炎）的原因。CSF 检查显示淋巴细胞和粒细胞增多，同时可见大单核细胞（Mollaret 细胞）。

脊髓神经炎　腰骶神经根的炎症会导致感觉缺失、疼痛和膀胱直肠功能障碍。HSV-2 感染可能导致上升性脊髓炎；此外，HSV-1、水痘带状疱疹病毒、EB 病毒和巨细胞病毒也可导致上升性脊髓炎。

抑病毒药物　CNS 的病毒感染可用阿昔洛韦 10 mg/kg，每 8 h 1 次，静脉注射，共 14~21 天。具体请见 www.cid.oxfordjournals.org 中的 "脑炎治疗 2008"。

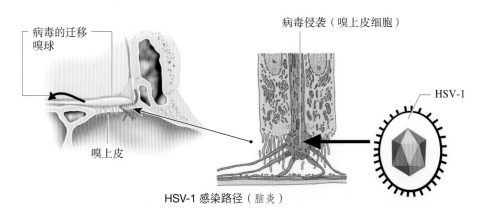

病毒的迁移
嗅球

病毒侵袭（嗅上皮细胞）

嗅上皮

HSV-1

HSV-1 感染路径（脑炎）

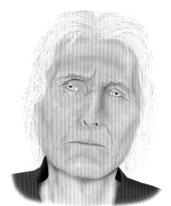

前驱症状，行为改变

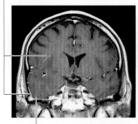

颞叶和岛叶皮质强化

不对称地累及颞
叶内侧和岛叶皮质

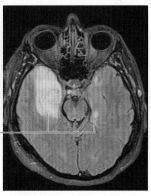

MRI（左：冠状位，T1WI，对比剂
增强；右：轴位，FLAIR）

周期性侧性癫痫样放电（PLED）

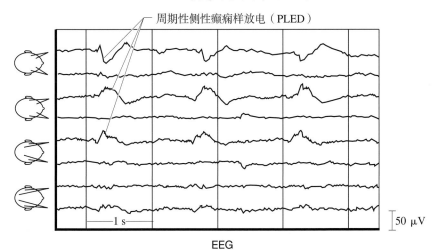

1 s

50 μV

EEG

水痘带状疱疹病毒（varicella-zoster virus，VZV）的原发感染形成水痘。VZV经上呼吸道黏膜入侵人体，病毒通常在鼻咽部局部复制增殖，随后入侵单核吞噬细胞（网状内皮细胞）系统，经血行播散（病毒血症）导致形成弥漫而散在的水疱疹。VZV主要感染背根神经节，并在此潜伏，而不形成感染性颗粒。胸神经节和三叉神经节是最常累及的部位；也可累及第VII、IX和X对颅神经节。VZV病毒再度活化过程的细节尚未完全明了。再度活化的病毒沿轴突向心性地分布于其所潜伏的神经节所支配的皮区中，单侧皮肤出现带状疱疹水疱。VZV也可经脊神经根播散（神经根炎），导致水痘带状疱疹脊髓炎。急性神经炎和疱疹后神经痛可导致严重疼痛；目前认为，外周和中枢对伤害性刺激的处理功能紊乱是疱疹后神经痛的主要原因。

症状和体征　水痘。在10~21天的潜伏期后，开始出现皮疹伴瘙痒，皮疹在数小时内按照斑疹、丘疹、疱疹、结痂的顺序发展，1~2周痂皮脱落愈合。免疫功能低下者可发生严重的出血性脊髓炎、肺炎、脑炎或肝炎。急性小脑炎可导致共济失调，也可能导致构音障碍和眼球震颤，但较为少见。CSF检查显示轻微的脑脊液细胞增多、蛋白质含量增加；MRI通常正常。大部分的VZV小脑炎可自行缓解，但是缓解速度较慢。

带状疱疹。带状疱疹的发病率随年龄增加而升高，在糖尿病和免疫功能低下的人群（HIV、淋巴瘤、造血干细胞移植患者和化疗患者等）中发病率较高。发病初期以全身症状为主要表现（倦怠、发热），随后在受累皮区出现疼痛、瘙痒、烧灼感或刺痛感，以胸神经和脑神经支配区受累最为常见；特殊的类型包括眼带状疱疹、耳带状疱疹和枕项带状疱疹。在48~72小时内，在受累皮区的红色斑疹的基础上，出现成簇的含清亮液体的膨胀性水疱；水疱在2~3天内逐渐变浑浊、变黄，通常在5天后消退。带状疱疹所致的疼痛和感觉迟钝通常不会超过4周时间，也可在无皮疹的情况下出现（无疹性带状疱疹）。

并发症

通常我们将皮肤表现痊愈3个月后仍持续存在的疼痛称为疱疹后神经痛，最常见于颅神经和胸神经支配皮区。颅神经受累可导致单侧或双侧的眼部并发症（眼肌麻痹、角结膜炎、视力损害）或Ramsay Hunt综合征[周围性面瘫、耳带状疱疹、和（或）口咽麻痹、听力损害、耳鸣和眩晕]。第IX，X和XII对颅神经受累较为罕见。其他的并发症包括Guillain–Barré综合征、脊髓炎、节段性肌肉轻瘫或萎缩、肌炎、脑膜炎、脑室炎、脑炎、自主神经功能紊乱（无汗、复杂的局部疼痛综合征；见第148页）、播散性带状疱疹和血管炎（颈内动脉及其分支、基底动脉）。利用PCR技术可检出CSF中的VZV DNA。

抗病毒治疗

阿昔洛韦5 mg/kg静脉滴注，每8 h 1次；或800 mg口服，每天5次；或泛昔洛韦250 mg口服，每天3次；或伐昔洛韦1 g口服，3次每天。持续治疗5~7天。该药物治疗仅在病毒复制期有效。预防：疫苗。详细内容请见www.cdc.gov/shingles/index.html。

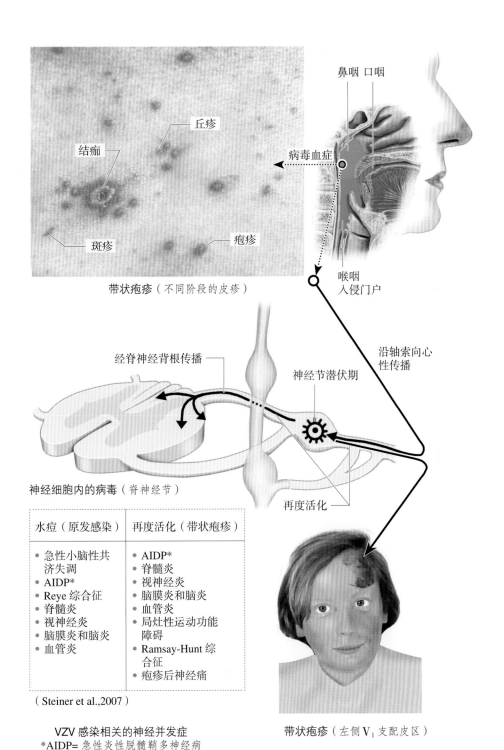

结痂

丘疹

斑疹

疱疹

带状疱疹（不同阶段的皮疹）

鼻咽 口咽

病毒血症

喉咽
入侵门户

沿轴索向心
性传播

经脊神经背根传播

神经节潜伏期

神经细胞内的病毒（脊神经节）

再度活化

水痘（原发感染）	再度活化（带状疱疹）
• 急性小脑性共济失调 • AIDP* • Reye 综合征 • 脊髓炎 • 视神经炎 • 脑膜炎和脑炎 • 血管炎	• AIDP* • 脊髓炎 • 视神经炎 • 脑膜炎和脑炎 • 血管炎 • 局灶性运动功能障碍 • Ramsay-Hunt 综合征 • 疱疹后神经痛

（Steiner et al.,2007）

VZV 感染相关的神经并发症
*AIDP= 急性炎性脱髓鞘多神经病
（Guillain–Barré 综合征和 AIDP 型）

带状疱疹（左侧 V_1 支配皮区）

人类免疫缺陷病毒（HIV）感染是因反转录病毒 HIV-1 和 HIV-2 感染所致，其中 HIV-1 最为普遍。该病毒主要经体液（如血液、精液、阴道分泌物、乳汁）传播，也可经血液、血制品传播，以及母婴垂直传播。发生原发感染后，病毒表面的 gp120 蛋白与单核细胞、巨噬细胞和树突状细胞表面的 CD40 分子结合，起始了病毒复制。在病毒反转录酶的作用下，病毒 RNA 在胞内被反转录为 DNA，该过程主要发生在淋巴组织中。病毒的反转录将导致严重的病毒血症，导致 HIV 向全身的其他靶细胞播散。机体的免疫系统在一定程度上可抑制病毒复制，导致血清学转换。随后的无症状潜伏期（中位潜伏期为 10 年）的标志性特征为病毒载量的升高，该过程与 HIV 感染进展为 AIDS 相关。免疫功能全面减退，CD4$^+$T 细胞的减少促进了机会性感染和肿瘤的发生。HIV 感染对神经系统的损伤主要累及巨噬细胞、小胶质细胞和星形巨噬细胞，可能通过炎症介质的产生间接损伤神经元。

HIV 感染相关的神经系统疾病

具体内容见下述。

（下转第 280 页）

疾 病	注 解
原发性 HIV 感染	
无菌性脑膜炎（见第 467、468 页）	所有（早期）HIV 感染阶段，通常在 2~4 周内自行缓解
HIV 相关神经认知障碍（HIV-associated neurocognitive disease，HAND）[1]	嗜睡、头痛、回避社交、睡眠障碍、健忘、注意力不集中、情感淡漠
脊髓病	共济失调、四肢轻瘫，痉挛性截瘫、尿便失禁[2]
周围神经病	多发性神经根神经炎[3]，或远端对称性多发性感觉神经病[4]
肌病	严重程度不一[4, 5]
继发性机会性感染	
弓形体脑炎	见第 288 页
隐球菌脑膜炎	见第 286 页
进行性多灶性脑白质病变	见第 282 页
CMV 脑炎	见第 282 页
神经梅毒	见第 268 页
神经结核	见第 270 页
HSV 脑炎	见第 274 页
HTLV-1 感染	见第 354 页；见附录，表 118
阿米巴病[6]	肠阿米巴、肝阿米巴
肿瘤	
原发性中枢神经系统淋巴瘤	见第 132 页
Kaposi 肉瘤[7]	皮肤、黏膜、内脏器官的多房性血管疾病；发病初期为斑疹，随后形成硬性结节，可伴疼痛

注：[1] 常见的严重的临床表现为 HIV 相关痴呆（HIV-associated dementia，HAD）/HIV 脑病 /AIDS 痴呆综合征：思维减慢、行为异常、定向力障碍、肌阵挛、强直、静止性震颤、尿便失禁、中枢性轻瘫；CT：全面萎缩，MRI：多灶性或弥漫性白质病变。CSF：非特异性炎症改变，抗 HIV- 抗体。[2] 空泡样脊髓病；其他伴随单纯性感觉性共济失调（后索）或下肢感觉异常的脊髓综合征。关于脊髓多发性神经根神经炎与 CMV 感染的鉴别诊断详见第 282 页。[3] 与 Guillain–Barré 综合征（见第 364 页）类似。[4] 亦可能为药物副作用。[5] 肌酸激酶升高，但无轻瘫或亚急性轻瘫 + 肌痛、多肌炎或消耗综合征。[7] 溶组织内阿米巴感染。[7] 与人疱疹病毒 -8（human herpes virus 8，HHV-8）有关。

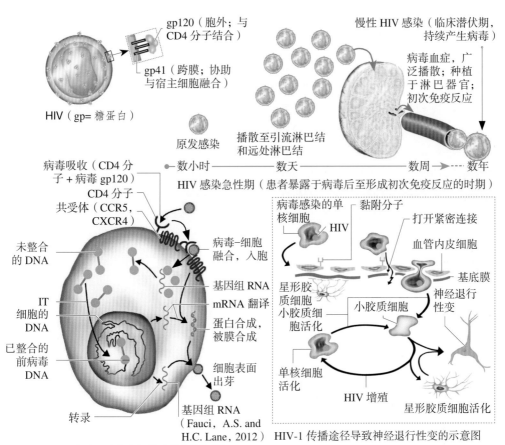

gp120（胞外；与 CD4 分子结合）

gp41（跨膜；协助与宿主细胞融合）

HIV（gp= 糖蛋白）

原发感染

播散至引流淋巴结和远处淋巴结

慢性 HIV 感染（临床潜伏期，持续产生病毒）

病毒血症，广泛播散；种植于淋巴器官；初次免疫反应

数小时 —— 数天 —— 数周 —— 数年

HIV 感染急性期（患者暴露于病毒后至形成初次免疫反应的时期）

病毒吸收（CD4 分子 + 病毒 gp120）

CD4 分子

共受体（CCR5，CXCR4）

未整合的 DNA

IT 细胞的 DNA

已整合的前病毒 DNA

转录

病毒-细胞融合，入胞

基因组 RNA

mRNA 翻译

蛋白合成，被膜合成

细胞表面出芽

基因组 RNA

（Fauci, A.S. and H.C. Lane, 2012）

HIV 在 CD4+ 宿主细胞中的复制周期
（rT= 反转录病毒；IT= 整合酶）

病毒感染的单核细胞

HIV

黏附分子

打开紧密连接

血管内皮细胞

基底膜

神经退行性变

星形胶质细胞

小胶质细胞活化

小胶质细胞

单核细胞活化

HIV 增殖

星形胶质细胞活化

HIV-1 传播途径导致神经退行性变的示意图

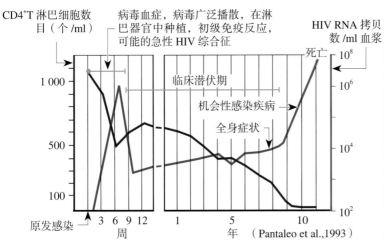

CD4+T 淋巴细胞数目（个 /ml）

病毒血症，病毒广泛播散，在淋巴器官中种植，初级免疫反应，可能的急性 HIV 综合征

临床潜伏期

机会性感染疾病

全身症状

死亡

HIV RNA 拷贝数 /ml 血浆

10^8

10^6

10^4

10^2

1 000

500

100

原发感染

3 6 9 12
周

1 5 10
年

（Pantaleo et al.,1993）

未经治疗的 HIV 感染患者的临床病程

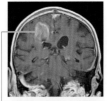

冠状位 MRI, 增强 T1WI

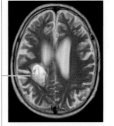

获得性弓形虫病（基底部：轴位片 MRI, T2WI）

疫苗的应用和全球监测项目的开展几乎根治了脊髓灰质炎在欧洲、美国和大部分亚非地区的传播。除外脊髓灰质炎病毒的肠道病毒经常导致儿童和青年的无菌性脑膜炎（见第 466 页）。肠道病毒 71 会导致手足口病和一系列神经系统疾病，如无菌性脑膜炎、（脑干）脑炎、脊髓前角炎伴急性软瘫、脑脊髓炎，这在亚种患者中最为常见。

与其他肠病毒一样（如柯萨奇病毒、埃可病毒和肠病毒 68~71），脊髓灰质炎病毒可经粪口途径、口口途径传播。进入人体后，病毒侵入口腔上皮细胞和胃肠道黏膜，然后传播到鼻咽（扁桃体）和肠壁内（Peyer 淋巴集结）的淋巴组织内，随后发生血行播散（病毒血症）。脊髓灰质炎可随血液到达 CNS，经运动终板（见第 3 页）和轴索转运到达运动神经元。可从血液、咽涂片、粪便和 CSF 中分离或 PCR 检测到病毒病原。

症状和体征　有 90%~95% 的脊髓灰质炎病毒感染是无症状的（潜伏感染）；5%~10% 的患者发生顿挫感染；仅 1%~2% 的患者进展为瘫痪型脊髓灰质炎。

轻症（顿挫型脊髓灰质炎）。仅有发热、头痛、口干、四肢疼痛、嗜睡和胃肠道功能紊乱（恶心、厌食、腹泻、便秘）等非特异性临床表现，一般至多在 4 天内缓解，CNS 一般不受累。

重型（瘫痪型脊髓灰质炎）。在出现无菌性脑膜炎 1 天至数天后，开始出现发热、严重的关节疼痛和肌痛等症状；有 1%~2% 患者的这些症状在 2~10 天内缓解（瘫痪前期或无瘫痪型脊髓灰质炎）。此后可能出现瘫痪型脊髓灰质炎（paralytic poliomyelitis，PP），呈双相进展，包括非特异性症状和非特异性症状消失 1~7 天后出现的瘫痪。脊髓型 PP 常导致软瘫（通常伴随不对称性的远端肢体无力）和腱反射消失，以下肢多见。瘫痪的严重程度并不一致，通常在热度减退后不再进展。部分患者可出现感觉异常或自主神经功能障碍（尿潴留、多汗、便秘）。患者很快便会出现肌肉萎缩，但随病程恢复，可完全或部分缓解。约有 10% 的患者会出现延髓型 PP（独立发生或与脊髓型脊髓灰质炎并存），累及 CN Ⅶ、Ⅸ 和 Ⅹ，导致构音障碍和吞咽困难。病变累及脑干时，可出现循环功能紊乱（甚至循环功能衰竭）以及呼吸功能不全；此外，病变累及肋间神经和膈神经时可影响吸气功能。脑型（见第 196 页）非常罕见，常伴有自主神经功能障碍。

脊髓灰质炎后综合征。在患者感染脊髓灰质炎恢复至少 10 年后，所出现的一系列新症状。脊髓灰质炎后综合征包括以下特征：全身症状（疲劳、不能耐受寒冷、受累肢体发绀），关节疼痛和神经肌肉功能缺陷（原有肌肉无力加重、未受累肌肉出现无力的症状、肌肉萎缩），有时可伴有吞咽困难、呼吸功能不全和睡眠呼吸暂停。这是由于运动神经元无法代偿之前感染引起的神经元丢失所致，而非再次感染或病毒再次活化所致。该病预后良好。

预防　疫苗。更多细节请见 www.cdc.gov/vaccines/vpd-vac/polio/default.htm。

（上接第 278 页）

抗反转录病毒治疗（antiretroviral therapy，ART）联合抗反转录病毒治疗（combined antiretroviral therapy，cART），也称高效抗反转录病毒治疗（highly active antiretroviral therapy，HAART）。cART 治疗后，随着患者免疫功能的恢复，可能发生潜伏感染或未经治疗的机会性感染的异常活化 [免疫恢复病（immune restoration disease，IRD）] 或自身免疫病 [免疫重建炎症反应综合征（immune reconstitution inflammatory syndrome，IRIS）]。更多相关细节可见 www.aidsinfo.nih.gov。

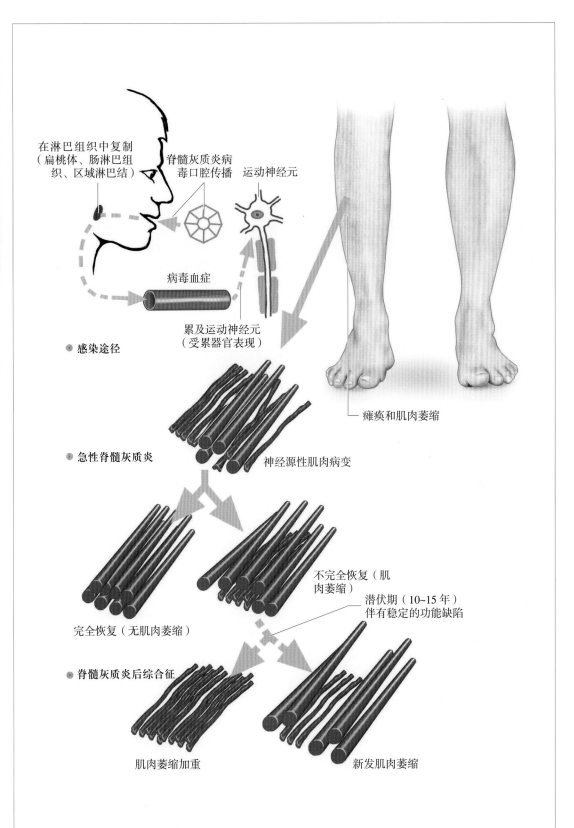

在淋巴组织中复制
（扁桃体、肠淋巴组织、区域淋巴结）

脊髓灰质炎病毒口腔传播

运动神经元

病毒血症

累及运动神经元
（受累器官表现）

⊛ 感染途径

瘫痪和肌肉萎缩

⊛ 急性脊髓灰质炎

神经源性肌肉病变

不完全恢复（肌肉萎缩）

潜伏期（10~15 年）
伴有稳定的功能缺陷

完全恢复（无肌肉萎缩）

⊛ 脊髓灰质炎后综合征

肌肉萎缩加重

新发肌肉萎缩

JC 病毒（JCV）感染

该嗜神经性病原体属于多瘤病毒属，仅感染人类。在儿童期无症状感染发生后，JCV 可在肾脏、骨髓和淋巴组织中潜伏。JCV 可经血脑屏障。通常在免疫抑制或免疫缺陷患者，以及使用单克隆抗体（如那他珠单抗、利妥昔单抗、依法珠单抗）的患者体内再度活化。

症状和体征

具体内容见下述。

综合征	临床特点	诊 断[1]
PML[2]	视觉障碍如同向性偏盲等视力障碍，痴呆，意识障碍，行为改变，中枢性瘫痪，共济失调	MRI：不对称的、边界清晰的病灶（T2 和 FLAIR 高信号，T1 低信号）
PML-IRIS[3]	cART 免疫重建或中止免疫抑制治疗	MRI：增强的占位性病变
JCV-GCN[4]	小脑综合征（见第 136 页）	MRI：小脑萎缩
JCV 脑病[5]	皮质综合征	MRI：皮质病灶
JCV 脑膜炎	无菌性脑膜炎	MRI：可能存在脑室扩大

注：来源：Tan and Koralnik（2010）。

[1] 在 CSF 和恰当的脑组织活检中可检测到 JCV。[2] JCV 感染胶质细胞导致进行性多灶性白质脑病；多灶性脱髓鞘，视神经和脊髓不受影响。[3] IRIS 见第 278 页。[4] GCN= 颗粒细胞神经变性，单独发生或与 PML 并发的颗粒细胞 JCV 感染。[5] 灰质的 JCV 感染。

治疗 暂无有效治疗方案。中止或减轻免疫抑制；严重病例可用糖皮质激素治疗。用那他珠单抗进行血浆去除。更多内容详见 www.ninds.nih.gov/disorders/pml/pml.htm。

巨细胞病毒（cytomegalovirus，CMV）感染

CMV 属于疱疹病毒（HHV-5），经呼吸道飞沫、性接触和接触被 CMV 污染的血液、血制品或移植器官传播。CMV 在全球范围内广泛传播，在部分地区和年龄人群中感染率可达 100%。在原发感染后，CMV 可永久存在于各种组织中。

症状和体征 怀孕期间母体发生原发感染约有 5% 的概率可导致胎儿发生全身性胎儿病。免疫健全的患者可发生 CMV 单核细胞增多症，伴发热、乏力、肌痛、头痛、脾肿大和罕见的多发性神经根炎。免疫抑制的患者，特别是 HIV 感染者或器官移植患者，发生（再度活化的）CMV 感染可表现为各种临床症状的组合，包括 CMV 视网膜炎（部分或全部视野缺损）、CMV 肺炎和 CMV 肠炎（结肠炎、食管炎、直肠炎）；外周神经累及者以 Guillain–Barré 综合征和腰骶多神经根病（亚急性轻瘫，伴或不伴背痛或神经根痛）为主要表现；CMV 感染可导致脑膜炎、脑炎、脑室炎和（或）脊髓炎；CMV 血管炎可导致缺血性卒中。

诊断不能仅依靠临床症状。CMV 脑室炎在 MRI 上可见脑室旁增强，而其他病变在 MRI 和 CT 上的表现并不特异。CSF 可有细胞增多，伴蛋白质含量增加。当从血或 CSF 中分离到病毒，检测到 CMV 抗原，或 PCR 检测到 CMV DNA 时，诊断可成立。

抑病毒治疗 CMV 视网膜炎：更昔洛韦或缬更昔洛韦。免疫低下的患者：更昔洛韦或缬更昔洛韦，或者膦甲酸或西多福韦。对于移植患者有特殊建议。更多细节可见 www.cdc.gov/cmv/index.html。

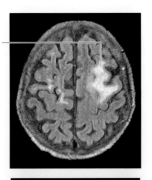

颞叶非对称性高信号病灶，同时累及 U 纤维和白质；无占位效应

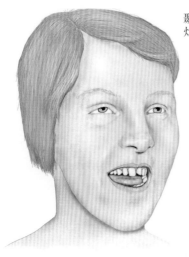

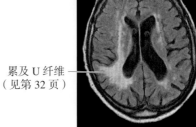

累及 U 纤维（见第 32 页）

PML 脑炎（构音障碍、言语困难、认知损害、行为改变）

进行性多灶性白质脑病

2 例 AIDS 患者的 MRI 轴位片（FLAIR）

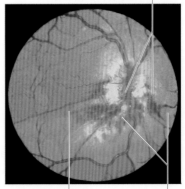

视盘附近的棉絮斑

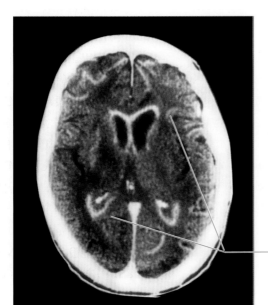

微血管病变　　出血

CMV 视网膜炎

CMV 脑室炎的 MRI（室管膜造影剂增强）

获得性 CMV 感染

狂犬病毒是一种普遍存在的动物性病毒，主要经由狂犬病动物咬伤传播（通常为狗或蝙蝠，更少见的其他野生动物包括狐狸、浣熊或臭鼬），而因新鲜伤口（非患有狂犬病的动物咬伤）或黏膜接触传染性物质（唾液、蝙蝠洞内的气溶胶）传播的情况并不常见。未诊断的狂犬病患者捐献的角膜、肝脏或肾脏可导致移植受者感染狂犬病。暂无有效的治疗措施。

狂犬病毒属于弹状病毒科。平均孵育期为1~3个月（鲜有数天至1年）。病毒在伤口附近的肌肉细胞和皮下组织内繁殖；一般认为经气溶胶传播的病毒在嗅球内复制，而后经嗅神经进入CNS。在肌肉中，病毒与神经肌肉接头处突触后膜上的N型乙酰胆碱受体结合。狂犬病毒在外周运动和感觉纤维中经逆向快速轴运输，传至脊髓和脑干的背根神经节和运动神经元中，随后进入脑内。病毒经快速轴浆运输沿神经通路传播到躯体的不同区域，感染大部分神经元。此后，病毒经感觉和自主神经播散到其他组织（唾液腺、皮肤、角膜、肾脏、心脏、肺）。唾液中含有病毒。

症状和体征 狂犬病的病程可分为3个阶段。前驱期以恶心、不适、发热和头痛等为先兆；在数天内，患者可出现焦虑、易激惹、失眠和运动过度的症状。咬伤处可出现感觉异常、感觉过敏和疼痛的症状。该阶段伤口通常可愈合。

过度兴奋期（狂犬病脑炎）。在确诊时，约80%的狂犬病患者不安症状加重，出现自主神经功能紊乱（如唾液过多、心律失常、阴茎异常勃起）和四肢痛性痉挛的症状。早期病灶累及脑干可导致出现恐水的症状。狂犬病的特点包括痛性喉肌痉挛、呼吸肌痉挛和角弓反张，伴有全身性强直阵挛性痉挛；最初可能因想饮水而诱发，在病程后期仅是看见水、突然的噪音、微风或明亮的光线都可能成为诱因。病程中存在极度兴奋和相对平静的交替期，但患者意识完全清醒。最终患者逐渐发生多器官功能障碍综合征，如无特殊护理，通常在发病后数天内死亡。

瘫痪期（瘫痪型狂犬病）。接近20%的患者可出现感觉异常和松弛性瘫痪。这些症状最初发生在被咬伤的肢体，而后迅速地对称性向上进展，直至患者出现四肢瘫痪；而过度兴奋期的特征性症状可消失。同时，患者可出现颅神经瘫痪（眼球运动障碍、吞咽困难、发音障碍）和自主神经功能障碍（心律失常、肺水肿、尿崩症、多汗）。死亡多由于多器官功能障碍综合征。疾病早期患者的症状可能被误诊为Guillain–Barré综合征。

诊断 无动物接触史者诊断较为困难。如有可能，最好能找到咬伤患者的动物患有狂犬病的证据。可在未打疫苗的患者的血清和CSF中找到中和抗体。通过PCR可检测到患者CSF、唾液、皮肤和脑中的病毒RNA。可经直接荧光抗体检测到皮肤（毛囊根部的神经）和脑组织中的狂犬病毒抗体。

狂犬病预防 暴露前预防：对高危人群进行预防接种（兽医、实验室人员、准备去狂犬病流行区旅行者）。暴露后预防包括狂犬病免疫球蛋白、疫苗和对咬伤处的恰当处理，应在暴露后及时进行。更多内容详见：www.cdc.gov/rabies。

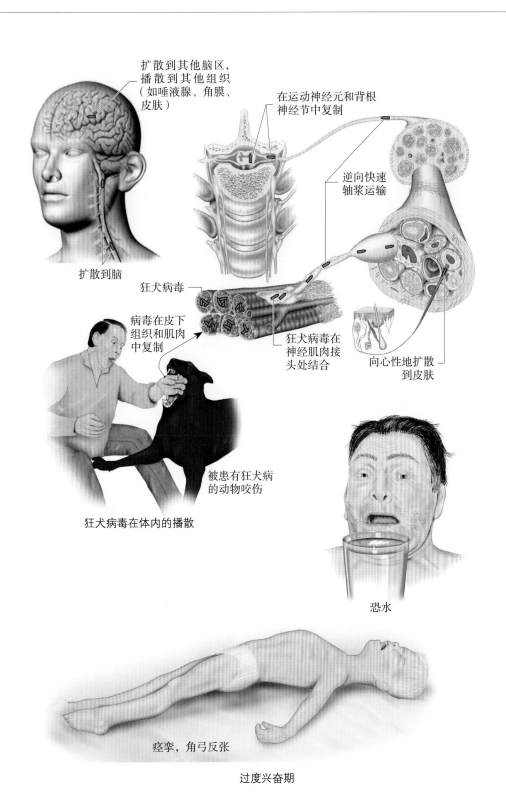

扩散到其他脑区，播散到其他组织（如唾液腺、角膜、皮肤）

在运动神经元和背根神经节中复制

逆向快速轴浆运输

扩散到脑

狂犬病毒

病毒在皮下组织和肌肉中复制

狂犬病毒在神经肌肉接头处结合

向心性地扩散到皮肤

被患有狂犬病的动物咬伤

狂犬病毒在体内的播散

恐水

痉挛，角弓反张

过度兴奋期

CNS 真菌感染有时也会发生在健康人身上，但多为 HIV 感染、器官移植、严重烧伤、恶性肿瘤、糖尿病、结缔组织病、化疗，或是长期应用糖皮质激素治疗的免疫缺陷者机会性真菌感染的一个表现。一些特定的真菌病仅在世界的某些地区（南北美洲、非洲）流行，如芽生菌病、球孢子菌病、组织胞质菌病。每一种真菌病的具体内容详见 www.cdc.gov/fungal。

隐球菌病

隐球菌（新型变种）存在于鸟粪中，与某些种类的树木（gattii 变种）有关。人类主要因吸入灰尘中的隐球菌而发生感染，但我们对其在 CNS 内的感染途径知之甚少。免疫缺陷患者多因新型隐球菌导致隐球菌感染，而 gattii 变种多引起免疫系统功能正常者的隐球菌感染。隐球菌性脑膜炎可伴或不伴肺隐球菌病的症状。如发热、头痛、乏力和意识障碍等非特异性症状在数周至数月内发生。神经系统症状表现为颅底脑膜炎、颅神经功能缺陷（Ⅲ、Ⅳ、Ⅵ）、痴呆和（或）颅内压升高。可能并不存在假性脑膜炎的症状。

诊断　CSF（见附录，表 88）。患者的 CSF 与印度墨汁混合，可见病原体周围的光晕；可在 CSF 和血浆培养物中检测到隐球菌抗原。

治疗方案　取决于患者的免疫状态，具体细节详见 www.cid.oxfordjournals.org/content/50/3/291.full。

念珠菌病

念珠菌是人类皮肤和黏膜的共生菌；但其可引起细胞免疫低下（如应用单抗治疗或者 HIV 感染）者口咽部的感染（鹅口疮），而后扩散至上呼吸道、食管和小肠。血行传播或脑室分流可导致 CNS 感染（深部侵袭性念珠菌），发生脑膜炎或（微）脓肿。感染扩散至眼部可致念珠菌性眼内炎。血行传播的病原菌约有 50% 为白色念珠菌，剩下的 50% 为其他念珠菌属。

诊断　CSF（见附录，表 88）。当存在脓肿时，MRI 有助于诊断。

治疗　www.idsociety.org/uploadedFiles/IDSA/Guidelines-Patient_Care/PDF_Library/Candidiasis.pdf。

曲霉病

侵袭性曲霉病与中性粒细胞显著减少和长期应用糖皮质激素关系密切，烟曲霉是最常见的致病原因。烟曲霉存在于含有纤维素的物质中，如青贮饲料、盆栽用土和堆肥等。孢子经呼吸道进入人体，血行传播至 CNS，导致形成单个或多个脓肿、出血性梗死、肉芽肿、脑膜炎、脑室炎或霉菌性动脉瘤（见第 230 页）。前驱症状包括癫痫发作、中枢性瘫痪、行为异常和脑膜刺激征。

诊断　MRI 上可见病灶。CSF 表现见附录中的表 88。抗原和抗体检测、培养和活检有助诊断。

治疗　www.idsociety.org/uploadedFiles/IDSA/Guidelines-Patient_Care/PDF_Library/Aspergillosis.pdf。

毛霉病

吸入的孢子可扩散至鼻咽、支气管和肺部；而糖尿病患者或器官移植患者等可发生伴有血管损害、血栓形成和坏死的鼻脑毛霉病。脑部感染较为罕见。体内铁负荷过高可促进真菌生长。

诊断　CT，MRI，培养，活检有助诊断。

治疗　www.cdc.gov/fungal/mucormycosis/treatment.html。

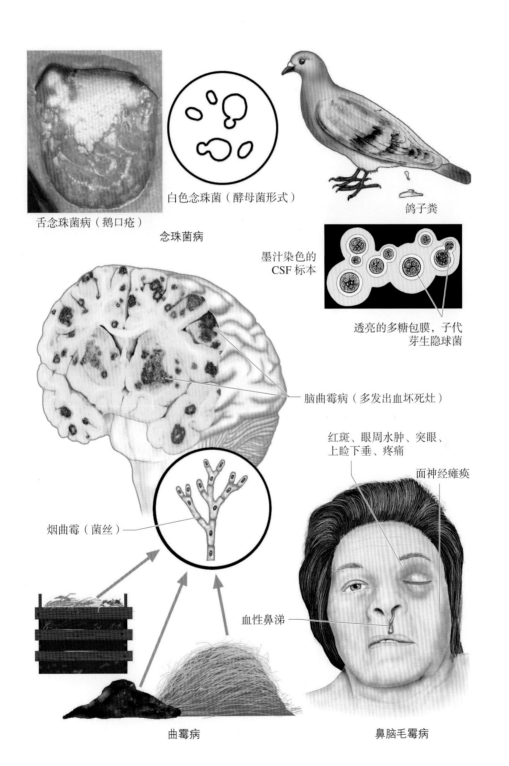

白色念珠菌（酵母菌形式）

舌念珠菌病（鹅口疮）

念珠菌病

鸽子粪

墨汁染色的
CSF 标本

透亮的多糖包膜，子代
芽生隐球菌

脑曲霉病（多发出血坏死灶）

红斑、眼周水肿、突眼、
上睑下垂、疼痛

面神经瘫痪

烟曲霉（菌丝）

血性鼻涕

曲霉病

鼻脑毛霉病

弓形虫病（鼠弓形虫）

发育和感染	注　解
发育周期	
在终末宿主体（家猫）内发育形成卵囊（体内期）	弓形虫[1]在猫的小肠内完成1个周期的发育（肠上皮期）后，以非孢子卵囊形式从体内排出
体外期	卵囊出芽[2]
中间宿主（猪、羊、鸟）或机会宿主（人、狗）体内发育（非猫期）	经口摄入形成芽孢的卵囊[3]或含有裂殖子的包囊[4]；转变为侵袭性速殖子；免疫系统抵御速殖子；持续感染期[5]形成含有速殖子的组织囊体（CNS、视网膜、肌肉）
胎儿期感染[6]	
先天性弓形虫病[7]	经胎盘传播；脑水肿，脑内钙化和（或）脉络膜视网膜炎
出生后感染	
	偶尔出现（颈部）淋巴结病、疲乏、无力、低热、关节痛和头痛
免疫功能正常者的原发感染	通常由于潜伏感染的重新活化引起，如眼部（脉络膜视网膜炎、虹膜睫状体炎）、心脏、肝、脾、外周神经系统（神经炎）、肌肉（肌炎）、
免疫功能低下者的原发感染	CNS（脑炎、脊髓炎罕见）
诊断和治疗的具体细节可见	www.cdc.gov/parasites/toxoplasmosis

注：[1]猫因摄入其猎物或生肉中的裂殖子组织囊体而感染弓形虫。[2]室温下2~4天，形成对人和动物抵抗力较强的感染体。[3]污染了的土地（做园艺时）、水和食物。[4]生的、未充分冷冻和煮熟的肉。[5]速殖子由此侵入免疫系统。[6]除外怀孕期间初次感染的孕妇，1/3的妊娠期感染为致死性的。[7]随妊娠期延长，发生宫内感染的风险增加，但对胎儿损伤减小。

脑囊虫病（猪带绦虫病）

发育和感染	注　解
发育周期	
在猪体内发育：中间宿主	虫卵随废水和动物饲料在牧区播散；被动物摄入；六钩蚴脱卵，从小肠入血，传播至各个组织，骨骼肌受累最为常见（躯干、颈部、舌）；囊尾蚴
在人体内发育：终末宿主	经口摄入囊尾蚴[2]或虫卵[3]；其头节在小肠释放，与肠壁黏附；发育为绦虫；排泄出孕节[4]
脑囊虫病	六钩蚴经血行传播[5]至CNS；发育为囊尾蚴；导致癫痫发作、脑积水、意识模糊、头痛、恶心、视力障碍、认知障碍；脊髓囊肿罕见
诊断和治疗的具体细节可见：www.cdc.gov/parasites/cysticercosis 和 www.aan.com（引言）	

注：[1]头节被包裹在充满液体的囊腔中。[2]源自生的或没有完全煮熟的猪肉。[3]自感染（自身粪便中的虫卵）或污染的食物（蔬菜）。[4]含有虫卵的绦虫体节。[5]除外CNS，骨骼肌、眼睛、皮下组织最常受累。

脑型疟（恶性疟原虫）

发育和感染	注　解
人体感染	感染疟原虫的按蚊可导致子孢子的传播
肝内发育	肝内卵块发育（裂殖生殖）可释放裂殖子入血
红细胞内发育	形成裂殖体，释放裂殖子（侵入新的红细胞）；发展为配子体
蚊肠道内发育	配子体（吸血时吸入体内），配子，合子，动合子，卵囊，子孢子
脑型疟	恶性疟的严重并发症：意识模糊，癫痫发作，视力障碍，昏迷，视网膜出血；脑水肿；高热，低血糖，贫血，休克，代谢性酸中毒，肺水肿，肾功能衰竭，脑出血，血红蛋白尿，黄疸
诊断和治疗的具体细节可见：www.cdc.gov/malaria 或 www.who.int/malaria	

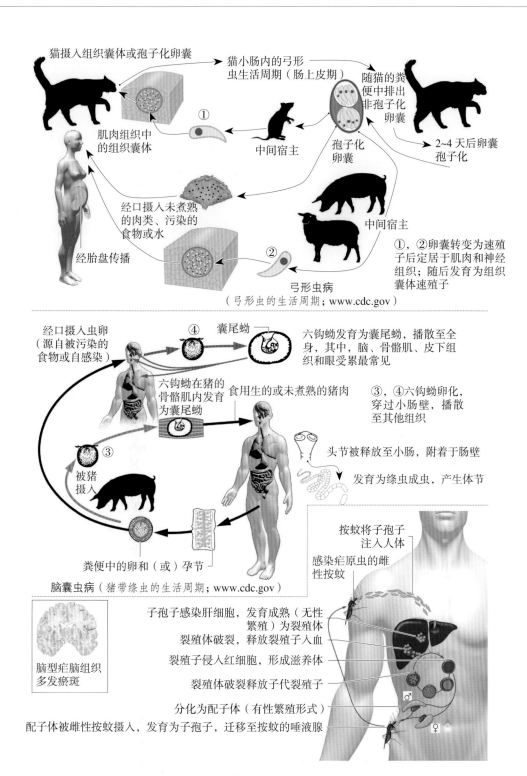

猫摄入组织囊体或孢子化卵囊

猫小肠内的弓形虫生活周期（肠上皮期）

随猫的粪便中排出非孢子化卵囊

2~4天后卵囊孢子化

肌肉组织中的组织囊体

① 中间宿主

孢子化卵囊

经口摄入未煮熟的肉类、污染的食物或水

中间宿主

经胎盘传播

②

弓形虫病

（弓形虫的生活周期；www.cdc.gov）

①，②卵囊转变为速殖子后定居于肌肉和神经组织；随后发育为组织囊体速殖子

经口摄入虫卵（源自被污染的食物或自感染）

④ 囊尾蚴

六钩蚴发育为囊尾蚴，播散至全身，其中，脑、骨骼肌、皮下组织和眼受累最常见

六钩蚴在猪的骨骼肌内发育为囊尾蚴

食用生的或未煮熟的猪肉

③，④六钩蚴卵化，穿过小肠壁，播散至其他组织

③

被猪摄入

头节被释放至小肠，附着于肠壁

发育为绦虫成虫，产生体节

粪便中的卵和（或）孕节

脑囊虫病（猪带绦虫的生活周期；www.cdc.gov）

脑型疟脑组织多发瘀斑

按蚊将子孢子注入人体

感染疟原虫的雌性按蚊

子孢子感染肝细胞，发育成熟（无性繁殖）为裂殖体

裂殖体破裂，释放裂殖子入血

裂殖子侵入红细胞，形成滋养体

裂殖体破裂释放子代裂殖子

分化为配子体（有性繁殖形式）

配子体被雌性按蚊摄入，发育为子孢子，迁移至按蚊的唾液腺

♂

♀

疟疾传播周期（White and Breman，2012）

这一类传染性疾病病原体为朊病毒。朊病毒是一种蛋白质，不含核酸，可导致遗传性海绵状脑病（transmissible spongiform encephalopathy，TSE）；该类蛋白质构象上的改变可能是导致各种神经退行性疾病进展的重要原因。朊病毒病可以是遗传性的、散发性的或传染性的；朊病毒病可经消化道传播、肠外传播或直接传播（医源性传播）。

正常的朊蛋白（PrP^c，c 代表胞内）在内质网合成，经高尔基体传递至细胞膜，附着于细胞膜表面的脂筏上。朊蛋白可经内吞回到胞内，部分 PrP^c 片段被蛋白酶水解，而剩余的片段则重新回到细胞膜表面。PrP^c 可能具有与铜离子结合、信号转导、突触调控和影响细胞分化等作用。PrP^c 普遍存在于所有哺乳动物体内，在神经元中含量丰富。人类负责编码 PrP^c 的基因，PRNP，位于 20 号染色体短臂。PRNP 的突变将导致合成突变形式的朊蛋白（PrP^{sc}，sc 代表羊瘙痒病），是遗传性海绵状脑病的病因。正常状态下，PrP^{sc} 处于较低水平；有假说认为，散发性朊病毒病可能是因 PrP^{sc} 清除障碍或分泌增加所致。PrP^{sc} 被蛋白酶水解后产生蛋白酶抗性蛋白 PrP$^{27\sim30}$，该蛋白酶抗性蛋白的聚合形成了淀粉样蛋白。PrP^{sc} 可诱导 PrP^c（α 螺旋结构 > β 折叠结构）转变为 PrP^{sc}（α 螺旋结构 < β 折叠结构），导致发生传染性海绵状脑病。缺乏 PrP^c 的细胞无法产生 PrP^{sc}。朊病毒很可能是经由周围神经（主要是自主神经）到达 CNS。似乎每一种朊病毒病都是由于一种特定的 PrP^{sc} 构象（朊病毒链）所致。

Creutzfeldt-Jakob 病
（Creutzfeldt–Jakob Disease，CJD）

CJD 通常感染老年人（发病年龄高峰在 60 岁左右）。散发性 CJD（sCJD）的年均发病率为 0.1/10 万，占总的 CJD 的 85%~90%；家族性 CJD（fCJD）为常染色体显性遗传病，占总 CJD 的 10%~15%；医源性 CJD（iCJD）非常罕见，因接触污染的神经外科器械或植入电极、生长激素、硬膜和角膜移植物所致。尽管 CJD 的潜伏期较长，但其进展迅速，可在发病 4~12 个月内导致死亡。前驱期可能存在乏力、眩晕、意识障碍、焦虑、失眠、淡漠和体重减轻等非特异症状。CJD 的主要症状为快速进展的痴呆、肌阵挛、受惊后反应过度、运动障碍（强直、肌肉萎缩、肌束震颤、小脑性共济失调）和视觉障碍（视力模糊）。疾病晚期可表现为运动不能性缄默、严重的肌阵挛、癫痫发作和自主神经功能障碍。变异型 CJD（vCJD）主要发生在英国和法国，其临床特点与 CJD 不同；vCJD 的好发人群年龄较小，早期主要表现为焦虑、精神病和淡漠等精神症状。一般认为，患者是因食用牛海绵状脑病（bovine spongiform encephalopathy，BSE）牛的牛肉所致。

诊断　EEG 可见 1~2 秒出现 1 次的周期性三或多相尖锐复合波；MRI 检查早期在 FLAIR 上可见双侧基底节区和皮质高信号，DWI 可见皮质绸带征，vCJD 则表现为丘脑高信号；CSF 可见蛋白 s-100b、14-3-3 和 tau 含量增高；PRNP 基因测序可用于检测 fCJD 患者基因突变，以除外其他朊病毒病亚型。部分患者可行脑活检。

治疗　对症治疗。预防：如避免重复使用污染的 EMG 电极和手术器械。具体内容详见 www.cdc.gov/ncidod/dvrd/cjd/index.htm。

格斯特曼综合征（Gerstmann-Sträussler-Scheinker disease，GSS），见第 314 页。致死性家族性失眠症（fatal familial insomnia，FFI），见第 186 页。

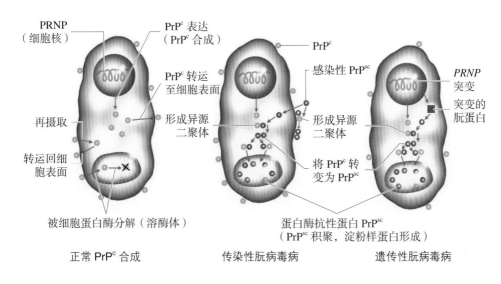

PRNP（细胞核）

PrP^c 表达（PrP^c 合成）

PrP^c 转运至细胞表面

再摄取

转运回细胞表面

形成异源二聚体

被细胞蛋白酶分解（溶酶体）

正常 PrP^c 合成

PrP^c

感染性 PrP^{sc}

形成异源二聚体

将 PrP^c 转变为 PrP^{sc}

蛋白酶抗性蛋白 PrP^{sc}（PrP^{sc} 积聚，淀粉样蛋白形成）

传染性朊病毒病

PRNP 突变

突变的朊蛋白

遗传性朊病毒病

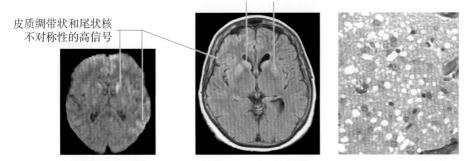

尾状核和豆状核对称性高信号

皮质绸带状和尾状核不对称性的高信号

2 例不同患者 MRI 轴位片（左：DWI，右：FLAIR）

大脑皮质海绵状改变

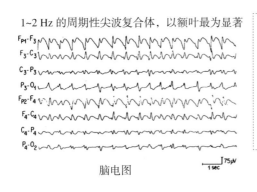

1~2 Hz 的周期性尖波复合体，以额叶最为显著

脑电图

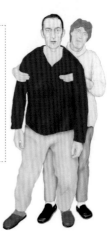

- 快速进展的认知功能减退
- 肌阵挛
- 共济失调
- 视觉障碍
- 运动不能性缄默
- 其他皮质局灶症状（如失用、失语或忽略）

主要症状

散发性 CJD

随着出生率的下降和预期寿命的增加，世界人口正趋于老龄化。老年人的医疗支出和医疗服务问题必须得到解决，这无论在国家范围内还是世界范围内都将产生深远的社会影响。神经和神经肌肉系统（见附录，表92）的正常衰老过程应当和神经退行性疾病（见第294页）相鉴别，因为后者同样与年龄相关。此外，神经功能障碍可能伴随着脱水、营养不良、骨骼肌痛甚至易跌倒等问题，因此对老年人实施药物和手术治疗时需要特别注意与年龄相关的神经功能改变。

衰　老

衰老（见第68页）是一个逐渐变老的过程，是生命周期中的一个生物学过程，有着其自身的动力学特点。衰老是指与年龄相关的生理变化过程，在健康和生活方式上对男女有着不同的影响。人类衰老可能是由基因决定的，反映在细胞水平上是细胞损害随着时间不断累积的结果。衰老在细胞水平上表现为自发的染色体突变频率的增加、蛋白质构象的改变、由于端粒缩短导致细胞分裂能力的降低、由于活性氧的积累导致细胞代谢障碍、线粒体功能下降、细胞凋亡增加（基因编码的细胞程序性死亡；见第69页）和再生减少。目前尚不清楚这些过程是引起衰老的原因还是衰老产生的结果。

目前排除夭折、疾病或外因造成的死亡，人类预期的平均自然寿命大概是85岁，最大可至120岁。预期寿命是在给定的人口和时间点上进行统计预测出的平均寿命；因为世界不同地区的人口预期寿命存在显著差异，健康预期寿命更具有实际的意义，它是指个体在可以独立完成个人卫生管理、穿衣、吃饭、自理（基本日常生活活动）以及购物、做家务、管理药物和财务管理（工具性日常生活活动）的条件下的平均预期寿命。通过预防性干预可以弥补衰老所致的一些不良后果（见附录，表93）。

衰老与疾病

衰老意味着人的生理储备能力下降，生理储备即对有害影响的代偿能力，这些有害影响可以是内源性的（例如糖尿病、心脏衰竭、甲状腺功能障碍），也可以是外源性的（例如创伤、感染、药物副作用）。老年疾病多潜伏期较短而程度较重。年龄相关的自然生理改变会促进某些疾病如意外跌倒、阿尔茨海默病或卒中的发生。某些神经系统疾病在老年患者中更为常见，例如脑部肿瘤，特别是脑转移瘤、神经胶质瘤、脑膜瘤、听神经瘤、原发性脑淋巴瘤（见第316页）。

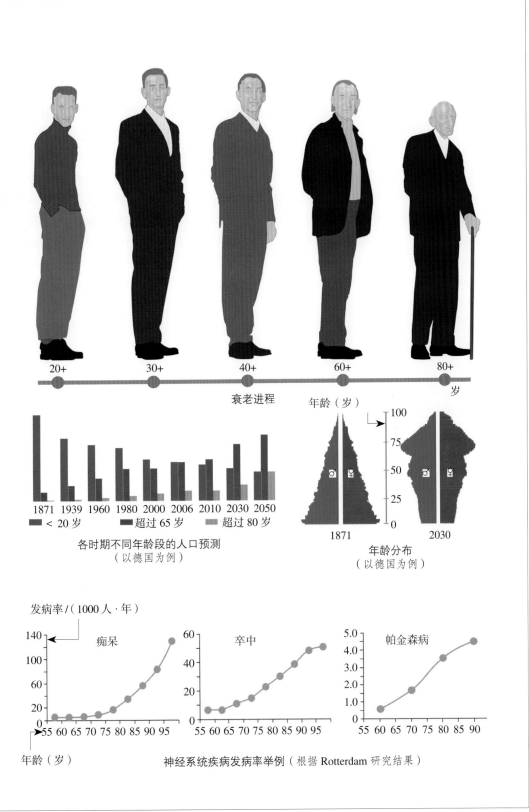

20+ 30+ 40+ 60+ 80+

衰老进程

年龄（岁）

岁

1871 1939 1960 1980 2000 2006 2010 2030 2050

■ < 20 岁   ■ 超过 65 岁   ■ 超过 80 岁

各时期不同年龄段的人口预测
（以德国为例）

1871   2030

年龄分布
（以德国为例）

发病率／（1000人·年）

痴呆

卒中

帕金森病

年龄（岁）

神经系统疾病发病率举例（根据 Rotterdam 研究结果）

帕金森病（PD）的临床症状或体征不是单一的。诊断基于其运动系统症状（基本特征），如静止震颤、肌强直、动作迟缓和姿势不稳定；在整个疾病进展的过程中也可出现非运动系统症状和其他运动系统特征（见下文）。疾病早期典型的特征是不对称的静止震颤、动作迟缓、肌强直以及对左旋多巴（L-dopa）治疗敏感。早期非典型的临床表现是频繁的跌倒事件、小脑症状和体征、垂直性核上性眼肌运动麻痹、体征对称、视幻觉、构音障碍、失用症、痴呆、直立性调节障碍、膀胱功能障碍以及对左旋多巴治疗敏感（鉴别诊断见附录，表94）。

运动系统症状

动作迟缓及其他运动特征。运动障碍包括运动缓慢和运动缺乏、运动不能、始动困难以及自主运动的减少。运动障碍可随着运动出现自发的波动。运动障碍（尤其是在疾病的早期阶段）往往以身体的一侧更加明显，可影响颅面肌肉组织导致面具脸（表情缺乏）、眨眼减少、吞咽减少所致的流涎（多涎、流口水）和讲话音量降低（发音过弱）、声音沙哑、吐字不清和单调的音高（发音障碍）。患者会发现自己发起讲话困难或者重复单一音节；在讲话中的每一段句末有一种无意识的语速加速。典型的步态障碍包括小步步态、拽行步态，拖拽着一条腿，手臂摆动减少。疾病的晚期阶段开始出现起步困难（起始犹豫）和步伐的短暂性阻滞，例如，当患者面对门口或家具之间的狭窄小道时就会出现冻结步态。患者由坐位改为直立位变得困难，睡觉翻身也很困难。正常运动功能的损害使得日常生活活动 [例如扣纽扣、写字（字体过小）、用刀叉吃饭、剃须和梳理头发变得困难。] 同时执行两个活动（比如走路和说话）也变得困难。

震颤　大约 2/3 的 PD 患者在疾病发展的早期就存在震颤。其余 1/3 的患者通常也在疾病进展过程中逐渐发展为震颤。震颤的典型表现以手部（搓丸样震颤）为主，多在四肢处于休息时出现，并随着自主运动得到改善或消失。震颤的频率是 5 Hz，通常是不对称的，可由轻微的压力（执行心算等）刺激而频率加快。

肌强直　是一种无意识的肌肉张力增高，用以抵抗被动运动。检查时肌强直可以表现为均匀一致（铅管样强直）或齿轮样（齿轮样强直），也可以由心理活动所强化（运动强化）。肌强直时患者感到肌肉紧张或痉挛，强直可以涉及所有肌群，并且受多种因素（如药物、紧张和情绪）的影响。

姿势不稳　由于姿态反射受损而出现"前冲"和"后冲"步态。相关症状包括无意识步伐加快（慌张步态）、终止步伐困难、步态不稳和频繁前倾跌倒。体位变化包括弯腰，手臂、手腕、膝盖轻度的屈曲和内收。上半身可以弯向一侧（Pisa 综合征）。

肌张力障碍　早上的数小时或散步的时候可出现大拇趾背屈，其他脚趾伸展或弯曲。肌张力障碍可能是药物（例如左旋多巴）引起的或者由疾病本身引起。鉴别诊断包括两个主要的肌张力障碍，即多巴反应性肌张力障碍（Segawa 综合征，见第 144 页）和 Wilson 疾病（见第 329、331 页），前者主要发生在儿童期，后者主要发生在青春期。中、晚期的帕金森病中很少出现躯干的极度弯曲（躯干前屈症）或颈部的极度弯曲（颈项前屈、头部下垂，见第 303 页）。

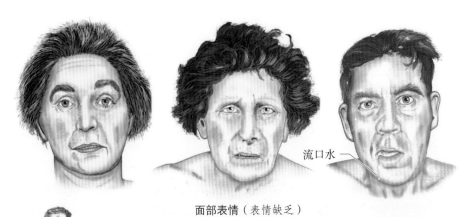

流口水

面部表情（表情缺乏）

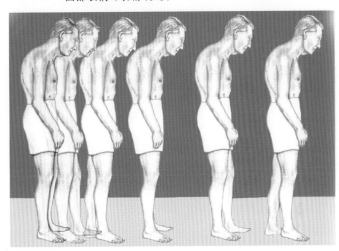

体位改变

（左侧运动迟缓；Pisa 综合
征：显著的躯干侧屈）

步态障碍（拖行步态，姿势不稳，前倾，慌张步态；
弯腰，臀部和膝部屈曲，前伸头位，圆肩）

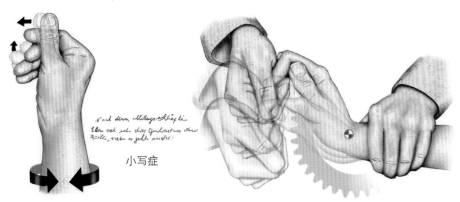

小写症

静止性震颤

肌强直（齿轮现象）

非运动系统症状

抑郁 抑郁的表现包括活动减少、焦虑、社交回避、兴趣缺乏、悲伤、痛苦、失望、缺乏自尊和有自杀意念（很少见）。相对常见主诉包括躁动、易怒、注意力缺乏和头晕。

轻度认知障碍和痴呆 轻度认知障碍（MCI；见第178页），如思想和行动的灵活性降低，执拗，对未来活动的规划越来越困难等，在PD的早期阶段可能几乎没有。帕金森痴呆很像路易小体痴呆（见第306页）。PD可能伴发运动神经元病（见第354页）。

幻觉、错觉 过度的疑心、生动的梦境以及焦虑增加的状态可能演变成视幻觉和Frank精神病（例如被害妄想、关系妄想或嫉妒妄想）。多巴胺能治疗可能加剧这些症状。幻想主要是视觉性的。

冲动控制障碍 例如病态赌博或购物、性欲增加，这些可能与多巴胺能治疗或脑深部电刺激有关。

血压变化 低血压是抗帕金森病药物（左旋多巴，多巴胺受体激动剂）的一种常见副反应。如果存在显著的直立性低血压，提示可能的诊断为多系统萎缩（见第302页）。

便秘 由于结肠运动的减少或减弱导致的一种常见症状。抗胆碱能药物可加重此症状。路易小体主要存在于肌间神经丛。

膀胱疾病 包括尿频、尿急、尿等待和尿失禁。

睡眠障碍 PD通常导致睡眠-觉醒周期的紊乱，包括白天嗜睡（表现为睡眠发作）、失眠、REM睡眠行为障碍（RBD；深眠时伴有和梦境一致性的运动活动）、睡眠呼吸暂停、周期性四肢运动障碍、不安腿综合征。睡眠也可被频繁的夜间排尿（夜尿症）所中断。

性功能障碍 主诉多为性欲减退或阳痿。可能的原因包括抑郁、自主神经功能障碍和运动障碍。

多汗 主要表现为全身性的不规律的突然出汗发作。

皮脂溢出 主要发生在额头、鼻子和头皮（油性脸、脂溢性皮炎）。

下肢水肿 常因缺乏身体活动所致，此外也可能由于药物（金刚烷胺、多巴胺能药物）导致。

手臂和肩膀疼痛 有时伴有疲劳和乏力，可较PD的运动系统症状出现更早。肌强直和姿势异常可能会继发背痛和颈部痉挛。肌张力障碍可能导致疼痛的产生。不安腿综合征可能与PD相关，也可能在多巴胺能药物药效渐渐减弱时发生。

触物感痛 身体的不同部位可能出现热、灼烧或冷的感觉。

视觉障碍 是由视网膜或中央视觉功能障碍引起。PD患者眨眼频率减少可能会导致角膜灼烧感，甚至导致结膜炎。

嗅觉障碍 患者很少会意识到这一点，但体检可能检出嗅觉减退。

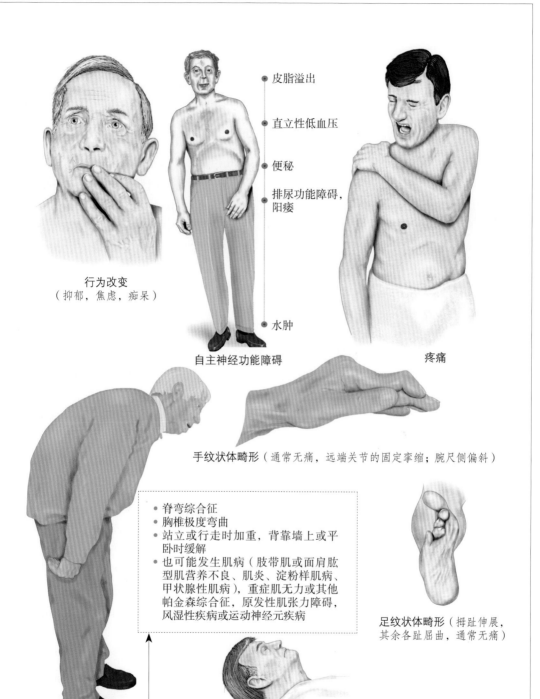

行为改变
（抑郁，焦虑，痴呆）

皮脂溢出

直立性低血压

便秘

排尿功能障碍，
阳痿

水肿

自主神经功能障碍

疼痛

手纹状体畸形（通常无痛，远端关节的固定挛缩；腕尺侧偏斜）

- 脊弯综合征
- 胸椎极度弯曲
- 站立或行走时加重，背靠墙上或平卧时缓解
- 也可能发生肌病（肢带肌或面肩肱型肌营养不良、肌炎、淀粉样肌病、甲状腺性肌病），重症肌无力或其他帕金森综合征，原发性肌张力障碍，风湿性疾病或运动神经元疾病

足纹状体畸形（拇趾伸展，其余各趾屈曲，通常无痛）

躯干前屈症

睡眠障碍
（夜间肌强直增加，肌张力障碍导致疼痛产生，REM睡眠行为障碍）

散发性 PD 的确切原因尚不清楚。黑质的神经黑色素含量降低，并且结构上可见黑质致密部（SNc，缩略词见第 76 页）的腹外侧部和尾部丢失大量神经元。许多神经递质尤其是多巴胺的含量降低；在纹状体中型多棘神经元（MSN）中，多巴胺激动 D_1 受体，抑制 D_2 受体。由于纹状体缺乏多巴胺，对 MSN 的间接抑制通路减弱，进而导致对苍白球外侧部（GPe）的抑制增强以及对丘脑底核（STN）的功能去抑制。同时，对 MSN 的直接激动通路减弱，导致对苍白球内侧部（GPi）和黑质网状部（SNr）的抑制作用减弱。结果，两条通路共同导致 GPi 和 SNr 的超负荷，使得丘脑皮质的投射活动减少。这些神经活动改变的临床表现为运动功能减退、肌强直和姿势不稳。了解更多震颤内容，见第 138 页。

PD 根据其神经病理改变进行临床分期（Braak 路易小体分期方法）。路易小体最早出现在嗅球、前嗅核和迷走神经（CN X）运动背核。随后它们扩展到其他的脑干核团（蓝斑、SNc）、中脑、边缘系统（杏仁核）和皮质。然而，临床上，上述的神经病理改变顺序也有例外。

在帕金森病的高风险人群中大约有 30% 有遗传倾向，然而散发性 PD 的病因是多因素的，与氧化应激、线粒体功能障碍、炎症反应和内源性或外源性毒物因子相关。家族（单基因的）遗传性的帕金森病很罕见（< 5%；见附录，表 95）。

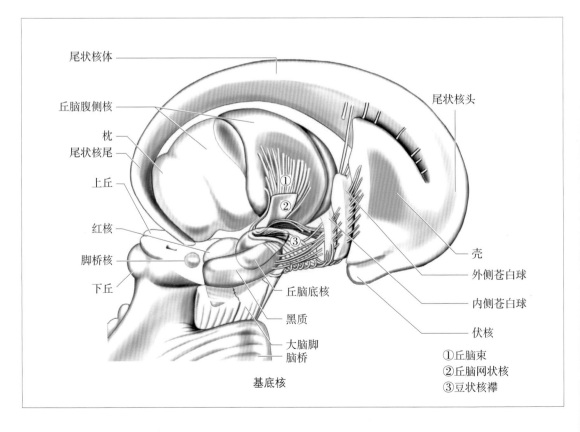

尾状核体
丘脑腹侧核
枕
尾状核尾
上丘
红核
脚桥核
下丘
尾状核头
①丘脑束
②丘脑网状核
③豆状核襻
壳
外侧苍白球
内侧苍白球
伏核
丘脑底核
黑质
大脑脚
脑桥

基底核

黑色素，
脂褐素

神经元包涵体（α-突触核蛋白、泛素蛋白和神经丝蛋白聚集）
及嗜酸性粒细胞中心周围晕

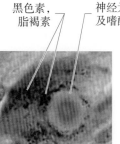

经典的路易小体
（脑干神经元，HE 染色）

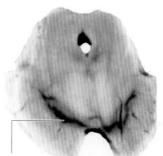

正常黑色素神经元的色素沉着

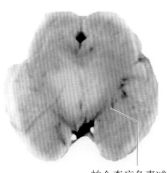

帕金森病色素减退

黑质
（经中脑切面）

运动皮质 ⟷ 运动前区及
辅助运动皮质区

谷氨酸

纹状体
（乙酰胆碱）

D₂ ⟷ D₁

① 间接通路
② 直接通路

① ②

多巴胺 ↓

GABA

SNc

谷氨酸

GPe

运动丘脑

GABA 谷氨酸

STN

GPi

GABA

谷氨酸

SNr

• 运动功能减退
• 刻板
• 姿势不稳

脊髓

脑干 / 脚桥核

静止性震颤涉及基底核
和小脑-丘脑环路

帕金森疾病的功能示意图

（红色＝抑制，绿色＝激活，虚线＝激活减弱 / 抑制；箭头厚度反映激活 / 抑制的程度；Obeso 等，2000）
GABA=γ-氨基丁酸，GPe= 苍白球外侧部，GPi= 苍白球内侧部，STN= 丘脑底核，SNr= 黑质网状部

目前没有有效的治愈 PD 的方法。治疗的目的是控制运动系统和非运动系统症状，同时预防由于疾病本身或治疗带来的并发症。对于早期和进展期 PD 何时以及如何开始、调整或改变药物治疗取决于患者的年龄、患者的需要、药物疗效、副反应、耐受性和易用性等因素。

运动症状的治疗

具体内容见下述。

治 疗	指 征	注意事项
药物疗法		
左旋多巴[1]，口服或连续经空肠给药	对运动系统的主要症状疗效非常好，适用于所有分期的 PD	存在运动障碍和行为改变（日间嗜睡、刻板行为[2]和强迫性用药剂量增加[3]）的风险
多巴胺受体激动剂，口服（非麦角类多巴胺受体激动剂[4]：吡贝地尔、普拉克索、罗匹尼罗、罗替戈汀[5]；麦角类多巴胺受体激动剂：溴隐亭、卡麦角林、麦角乙脲、培高利特）或阿扑吗啡，皮下（注射或持续输注）	单一用药或者联合治疗，适用于所有分期的 PD	存在冲动控制障碍、精神错乱、日间嗜睡以及纤维变性（麦角类多巴胺受体激动剂，见于胸膜肺的、腹膜后的和心脏瓣膜的）的风险
儿茶酚-氧位-甲基转移酶（COMT[6]）抑制剂，口服（恩托卡朋、托卡朋）	适用于症状波动的 PD	深色尿，腹泻，托卡朋具有肝毒性
单胺氧化酶 B（MAO-B）抑制剂，口服（雷沙吉兰、司来吉兰）	单一用药，适用于早期 PD	增强多巴胺的作用效果
金刚烷胺，口服或静脉注射	单一用药，适用于早期 PD	能有效地对抗左旋多巴导致的运动障碍；存在认知损害及网状青斑的风险
抗胆碱能药，口服（甲磺酸苯扎托品、比哌立登、苯海索、丙环定）	适用于静止性震颤以及年龄小于 60 岁的 PD 患者	存在认知损害、青光眼以及排尿功能障碍的风险
非药物疗法	物理疗法，言语治疗，职业疗法	用于进展期 PD，定期锻炼
脑深部电刺激（DBS）	药物治疗无效，或者耐药，或者出现并发症	用于存在显著的运动障碍、开-关现象或显著震颤的 PD
立体定位术	丘脑切开术，单侧苍白球切开术	仅用于 DBS 无法治疗的 PD

注：[1] 左旋多巴联合多巴脱羧酶抑制剂（DDCI；不能穿过血脑屏障）。[2] 刻板的复杂的无目的行为。[3] 多巴胺失调综合征。[4] DA = 多巴胺受体激动剂。[5] 经皮给药。[6] 儿茶酚-氧位-甲基转移酶。

非运动系统症状的治疗

需要治疗的症状包括自主功能障碍（性功能障碍、直立性低血压、尿失禁、便秘和流涎），睡眠障碍（白天过度嗜睡、失眠、不安腿综合征，REM 睡眠行为障碍），疲劳，抑郁，冲动控制障碍，精神错乱和痴呆。鉴别诊断时需要注意的是这些症状也可由治疗运动系统症状的药物引起。详细内容见：www.neurology.org/content/74/11/924.full.pdf。

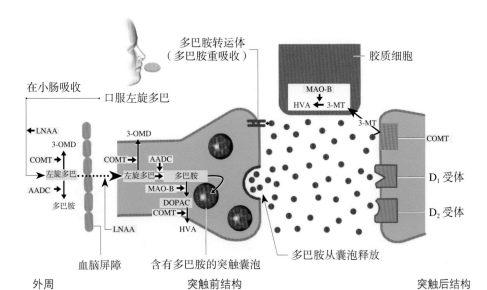

AADC= 芳香族氨基酸脱羧酶（多巴脱羧酶）；COMT= 儿茶酚-氧位-甲基转移酶；
DOPAC=3，4- 二羟基苯乙酸；HVA= 高香草酸；LNAA= 大型中性氨基酸转运系统；
MAO-B= 单胺氧化酶；3-MT=3- 甲氧酪胺；3-OMD=3- 甲氧酪氨酸

左旋多巴代谢（纹状体多巴胺能突触）

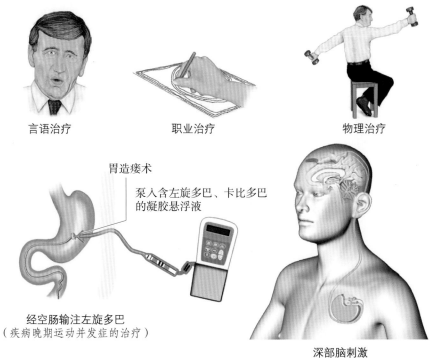

言语治疗

职业治疗

物理治疗

胃造瘘术

泵入含左旋多巴、卡比多巴
的凝胶悬浮液

经空肠输注左旋多巴
（疾病晚期运动并发症的治疗）

深部脑刺激
（针对难治的帕金森病）

运动症状治疗

非典型帕金森病（帕金森综合征）是指一组症状的统称，它既包括典型的帕金森病临床表现（见第 294 页），还伴有其他的临床表现（见附录，表 96）。其病因未知，鉴别诊断见附录，表 94。

多系统萎缩（MSA）

MSA 是一种散发的进展性神经退行性疾病，以自主功能障碍为主，同时伴有帕金森（MSA-P）或小脑（MSA-C）症状。症状首发一般出现在 60 岁以上。其神经病理学特征是少突胶质细胞中可见细胞质 α-突触核蛋白阳性包涵体（见第 68 页）。自主功能障碍表现为直立性低血压、少汗症、便秘、尿失禁、尿潴留，和（或）勃起功能障碍。运动系统症状如运动不能、肌强直和姿势不稳（有时伴有肌阵挛样震颤）对左旋多巴部分治疗敏感。MSA 的帕金森症状以口面部肌张力障碍和吞咽困难为常见，而头部下垂或前屈症（见第 297 页）则很少见。小脑综合征表现为步态和肢体共济失调、小脑构音障碍和小脑眼球运动障碍（见第 136 页）。其他症状有呼吸障碍、睡眠结构紊乱、手脚挛缩以及双手发凉。治疗着重于改善帕金森症状、直立性低血压和膀胱功能障碍。

进行性核上性麻痹（PSP）

PSP 是一种散发的进展性疾病，其早期症状主要是姿势不稳，表现为经常突然跌倒（多向后）、对称性肌强直和运动不能、行为改变（情感淡漠、社交退缩、异常疲劳）和假性延髓性麻痹（构音障碍、吞咽困难、强笑和强哭）。核上性眼球运动障碍以自发的目光向下凝视为特点，同时也存在被动的眼球垂直运动，也就是说前庭动眼反射仍然完好无损（见第 82 页）。鼓掌征可能阳性，测试者自己鼓掌 3 次，并要求患者准确重复动作，但是患者会连续拍 3 次以上。进展完全的 PSP 的临床征象特点是异常的直立姿势、颈后倾、两眼圆睁、延髓性麻痹和额叶功能障碍（见第 174 页）。早期阶段的 PSP 很难与帕金森综合征相鉴别，PSP 的临床症状和体征对左旋多巴很不敏感。其神经病理学特点是大脑中有大量过度磷酸化的 tau 蛋白沉积。

皮质基底核变性（CBD）

CBD 是一种散发的进展性神经退行性疾病，它起病缓慢，好发于 60 岁以上成人。其主要特征是运动不能、肌强直、认知损害、观念运动性失用、皮质感觉缺失（实体感觉缺失、皮肤书写觉缺失），但很少出现异己肢体感觉。患者很难或无法控制他们的手（肢体），表现为手的不自主自发运动（异己肢体现象）。步态不稳，随后伴有构音障碍、吞咽困难、肌阵挛、肌张力障碍引起的固定的手臂姿势（手腕和肘部屈曲、肩内收）、动作性（姿势性）震颤、睑痉挛和以额叶功能障碍为表现的痴呆。左旋多巴在很大程度上是无效的。其神经病理学标志是在大脑中有过度磷酸化蛋白的沉积。

MSA 的临床表现：
- 自主功能障碍
- REM 睡眠行为障碍
- MSA-P 中主要的帕金森症状和体征
- 左旋多巴敏感性差
- MSA-C 中主要的小脑症状和体征
- Babinski 征阳性和反射亢进
- 频繁跌倒
- 头下垂
- Pisa 综合征和（或）躯干前屈症
- 口面部肌张力障碍
- 严重的发音困难和（或）构音困难
- 呼吸喘鸣音
- 手足厥冷
- 手足痉挛
- 强哭和强笑

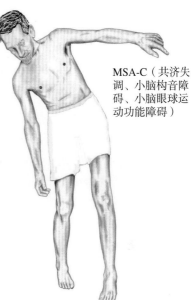

MSA-C（共济失调、小脑构音障碍、小脑眼球运动功能障碍）

MSA-P（快速进行性运动不能、肌强直、姿势不稳、Pisa 综合征）

多系统萎缩

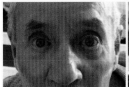

PSP 患者（眼睑退缩、眨眼频率变慢、凝视）

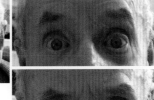

同一例患者，双眼向上凝视（上图）和向下凝视（下图）缺失

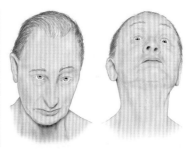

垂直平面的前庭眼反射保存完整

PSP 的临床特征：
- 运动迟缓，颈强直
- 性格改变
- 认知能力下降
- 构音障碍或吞咽困难
- 疾病的早期阶段频繁跌倒
- 核上的凝视麻痹
- 疾病呈进展性
- 40 岁后首发

进行性核上性麻痹

CBD 的临床特征：
- 隐匿起病，病程进展
- 非对称性肌强直，对左旋多巴不敏感
- 皮质功能障碍（如非对称性失用症、皮质感觉丧失、视觉或感觉忽视、异己肢体现象、非对称性肌阵挛）

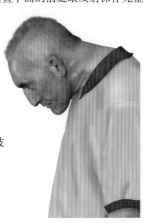

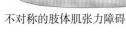

不对称的肢体肌张力障碍

皮质基底核变性

头部下垂（颈项前屈、头下垂）

阿尔茨海默病（AD）

在 65 岁以上的人群中，AD（散发形式）是引起痴呆的最常见原因。AD 的平均进展期是 10 年（4~12 年）。除了年龄因素外，AD 的风险因素还包括 AD 家族史、载脂蛋白 E 基因（*APOE*）等位基因 *ε4* 的存在、女性、早老蛋白和淀粉样前体蛋白（*APP*）基因突变，头部外伤、卒中、低学历和低职业素养。非甾体消炎药是否能降低 AD 风险尚未明确。诊断特点见附录中表 97，神经病理学特点见表 99。

早期症状为轻微的记忆障碍，可伴有找词困难。规划、判断和组织能力下降，但自理能力得到很大程度的保留（MCI，见第 178 页）。

轻度 AD，表现为明显的记忆障碍和找词困难，并导致显著的日常活动能力（如工作、购物、跑步、管理资金，或者使用电话、火炉、电视、电脑的设备等）下降。患者可能会因为意识到这些缺陷而变得异常焦虑和抑郁，但焦虑和抑郁也是 AD 的器质性症状。患者的某些活动如洗澡和穿着，常常需要被别人提醒才能执行，但患者仍然具有独立处理的能力。

中度 AD，表现为记忆力丧失、困惑、时空错乱、躁动、徘徊、焦虑、幻觉和错觉。患者几乎所有的活动包括个人卫生都需要别人的帮助和监护，并且患者常见尿失禁。患者表现出对讲话理解能力的下降、找词困难，甚至失语。患者不能做简单的算术或者说出时间，但仍然可以执行习惯性的日常工作、进行简单的对话并保持基本的礼仪。

重度 AD，表现为推理和判断能力的丧失，使得患者无法进行理性行为活动。患者表现出漫无目的的游荡、无目的的活动和丧失对人甚至是亲人和朋友的识别能力，从而加重了照顾者的负担，同时，患者伴有昼夜节律改变（白天安静或冷漠、晚上不安）、冲动行为（打包行李箱或逃跑）、妄想、幻觉、怀疑亲人和朋友、攻击行为、不注意个人卫生。患者最简单的日常生活活动（吃饭、穿衣、上厕所）都需要别人帮助。他们体重可能会降低，不能控制大小便，卧床不起，哑巴。听觉和触觉刺激可能触发肌阵挛；可能有癫痫发作。常死于误吸和肺炎等并发症。

AD 没有已知的治愈方法。非药物治疗包括干预 AD 患者的行为和精神症状以及对 AD 照顾者提供帮助。目前的 AD 药物治疗包括使用药物改善认知和行为问题。胆碱酯酶抑制剂（多奈哌齐、加兰他敏、卡巴拉汀）或美金刚胺（NMDA 受体拮抗剂）可以增强认知功能。舍曲林、西酞普兰可用于治疗抑郁症，非典型抗精神病药物（利培酮、喹硫平）可治疗幻觉、错觉、焦虑不安。

后皮质萎缩

这是一种罕见、逐渐进展的疾病，在 65 岁之前首发，是 AD 的主要神经病理学标志。患者在早期阶段往往非常焦虑并伴有视觉障碍（见附录，表 97），尽管眼科检查是正常的。影像学（MRI、SPECT、PET）显示顶枕叶和后颞区萎缩以及代谢改变。

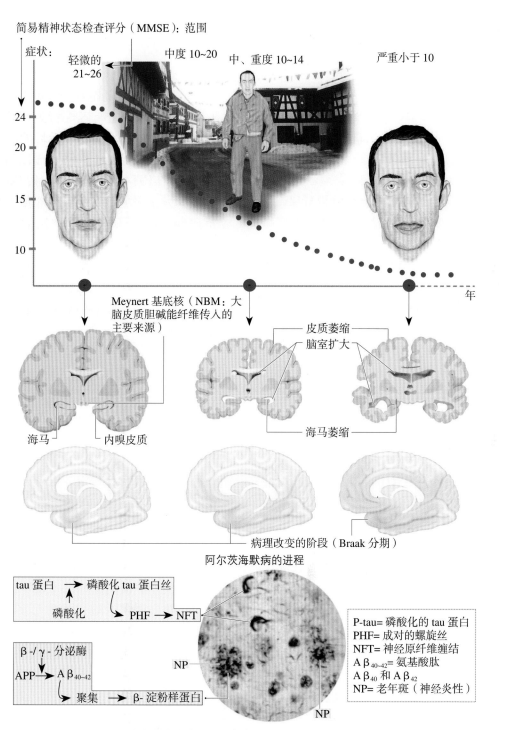

简易精神状态检查评分（MMSE）：范围

症状：

中度 10~20　　中、重度 10~14　　　　严重小于 10

轻微的 21~26

24
20
15
10

年

Meynert 基底核（NBM：大脑皮质胆碱能纤维传入的主要来源）

皮质萎缩
脑室扩大

海马　　内嗅皮质

海马萎缩

病理改变的阶段（Braak 分期）

阿尔茨海默病的进程

tau 蛋白 → 磷酸化 tau 蛋白丝
磷酸化 → PHF → NFT

β-/γ-分泌酶
APP → Aβ40~42
聚集 → β-淀粉样蛋白

NP

NP

P-tau= 磷酸化的 tau 蛋白
PHF= 成对的螺旋丝
NFT= 神经原纤维缠结
Aβ40~42= 氨基酸肽
Aβ40 和 Aβ42
NP= 老年斑（神经炎性）

阿尔茨海默病的神经病理（详见表 97；Bodian stain）

路易体痴呆（DLB）

典型的路易小体是细胞内圆形的嗜酸性包涵体，周围有一圈光晕，存在于脑干神经元的胞质中。皮质路易小体是均匀的、嗜酸性粒细胞增多的胞质结构，没有光晕，见于大脑皮质层尤其是第 V 层和第 Ⅵ 层。路易神经突是细长的神经突触。路易小体和神经突包含 α- 突触核蛋白（可通过免疫组织化学方法识别）和其他结构蛋白（包括神经丝、泛素和 α- 晶状体球蛋白 B）。路易小体的位置与 DLB 的早期症状密切相关：脑干→震颤麻痹，皮质→认知障碍，弥散分布（脑干、基底额叶、边缘系统、大脑皮质）→帕金森病与认知障碍。多达 25% 的通过尸检确诊的 DLB 患者没有出现帕金森病。DLB 最突出的神经化学异常改变是多巴胺和乙酰胆碱的缺乏。

帕金森病痴呆（见第 296 页）诊断通常是帕金森病的症状持续 1 年以上出现的痴呆；临床上不能与 DLB 相鉴别。DLB 的重要症状是进展性的痴呆。早期阶段以警觉性波动、注意力障碍和视觉空间障碍为主而非记忆损害。主要特点是警觉性和注意力水平的波动、视幻觉（人、动物）和帕金森病（肌强直和运动不能）。进一步发展表现为快速眼动睡眠行为障碍、对精神安定剂敏感、频繁跌倒、晕厥、直立性低血压症状。

药物治疗。帕金森病治疗包括胆碱酯酶抑制剂（卡巴拉汀）、低剂量左旋多巴和卡比多巴（可能导致意识混乱和幻觉）；幻觉治疗为喹硫平；抑郁和焦虑治疗为舍曲林。

额颞叶痴呆（FTD）

FTD 的各种临床症状通常在 65 岁之前开始表现出来，以一系列神经病理学和分子遗传变化为特点（见第 68 页和附录，表 10）。40% 的 FTD 具有家族性，包括 17 号染色体长臂（微管相关蛋白 *tau* 基因、颗粒蛋白前体基因 *TDP-43*）、3 号染色体短臂（带电荷的多囊泡体蛋白 *2B* 基因 *TDP-43*）和 9 号染色体短臂（含缬酪肽蛋白基因 *TDP-43*）的基因突变。FTD 可以合并震颤麻痹或运动神经元病（FTD-MND，见第 355 页）。

症状。行为变异型 FTD 的早期症状表现为缓慢进展性的行为变化 [如冷漠、嗜睡、失去同情心、刻板行为和去抑制（不适当的社会行为或性别评论、冲动和不正常的饮食习惯）]。进行性非流利性失语（PNFA）表现为讲话减少、语法缺失、言语失用症（语言时断时续、语音错误、扭曲）和找词困难，但是单一词汇的理解和客观知识得以保留（见表 42，第 435 页）。Logopenic 型进行性失语表现为讲话慢、找词停顿、受损的语法理解和命名困难，但没有言语失用。语义性痴呆（SD）患者在复述、语法、语言运动方面并无大碍，但可出现命名障碍、对单个单词的理解及客观知识受损。CT 和 MRI 显示不同程度的额叶和前颞叶萎缩。

支持治疗。药物对症治疗，如舍曲林治疗食欲过盛，利培酮治疗严重的焦虑或攻击性。

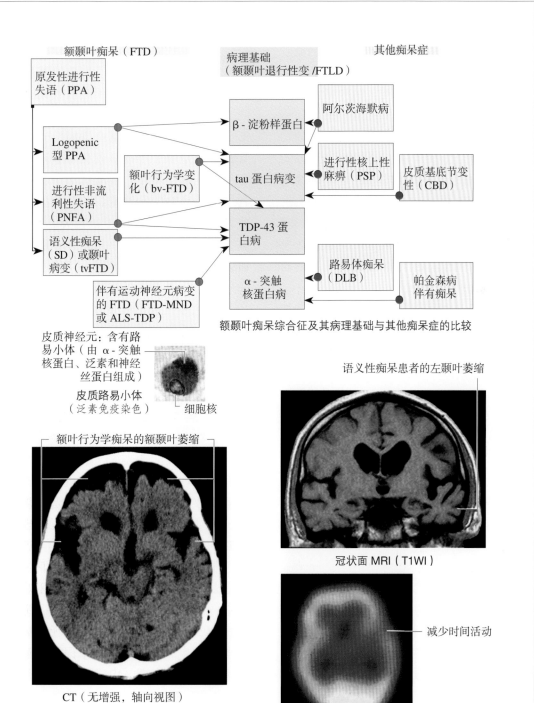

额颞叶痴呆（FTD）

原发性进行性失语（PPA）

Logopenic型PPA

进行性非流利性失语（PNFA）

语义性痴呆（SD）或颞叶病变（tvFTD）

额叶行为学变化（bv-FTD）

伴有运动神经元病变的FTD（FTD-MND或ALS-TDP）

病理基础（额颞叶退行性变/FTLD）

β-淀粉样蛋白

tau蛋白病变

TDP-43蛋白病

α-突触核蛋白病

其他痴呆症

阿尔茨海默病

进行性核上性麻痹（PSP）

皮质基底节变性（CBD）

路易体痴呆（DLB）

帕金森病伴有痴呆

额颞叶痴呆综合征及其病理基础与其他痴呆症的比较

皮质神经元：含有路易小体（由α-突触核蛋白、泛素和神经丝蛋白组成）

皮质路易小体（泛素免疫染色）

细胞核

语义性痴呆患者的左颞叶萎缩

冠状面 MRI（T1WI）

额叶行为学痴呆的额颞叶萎缩

CT（无增强，轴向视图）

减少时间活动

*单光子发射计算机断层成像

SPECT*（同上述患者，轴向视图）

额颞叶痴呆（影像学所见）

血管性认知障碍（VCI）

血管性认知障碍（VCI）描述由脑血管疾病导致的各种形式的认知缺陷。VCI 的症状必须区别于意识混乱、精神错乱或局灶性神经缺陷（如失语、疏忽、感觉和运动症状）。由脑血管疾病导致的轻度认知功能障碍，不会干扰日常生活活动（见第 292 页），称为血管性轻度认知障碍（与 MCI 相似，见第 178 页）。血管性痴呆（VaD）可同时导致认知功能障碍和日常活动障碍。因此，同时由血管性和神经退行性损伤（尤其是阿尔茨海默病）因素导致的痴呆诊断为混合型痴呆。

VCI 的主要病因和危险因素是复发性卒中、老年、卒中前存在认知受损、高血压、心房颤动、动脉粥样硬化、糖尿病和吸烟。

诊断基于精神状态检查、认知测试、影像学（见附录，表 37）、实验室检测（表 72）以及在某些罕见的遗传病中进行遗传分析。

治疗方案根据引起 VCI 的风险因素和病因（见第 458 页）而定。VaD 的对症治疗类似于阿尔茨海默病（见第 304 页）。

大血管性痴呆
(large vessel VaD)

卒中后痴呆的患病率取决于各种因素，如卒中的位置和大小、年龄、高风险因素史、白质改变、卒中前的无症状脑梗死。多个皮质或皮质下区域梗死（通常是栓子）可能产生多发梗死性痴呆。关键部位梗死性痴呆可由一个特定的大脑关键区域（如基底前脑、丘脑、海马、尾状核、苍白球、角形脑回等）梗死后产生。

小血管性痴呆
(small vessel VaD)

小血管性痴呆是由于白质、基底神经节和脑干的小血管病变（微血管病）导致的。典型的表质为皮质下多腔隙性梗死（见第 224 页）或融合性微血管病变。脑微血管病可能是由于小动脉硬化（脂质透明样变、纤维素样坏死、微动脉瘤）引起，后者继发于高血压和衰老、微栓塞、淀粉样血管病（见第 230 页）、血管炎（见第 236 页）和遗传性小血管疾病。其中遗传性小血管疾病包括常染色体显性遗传性脑动脉病伴皮质下梗死及白质脑病（CADASIL，19 号染色体短臂 Notch3 基因突变；偏头痛和复发性梗死）、常染色体隐性遗传性脑动脉病伴皮质下梗死及白质脑病（CARASIL，Maeda 综合征）、线粒体脑肌病伴高乳酸血症和卒中样发作（MELAS，见第 376 页）和 Fabry 病（见第 329 页）。

主要的临床体征是：行为改变（注意力缺乏、认知灵活性丧失、意志力丧失、定向障碍），缓慢、小步、宽底式、拖拽步态伴主观的姿势不稳，延髓性麻痹，尿失禁。

CT 扫描显示白质疏松症（白质疏松，皮质下或脑室周围低密度区）。但是单纯的白质改变不足以解释痴呆所有原因，因为很多不同病理生理过程可以模拟影像学改变，如淋巴瘤、多发性硬化、辐射性血管病变、脑白质病变。目前 90% 的老年患者被诊断出白质疏松症，但随着 MRI 检测灵敏度的提高，白质疏松症的诊断率开始下降。MRI 上半球白质病变表现为双侧对称性（T2WI 和 FLAIR 上为高信号）。也可能存在腔隙性梗死、血管周隙扩大和微出血。

快速进展型痴呆的鉴别诊断

病 因	疾病 （页码）
神经退行性病变	阿尔茨海默病（见第 304 页），朊病毒病（见第 290 页），路易体痴呆（见第 306 页），皮质基底节变性（见第 306 页），额颞叶痴呆（见第 302 页），进行性核上性麻痹（见第 302 页）
血管性脑病	血管性认知障碍（见第 308 页），缺氧缺血性脑病（见第 330 页）
自身免疫性脑病	Hashimoto 脑病 SREAT[1]，多发性硬化（见第 256 页），神经系统结节病[2]，边缘叶脑（见第 483 页），干燥综合征[3]，脑血管炎（见第 236 页）
传染病	HIV 脑病（见第 278 页），单纯疱疹性脑炎（见第 274 页），神经梅毒（见第 268 页），神经系统疏螺旋体病（见第 266 页），结核性脑膜炎（见第 270 页），Whipple 病[4]，Creutz feldt-Jakob 病（见第 290 页），真菌感染（隐球菌、曲霉菌、组织胞质菌、芽生菌、球孢子菌，见第 286 页），进行性多灶性脑白质病（PML；见第 282 页），SSPE[5]
恶性肿瘤	恶性脑瘤 / 转移瘤（见第 322 页），副肿瘤性脑病（见第 334、483 页）
中毒性脑病	酗酒（见第 336 页），毒品（见第 336 页），药物（见第 484 页），脑白质病放疗或化疗后（见第 484 页），重金属（砷、铅、汞、锰），锂
代谢性脑病	低钠血症（见第 332 页），肝性脑病（见第 330 页），甲状腺功能减退症（见第 332 页），维生素 B_{12} 或叶酸缺乏症（见第 336、350 页），遗传性疾病 [Wilson 疾病、脑内铁沉积性神经退行性疾病系列 1（NBIA-1）]，线粒体脑病，脑腱黄瘤病，异染性脑白质营养不良，肾上腺脑白质营养不良（见第 328 页）
精神病	抑郁
创伤	硬脑膜下血肿（见第 340 页）
癫痫	癫痫持续状态（少见，复杂的局部癫痫发作，见第 198 页）
正常压力脑积水	原发性或继发性（见第 194 页）

注：来源：Woodruff（2007）。

[1] SREAT= 自身免疫性甲状腺炎相关的激素反应性脑病（又称 NAIM= 非血管炎性自身免疫性脑膜脑炎）。临床表现：亚急性认知障碍、震颤、肌阵挛、共济失调、癫痫发作；抗体：甲状腺过氧化物酶（TPO），甲状腺球蛋白（Tg），促甲状腺激素受体抗体（TRAB）。[2] 慢性脑膜炎症状。MRI：软脑膜、侧脑室旁或颅底结节状增厚，对比增强；脑脊液：淋巴细胞增多、蛋白质浓度升高，有时葡萄糖浓度降低，寡克隆免疫球蛋白 G 浓度升高、免疫球蛋白 G/β2- 微球蛋白含量升高。[3] 外分泌腺体如唾液和泪腺中淋巴细胞浸润。临床表现：口腔干燥、干眼症（干燥综合征）；可能的神经累及：多发性神经病、颅神经（第 Ⅱ~Ⅶ 对）、肌炎、脑脊髓炎。[4] Tropheryma whipplei 菌感染。临床表现：多系统性症状包括发烧、腹泻、吸收障碍、多发性关节炎、体重减轻、淋巴结病；大脑症状包括痴呆、眼肌麻痹、眼肌和咀嚼肌节律性抽搐、癫痫发作、肌阵挛、共济失调。[5] 亚急性硬化性全脑炎。麻疹（常见于儿童和青少年）的晚期并发症，EEG 示周期性尖波和慢波复合波（Radermecker 复合波）。

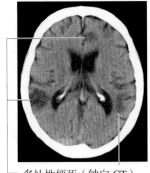

多灶性梗死（轴向 CT）

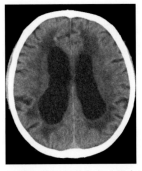

双侧皮质下白质病变（脑白质疏松症），脑积水（轴向 CT）

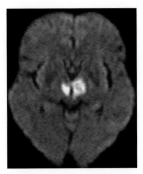

双侧丘脑梗死（关键部位梗死性痴呆；轴向 MRI、DWI）

亨廷顿病（HD）的首发症状通常出现在 30~45 岁之间。20 岁之前起病的 HD（少年型 HD 或 Westphal 变异型 HD）主要的临床特点是运动不能、动作迟缓、肌张力障碍、癫痫发作、共济失调、痴呆和肌阵挛。

运动症状 30 岁发病时，运动不能和认知障碍往往比舞蹈症样运动更加突出，然而 30 岁之后发病结果却相反。舞蹈症（见第 140 页；见附录，表 98）最初可能被误诊为"紧张"躁动或烦躁。舞蹈症可能伴随着运动不能、肌张力障碍、自主运动控制能力下降，但即使是严重的舞蹈症也会在睡眠时消失。患者的步态变得越来越不稳，跌倒风险增加。眼球运动障碍（眼扫视缺陷）是疾病发作的最早体征之一。

认知障碍 患者认知速度减慢，抗压能力减弱，记忆和专注力损害。患者变得无法完成工作中或家中的日常任务。痴呆症状随疾病的进展而加剧。

行为改变 焦虑、抑郁、自杀、偏执、爱发牢骚、易怒、冲动、情绪爆发、攻击性行为、卫生差、丧失主动性以及影响性问题，损害并危及家庭和社会关系。

疾病进展 在晚期阶段，主要症状为构音障碍、吞咽困难、恶病质、肌肉萎缩和体重减轻（尽管摄入足够卡路里的能量）。晚期 HD，舞蹈症很大程度上被运动不能所取代。对运动的一般控制很大程度上受损。尿失禁并不少见。这些患者需要全职护理。平均生存年限是起病后 10~15 年。

遗传学 HD 是常染色体显性遗传。HD 基因位于 4 号染色体短臂末端（4p16.3）。这种基因的突变是由 CAG 三核苷酸重复序列组成的，编码谷氨酰胺，产生胞质蛋白亨廷顿蛋白的谷氨酰胺链。重复次数超过 35 次导致 HD 的产生（36~39 为不完全外显，超过 40 次为完全外显）。起病的年龄与重复 CAG 序列长度呈反比。父系遗传伴有遗传早现（后代起病年龄越来越早），但母系遗传则不然。神经元的组织学检查显示亨廷顿蛋白的不溶性多聚谷氨酰胺裂解产物沉积。CT 和 MRI 显示尾状核头部萎缩、前角扩大以及广泛的皮质萎缩。

诊断 家族史、神经系统检查和外周血样本的基因测试（HD 的临床前诊断）。既然 HD 无法治愈，基因测试只有在获得具有法定年龄的患者的知情同意，并能解释测试对社会及精神病预后有积极的影响后，才能实施相关检查。药物对症治疗见：www.neurology.org/content/early/2012/07/18/WNL. 0b013e318263c443.full.pdf+html。

神经棘红细胞增多症

这是一种罕见的遗传疾病，以基底神经节和棘红细胞（红血球，含有多个分布不均的针刺样结构）的神经退行性病变为特点，如 McLeod 综合征（X 连锁隐性遗传，Xp21.1：舞蹈症、认知和行为障碍、肌病、轴突周围神经病变和癫痫发作），舞蹈症 - 棘红细胞增多症（常染色体隐性遗传，9q21.2：舞蹈症、口舌运动障碍、行为改变、躯干痉挛、癫痫发作、肌病和周围神经病变），类似亨廷顿病 -2（常染色体显性遗传，16q24.2：行为障碍、舞蹈症、帕金森病、肌张力障碍）和 PKAN（常染色体隐性遗传，见第 329 页；见附录，表 94）。无 β 脂蛋白血症，见第 314 页。

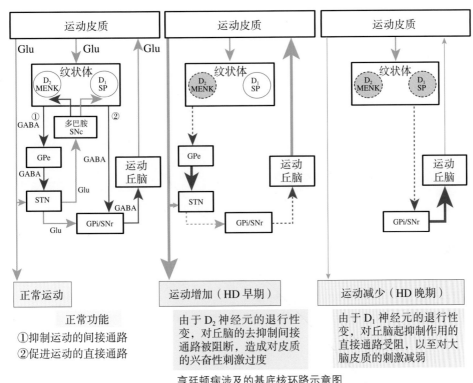

亨廷顿病涉及的基底核环路示意图

（Wahlster and Cha，2012；红色表示抑制，绿色表示兴奋，点线表示活动受阻 / 抑制，缩写见第 76 页）。

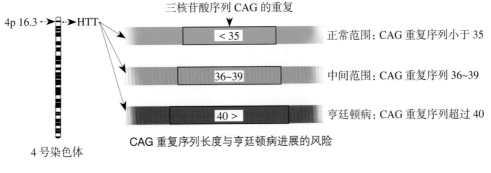

CAG 重复序列长度与亨廷顿病进展的风险

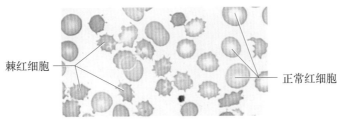

棘红细胞增多症

小脑病变(共济失调)

共济失调（见第 136 页）可以是获得性的、遗传性的或者特发性的。

获得性共济失调

起病	病理学	症状和体征
急性（数小时至数天）	感染性，免疫性	• 病毒感染[1]：水痘-带状疱疹病毒、Epstein-Barr 病毒、风疹病毒、流行性腮腺炎病毒、麻疹病毒、流感病毒、副流感病毒、艾柯病毒、柯萨奇病毒、巨细胞病毒、蜱传脑炎病毒（TBE）、单纯疱疹病毒 1 型、人疱疹病毒 6 型、轮状病毒、肠道病毒 71 型，人细小病毒 B19、甲型肝炎病毒。儿童比成人更容易受到影响。特殊类型：斜视性眼肌阵挛-肌阵挛综合征[2]。接种疫苗 • 脓肿 • 肺结核、李斯特菌病、莱姆病 • 多发性硬化复发、视神经脊髓炎 • Miller-Fisher 综合征：共济失调、眼肌麻痹、反射消失，见第 493 页
	血管性	• 梗死 / 出血（见第 168、234 页）
	毒性，代谢性	• 酒精、巴比妥酸类药物、苯妥英、卡马西平、锂 • 维生素 B_1（硫胺素）缺乏（Wernicke 脑病，见第 334 页）
	肿瘤性[3]	• 枕骨疼痛（放射至前额、颈后区和肩部），反复呕吐，颈强直，眩晕，躯干性共济失调；梗阻性脑积水
亚急性（数天至数周）	副肿瘤性[4]	• 小脑功能障碍可能会早于肿瘤发现数月或数年。血清和脑脊液中可能存在抗体
	毒性	• 酒精 • 药物：苯妥英 / 其他抗癫痫药物、锂、5 - 氟尿嘧啶、阿糖胞苷 • 重金属：汞、铊、铅 • 有机溶剂：甲苯、四氯化碳
	物理性	• 缺氧、中暑、高热
慢性（数月至数年）	感染性，炎症性，免疫性	• 亚急性硬化性全脑炎（SSPE）：通常影响儿童和青少年，在麻疹病毒感染 10 年后；发病表现为行为改变、痴呆、共济失调、肌阵挛、肌张力障碍和癫痫 • Whipple 病（见第 309 页） • CLIPPERS[5]：发作性脑干症状，MRI 显示点状的和曲线形的对比增强灶 • 乳糜泻 • Creutzfeldt-Jakob 病（见第 290 页）
	血管性	• 中枢神经系统表面铁沉积症[6]：缓慢进展性的共济失调、听力受损或耳聋、痴呆、锥体束征、膀胱功能障碍
	代谢性	• 甲状腺功能减退症 • 吸收不良综合征：维生素 B_{12} 缺乏症、维生素 E 缺乏症 • 维生素 B_1 缺乏症

注：[1] 详见第 262 页。

[2] 胡乱扫视、各个方向上的高振幅眼球运动、肌阵挛和共济失调。

[3] 见第 318 页；小脑星形细胞瘤、成神经管细胞瘤、室管膜瘤、成血管细胞瘤（von Hippel-Lindau 综合征，VHL 综合征）、桥小脑角脑膜瘤、远处转移（肺癌、乳腺癌、黑色素瘤）。

[4] 常见的为小细胞肺癌、乳腺癌和卵巢癌、霍奇金淋巴瘤；抗体，见第 483 页。

[5] 类固醇激素反应性慢性淋巴细胞性炎症伴脑桥血管周围强化症。

[6] 软脑膜、软脑膜下及室管膜处沉积含铁血黄素，特别是在小脑蚓部、额叶底部、颞叶皮质、第 I、Ⅷ 对颅神经；可能的出血来源包括血管瘤、淀粉样血管病、脑部肿瘤、血管炎、头部创伤、口服抗凝剂、神经外科手术。MRI 的 T2WI 表现为边缘低信号；CSF 表现为黄变症和噬铁细胞。

常染色体隐性遗传性共济失调综合征

Friedreich 共济失调（FRDA）。这是最常见的遗传性神经退行性共济失调（*FXN/frataxin* 基因，位于 9q21.11）。症状和体征（见第 315 页）通常在 8~15 岁出现。非神经病学改变（脊柱侧弯、弓形足）可能先于神经病学改变，后者包括缓慢进步的步态共济失调、上肢运动失调、构音障碍、反射消失、本体感觉受损伴锥体束征。之后涉及其他器官：视神经萎缩、小脑性眼球运动障碍（见第 136 页）、听力受损、心肌病和糖尿病。对症治疗（物理疗法、言语治疗和职业治疗）、早期诊断和非神经病学疾病的治疗大大提高了预期寿命。

以下几种情况需要与 Friedreich 共济失调相鉴别。

综合征[1]	症状和体征	基因座 / 基因
无 β 脂蛋白血症[2]	脂肪痢、吸收不良、周围神经病变、视网膜色素变性、棘红细胞增多症（见第 310 页）	4q23/*MTTP*（微粒体甘油三酯转运蛋白基因）
成人 Refsum 病（血清植烷酸水平↑）	小脑性共济失调、周围脱髓鞘病变、耳聋、视网膜色素变性、鱼鳞癣（见第 370 页）	10p13/*PHYH*（植烷酰辅酶 A 羟化酶基因）
毛细血管扩张性共济失调[3]（AT，血清甲胎蛋白↑）	当患者学习走路时首先出现的是共济失调，舞蹈症，眼球运动障碍[4]，眼睑毛细血管扩张，免疫缺陷（易感染），增加恶性肿瘤[5] 的风险	11q22.3/*ATM*（共济失调毛细血管扩张症突变基因）
1 型共济失调伴眼动失用症（AOA1，EAOH）	周围神经病变、舞蹈症、认知障碍	9p21.1/*APTX*（*aprataxin* 基因）
2 型共济失调伴眼动失用症（AOA2，SCAR2，SCAN2）	约 50% 的患者有眼动失用症[6]，轴突性神经病变，小脑萎缩	9q34.13/*SETX*（*senataxin* 基因）
共济失调伴选择性维生素 E 缺乏症（AVED[7]；血清维生素 E↓）	20 岁前（通常在青春期）起病，表现为进展性共济失调、本体感觉受损、反射消失、进展性视力损害	8q12.3/*TTPA*（α-生育酚转运蛋白基因）
脆性 X 相关性震颤 / 共济失调综合征（FXTAS）	共济失调、震颤、认知损害、震颤麻痹；通常在 50 岁之后起病	Xq27.3/*FMR1*[8]
脑腱黄瘤病（CTX）[9]	共济失调、痉挛性轻截瘫、周围神经病变、白内障、腹泻	2q35/*CYP27A1*，（胆固醇 27 α-羟化酶基因）

注：详见 www.omim.org。[1] 列举部分如下。[2] Bassen-Kornzweig 综合征：脂溶性维生素（A、D、E、K）缺乏，低胆固醇，低甘油三酯。[3] Louis-Bar 综合征。[4] 眼动失用症。[5] 避免电离辐射或 X 射线辐射。[6] 凝视性眼球震颤，视辨距不良。[7] 临床表现似 Friedreich 型共济失调，选择性维生素 E 缺乏。[8] *FMR1* 基因突变，为 CGG 序列重复性突变，由于 *FMR1* 基因转录过量的 mRNA 导致 FMR 蛋白功能改变和功能缺陷。[9] 早期治疗使用鹅去氧胆酸。

常染色体显性遗传性共济失调综合征

综合征	症状和体征	基因座 / 基因
脊髓小脑性共济失调（SCA）[1]	• SCA 通常在 30~40 岁表现为步态障碍；其中 SCA3-1 型和 SCA6 型最为常见，分布存在地区差异	SCA1 型 ~SCA36 型请参阅 www.omim.org
齿状核红核苍白球路易体萎缩症（DRPLA）	• 共济失调、痴呆、舞蹈症、肌阵挛	12p13.31 / ATN1（atrophin 1）基因
发作性共济失调（EA）[2]	• EA1 型：发作持续几秒至几分钟，每天发作 1~10 次；可由体位的突然改变、情绪或躯体压力以及前庭热刺激所激发；发作间期脸部和手部存在肌纤维颤搐	12p13.32 / 钾通道（KCNA1 点突变）
	• EA2 型：发作持续几分钟至几小时（很少持续数天），发作频率变化很大（数天或数年）；伴有头痛、耳鸣、眩晕、共济失调、恶心、呕吐、眼球震颤；可由压力、酒精、咖啡因、发烧所激发；发作间期存在共济失调、眼球震颤和头部震颤	19p13.2 / 电压门控钙通道（CACNA1A 点突变）
Gerstmann-Sträussler-Scheinker 综合征（见第 290 页）	• 发病年龄在 40~50 岁；表现为小脑性共济失调，随疾病进展可出现发音障碍、痴呆、眼球震颤、肌强直、视觉障碍、听力损失	20p13 / PRNP 基因突变
致死性家族失眠症（见第 186 页）	• 进展性失眠、自主神经功能障碍（动脉高血压、心动过速、高热、多汗）、肌阵挛、震颤、共济失调	20p13 / PRNP 基因突变

注：[1] SCA 综合征的分型已超过 30 种，临床表现包括共济失调症状和非共济失调症状，Machado-Joseph 病属于 SCA-3 型。[2] 目前已知的 EA 有 7 种，发作性症状各不相同，EA1 型与 EA2 型可用乙酰唑胺治疗。

线粒体综合征伴共济失调

症 状 [1]	注 释	基 因
神经病变、共济失调、色素性视网膜炎（NARP）[2]	儿童期或青春期开始发作，伴感觉神经病变和视觉障碍	MT-ATP6（复合物 V 基因）
Leigh 综合征（LS）[2]	症状见第 328 页	多种 MT 复合物基因突变，包括 MT-ATP6
Kearns-Sayre 综合征（KSS）	见第 500 页	各种突变
肌阵挛性癫痫伴破碎红纤维（MERFF）	见第 500 页	多种突变

注：详见 www.omim.org 或 www.mitomap.org。[1] 列举部分如下。[2] 两种表型构成进展性神经退行性疾病，但 LS[95] 更为严重。

特发性（散发性）小脑共济失调

包括成人型共济失调，其遗传性和获得性发病因素不明，如 MSA-C（见第 302 页）和病因不明的成人发病的散发性共济失调（SAOA，又称 IDLOCA= 特发性晚发型小脑性共济失调）。

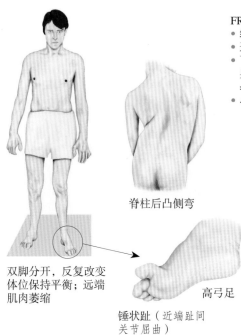

FRDA 临床特征：
- 缓慢进展性共济失调
- 通常 8~15 岁开始出现
- 下肢痉挛、构音障碍、脊柱后凸侧弯、下肢反射缺失（变异：Friedreich 共济失调反射保留型 = FARR），跖反射，位置觉和振动觉丧失
- 心肌病

脊柱后凸侧弯

双脚分开，反复改变体位保持平衡；远端肌肉萎缩

锤状趾（近端趾间关节屈曲）

高弓足

Friedreich 共济失调

由于后索损伤本体感觉障碍

由于皮质脊髓侧束损伤，出现痉挛性运动障碍

由于脊髓小脑前束与后束损伤，出现共济失调

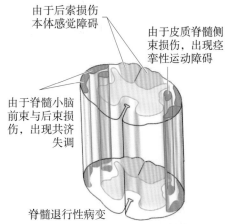

脊髓退行性病变

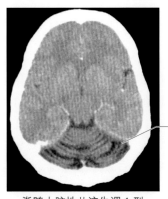

小脑萎缩

脊髓小脑性共济失调 1 型
（轴向增强 CT）

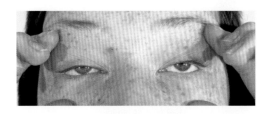

进行性眼外肌麻痹
（Kearns-Sayre 综合征）

血管，红细胞

肌膜下间隙内线粒体数量增加

肌原纤维

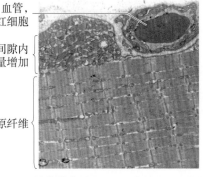

线粒体病（下图：肌肉活检，电镜）

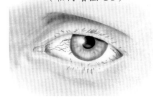

眼部毛细血管扩张
（共济失调性毛细血管扩张症）

脑肿瘤很少有特异性的临床表现或体征。若病史及神经系统检查提示为脑肿瘤，即使可能性微小，也建议进行神经系统影像学检查（CT 或者 MRI）。

非特异性的表现

具非特异性表现的肿瘤包括星形细胞瘤、少突神经胶质瘤、脑转移瘤、室管膜瘤、脑膜瘤、癌性脑膜炎以及原发性神经系统淋巴瘤。

行为改变 患者可能抱怨易于疲劳或精疲力竭，而他们的亲属或同事可能发现患者日常行为改变，如不专心、健忘、丧失积极性、认知受损、冷漠、在完成任务时疏忽大意、犹豫不定、懒散或运动缓慢。这些常被误认为是抑郁或压力的表现。随着疾病的进展，冷漠及睡眠增加的情况更加严重。日渐严重的精神错乱、定向障碍或痴呆最终会使得患者和（或）他们的家属寻求医疗帮助。

头痛 超过一半的脑肿瘤患者会出现头痛，而很多头痛患者则担心自己可能患有脑肿瘤。实际上，若头痛是唯一的症状，且神经系统检查正常，则可放心地认为该头痛属于原发型（见第 238 页），脑肿瘤几乎是不可能的。相反，若长期头痛的患者出现症状改变，则应进行神经影像学检查。根据头痛的临床特征不能区别良性、恶性肿瘤。

恶心、眩晕及不适 频繁发生，尽管患者的抱怨常含糊不清。患者感觉到不稳定或仅仅为"不同"。呕吐不常见（有时发生在早晨空腹时），也不一定伴随恶心；可为自发的、无恶心的喷射性呕吐。

癫痫发作 低级别肿瘤（WHO Ⅰ~Ⅱ级）可使 80% 的癌症患者出现癫痫，高级别肿瘤可使 60% 的癌症患者出现癫痫。首发癫痫后，尤其在成人期，应进行头颅 MRI 检查。

颅内压（ICP）增高（见第 192 页） 髓母细胞瘤、第四脑室室管膜瘤、小脑血管母细胞瘤、第三脑室胶样囊肿、颅咽管瘤或胶质母细胞瘤（如大脑额叶或胼胝体）可能使颅内压增高，而无显著的局部神经功能障碍。颈部肿瘤很少引起颅内压升高。视盘水肿不一定由脑肿瘤引起，而未出现视盘水肿也不能排除脑肿瘤。由颅内压升高引起的急性视盘水肿不会损害视力。

局部症状

局部神经功能缺损常只在疾病的晚期变为显著，但也可在较早期以潜在形式出现。轻偏瘫、失语症、失用症、共济失调、颅神经麻痹或尿失禁的发生取决于肿瘤的类型及部位。

一些肿瘤可在早期产生具组织类型特异性、位置特异性或两者皆有的症状及体征。包括颅咽管瘤、嗅沟脑膜瘤、垂体肿瘤、桥小脑角肿瘤、脑桥胶质瘤、软骨肉瘤、脊索瘤、血管神经肌瘤、颅底肿瘤及枕骨大孔肿瘤。

肿瘤分级 WHO 分级被广泛使用（见第 326、478 页）。详见 www.abta.org 及 www.cancer.gov。

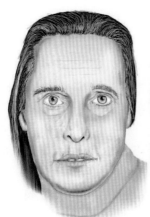

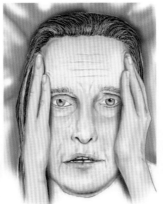

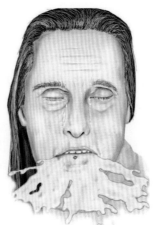

行为改变

头痛

恶心，呕吐

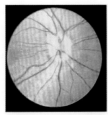

随着颅内压的持续升高，视盘水肿可能会存在几天

早期的视神经盘水肿（视神经盘边缘轻度模糊，轻度突出，静脉搏动减弱）

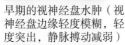

视神经盘周围出血，静脉扩张

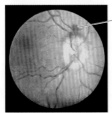

急性视神经盘水肿（视神经盘边缘模糊，隆起）

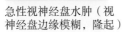

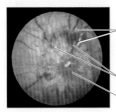

棉絮状斑点

出血

视神经盘充血，边缘不清

严重的视神经盘水肿

视神经盘水肿与颅内压升高相关

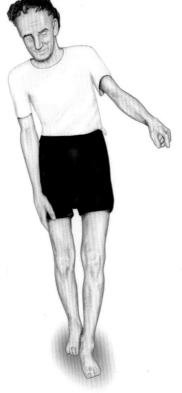

眩晕，步态不稳

脑肿瘤的非特异性症状

星形细胞瘤　毛细胞型星形细胞瘤（WHO Ⅰ级）主要发生于小脑、视神经、视交叉、下丘脑或脑桥。生长缓慢，高分化，常为囊性肿瘤，好发于儿童及青少年。又被称为小脑性、脑桥性及视神经性胶质瘤，后者与神经纤维瘤1型相关。症状逐渐发展，包括视力受损、颅内压增加，累及下丘脑时出现尿崩症，癫痫发作。

弥漫性星形细胞瘤（WHO Ⅱ级）在组织学上可分为纤维型、肥胖型或原浆型。高发年龄为30~40岁人群，最常见于额叶与颞叶，数年后可恶变为Ⅲ级及Ⅳ级。患者可表现为癫痫发作和（或）行为改变。

多形性黄色瘤型星形细胞瘤（WHO Ⅱ级），罕见，主要发生于儿童及青年人的颞叶皮质，多与癫痫发作有关。

少突神经胶质瘤（WHO Ⅱ级）多发生于额叶，高发年龄为40~50岁。瘤体常会出现部分钙化及少量出血。具混合组织学来源的肿瘤（少突胶质细胞瘤及星形细胞瘤）被称为少突星形细胞瘤。常见症状包括癫痫发作、颅内压增高体征、行为改变、局灶性神经功能缺损。

脑膜瘤（WHO Ⅰ级）为颅外肿瘤，生长缓慢，好发于老年人，女性多于男性。常累及邻近骨（多引起骨质增生，骨质变薄少见），可浸润或堵塞大脑静脉窦。脑膜瘤可发生于中枢神经系统的任何部位，但最常见于幕上（大脑镰、矢状窦旁、蝶骨翼、大脑凸面）、幕下（小脑幕、桥小脑角、颅颈连接处）、脊髓。扁平型脑膜瘤沿硬脑膜生长。多发性或脑室内的脑膜瘤相对少见。脑膜瘤可长至较大体积而不引起任何症状，仅在CT检查时偶然发现。神经功能缺损取决于肿瘤的位置，表现为癫痫发作、行为改变、嗅觉障碍（见第162页）、颅神经受损、上运动神经元麻痹。

脉络丛乳头状瘤（WHO Ⅰ级）少见，最常见于儿童侧脑室及成年人第四脑室。脑脊液流通被阻塞后可出现颅内高压的症状（急性）。

血管母细胞瘤（WHO Ⅰ级）在年轻患者中，该肿瘤为Hippel-lindau综合征的一部分（见第388页）。除此之外，血管母细胞瘤多发生于30~40岁人群，多为位于小脑的单个囊性肿瘤，表现为眩晕、头痛、躯干与步态共济失调。

室管膜瘤（WHO Ⅱ级）最常见于儿童的脑室系统，多位于第四脑室内或外面，起源于第四脑室外侧孔。第四脑室的室管膜下瘤（WHO Ⅰ级）可出现于成人。肿瘤为囊性或被钙化，可经脑脊液播散。患者常有颈背部疼痛及颅内压增高体征。脊髓室管膜瘤可发生于脊髓的任何部位，常见于成人。

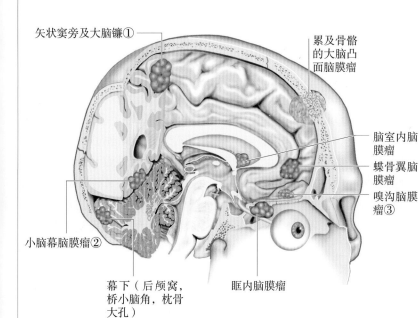

矢状窦旁及大脑镰①

累及骨骼的大脑凸面脑膜瘤

脑室内脑膜瘤

蝶骨翼脑膜瘤

嗅沟脑膜瘤③

小脑幕脑膜瘤②

幕下（后颅窝，桥小脑角，枕骨大孔）

眶内脑膜瘤

发生脑膜瘤的常见部位

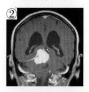

① 冠状位观

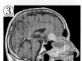

② 冠状位观

③ 矢状位观
对比增强 MRI
（T1WI）

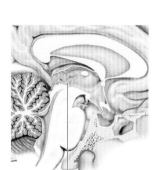

脉络丛乳头状瘤（第三脑室）

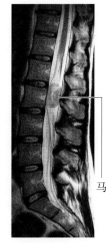

MRI（矢状位，T2WI）

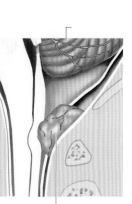

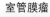

马尾部位室管膜瘤

头颈连接处室管膜瘤

室管膜瘤

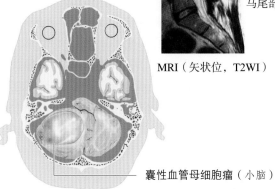

囊性血管母细胞瘤（小脑）

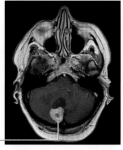

轴位对比 MRI（T1WI）

第三脑室的胶样囊肿　这些充满凝胶样液体的囊肿位于室间孔附近（Monro孔）。胶样囊肿较小时可能无症状，但大的囊肿会导致急性或慢性梗阻性脑积水。

颅咽管瘤（WHO Ⅰ级）　成釉质细胞型颅咽管瘤位于蝶鞍上，好发于儿童及青少年，瘤体中含囊性及钙化成分。可引起视野缺损、激素分泌不足（生长迟缓、甲状腺及肾上腺皮质功能不足、尿崩症）、脑积水。大的肿瘤可造成行为改变及癫痫发作。乳头型颅咽管瘤发生于成人，常累及第三脑室。

垂体腺瘤（WHO Ⅰ级）　肿瘤直径小于 10 mm 的属于微腺瘤，常可分泌激素，直径大于 10 mm 则为大腺瘤，多不分泌激素。除能分泌激素外，不同部位的垂体腺瘤可引起相应的临床症状：蝶鞍内（甲状腺功能减退症、肾上腺皮质激素不足，闭经提示垂体前叶功能不足，极罕见者出现尿崩症）、蝶鞍上（视交叉受损，见第172页，下丘脑受压、脑积水）及蝶鞍旁（头痛、第Ⅲ~Ⅵ对颅神经受损、肿瘤环绕颈内动脉、尿崩症）。垂体肿瘤出血或梗死会造成急性垂体功能衰竭（如 Sheehan 产后垂体坏死）。泌乳素腺瘤（分泌泌乳素的肿瘤）使血清中泌乳素的浓度升高至 200 μg/L 以上，区别于与妊娠、蝶鞍旁肿瘤、多巴胺拮抗剂（精神安定剂、甲氧氯普胺、利舍平）及癫痫发作有关的继发性高泌乳素血症（常低于 200 μg/L）。泌乳素腺瘤可造成女性继发性闭经、泌乳、多毛，造成男

性头痛、阳痿、泌乳（少见）。生长激素腺瘤可造成青春期巨人症及成人肢端肥大症。此外还可出现头痛、阳痿、多发性神经病、糖尿病、器官改变（甲状腺肿）以及高血压。促肾上腺皮质激素腺瘤可导致 Cushing 病。

松果体区肿瘤　松果体区最常见的肿瘤为生殖细胞瘤（WHO Ⅲ级），其次为松果体细胞瘤（WHO Ⅰ级）以及松果体母细胞瘤（WHO Ⅳ级）。临床症状包括 Parinaud 综合征（见第428页）、脑积水、沿蛛网膜下隙播散转移体征。

听神经瘤（WHO Ⅰ级）　为常用名，实际上为来源于第Ⅷ对颅神经前庭神经的神经鞘瘤。早期症状包括听力受损（突发性听力完全丧失者少见）、耳鸣及眩晕。大的肿瘤可引起颅神经麻痹（Ⅴ、Ⅶ、Ⅸ、Ⅹ）、小脑性共济失调，有时出现脑积水。双侧听神经瘤见于神经纤维瘤病Ⅱ型（见第388页）。

脊索瘤　由斜坡产生，随着肿瘤生长，可破坏周围骨组织及压迫脑干，引起颅神经麻痹（Ⅲ、Ⅴ、Ⅵ、Ⅸ、Ⅹ、Ⅻ）、垂体功能障碍、视野缺损以及头痛。

副神经节瘤（WHO Ⅰ级）　可分泌儿茶酚胺的肿瘤，当位于头颈部时称为副神经节瘤，位于肾上腺皮质时称为嗜铬细胞瘤。副神经节瘤，如颈静脉球肿瘤，分泌儿茶酚胺的水平低于嗜铬细胞瘤。大约在 30% 患者中，该肿瘤是一种遗传综合征的一部分，如神经纤维瘤Ⅰ型、多发性内分泌肿瘤、Hippel-Lindau 病。

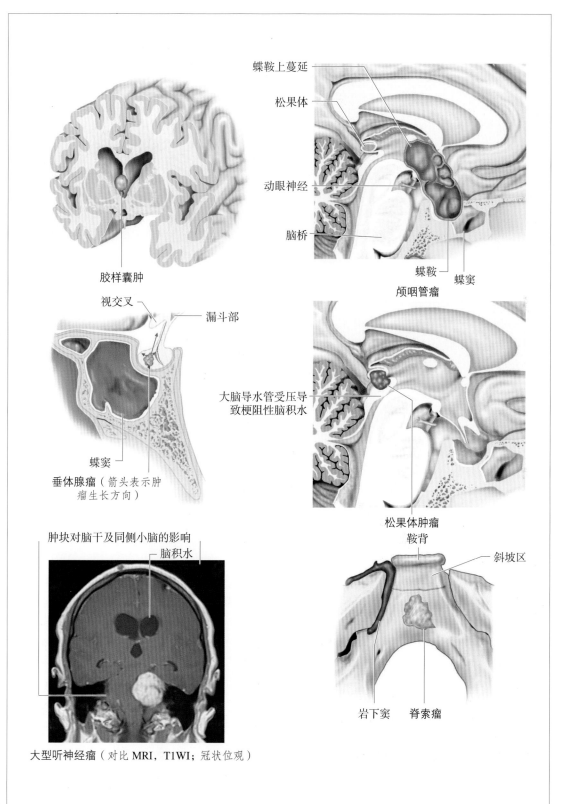

胶样囊肿

蝶鞍上蔓延
松果体
动眼神经
脑桥
蝶鞍 蝶窦
颅咽管瘤

视交叉
漏斗部
蝶窦
垂体腺瘤（箭头表示肿瘤生长方向）

大脑导水管受压导致梗阻性脑积水
松果体肿瘤

肿块对脑干及同侧小脑的影响
脑积水
大型听神经瘤（对比 MRI，T1WI；冠状位观）

鞍背
斜坡区
岩下窦 脊索瘤

间变性星形细胞瘤（WHO Ⅲ级） 可为原发性肿瘤或者由弥漫性星形细胞瘤恶变而来（WHO Ⅱ级），高发年龄为40~50岁。肿瘤多位于幕上区。患者可出现癫痫发作、局部神经功能缺损及颅内压（ICP）升高体征。不同于弥漫性星形细胞瘤，CT及MRI上常见肿瘤强化。确诊常只依赖于组织学发现。

胶质母细胞瘤（WHO Ⅳ级） 肿瘤具侵袭性，生长迅速，是成人中最常见的原发性脑肿瘤，高发年龄为50~60岁。常累及大脑半球或胼胝体，少为弥漫性分布（大脑胶质瘤病）。穿过胼胝体至大脑对侧的侵袭性生长不常见（"蝴蝶状神经胶质瘤"）。即使较小的肿瘤也能引起严重的脑水肿。CT及MRI可见肿瘤环状或花环状强化，中心为低密度。临床表现可提示诊断，包括局部神经系统体征、颅内压升高及癫痫发作。颅外转移少见。

原发性中枢神经系统淋巴瘤（PCNSL，WHO Ⅳ级） 多为B细胞性非霍奇金淋巴瘤（NHL），生长迅速。可为单个或多腔，常位于前额叶，引起行为改变。患者可表现失语、癫痫发作、轻偏瘫及其他局部神经功能损害体征。出现头痛、颅神经麻痹、多发性神经根病疼痛、颈项强直及颅内高压体征时提示累及软脑膜，这常继发于系统性非霍奇金淋巴瘤。眼部表现是由肿瘤浸润葡萄膜及玻璃体引起（裂隙灯检查）。

PCNSL可为先天性（Wiskott-Aldrich综合征、共济失调毛细血管扩张症）或获得性免疫缺陷所致（器官移植后免疫抑制、化疗、HIV感染）。MRI是淋巴瘤最敏感的影像学检查方法，T1WI见低密度病灶，增强扫描或可见肿瘤均匀强化。仅在20%患者脑脊液中找到肿瘤细胞。在治疗前应进行立体定位脑活检确诊，因为治疗会使疾病诊断更困难，特别是对PCNSL有效的糖皮质激素的使用。

间变性少突胶质细胞瘤（WHO Ⅲ级） 这种类型的少突胶质细胞瘤及少突星形细胞瘤在组织学上难以与胶质母细胞瘤区分。可能出现软脑膜播散。少突胶质细胞瘤比星形细胞瘤对化疗更敏感。

间变性室管膜瘤（WHO Ⅲ级） 具侵袭性的室管膜瘤（见第318页）。

胚胎性肿瘤（WHO Ⅳ级） 包括髓母细胞瘤、中枢神经系统原始神经外胚层肿瘤（CNS-PNET）及非典型畸胎样（横纹肌样）瘤。髓母细胞瘤是儿童最常见的恶性脑肿瘤。常起源于小脑蚓部，倾向于通过脑脊液进行软脑膜播散。原发性肿瘤及其脊髓转移灶在MRI上显示最佳。

间质肿瘤（WHO Ⅳ级） 罕见，包括血管肉瘤、纤维肉瘤、软骨肉瘤、横纹肌肉瘤、恶性纤维组织细胞瘤；这些肿瘤倾向于在局部反复发生，少有转移。

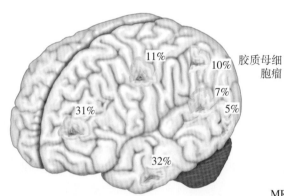

间变性星形细胞瘤和胶质母细胞瘤的分布

MRI（对比-增强扫描，轴向，T1WI）

胶质母细胞瘤

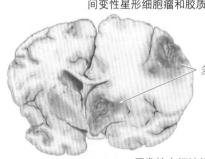

原发性中枢神经系统淋巴瘤

多发病灶

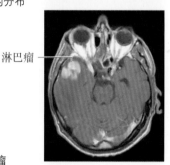

淋巴瘤

MRI（对比-增强扫描，轴向，T1WI）

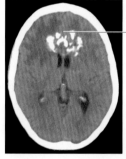

间变性少突胶质细胞瘤（CT平扫，轴向）

前额叶可见有钙化的异质性肿块，经胼胝体延伸至大脑另一侧（"蝴蝶状神经胶质瘤"）

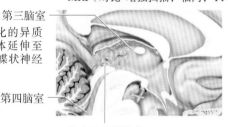

第三脑室

第四脑室

间变性室管膜瘤

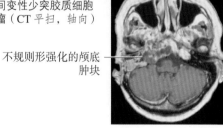

不规则形强化的颅底肿块

软骨肉瘤（轴向对比-增强 MRI，T1WI）

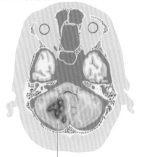

髓母细胞瘤

转移性肿瘤可通过血液（转移至大脑、脊柱、软脑膜）、淋巴管（转移至周围神经系统）及脑脊液（在脊髓蛛网膜下隙下行性转移）转移至神经系统。神经系统也可以被局部肿瘤浸润（如肺尖肿瘤侵犯臂丛）、外部压迫（如椎体肿瘤压迫脊髓、被肿瘤浸润的淋巴结压迫外周神经），或者神经周围浸润（如黑色素瘤或唾液腺癌）。仅小部分增殖期的肿瘤细胞可以转移。新生血管是肿瘤生长及转移所必需的。原发肿瘤对周围组织的浸润使得肿瘤细胞脱落，并通过淋巴管、静脉及动脉转移至身体其他部位。转移细胞通常定植在原发肿瘤部位的血管床下游，因此转移部位取决于原发肿瘤的位置是在肺、肝脏或者椎体。神经系统受累可能发生在转移播散的第二阶段（瀑布学说）或者直接受累，此时转移细胞必须通过中间毛细血管床而不定植在此，以到达一个适宜的器官（如黑素瘤→神经组织）。转移瘤也可通过未闭的卵圆孔而绕过肺（反常栓塞）。

脑转移瘤 发生率比原发恶性脑肿瘤高 10 倍。在男性中，原发肿瘤多位于肺、胃肠道或泌尿系统；在女性中，原发肿瘤多位于乳腺、肺或胃肠道。前列腺、子宫及胃肠道肿瘤优先转移至小脑。脑转移瘤的临床表现多取决于局部肿块的影响及周围脑组织的水肿程度。来自黑色素瘤、绒毛膜癌、甲状腺及肾脏肿瘤的脑转移瘤有出血倾向。转移至颅顶多无症状。颅底转移瘤可导致疼痛及颅神经功能受损。硬脑膜转移瘤可压迫或浸润邻近脑组织。垂体转移瘤（主要为乳腺肿瘤）可导致内分泌功能失调及颅神经功能受损。脑转移瘤的治疗（见第 327 页）取决于肿瘤的数量、部位、原发肿瘤类型、患者身体的基本状况；少有治愈。

诊断：多数脑转移瘤患者有癌症病史。影像学检查选择对比-增强 MRI。脑转移瘤的影像学表现是非特异性的；鉴别诊断包括脑脓肿、原发脑肿瘤、结节病、卒中，以及治疗后出现放射性坏死。

脊柱转移瘤 脊椎转移瘤临床表现主要由硬膜外肿块引起，包括脊椎或神经根疼痛、下肢轻瘫（截瘫）及步态共济失调（见第 350 页）。椎骨骨髓受累时，机体对疼痛不敏感，仅当肿瘤压迫骨膜、椎旁软组织、神经根或脊髓时才引起疼痛。脊柱不稳及病理性骨折亦可引起疼痛。脊柱疼痛可能是脊柱转移瘤首发表现。蛛网膜下及髓内转移瘤少见（< 5%）。

软脑膜癌 转移瘤种植于脑脊膜上可能为弥漫性或多灶性，可以蔓延到邻近脑组织或脊髓组织、颅神经或脊神经。软脑膜受累主要是由于脑脊液流通受阻，造成颅内压增高或脑积水引起。临床症状及体征包括头痛、步态共济失调、记忆受损、癫痫发作及颅神经功能受损。脊柱受累时可引起颈背痛、神经根痛、下肢轻瘫、截瘫，以及肠、膀胱运动迟缓。

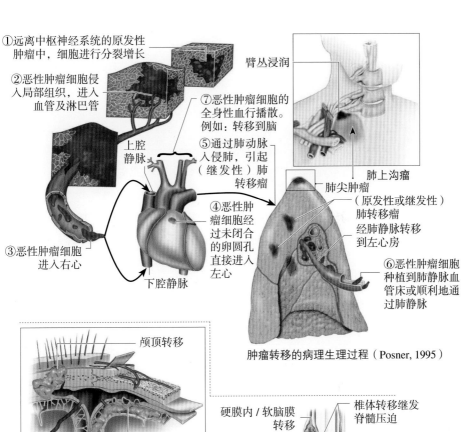

①远离中枢神经系统的原发性肿瘤中，细胞进行分裂增长

②恶性肿瘤细胞侵入局部组织，进入血管及淋巴管

⑦恶性肿瘤细胞的全身性血行播散。例如：转移到脑

⑤通过肺动脉入侵肺，引起（继发性）肺转移瘤

④恶性肿瘤细胞经过未闭合的卵圆孔直接进入左心

③恶性肿瘤细胞进入右心

上腔静脉

下腔静脉

臂丛浸润

肺上沟瘤

肺尖肿瘤

（原发性或继发性）肺转移瘤

经肺静脉转移到左心房

⑥恶性肿瘤细胞种植到肺静脉血管床或顺利地通过肺静脉

肿瘤转移的病理生理过程（Posner, 1995）

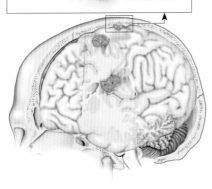

颅顶转移

软脑膜转移

脑转移

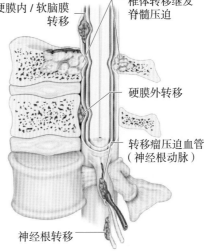

硬膜内 / 软脑膜转移

椎体转移继发脊髓压迫

硬膜外转移

转移瘤压迫血管（神经根动脉）

神经根转移

脊柱转移

中枢神经系统肿瘤的治疗及预后取决于肿瘤的恶性程度，因此给肿瘤进行分类和分级是治疗的基础。中枢神经系统肿瘤主要的组织学类型如下所列。

细胞类型	肿瘤（举例）
神经上皮组织（如星形细胞，少突胶质细胞，室管膜细胞）	胶质瘤（星形细胞瘤、少突胶质细胞瘤、少突星形细胞瘤、室管膜细胞瘤），脉络丛肿瘤，神经元性/神经胶质混合性肿瘤，松果体肿瘤，髓母细胞瘤，原始神经外胚层肿瘤（见第 322 页）
脑膜组织	脑膜瘤，间叶肿瘤（如血管外皮细胞瘤、孤立性纤维瘤）
软脑膜黑色素细胞	黑色素细胞瘤，黑色素细胞增多症
基质及间质细胞	血管母细胞瘤
B 淋巴细胞	淋巴瘤
生殖细胞	生殖细胞瘤，畸胎瘤
周围神经细胞	神经鞘瘤，神经纤维瘤，神经束膜瘤
颅外恶性肿瘤	转移瘤（肺癌、乳腺癌、肾细胞癌、恶性黑色素瘤）

其他分类标准包括细胞分化程度、有丝分裂能力、组织坏死情况、分子遗传学、流行病学、临床症状及体征、影像诊断学、预后。WHO Ⅰ～Ⅳ级（见附录，表 100）反映中枢神经系统肿瘤的组织病理及临床病程。

然而，个体的预后受年龄、肿瘤位置、手术切除是否完全、术前及术后神经系统检查结果影响。

疾病的预后还受肿瘤细胞分子学改变的影响。当启动子区编码 DNA 修复酶 MGMT（O^6-甲基鸟嘌呤-DNA 甲基转移酶）的基因未被活化时，恶性胶质瘤患者的生存期可延长。未被活化的 MGMT 不能纠正化疗过程中造成的 DNA 损伤，这使得治疗更有效。编码异柠檬酸脱氢酶（IDH）的基因 IDH1 突变后（IDH2 突变更少见），WHO Ⅲ级与Ⅳ级的神经胶质瘤预后更佳。然而，在间变性少突胶质细胞瘤中，1 号染色体短臂及 19 号染色体长臂上的缺失突变对治疗效果尚无影响。

一些遗传性综合征与原发脑肿瘤相关（如神经纤维瘤、结节性硬化、Hippel-Lindau 病；见第 388 页）。

发病率　原发性中枢神经系统肿瘤的发生率为 7.3/100 000，良性中枢神经系统肿瘤发生率为 13.3/100 000（www.cbtrus.org）。其中，30% 为神经胶质瘤（80% 为恶性神经胶质瘤）、30% 为脑膜瘤、14% 为垂体肿瘤、2% 为原发性中枢神经系统淋巴瘤。发病率在不同的年龄段不同。例如，室管膜细胞瘤及髓母细胞瘤多见于儿童及青年人，而恶性神经胶质瘤和原发性神经系统淋巴瘤多发生在老年人中。

疾病严重程度（见附录，表 102）　肿瘤的影响及其治疗对患者生活质量的影响是决定治疗计划的重要标准。Karnofsky 评分（Karnofsky 等，1951）常用来评估神经功能缺损程度。

中枢神经系统肿瘤的治疗

肿瘤的治疗方案是个体特异性的（详见 www.cancer.gov）。附录中的表 101 所示为治疗方式。初始治疗常为神经外科手术，目标为尽可能切除肿瘤而不造成严重或永久的神经功能损害。切除范围常不完全，因为肿瘤靠近功能区或者与周围组织边界不清。总体治疗方案多为不同治疗方法的结合，包括手术、放疗、化疗，应结合患者的年龄、全身基础状况、肿瘤位置、范围、恶性程度综合考虑。

对症治疗　脑水肿：糖皮质激素（地塞米松 6~8 mg，2 次／天，口服或静注）的消水肿作用在使用后数小时才起效；因此，急性颅内压增高时应静脉注射渗透剂（如 20% 甘露醇）。抗癫痫药（如左乙拉西坦或丙戊酸钠）的适应证为：患者已出现 1 次或多次抽搐；肿瘤快速生长时预防用药；急诊术后 3 个月内且患者尚未出现抽搐。疼痛常需治疗（头痛、软脑膜癌、局部肿瘤侵犯引起疼痛；详见 www.cancer.gov/cancertopics/pdq/supportivecare/pain）。抗血栓形成的预防：皮下注射肝素。

Ⅰ级肿瘤　一些良性肿瘤，例如偶然被发现的，可进行观察，每 3~6 个月行 MRI 检查。否则应进行手术切除，完全切除常可治愈。术后残留的肿瘤可进行放射外科治疗（组织学诊断提示适应证）。垂体肿瘤及颅咽管瘤可造成内分泌紊乱。脑膜瘤和颅咽管瘤切除后，少有复发。

Ⅱ级肿瘤　5 年生存率为 50%~80%，少突神经胶质瘤患者生存率超过 10 年。二级肿瘤完全切除后可治愈。由于肿瘤生长缓慢，与恶性肿瘤相比，不进行积极切除，也不引起神经功能损害。对于立体定向活检确诊的患者，比起手术切除，每隔 3~6 个月进行系列 MRI 检查更为适合（特别是当患者年龄小于 40 岁以及肿瘤小于 5 cm，甚至小于 4 cm 时）；临床或影像学上病情有进展时，需要进行手术和（或）放疗。对于不能切除（或已不再能切除）的肿瘤或者放疗后肿瘤仍进展，则需进行化疗。

Ⅲ级肿瘤　Ⅲ级肿瘤患者平均生存期（从诊断或开始治疗起计算，治疗后有 50% 的患者仍生存）为 2~3 年，最佳的治疗包括手术、放疗和化疗。然而，许多患者实际生存期要更长。有关化疗在恶性脑膜瘤、脉络丛乳头状瘤、成松果体瘤、神经鞘瘤、血管外皮细胞瘤及垂体腺瘤中疗效的数据仍不充分。

Ⅳ级肿瘤　Ⅳ级肿瘤患者患癌中位生存期为 14 个月，从诊断并接受最佳治疗的时间开始（手术、放疗、化疗）。胶质母细胞瘤的 2 年生存率为 30%。髓母细胞瘤、原始神经外胚层肿瘤及原发性中枢神经系统淋巴瘤的中位生存期为数年。

脑转移瘤　治疗详见 www.cancer.gov/cancertopics/pdq/treatment/adultbrain/HealthProfessional/page3#Section_492。

脊柱转移瘤　治疗目标为控制疼痛与保留功能。糖皮质激素，放疗；局部肿瘤可行手术（脊柱稳定、组织学诊断、内镜下微创治疗）。

软脑膜癌　化疗（全身、鞘内或经 Ommaya 囊脑室内）；轴索照射。

治疗后的护理

随访检查的频率取决于肿瘤的恶性程度和初始治疗的效果，也会根据患者自身因素以及病程中发生的并发症情况进行调整。对于良性肿瘤完全切除的患者，可每 3 个月进行一次单扫描 MRI，而恶性肿瘤患者在开始时必须至少每 6 周接受检查，每 3 个月进行神经影像学检查。若肿瘤未复发，此后的随访检查次数可减少。

脑病一词是指由于大脑功能及结构改变所致的疾病。脑病是否为急性或亚急性、可逆、持续性或进展性取决于病因。临床表现多样，取决于不同脑病累及的大脑功能系统。

先天代谢缺陷常可造成严重的神经系统功能损害。大部分为常染色体隐性遗传（AR）；少数为 X 染色体连锁隐性遗传（XR）。遗传代谢性脑病的特点为进展缓慢、反复意识受损、痉挛、小脑性共济失调、锥体外系症候群及精神运动发育迟滞。

一部分遗传代谢性脑病如下所列；这些疾病可发生于新生儿及 1 岁以内的婴儿，见第 480 页。部分疾病可早于或晚于一般发病年龄。

婴儿及小儿代谢性脑病

具体内容见下述。

综合征	异 常[1]	症状及体征
Gaucher 病（2 型，神经病变型，常染色体隐性遗传）	葡萄糖脑苷脂酶缺陷	全身性癫痫发作，共济失调，肌阵挛，进行性智力下降，核上性眼球运动障碍，肝、脾肿大
戊二酸血症 I 型（常染色体隐性遗传）	戊二酰辅酶 A 脱氢酶缺陷	巨头，急性或慢性进展脑病合并纹状体损伤（弛缓性瘫痪，运动障碍，肌张力障碍）；病程中未进行治疗会出现痴呆，痉挛
Hartnup 病（常染色体隐性遗传）	肾或小肠转运中性氨基酸障碍	皮肤发红，暴露处皮肤鳞化，精神运动发育迟滞，小脑性共济失调
婴儿及青少年 Niemann-Pick 病（C 型，常染色体隐性遗传）；可使用 miglustat 进行治疗	胆固醇胞内转运蛋白缺陷（→胆固醇及糖脂在溶酶体内沉积）	行为改变，进行性智力下降，癫痫，共济失调，构音障碍，垂直凝视麻痹，频发肝、脾肿大
Leigh 病（亚急性坏死性脑脊髓炎，见第 314 页）[2]	无共同的缺陷[3]	精神运动迟滞，运动障碍（肌张力障碍、肌强直、震颤、共济失调），肌张力下降，色素性视网膜炎，癫痫，乳酸酸中毒
异染性脑白质营养不良（常染色体隐性遗传）[4]	芳基硫酸酯酶 A 缺陷	进行性步态异常，痉挛，进行性智力下降，构音障碍，视神经萎缩，多神经病
苯丙酮尿症（常染色体隐性遗传）	苯丙氨酸羟化酶缺陷	新生儿表现正常。精神运动迟滞，小头畸形，痉挛，震颤，行为障碍 [如焦虑障碍、孤独症、（自发性）暴力]
Rett 综合征[5]	甲基化 CpG 结合蛋白 2 缺陷[6]	发育退化，刻板，呼吸功能失调，失用症，步态异常，认知功能障碍，睡眠障碍，退缩倾向，语言发育受损

注：[1] 多为酶缺陷。[2] 遗传异质性→母系线粒体遗传，常染色体隐性遗传（法国–加拿大型）或 X- 连锁遗传。[3] 线粒体 DNA 突变或丙酮酸脱氢酶缺陷（X- 连锁）。[4] 症状始发时间可为其他年龄段：4~6 岁、6~10 岁及成年期（行为障碍、四肢轻瘫）。[5] 最主要为女性患病（常为 X 染色体上新的遗传性突变）。[6] 最常见的缺陷；还存在其他可能的发病机制。

儿童及青少年代谢性脑病（3~18 岁）

综合征	异　常	症状及体征
Aβ 脂蛋白血症（常染色体隐性遗传）	见第 313 页	见第 313 页
肾上腺脑白质营养不良（X 连锁隐性遗传，也可有成人脑型；肾上腺激素替代治疗，Lorenzo 油）；不可治愈	过氧化物酶体的肾上腺脑白质营养不良膜蛋白（*ABCD1* 基因）→ VLCFA（极长链脂肪酸）积累	行为改变，精神病，进行性智力下降，步态异常，皮质盲，痉挛性四肢瘫痪，原发性肾上腺皮质功能不足
Fabry 病[1]（X 连锁隐性遗传；可用 α-半乳糖苷酶治疗）	α-半乳糖苷酶 A 缺陷（鞘糖脂↑）	手指、足趾及腹部疼痛；出汗减少，血管角质瘤；白内障，周围神经病，行为障碍，肾病
高胱氨酸尿症（常染色体隐性遗传）[1]	胱硫醚 β-合成酶缺陷[2]	智力发育迟缓/行为改变，骨质疏松症，晶状体异位，动脉血栓栓塞
线粒体综合征	见第 500 页	见第 376 页
NBIA-1[3]（常染色体隐性遗传）	黑质苍白球铁沉积（*PANK2* 基因突变）	步态障碍，肌张力障碍，构音障碍，行为改变，痴呆，视网膜色素变性
神经元蜡样脂褐质沉积症（Batten 病，常染色体隐性遗传）	溶酶体脂色素积累	见附录，表 104
Lafora 病（进行性肌阵挛癫痫）[4]（常染色体隐性遗传）	Lafora 小体[5]	癫痫，肌阵挛，痴呆，小脑性共济失调，癫痫视觉现象
Wilson 病[6]（肝型，常染色体隐性遗传）	铜转运蛋白（ATP7B）	肝功能受损/肝硬化，心肌病，骨质疏松症，行为改变少见，Kayser-Fleischer 环（见第 331 页）

注：[1] 卒中风险↑。[2] 最常见的形式。[3] 脑铁沉积性神经退行性疾病 1 型（也可见 PKAN，见第 474 页）；MRI 可见双侧苍白球对称性低信号，中央高信号（"虎眼征"）；等位基因病为 → HARP 综合征。[4] 其他形式（见第 142 页）包括进行性肌阵挛癫痫 Unverricht-Lundborg 病，肌阵挛性癫痫伴蓬毛样红纤维型（MERFF，见第 500 页）。[5] 存在于脑、肌肉、皮肤及肝脏中的含葡萄糖多糖（聚葡糖胶）胞质包涵体。[6] 血清铜蓝蛋白↓，肝脏中铜含量或血清游离铜，或尿液中分泌的铜（24 小时尿收集）↑，MRI T2W 可见基底节、丘脑及中脑（"熊猫脸"）高信号。

成人代谢性脑病

综合征	异　常	症状与体征
肾上腺脊髓神经病（X 连锁隐性遗传）	ALD 蛋白	见附录，表 118
肾上腺脑白质营养不良（X 连锁隐性遗传）	ALD 蛋白	见上框
成人 Niemann-Pick 病（C 型，常染色体隐性遗传）	见第 328 页	痴呆，小脑性共济失调，构音障碍，核上性垂直凝视麻痹，肌张力障碍，舞蹈症，可出现脾肿大
GM$_1$ 型神经节苷脂贮积症	见第 480 页	见第 480 页
Fabry 病（X 连锁隐性遗传；见上框）	见上框	卒中风险（见上框）
Krabbe 病	见附录，表 104	见附录，表 104
异染性脑白质营养不良（常染色体隐性遗传）	见第 328 页	见第 328 页
线粒体综合征	见第 500 页	见第 376 页
神经元蜡样脂褐质沉积症（Kufs 病；常染色体隐性及显性遗传）	溶酶体中脂色素沉积（见第 480 页）	A 型：肌阵挛癫痫，痴呆，共济失调 B 型：行为改变，痴呆，共济失调，帕金森综合征
Gaucher 病 3 型（常染色体隐性遗传）	葡糖脑苷脂酶缺陷（见第 480 页）	水平凝视麻痹，认知障碍，共济失调，癫痫，肌阵挛，脾肿大
Tay-Sachs 病（常染色体隐性遗传）	见第 480 页	见第 480 页
Wilson 病（神经型，常染色体隐性遗传）	铜转运蛋白（ATP7B）	位置性/意向性震颤，认知障碍，性格改变，构音障碍，吞咽困难，上唇收缩，帕金森综合征，Kayser-Fleischer 环（见第 331 页），肝病（如上框）
脑腱黄瘤病（常染色体隐性遗传）	固醇-27 羟化酶（见第 313 页）	见第 313 页

缺氧-缺血性脑病　急性缺氧（PaO_2 < 40 mmHg），严重低血压（收缩压 < 70 mmHg），或者两者同时发生，可导致意识丧失数分钟。氧分压及血压在 3~5 分钟内恢复正常时不会造成永久性脑损伤。除非是在低温条件，否则较长时间的缺血缺氧会造成严重的脑损伤。引起缺血、缺氧脑损伤的原因包括心脏停搏、休克所致的严重低血压、脓毒症、肺栓塞、药物过量、失血导致血容量过低、窒息、一氧化碳中毒、溺水及呼吸肌瘫痪（如脊髓外伤、Guillain-Barré 综合征、肌无力）。成功复苏后，中度低温治疗（32~34℃）可改善预后（见附录，表 105）。在恢复期，可发生部分性或全身性癫痫发作以及全身性肌阵挛。永久性缺氧综合征包括痴呆、视觉失认症、帕金森综合征合并认知受损、性格改变、肌张力障碍、小脑性共济失调、意向性或运动性肌阵挛（Lance-Adams 综合征）及遗忘综合征。迟发型缺氧后脑白质病可表现为冷漠、认知减退，可在数天到数周内从昏迷中恢复。

呼吸障碍相关性脑病　见附录，表 106。

癫痫性脑病　治疗效果差的癫痫类型（如 Ohtahara 综合征、West 综合征、Dravet 综合征、Lennox-Gastaut 综合征、Landau-Kleffner 综合征）可导致进行性精神运动障碍。发病年龄早。

低血糖症　血中葡萄糖浓度降至 40 mg/dl 以下后，将发生急性行为改变（坐立不安、饥饿、焦虑、精神错乱）。任何其他进一步衰退均可导致患者意识不清（癫痫发作、瞳孔散大、皮肤苍白、呼吸浅、心动过缓、肌张力减退）。必须静脉注射葡萄糖以预防严重脑损伤。亚急性低血糖症可出现思维缓慢、注意力缺陷及低温。慢性低血糖症可出现行为改变及共济失调（如胰岛细胞瘤）。

高血糖症　糖尿病酮症酸中毒表现为恶心、口渴、腹痛及 Kussmaul 呼吸（深，呼吸节律正常或增快）。血糖 > 250 mg/dl（pH ↓，PCO_2 ↓，HCO_3^- ↓）。在高渗高血糖症中，血糖浓度 > 600 mg/dl。最大患病风险人群为卒中后的老年人，合并肺炎、液体摄入不足或痴呆。可表现为精神错乱、昏睡及昏迷。

肝性/门体脑病　发生于严重肝衰竭（肝性脑病）和（或）接受肝内（肝外）静脉分流（门体脑病）的患者中。静脉分流可自行发生（如肝硬化）或经手术形成（门腔静脉吻合术，经颈静脉肝内支架分流术）。临床特征（见附录，表 107）：行为改变、神经系统体征改变（反射减弱或亢进、Babinski 征、强直、肌张力减弱、扑翼样震颤、发音障碍、震颤、肝性昏迷），及脑电图改变（广泛性对称 δ/三相波）。诊断基于临床发现及排除其他原因引起脑病（如中毒、脓毒症、脑膜脑炎及电解质紊乱），动脉血氨浓度升高可辅助诊断。Reye 综合征主要累及肝脏及中枢神经系统，多发生于儿童病毒感染后，常与水杨酸类盐药物相关。症状包括腹泻、呕吐、精神运动激越、精神错乱、昏睡、癫痫及昏迷。

Wilson 病　见第 329 页。

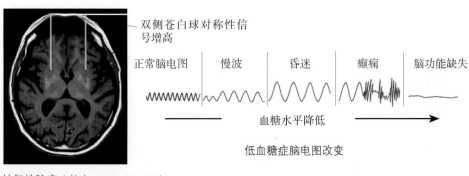

双侧苍白球对称性信号增高

正常脑电图　慢波　昏迷　癫痫　脑功能缺失

血糖水平降低

低血糖症脑电图改变

缺血缺氧性脑病（轴向 MRI，FLAIR）

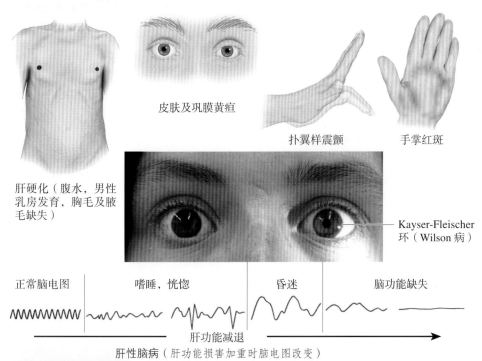

皮肤及巩膜黄疸

扑翼样震颤　手掌红斑

肝硬化（腹水，男性乳房发育，胸毛及腋毛缺失）

Kayser-Fleischer 环（Wilson 病）

正常脑电图　嗜睡，恍惚　昏迷　脑功能缺失

肝功能减退

肝性脑病（肝功能损害加重时脑电图改变）

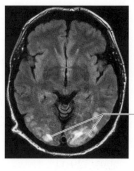

枕叶血管性水肿（MRI 轴向，FLAIR）

PRES 的临床特征
- 原因包括突然的动脉高压，子痫前期／子痫，肾功能受损，干细胞移植，自身免疫病，高剂量化疗，免疫抑制治疗
- 癫痫发作
- 头痛
- 精神错乱
- 意识受损
- 皮质视觉受损

可逆性后部脑病综合征（PRES）

　　水、钠平衡　肾脏对水平衡的调节（渗透调节）可由血清钠浓度（$[Na^+]$）反映。下丘脑具有渗透压感受器（见第 106、118 页），可以控制渴觉及抗利尿激素的分泌；这决定了液体摄入及尿液的渗透压。钠盐、葡萄糖及尿素能影响血浆渗透压（每千克水中具有渗透活性粒子的摩尔数）。水分过多可导致血浆渗透压减少。接着发生渴觉及抗利尿激素分泌的抑制，使得经口摄入液体量减少以及尿液稀释（尿 $[Na^+]\downarrow$），恢复正常的水合态。脱水可引起相反的变化，再次使水合态恢复正常。

　　肾脏对钠平衡的调节（容量调节）维持正常的组织灌注。颈动脉窦及心房的压力感受器（见第 108 页）是控制肾脏钠分泌反射通路的传入端，而传出端为交感神经系统、肾素-血管紧张素-醛固酮系统（RAAS）以及利钠肽。低血容量及高血容量常同时包括水、钠平衡异常（见附录，表 108）。

　　在多种神经系统疾病中（如 Guillain-Barré 综合征、头部外伤、脑膜脑炎、脑手术、蛛网膜下腔出血、急性卟啉症），抗利尿激素分泌失调综合征（分泌过多）（SIADH）的特点为血容量正常（临床）、低血浆渗透压、异常浓缩尿、低钠血症。低钠血症发生得越快，临床体征越严重（如精神错乱、癫痫、意识受损）。SIADH 要与脑性耗盐综合征相鉴别，后者可见低血容量、浓缩尿、低钠血症及脱水，两者的治疗方法不同。

　　低钠血症纠正过快是造成大多数脑桥中央髓鞘溶解症的原因（其他原因为血浆高渗透压及营养不良）。在该综合征中（见第 337 页），患者合并系统疾病（如手术后、酒精中毒）时，在病程数天中可出现四肢瘫痪、假性延髓性麻痹及闭锁综合征（见第 190 页）。稍轻微的脑桥中央髓鞘溶解症可出现精神错乱、构音障碍及凝视麻痹。渗透性脱髓鞘可波及除脑桥外的其他脑区（脑桥外髓鞘溶解症），如小脑、外侧膝状体、外囊、最外囊以及海马。

　　钙、镁　高钙血症非特异性表现为淡漠、进行性虚弱及意识受损（或者甚至昏迷）。低钙血症表现为神经肌肉兴奋（肌肉痉挛、喉痉挛、手足抽搐、Chvostek 及 Trousseau 征）、易激惹、幻觉、抑郁及癫痫发作。低镁血症有类似的临床特征。

　　尿毒症性脑病　可并发于急性或慢性肾衰竭，表现为行为改变（淡漠、认知受损、注意力缺陷、精神错乱、幻觉）、头痛、构音障碍及运动异常（肌阵挛、肌张力障碍、震颤、扑翼样震颤）。随着脑病进展，患者可出现癫痫及昏迷。鉴别诊断包括硬膜下血肿，肝性及高血压性脑病，水、电解质失衡。血液透析期间或之后，可由于脑水肿而出现类似神经综合征（透析失衡综合征，DDS）。具发病风险的人群包括老年人，小儿以及预先存在如头部外伤、近期卒中或恶性高血压等情况者。

　　内分泌性脑病　表现为易激动，伴幻觉、焦虑、淡漠、抑郁或欣快感，易激惹，失眠，精神运动迟缓及意识受损。可出现在（不同严重程度）Cushing 病、高剂量皮质类固醇激素治疗、Addison 病、甲状腺功能亢进症或减退症以及甲状旁腺功能亢进或减退的疾病中。

症状和体征

- 渴觉，ADH，尿钠，红细胞比容及尿蛋白增加
- 血压及中心静脉压下降
- 心动过速

参考范围：275~295
实验室之间可以有差异

- 渴觉，ADH，尿钠，红细胞比容及尿蛋白减少
- 血压及中心静脉压增高
- 水肿，呼吸困难

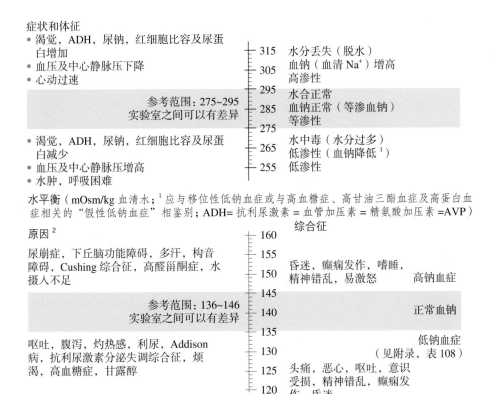

315	水分丢失（脱水）
305	血钠（血清 Na^+）增高 高渗性
295	水合正常
285	血钠正常（等渗血钠）
275	等渗性
265	水中毒（水分过多） 低渗性（血钠降低[1]）
255	低渗性

水平衡（mOsm/kg 血清水；[1] 应与移位性低钠血症或与高血糖症、高甘油三酯血症及高蛋白血症相关的"假性低钠血症"相鉴别；ADH= 抗利尿激素 = 血管加压素 = 精氨酸加压素 =AVP）

原因[2]

尿崩症，下丘脑功能障碍，多汗，构音障碍，Cushing 综合征，高醛甾酮症，水摄入不足

参考范围：136~146
实验室之间可以有差异

呕吐，腹泻，灼热感，利尿，Addison病，抗利尿激素分泌失调综合征，烦渴，高血糖症，甘露醇

	综合征
160	
155	
150	昏迷，癫痫发作，嗜睡， 精神错乱，易激怒 高钠血症
145	
140	正常血钠
135	
130	低钠血症 （见附录，表108）
125	头痛，恶心，呕吐，意识 受损，精神错乱，癫痫发
120	作，昏迷

钠平衡（mmol/L；例如，有些可合并功能受损）

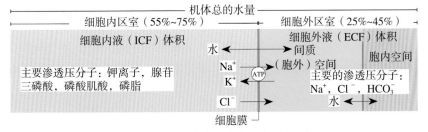

机体总的水量
细胞内区室（55%~75%）　细胞外区室（25%~45%）
细胞内液（ICF）体积　　　细胞外液（ECF）体积
水
Na^+　间质
（胞外）空间　　胞内空间
主要渗透压分子：钾离子，腺苷三磷酸，磷酸肌酸，磷脂
K^+
主要的渗透压分子：Na^+，Cl^-，HCO_3^-
Cl^-
水
细胞膜

胞内和胞外的水、钠分布

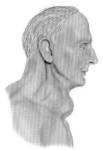

甲状腺功能减退症，甲状腺肿

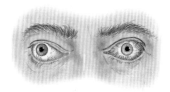

明显的内分泌眼病（Graves 病）

系统疾病所致脑病　由于严重的系统疾病如脓毒症、烧伤、外伤及全身炎症反应（见第264页）、多器官功能障碍综合征会出现神经系统症状，包括精神错乱、肌阵挛、震颤、精神运动激越、注意力受损及定向障碍。严重时，可能会有意识受损或昏迷。无局灶神经系统体征；可能出现假性脑膜炎，脑脊液检查显示无脑膜脑炎体征。脑电图非特异性改变（广泛 θ 波及 δ 波活性）。预后取决于潜在病因是否得到成功治疗，若成功，则脑病常被治愈。

自身免疫性及副肿瘤性脑病　受免疫调控，在血清和（或）脑脊液中常可检测出抗体（见附录，表109）。副肿瘤性脑病常与恶性疾病相关。自身免疫性脑病（见第309页）通常会出现急性或亚急性认知功能障碍，合并幻觉或精神病、肌阵挛、癫痫及局灶性神经功能受损。常不能通过临床发现及抗体检测与副肿瘤性脑病相区别；必须排除恶性肿瘤。

副肿瘤性功能障碍是肿瘤的间接影响结果。排除局部肿瘤或转移性疾病，治疗的并发症，或者肿瘤的继发影响 [如卒中或凝固（代谢）性疾病]，这些是很重要的。肿瘤在开始时常较小，可能仅能通过全身 CT、FDG-PET 或 FDG-PET/CT 检测到（详见 www.ncbi.nlm.nih.gov/pmc/articles/PMC2791475）。原发及继发的脑血管炎可引起脑病（见第236页）。

Wernicke-Korsakoff 综合征　Wernicke 脑病表现为凝视诱发或分离性眼球震颤、眼肌麻痹（外展神经麻痹、共轭凝视麻痹或较少患者出现瞳孔缩小）、姿势性及步态共济失调、精神错乱；也可出现淡漠及嗜睡。Korsakoff 综合征表现为顺行性及逆行性遗忘（见第178页）、淡漠、主动性及交谈减少、兴趣缺失或担忧。多数患者合并出现这两种综合征时，称为 Wernicke-Korsakoff

综合征。多神经病变，自主神经功能障碍（直立性低血压、心动过速、运动时呼吸困难），也可出现嗅觉缺失。这些综合征是由酒精中毒或营养不良（恶性肿瘤、胃肠道疾病、缺少硫胺素的肠外营养）所致的硫胺素（维生素 B_1）缺乏造成的。这反过来又会造成硫胺素依赖的酶功能障碍。MRI 可见室旁区（丘脑、下丘脑、乳头体）及导水管周围区（中脑、迷走神经运动核、前庭神经核、小脑上蚓部）出现损害。治疗：立即静脉注射溶解在葡萄糖溶液中的硫胺素（100~500 mg）；纠正低镁血症。注意：给潜在的或未被发现的硫胺素缺乏患者注射不含硫胺素的葡萄糖溶液，可能会导致或加重 Wernicke 脑病。

可逆性后部脑病综合征（PRES）　精神错乱、头痛、癫痫发作及（皮质）视觉受损可与急性高血压、子痫、肾病、脓毒症或免疫抑制相关。CT 和（或）MRI（见第331页）可发现水肿、出血及血管损害。对因治疗后，常在 2~3 周内自发性可逆。临床症状与可逆性血管收缩综合征重叠（见第238页）。

医源性脑病　在临床决策时（风险 / 受益分析），必须牢记诊断及治疗的神经系统副作用，脑病的鉴别诊断时，也必须考虑这一点。这些副作用易与其他原因所致的神经功能障碍相混淆。具体可见附录，表110。

酒精性脑病　酒精是中枢神经系统抑制剂。酒精摄入的早期症状为去抑制后的欣快及活动增多；随着血中酒精浓度的升高（BAC），由自信增加、不加批判地自我评估、共济失调、反应激烈、攻击性、易被暗示，发展到意识受损、自主神经功能障碍（如低温、低血压或者呼吸抑制），最终昏迷及死亡。个人的反应不同，这是大脑的适应过程使个体对酒精的耐受程度不同所致。伴随其他物质中毒（镇静剂、催眠药、毒品）少见。可能的脑外伤也必须考虑。摄入相对少量的酒精后引起的病理性酒精中毒是一种罕见的疾病，表现为强烈的情绪爆发及破坏行为，此后出现深度睡眠。患者对这些事无记忆。

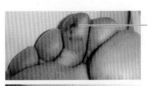

Janeway 损害

裂片状出血

败血症相关性脑病的微血栓
（金黄色葡萄球菌内膜炎）

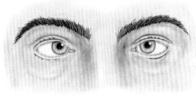

双侧外展神经麻痹

特征性临床表现
• 眼肌麻痹
• 共济失调
• 精神错乱

Wernicke 脑病

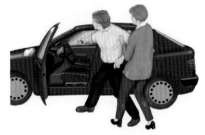

急性酒精中毒（不加批判地自我评估，去抑制）

酒精相关性神经疾病：
• Wernicke 脑病
• Korsakoff 综合征
• 小脑功能受损，记忆受损
• 小脑变性
• 大脑萎缩，脑室变大，脑沟变宽
• 视神经病
• 周围神经病
• 慢性肌病
• 睡眠紊乱
• 头外伤（由于中毒）
• 婴儿酒精综合征

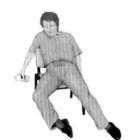

酒精戒断综合征：
• 自主神经紊乱，发抖
• 幻觉
• 癫痫发作
• 震颤性瞻妄

酒精及酒精中毒

酒精戒断综合征：酒精摄入减少或慢性酒精滥用后彻底戒酒会造成急性自主神经功能紊乱（出汗、心动过速、失眠、恶心、呕吐）、震颤、注意力受损、悲伤及焦虑。起始期发生于戒酒后至少 6 小时，并在 24~36 小时后继续恶化，4~5 天后有改善倾向。可能有癫痫发作。在 2%~5% 酗酒者中，震颤性谵妄开始于最后 1 次饮酒后 48~72 小时；表现为谵妄（见第 188 页），包括视觉、触觉、听觉及嗅幻觉，合并震颤及自主神经过度活跃。戒断综合征可并发系统疾病，这些系统疾病本身是酒精中毒的并发症（肝脏及胰腺疾病、肺炎、脓毒症、电解质失衡、Wernicke-Korsakoff 综合征）。缺少自主神经症状或定向障碍的酒精性听幻觉症是酒精戒断综合征的一种不常见的形式。

酒精中毒的晚期并发症：许多疾病都与慢性酒精滥用有关，然而酒精滥用并不是唯一的致病因素。脑萎缩，特别是累及前额叶及颞叶、小脑的病变，常可见于 CT 或 MRI，戒酒后可逆转。小脑萎缩主要影响小脑蚓前上部（→姿势性及步态共济失调）。在酒精相关性痴呆中，脑萎缩常伴随认知障碍；痴呆症状与 Wernicke-Korsakoff 综合征不同。脑桥中央髓鞘溶解（见第 332 页）及烟酒中毒性弱视（双侧视敏度受损及视力缺陷，可能是由维生素 B_1、B_6 及 B_{12} 共同缺乏所致）是酒精中毒的其他并发症。婴儿酒精综合征（先天性畸形、多动、注意力缺陷、精细运动控制受损）见于 5% 母亲有酗酒的儿童中。

物质滥用　物质滥用的神经系统体征如下所示。

物　质	瞳　孔	运动障碍	反射[3]	行为 / 意识
可卡因[1,2]	扩大	舞蹈症，震颤，肌张力障碍，肌阵挛，磨牙症	↑	焦虑，激动，失眠，精神病 / 过度警觉→疲倦，昏迷
苯丙胺[1,2]	扩大	舞蹈症，磨牙症，肌肉痉挛，震颤	↑	欣快，多动，烦躁不安，幻觉，精神错乱 / 过度警觉
3,4- 亚甲基二氧甲基苯丙胺[1,2,4,5]	扩大	震颤，肌强直	↑	焦虑，多动，精神病 / 昏迷
阿片类[1,6]	针尖样	运动功能减退，帕金森综合征	↓	欣快 / 嗜睡→昏迷，呼吸抑制
麦角酸二乙基酰胺[7]	扩大，反应差	震颤	↑	欣快，惊慌，抑郁，幻觉，错觉
苯环己哌啶（PCP）	缩小，眼球震颤	共济失调，震颤，肌张力增高	↑	欣快，烦躁不安，精神病，攻击性，幻觉 / 昏迷（少见）

注：[1] 可能有癫痫发作。[2] 可能发生脑梗死或出血。[3] ↓：痕迹，减弱；↑：敏锐。[4] 亚甲基二氧甲基苯丙胺 = "摇头丸"。[5] 低钠血症，脑水肿，颅内出血，心血管并发症，体温过高，横纹肌溶解。[6] 脊髓病，多神经病，Guillain-Barré 综合征，横纹肌溶解可能发生于慢性海洛因使用者。[7] D- 麦角酸二乙基酰胺。

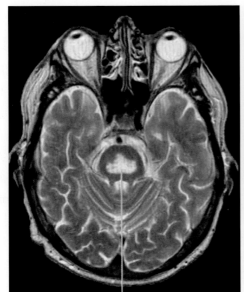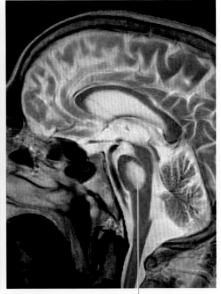

脑桥中央髓鞘溶解
（MRI 影像，左侧轴向，右侧矢状位观，T2WI）

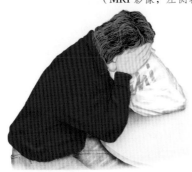

吸入工业或家用化学用品（"嗅闻"）

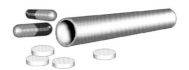

医源性脑病

工业毒物造成的脑病

- 环氧乙烷（气体灭菌）
- 铅（儿童）
- 工业废物
- 有机溶剂（烃类、酮类、酯类、酒精类）
- 有机复合物（木材护理产品、硅橡胶、热绝缘器）
- 杀虫剂
- 水银
- 铊（灭鼠剂）

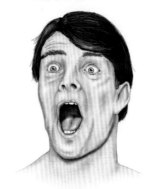

药物（行为改变）

损伤类型

部 位	损伤类型
头皮	• 裂伤，头皮损伤，儿童头部血肿（多发生于新生儿骨膜下；帽状腱膜下合并或不合并骨创伤或颅骨骨折）
颅骨	• 穹窿骨折。闭合性骨折[1]：线形骨折而无骨移位；压缩性骨折：闭合或开放性[2]；外伤后软脑膜囊肿[3]（颅骨分离骨折） • 颅底骨折。脑脊液耳漏／鼻漏；鼓室积血或外耳道裂伤；双侧眶周血肿（"熊猫眼"），耳后挫伤（见第343页）；颅神经损伤（额骨骨折Ⅰ、Ⅱ／颞骨骨折Ⅶ ± Ⅷ／斜坡骨折Ⅵ） • 颅面骨骨折。额骨／额窦[4]（颅腔积气）；第Ⅴ对颅神经（眶上神经及滑车上神经）及第Ⅰ对颅神经（嗅觉缺失症）；面中部骨折Le Fort Ⅰ型（上颌骨水平骨折）、Ⅱ型（锥形骨折）及Ⅲ型（颅面分离）
硬脑膜	• 穿透性颅脑外伤[2]，脑脊液漏，颅腔积气，肺膨出
血管	• 急性硬膜外、硬膜下、蛛网膜下腔或脑内出血；颈动脉海绵窦瘘；主动脉夹层
大脑	• 脑震荡[5] • 挫伤 • 弥漫性轴索损伤（临床特征：昏迷＞6小时，多变的神经系统损伤[6]，这取决于昏迷时间，可能在MRI上见微出血） • 穿透性颅脑损伤 • 儿童：视网膜出血，双侧慢性硬膜下血肿，多发性颅骨骨折可能是由于儿童虐待、摇晃婴儿综合征引起

注：[1]皮肤（硬膜）完整。[2]硬膜穿透后，脑与外界交通。[3]"生长性骨折"；极少见；迟发的骨折并发症，常小于3岁。[4]晚期并发症包括脑脓肿、脑脊液漏、黏液囊肿。[5]又称轻微外伤性脑损伤。[6]认知功能障碍，行为改变，去皮质／去大脑姿势（见第127页），自主功能障碍；与严重的临床表现相比，增强CT（MRI）异常表现相对轻微。

脑外伤的诊断及后遗症

亦可见附录，表111~ 表113。

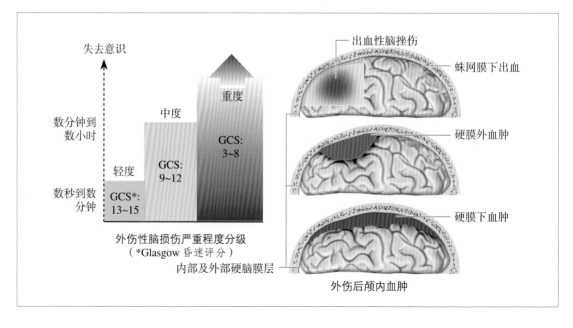

后遗症	症状及体征 [1]	备 注
脑震荡 [2]	精神错乱，记忆缺失，构音障碍，运动及语言反应迟缓，头痛，头晕，恶心，呕吐，意识不清 [3]	常在 CT/MRI 上无结构损伤；运动中头部损伤的管理可见 www.aan.com（指南："实践参数：运动中脑震荡的管理"）
脑挫伤	可能出现如上症状以及局灶神经功能缺损（轻瘫，颅神经损伤）	损伤常可在 CT/MRI 上发现，水肿，对冲伤 [4]
记忆缺失	顺行性 / 逆行性	见第 178、341 页
血肿		
- 硬膜外	立即出现意识不清，或进行性意识受损恶化，中间清醒期 [5]	
- 硬膜下	最初可无症状，意识进行性下降	
- 蛛网膜下隙	假性脑膜炎	（蛛网膜下隙）血性脑脊液（腰穿）和（或）CT 上
- 脑实质	局灶性神经功能缺损	在 CT/MRI 上可见血肿周围有水肿区
癫痫发作	部分 / 全身，持续时间短	也可能合并微小到轻微头部外伤
阵发性交感神经过度兴奋	心率、血压、呼吸频率及体温升高；出汗多；做出某种姿态	可能与卒中或脑炎相关
颅内压升高 [6]	头痛，恶心，呕吐，动眼神经麻痹，视盘水肿，意识受损程度加重（见第 192 页）	脑水肿，脑积水，占位性血肿
水电解质失衡	下丘脑损伤	中枢性尿崩症 [7]，抗利尿激素分泌失调综合征（见第 332 页）
脑梗死	急性局部性症状	血管痉挛，动脉夹层，脂肪栓塞
低血压，低氧血症，贫血	休克，呼吸障碍	多处外伤，气胸 / 血胸，心脏压塞，失血，凝血功能障碍
发热，脑膜炎 [8]	感染	肺炎，败血症，脑脊液漏，穿透性脑外伤

注：[1] 意识水平的评估：见 Glasgow 昏迷评分（附录，表 111）。[2] 症状持续数秒至数分钟。[3] 脑震荡的主要特征为遗忘及精神错乱，而非意识不清。[4] 原发挫伤的对侧继发局部损伤。[5] 患者马上丧失意识→苏醒以及可转为正常一段时间后→又再次丧失意识。[6] 颅内压。[7] 多尿症，夜尿症，渴感；高钠血症，尿渗透压↓；是下丘脑（垂体）功能障碍合并抗利尿激素水平异常的结果；有脱水风险；实验室证据：尿渗透压↓，尿液产生（> 250 ml/h），血钠（正常 - ↑），肾上腺功能正常。[8] 尤其是迟发性脑膜炎（反复发作），脑炎，积脓，脓肿，脑室炎。

● **头外伤的晚期并发症**

在闭合性头部损伤中，儿童一般比成人恢复得更好。在成人中，早期出现去皮质（去大脑）姿态（见第 127 页），瞳孔反射及前庭眼球反射消失，提示预后差。除去年龄，其他提示预后差的因素还包括在第 1 个 24 小时内颅内压持续升高、需要进行神经外科手术的血肿、收缩压低、血氧不足、高碳酸血症和（或）贫血。

并发症	临床特征	备 注
脑震荡后综合征（轻到中度头外伤后）	头痛，耳鸣，眩晕，易怒，抑郁，焦虑，疲劳，失眠，注意力下降，情绪不稳	可能导致严重的社会心理受损。患者可从对因治疗及对症治疗中获益
中度头外伤后（挫伤）[1]	多种认知功能障碍[2]	
反复中度头外伤后（挫伤）	运动障碍（共济失调），记忆力受损，认知功能障碍，构音障碍，嗅觉缺失症，行为改变（抑郁、易怒、攻击性）	患神经变性疾病的风险增加（如阿尔茨海默病[3]、帕金森综合征[4]）
重度头外伤后	痴呆	
慢性硬膜下血肿（SDH）	头痛，行为改变，局部症状	常发生在外伤后（诱因：高龄、酗酒、药物）
硬膜下积液	同慢性 SDH	患者躺下时症状可能缓解，站立时加重
脑脊液漏	脑脊液从鼻或耳中排出，脑膜炎反复发作的风险，脑脓肿	头前屈时脑脊液鼻漏加重。脑脊液耳漏提示侧面颅底部骨折
脑积水	头痛，行为改变，尿失禁	正常压力脑积水
癫痫发作[5]	部分 ± 继发性全身癫痫	可发生在早期（7 天内）或晚期（头外伤后 2 年）
神经内分泌障碍（外伤后下丘脑及垂体功能不足[6]）	见附录，表 13	尤其是中度到重度头外伤，弥漫性轴突损伤，颅底骨折，老年患者
危重病的神经病变及肌病	见第 383 页	重度头外伤
继发于肌肉损伤的异位骨化[7]	关节活动受限，疼痛	

注：[1] DeKosky 等（2010）。[2] 可能与创伤性应激障碍相关。[3] 阿尔茨海默病的神经病理改变（Aβ，tau）；若 APOE-4 阳性，风险增加；见第 304 页。[4] 慢性外伤性脑病（拳击员痴呆，拳击手痴呆，拳击手脑病综合征）；神经病中的多部位 tau 蛋白病变。[5] 比起轻度或中度头外伤，癫痫发作在严重头外伤后更常见。[6] 诊断：早期，检测外伤后第 1~7 天早晨皮质醇的含量；在外伤后 3~6 个月时，检测 TSH、T3、T4、FSH、LH、催乳素、睾酮（男性）、雌二醇（女性，周期紊乱？）；如有必要，6 个月后重复检测生长激素水平。若出现多尿症，则需排除尿崩症（见第 339 页）。[7] 骨化性肌炎。

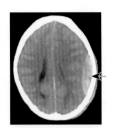

左侧双凸硬膜外血肿

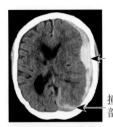

急性左大脑半球及小脑幕硬膜下血肿

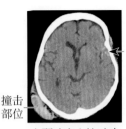

左颞叶出血性对冲性脑挫伤

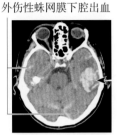

外伤性蛛网膜下腔出血

左颞叶出血性挫伤

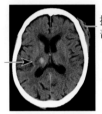

右侧丘脑出血性对冲性脑挫伤

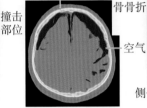

右侧额骨骨折

空气

颅腔积气（张力性颅腔积气的"富士山"征）

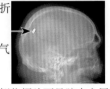

侧位摄片可见脑内金属弹

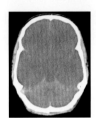

外伤弥漫性脑水肿（小脑出现异常致密影）

外伤性脑损伤（轴向，CT平扫）

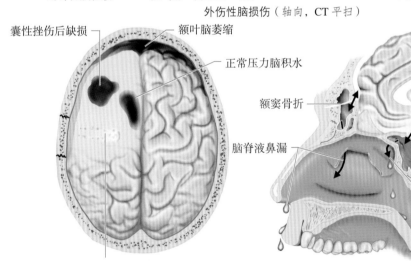

囊性挫伤后缺损　　额叶脑萎缩

正常压力脑积水

额窦骨折

颅底骨折，蝶窦

脑脊液鼻漏

感染，脓肿（穿透性损伤）　　外伤性脑损伤的并发症　　脑脊液漏（鼻咽间隙）

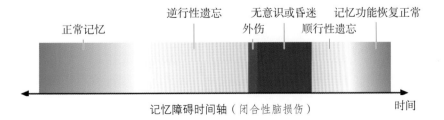

逆行性遗忘　　无意识或昏迷　　记忆功能恢复正常

正常记忆　　外伤　　顺行性遗忘

记忆障碍时间轴（闭合性脑损伤）　　时间

● 外伤性脑损伤的病理生理学

头部直接钝性或穿透性损伤、加速（减速）性外伤、旋转性外伤以及闭合性和开放性头损伤可以造成外伤性脑损伤（TBI）。原发性损伤这个术语表示由于组织压迫、拉伸、扭曲，造成最初的结构损伤。结果出现不同程度的急性运动及感觉障碍，以及意识和（或）认知功能受损。由于损伤的脑组织比未损伤的脑组织对全脑及局部脑灌注和代谢的生理变化更敏感，因此会发生继发性损伤，影响中枢神经系统的细胞、轴突及突触。细胞损伤（坏死、凋亡、线粒体损伤、水肿）的特征包括 β-淀粉样多肽增加、淀粉样斑块、tau 蛋白、神经纤维缠结及炎症反应，这些可引起长期的损伤。

颅内出血的 TBI 患者可根据部位进行分类（见第 6、228、339 页）。

硬膜外血肿 由于外部硬膜鞘与颅骨分离以及脑膜动脉破裂（常为脑膜中动脉，由于颞骨线性骨折而被撕裂），导致硬膜外间隙内出血。硬膜外血肿较少为静脉起源（常是由于静脉窦撕裂造成）。

硬膜下血肿 由于大型桥静脉破裂导致硬膜下间隙出血；常伴发血肿下的局部脑挫伤。多位于颞区。

脑内血肿 撞击部位下、相对部位（对冲伤），或脑室系统内（脑室内出血）的脑组织出血（脑实质血肿）。

蛛网膜下腔出血 软脑膜血管破裂。

● 头外伤的评估

车祸现场 检查生命体征、瞳孔、肢体运动、可能的脊髓损伤（见第 344 页）、Glasgow 昏迷评分（GCS，见第 440 页）。

（第三方）病史 损伤机制的相关信息。询问病史、用药（尤其是抗凝药）、酒精、药物、呕吐及癫痫发作。

临床检查 生命体征→气管、呼吸频率、血压、脉搏、体温。视诊→血肿、鼻出血或耳出血、开放性伤口、骨折。触诊→头、胸部、腹部、四肢、脊柱。神经系统检查→运动功能、反射、瞳孔、局部体征、GCS。

辅助检查 实验室检查→血细胞计数、凝血功能、电解质、血糖、酒精水平和（或）药物水平（尿液）、尿素、肌酸酐、血浆渗透压，适当时进行妊娠试验。X线检查→头、颈椎。头颅 CT 骨窗（见附录，表 113）。特定问题→MRI（头颅、磁共振血管造影、脊髓）、EEG、多普勒超声、诱发电位。多发性外伤→血型及交叉配血、为输血提供血源？骨折？腹腔内出血？肺损伤？

● 治疗

车祸现场 应确保现场安全，以免对伤者、旁观者或救助者造成进一步损害。急救护理：评估及清理呼吸道；如有必要，进行心肺复苏（CPR）。识别及处理血流动力学不稳定，按需进行补液。包扎伤口，如有必要可使用镇静剂减少躁动，使上半身温度升至 30℃。若怀疑脊髓损伤，使用硬颈围进行颈椎固定。记录：车祸时间及性质、全身及神经系统检查发现、已使用的药物。转移：进行心肺监测。

医院 监测→若神经系统检查正常，则监测数小时。进行系统评估及治疗，并记录所有的治疗措施。心肺监测：监测血气及血压。补充氧气，如有需要，进行插管及通气。开通静脉通路，进行补液及增压。治疗发热或体温过高。评估破伤风疫苗接种情况。预防深静脉血栓形成。如可能需要手术，则应请神经外科会诊。

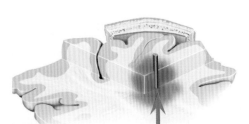

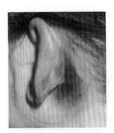

颅底骨折后乳突周围
出现瘀斑（Battle 征）

继发性损伤
- 迟发性颅内硬膜外或硬膜下血肿
- 迟发性脑出血
- 弥散性脑水肿及颅内压增高
- 脑水肿
- 癫痫发作
- 张力性颅腔积气
- 脑膜炎

原发性损伤
- 脑膜炎
- 弥漫性轴索损伤（DAI；由于旋转加速性及减速性头部损伤造成）
- 挫伤（冲击性及对冲性）
- 颅内出血
- 颅骨骨折
- 穿透性颅脑损伤

炎症反应

细胞毒过程

神经化学改变

组织缺氧

血脑屏障受损

外部机械力的影响

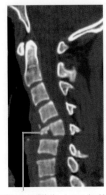

颈椎骨折脱位（CT 矢状面）

外伤性脑损伤的病理生理

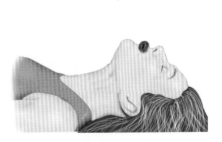

- 使患者躺下并保持不动
- 除非必要时，否则不用移动患者
- 保持呼吸道通畅
- 如患者无意识，但是有自主呼吸，则稳定头部

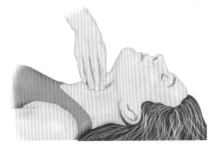

- 检查心肺功能
- 若无循环征象，则进行心肺复苏

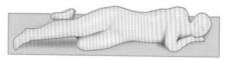

- 如患者出现呕吐，则将其置于侧位，将躯体、头及颈部作为一个整体移动，以保护脊柱

中度至重度颅脑损伤的急救

脊髓损伤通常会合并其他部位的损伤，如头部、胸部、腹部和（或）椎动脉或者颈动脉的创伤。

● 挥鞭伤

直接的突然撞击，比如正面的或后部的碰撞，导致头部猛然向前、向后或侧方的被动运动。作用于脊柱的力量（加速、减速、旋转或牵拉等）会导致颈部软组织的损伤，包括脊髓、神经根、咽后间隙、骨骼、韧带、关节、椎间盘和血管等。通常症状发展前会有 4~48 小时的时间间隔，极少长于 48 小时。

症状和体征（挥鞭伤相关疾病）：头颈、肩和后背部疼痛，颈强直可能伴随遗忘、注意力下降、睡眠障碍和昏睡。这些症状通常会在 3~12 个月内缓解，但约 10% 的患者可能会持续更长时间。

严重度分级（Spitzer 等，1995）：0 级（无症状，检查无异常）；1 级（颈部疼痛，颈强直，颈部压痛，检查无异常）；2 级（上述症状，运动范围或压痛点范围缩小）；3 级（上述症状，肌无力，感觉障碍，肌肉牵张反射消失）；4 级（上述症状，颈椎骨折或颈椎脱位）。

诊断：神经系统检查联合辅助检查；影像学检查，2~3 级必要时进行 MRI 检查。4 级按照脊髓损伤处理。治疗：见附录，表 115。

● 椎骨骨折

椎骨骨折按照是否稳定分为稳定型和非稳定型，按照损伤类型分为屈曲骨折、伸展骨折和压缩骨折。如果为非稳定型骨折，任何移动会导致脊髓和神经根的继发损伤，因此任何疑有椎骨骨折的患者应以稳定仰卧位进行转运。对患者的处理应以损伤机制、一般状况、影像学检查结果和神经系统检查结果为指导进行。

非稳定型骨折是指过度屈曲性损伤，如双侧关节面脱位、泪滴样骨折、后方韧带复合体破坏合并前半脱位 > 4 mm；过度伸展性损伤，如 Ⅱ 型齿突骨折，第二颈椎的椎弓峡部骨折（枢椎椎弓骨折）；轴向压缩性损伤，如寰椎的爆裂性骨折（Jefferson 骨折）。

胸腰椎骨折（1983）的 Denis 分类法将脊柱和韧带结构分为三柱，此解剖分类有助于评估稳定性。简单地说，不稳定性可表现为同时累及前柱和中柱或中柱和后柱的骨折。

● 累及神经根和臂丛的创伤

神经根损伤通常累及前根，因此运动障碍显著于感觉障碍表现。神经根性撕脱伤可依据脊髓症状（如脊髓半切综合征）和（或）Horner 综合征疑诊，通过脊髓造影或 MRI 确诊。肩臂部向下或向后的牵拉损伤（如机动车车祸中）会导致严重的臂丛损伤，伴有神经根性撕脱伤。这些情况也可导致臂丛损伤，如全身麻醉实施中错误定位、剧烈的锁骨上压迫（后背瘫痪），或局部创伤（刺伤或枪伤、骨折片、挫伤、撕裂伤等）。这些损伤更常影响到臂丛的上半部分。

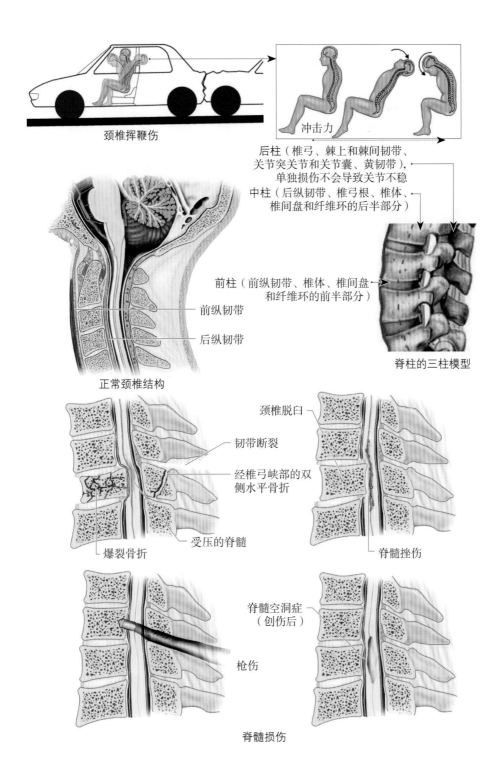

颈椎挥鞭伤

冲击力

后柱（椎弓、棘上和棘间韧带、
关节突关节和关节囊、黄韧带），
单独损伤不会导致关节不稳

中柱（后纵韧带、椎弓根、椎体、
椎间盘和纤维环的后半部分）

前柱（前纵韧带、椎体、椎间盘
和纤维环的前半部分）

前纵韧带

后纵韧带

脊柱的三柱模型

正常颈椎结构

颈椎脱臼

韧带断裂

经椎弓峡部的双
侧水平骨折

受压的脊髓

爆裂骨折

脊髓挫伤

脊髓空洞症
（创伤后）

枪伤

脊髓损伤

原发的脊髓机械损伤包括断裂或严重移位的骨碎片、椎间盘以及韧带的牵拉和压缩，导致其中的血管和中枢或周围神经的损伤；继发损伤是由于低灌注、水肿，继之细胞和轴索的损伤。损伤的后果可能是完全的或非完全的脊髓横贯综合征（见附录，表114）。

脊髓创伤

具体内容见下述。

水 平[1]	运动 / 反射障碍	感觉障碍[2]	自主神经功能障碍[3]
C1-C3[4]	四肢瘫，颈部瘫痪，肌强直，呼吸麻痹	感觉障碍平面位于枕部，下颌边缘；枕部、颈肩部疼痛	丧失对膀胱、直肠和性功能的自主控制；Horner综合征
C4-C5	四肢瘫，膈肌呼吸消失，肱二头肌和肱桡肌反射消失	感觉平面位于锁骨-肩部水平	同上
C6-C8[5]	四肢瘫，肌强直，上肢弛缓性瘫痪，膈肌呼吸消失，肱二头肌、肱三头肌反射消失，Trömner反射阳性	感觉平面位于胸壁上部和背部；上肢受累，肩部除外	同上
T1-T5	截瘫，呼吸容积减小，Trömner反射阳性，腹壁反射消失	前臂内侧、胸壁上部、背部以下区域感觉丧失	丧失对膀胱、直肠和性功能的自主控制
T5-T10	截瘫，肌强直，腹壁反射消失	胸壁和背部感觉平面对应于脊髓损伤平面	同上
T11-L3	弛缓性截瘫，腹壁反射、内收肌反射、膝反射消失	腹股沟区、股前区的感觉丧失，取决于损伤部位	同上
L4-S2[6]	远侧弛缓性截瘫，膝反射、踝反射消失	小腿、足背和股后区的感觉丧失，取决于损伤部位	膀胱和直肠的弛缓性麻痹，勃起功能丧失
S3-S5[7]	无运动障碍，肛门反射消失	肛周和股内侧感觉丧失（鞍区麻痹）	膀胱和直肠的弛缓性麻痹，勃起功能丧失

注：[1]脊髓水平（不同于椎骨水平）。[2]见本书第44页。[3]膀胱、直肠、勃起功能障碍；出汗；血压调节；见本书第108页。[4]高位颈髓损伤。[5]低位颈髓损伤。[6]脊髓圆锥上部。[7]脊髓圆锥。

急性期（脊髓休克） 脊髓横贯综合征的急性期表现为损伤平面以下的症状，包括自主运动和反射功能的丧失（弛缓性截瘫或四肢瘫、无反射）、感觉丧失以及自主神经功能紊乱（尿潴留、充溢性尿失禁、肠无力、麻痹性肠梗阻、无汗症、体温过高、心血管系统功能紊乱、直立性低血压、心律失常、阵发性高血压等）。急性期治疗见附录，表115。

恢复期 急性期一般持续约3~6周。此期的神经功能障碍表现取决于损伤平面。

慢性期——后遗症 神经功能障碍的持续期。多种并发症包括静脉血栓形成、肺栓塞、呼吸功能不全、性功能障碍、心血管系统紊乱、肌强直、慢性疼痛、褥疮、异位骨化症以及脊髓空洞症。

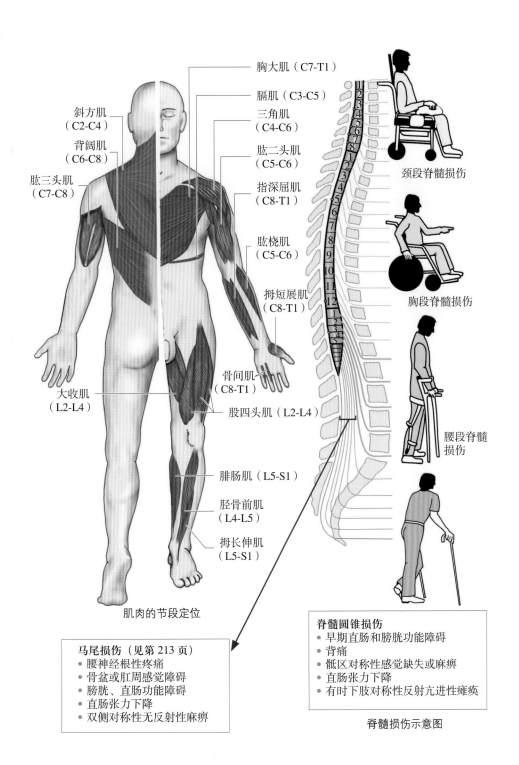

胸大肌（C7-T1）

膈肌（C3-C5）

三角肌（C4-C6）

斜方肌（C2-C4）

背阔肌（C6-C8）

肱二头肌（C5-C6）

肱三头肌（C7-C8）

指深屈肌（C8-T1）

肱桡肌（C5-C6）

拇短展肌（C8-T1）

骨间肌（C8-T1）

大收肌（L2-L4）

股四头肌（L2-L4）

腓肠肌（L5-S1）

胫骨前肌（L4-L5）

拇长伸肌（L5-S1）

肌肉的节段定位

颈段脊髓损伤

胸段脊髓损伤

腰段脊髓损伤

马尾损伤（见第 213 页）
- 腰神经根性疼痛
- 骨盆或肛周感觉障碍
- 膀胱、直肠功能障碍
- 直肠张力下降
- 双侧对称性无反射性麻痹

脊髓圆锥损伤
- 早期直肠和膀胱功能障碍
- 背痛
- 骶区对称性感觉缺失或麻痹
- 直肠张力下降
- 有时下肢对称性反射亢进性瘫痪

脊髓损伤示意图

脊髓病是脊髓疾病和（或）功能障碍的统称。可以是急性的或慢性的，局限的或广泛的，完全性的或非完全性的脊髓损伤（见附录，表 116）。

脊髓炎（见第 196 页）

病毒性脊髓炎 肠道病毒（脊髓灰质炎病毒、柯萨奇病毒、埃可病毒）、带状疱疹病毒、水痘-带状疱疹病毒、蜱传脑炎病毒、狂犬病毒、人体 T 细胞白血病病毒-1、艾滋病病毒、EB 病毒、巨细胞病毒、单纯疱疹病毒、疫苗接种后或病毒感染后脊髓炎。

非病毒性脊髓炎 支原体、神经螺旋体、硬膜外或髓内脓肿、结核病、寄生虫（包虫病、囊尾蚴虫病、血吸虫病）、真菌、神经梅毒、类肉瘤病、感染后脊髓病、多发性硬化、视神经脊髓炎、急性坏死性脊髓炎、特发性、自身免疫性、类感染性横贯性脊髓炎、副肿瘤性脊髓炎、亚急性脊髓视神经病、蛛网膜炎（手术后、脊髓造影后或鞘内药物注射后）。

血管性脊髓病

脊髓前动脉综合征 节段性感觉异常，疼痛呈带状分布，可在运动症状出现前数分钟至数小时内表现。下肢轻瘫或四肢瘫（皮质脊髓束、灰质前角）紧接着发生，同时伴随损伤平面以下的分离性感觉丧失（痛觉和温度觉感觉障碍：脊髓丘脑束损伤；完整的振动觉和位置觉：脊髓后束未受损），以及大、小便失禁。

脊髓后动脉综合征 罕见且较难诊断，其特点是脊柱疼痛、下肢感觉障碍、损伤平面以下振动觉和位置觉丧失（脊髓后束损伤）、损伤平面完全的感觉丧失以及深反射的丧失。较大的损伤导致局部瘫痪以及膀胱、直肠括约肌功能障碍。

沟连合动脉综合征 损伤平面的节段性疼痛，伴同侧上（下）肢的弛缓性瘫痪；本体感觉、位置觉、轻触觉丧失，损伤对侧分离性感觉丧失（脊髓半切综合征，见第 128 页）。括约肌功能障碍罕见。

完全性脊髓梗死 急性脊髓横贯综合征是指表现为弛缓性截瘫或四肢瘫（取决于损伤部位）、括约肌功能障碍以及损伤平面以下完全的感觉功能障碍。自主神经功能障碍也可出现（如血管扩张、肺水肿、肠无力、温度调节受损）。发病原因多为根动脉的急性闭塞。

中央性脊髓梗死 急性截瘫，感觉丧失，括约肌功能麻痹。

血管性间歇性跛行 锻炼，尤其是步行，可减轻疼痛或缓解足部、小腿、大腿以及臀部的感觉，但取决于受累动脉的数量。休息数分钟后症状可缓解。此现象通常由于外周血管疾病引起，由腹主动脉瘤引起的罕见。

硬脑膜下/髓周的动静脉瘘 是指在两层硬脑膜之间形成的异常动、静脉通路。脊髓动脉的 1 条分支直接注入脊髓的浅表静脉，导致后者动脉血成分增加，且出现与正常方向相反的血流。该疾病多见于 40~60 岁男性，早期可表现为阵发性针刺痛和（或）发作性进展性的下肢截瘫，以及复发-缓解型的感觉障碍。如果疑诊不能通过 MRI 确诊（由于分流量较小），那么脊髓造影可有助于诊断（→蛛网膜下隙扩张的静脉）。

脊髓出血 可发生于硬膜外隙、硬膜下隙、蛛网膜下隙以及髓内腔隙，可为自发性或创伤性。可能的病因：硬脑膜内（髓内）动静脉畸形、海绵状血管瘤、肿瘤、动脉瘤、创伤、腰椎穿刺以及凝血功能障碍性疾病。可通过 MRI 检查。治疗：纠正凝血异常、手术。

脊髓亚急性联合变性（见第 353 页）

维生素 B_{12}（钴胺素）缺乏导致的神经功能障碍多由于营养不良（胃肠疾病）、不均衡饮食（如素食者）、酗酒或药物（秋水仙碱、二甲双胍、部分抗癫痫药物以及细胞抑制剂）引起。

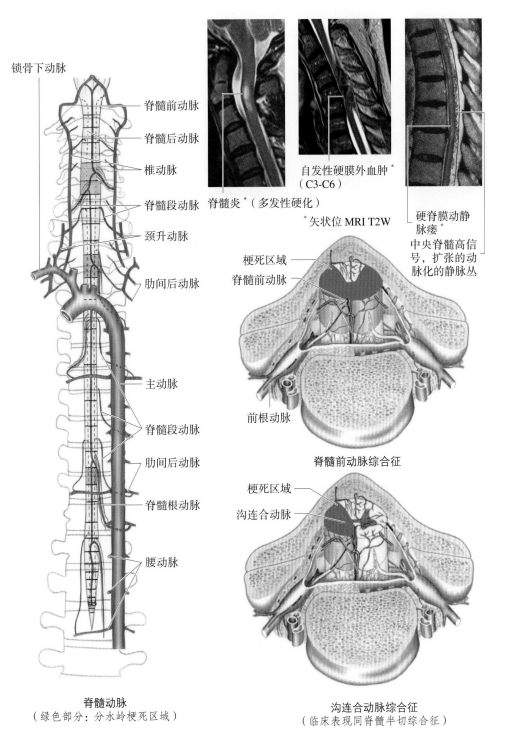

锁骨下动脉

脊髓前动脉

脊髓后动脉

椎动脉

脊髓段动脉

颈升动脉

肋间后动脉

主动脉

脊髓段动脉

肋间后动脉

脊髓根动脉

腰动脉

脊髓炎*（多发性硬化）

自发性硬膜外血肿*（C3-C6）

*矢状位 MRI T2W

硬脊膜动静脉瘘*
中央脊髓高信号，扩张的动脉化的静脉丛

梗死区域

脊髓前动脉

前根动脉

脊髓前动脉综合征

梗死区域

沟连合动脉

脊髓动脉
（绿色部分：分水岭梗死区域）

沟连合动脉综合征
（临床表现同脊髓半切综合征）

症状包括肢体的感觉异常（烧灼感、针刺感）、步态不稳以及乏力。视神经萎缩、抑郁以及其他精神症状提示脑病的可能。还可出现体重下降、舌的烧灼感以及胃纳差等症状。其他的临床表现包括大致对称的末梢多发性神经病、本体感觉受损（→脊髓性共济失调）、痉挛性截瘫以及自主神经功能障碍（性功能障碍、尿失禁、便秘等）。血液检查显示巨幼细胞性贫血、血浆低水平 B_{12}、同型半胱氨酸和甲基丙二酸水平的升高。治疗措施为胃肠外注射维生素 B_{12}。

铜缺乏可引起类似的表现。若未发现 B_{12} 的缺乏，则需在鉴别诊断中排除铜缺乏。

脊髓病的鉴别诊断

具体内容见下述。

综合征	症状和体征	病　因	诊断和治疗[1]
颈髓压迫（颈部脊髓病；脊髓中央综合征）	中枢性截瘫或四肢瘫，肌强直[2]，共济失调，Lhermitte 征，膀胱/直肠功能障碍，颈椎活动度下降；颈椎神经根病可发生（感觉异常、肌萎缩、颈肩疼痛）	颈椎病合并节段性缺血损伤[3]，颈椎后纵韧带骨化综合征[4]，创伤[5]，硬膜外肿瘤，硬膜外脓肿，颈椎后弯	鉴别诊断[6]，诱发电位，肌电图，残余尿，颈椎 X 线片，对快速进展性症状进行 MRI 或手术；其余保守治疗[7]
腰椎管狭窄[8]（神经性间歇性跛行）	站立或行走时出现感觉异常（沉重感和乏力），休息、前倾、拉伸或仰卧时消失；骑车或许可行；行走距离逐渐缩短	椎关节僵硬引起的马尾神经根压迫[9]；L4-L5 > L3-L4 > L2-L3 > L5-S1	鉴别诊断[10]，腰椎 X 线片，CT，MRI，脊髓造影/保守治疗（镇痛，理疗）；对于严重影响步程、残余尿量或症状持续至少 3 个月的可行手术治疗
脊髓空洞症	疼痛，脊髓中央功能障碍，瘫痪以及肌萎缩（前角），无痛性关节病（Charcot 关节病），皮肤损伤，脊柱后侧凸等	I 型小脑扁桃体下疝畸形，颅底凹陷症，创伤后，感染后，脊髓肿瘤相关性，术后等	MRI（排除脑积水），肌电图，手术缓解进展性症状，尤其是疼痛[11]
延髓空洞症	疼痛（V），脑神经损伤（Ⅷ~Ⅻ），眼球震颤	同上	MRI，对症治疗
硬膜外脓肿	疼痛（局限性、触诊压痛、神经根性），发热，进展性脊髓横贯综合征	心内膜炎、肺炎、皮肤或口腔感染的血源性播散，骨髓炎，椎旁注射，静脉药物等	MRI，腰椎穿刺[12]，确认感染源和病原菌；手术[13]，抗生素治疗
肿瘤[14]，中毒	疼痛，感觉丧失，节段性或神经根性瘫痪，Lhermitte 征（颈部），不完全或完全性脊髓横贯综合征	椎骨转移，多发性骨髓瘤，硬膜外转移，肉瘤，髓外硬膜内脊膜瘤，神经纤维瘤，血管瘤，髓内星形细胞瘤，室管膜细胞瘤	MRI，腰椎穿刺[15]，放射造影，CT，手术；有指征时放疗；糖皮质激素和止痛剂对症治疗

注：[1] 诊断和治疗的原则。[2] Babinski 征，Romberg 征，反射亢进。[3] 退行性变（骨赘，骨软骨病，关节面肥厚）；椎间盘突出致恶化；Paget 病。[4] 后纵韧带骨化综合征。[5] 颈椎突然伸展过度（严重挥鞭伤，脊椎按摩疗法，牙科操作，脊髓造影）。[6] 鉴别诊断：脊髓肿瘤，脊髓炎，亚急性联合变性，运动神经元病（尤其是肌萎缩侧索硬化）。[7] 软领。[8] 主要鉴别诊断神经根病。[9] 关节面或黄韧带肥厚，突出的椎间盘和脊椎前移可致恶化。[10] 血管性跛行，髋关节炎，大粗隆滑囊炎，椎间盘突出症，肿瘤，硬膜动静脉瘘。[11] 症状性 Chiari 畸形行后颅窝减压，或分流（支架）。[12] 腰椎穿刺，因较少增加有效信息量通常不需要。[13] 尤其针对进展性神经功能障碍。[14] 仅列出常见肿瘤类型。[15] 指征取决于肿瘤的类型。

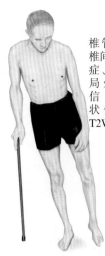

椎管狭窄，椎间盘突出症、C4-C5局灶性高信号（矢状位MRI，T2WI图像）

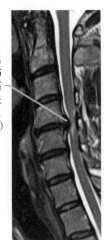

脊髓中央综合征

椎管内高信号（矢状位MRI，T2WI图像）

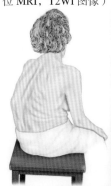

脊柱后侧凸

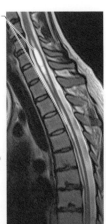

由于延髓空洞症，右侧舌下神经麻痹

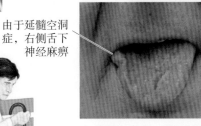

脊髓空洞症，延髓空洞症

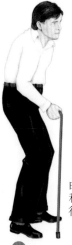

由于进行性背部和腿部疼痛，步行距离缩短

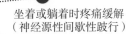

坐着或躺着时疼痛缓解（神经源性间歇性跛行）

颈硬膜外脓肿

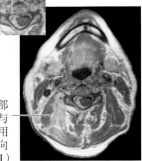

右侧蜂窝织炎因颈部疼痛行椎旁注射（与类固醇激素合并使用的镇痛药）后（轴向增强MRI，T1WI）

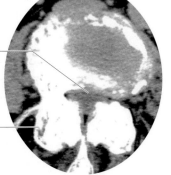

中央管狭窄，纤维环膨出

小关节增生性退行性关节病

获得性腰椎中央管狭窄（轴向增强CT）

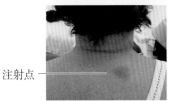

注射点

脊髓硬膜外脓肿

● 中毒性脊髓病

能够导致脊髓病的物质包括作为娱乐物质的吸入性一氧化氮（"笑气"）、山鳖豆的摄入、木薯根（见附录，表118）、掺入了润滑油（毒性三甲酚磷酸酯）的食用油、鞘内注射细胞毒性药物（氨甲蝶呤、阿糖胞苷、噻替派）。脊髓病可能是放射治疗的晚期后遗症。

● 遗传性脊髓病

遗传性痉挛性截瘫或家族性痉挛性截瘫通常会在 10 岁左右或 10~40 岁年龄段表现出症状。超过四十余种综合征已经被确定，遗传形式可以是常染色体显性遗传、常染色体隐性遗传或 X 染色体连锁遗传。在该疾病的一组形式中，皮质脊髓束（上运动神经元）的最长轴突和薄束受累，症状主要表现为局部进行性中枢性截瘫伴肌强直（非复杂性痉挛性截瘫）；感受器和膀胱可出现功能障碍；行走能力可在长时间内保持正常。复杂性痉挛性截瘫伴随更多神经功能障碍，如小脑性共济失调、肌张力障碍、视网膜变性、肌萎缩、构音障碍、耳聋、感觉性神经病变、鱼鳞癣、癫痫、视神经病变、多发性神经病变以及痴呆。

最常见的致病基因有 *SPG4*（常染色体显性遗传，基因定位 2p22，基因产物 spastin），*SPG3A*（常染色体显性遗传，14q22，atlastin-1 GTPase），以及 SPG7（常染色体隐性遗传，16q24，paraplegin）。其他已知的痉挛性截瘫综合征仅在一些家族中发现。治疗以对症治疗和支持治疗为主（理疗、抗肌强直药物、辅助器具）。

脊髓病变的症状可在如下情况中进展，如肾上腺脊髓神经病、运动神经元病（原发性脊髓侧索硬化）、脊髓小脑变性（Friedreich 共济失调）以及脑白质营养不良等。

针对遗传性脊髓病的鉴别诊断，见附录，表117。

● 脊髓病的诊断研究

具体内容见下述。

方　法	可提供的信息[1]
脊髓 MRI	肿瘤 / 远处转移，脊髓炎，血管畸形，脊髓压迫，脊髓空洞，蛛网膜囊肿，书写障碍，创伤后损伤，萎缩，水肿，（硬膜外）脓肿，出血
头颅 MRI	脑白质病，脑积水，畸形，局限性萎缩，矢状窦肿瘤，双侧慢性硬脑膜下血肿
膀胱功能	残余尿量测定
肌电图，神经传导测试，诱发电位	上或下运动神经元受累，多发性神经病，后柱疾病，累及视神经
脊柱放射造影	脊柱或颅颈关节的异常，退行性疾病，骨折，破坏，脊椎滑脱
实验室检查[2]	血液学 / 炎症指标 / 代谢指标 / 遗传学 / 副癌指标等的异常
脑脊液检查	炎症性，出血性 / 黄色变或瘤变的异常
脊髓血管造影	动静脉瘘 / 畸形，出血点的定位

注：[1] 举例。[2] 实验室检查包括血清维生素 B$_{12}$、同型半胱氨酸、甲基丙二酸；铜；HTLV-1 病毒抗体；水通道蛋白-4 抗体（视神经脊髓炎）；抗神经元抗体（副肿瘤性脊髓病）；遗传筛查（遗传性痉挛性截瘫）；血培养（脓肿）；类风湿因子、自身免疫抗体；梅毒；HIV 抗体；超长链脂肪酸（肾上腺脊髓神经病变）。

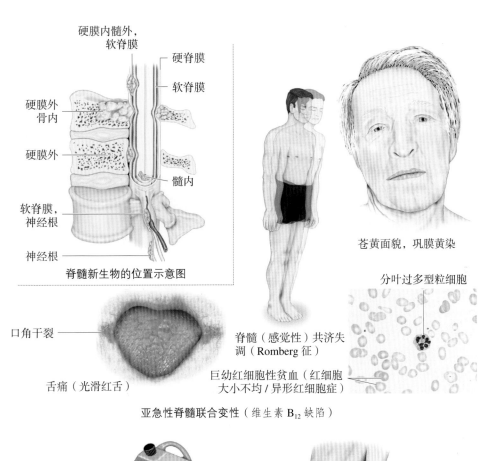

硬膜内髓外，软脊膜

硬脊膜

软脊膜

硬膜外骨内

硬膜外

髓内

软脊膜，神经根

神经根

脊髓新生物的位置示意图

苍黄面貌，巩膜黄染

分叶过多型粒细胞

口角干裂

舌痛（光滑红舌）

脊髓（感觉性）共济失调（Romberg 征）

巨幼红细胞性贫血（红细胞大小不均 / 异形红细胞症）

亚急性脊髓联合变性（维生素 B₁₂ 缺陷）

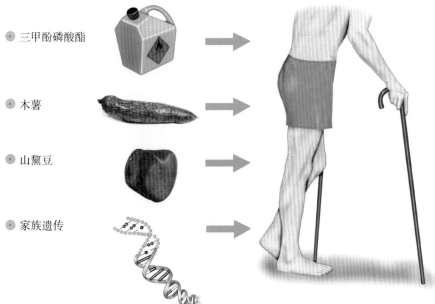

⦿ 三甲酚磷酸酯

⦿ 木薯

⦿ 山黧豆

⦿ 家族遗传

可能的病因 ⋯⋯⋯⋯⋯⋯⋯⋯⋯➤ 痉挛性截瘫

神经退行性疾病可累及上运动神经元（锥体束，见第126页，见附录，表118）或下运动神经元（脊髓灰质前角细胞，见第130页，见附录，表119），或者两者均受累。

肌萎缩性脊髓侧索硬化（ALS）

肌萎缩性脊髓侧索硬化是一种进展性的神经退行性疾病，同时累及上运动神经元及下运动神经元（大脑皮质、脑干、脊髓）。致病原因尚不明确。该病的诊断标准见表121所列。

遗传型 遗传型肌萎缩性脊髓侧索硬化占本病的5%~10%，该型在临床上不易与散发型区别。

散发型 散发型肌萎缩性脊髓侧索硬化常在50~60岁时发病。典型症状是因疾病导致的第一级和第二级运动神经元的损伤引起，同时伴有肢体局限性无力，上肢比下肢严重，表现为麻木感、步态不稳、经常跌倒以及在开锁时转动钥匙困难。原发性延髓性麻痹约有25%患者发生，但是延髓性功能障碍（构音障碍、吞咽困难、发音困难、流涎等）常在后期发生，肌肉痉挛和肌束颤动常在疾病早期出现。假性延髓性麻痹常和情绪不稳有关。早期认知功能障碍常因额颞叶痴呆导致，颈肌无力常导致头颈下垂（见第303页），约20%的患者诉感觉异常。

随着疾病进展，截瘫、肌萎缩、吞咽困难（导致体重下降）、流涎、构音障碍等症状加重。呼吸肌无力可导致进行性呼吸功能障碍以及夜间换气不足，疼痛可在疾病后期出现，膀胱、直肠以及性功能障碍，锥体外系症状，眼球运动障碍，以及褥疮等并非经典型ALS的临床特征。

经典型ALS的变异型包括原发性侧索硬化、进行性肌萎缩、进行性痉挛性偏瘫（Mills综合征）、原发性呼吸肌无力，以及双侧"连枷臂"综合征。

预后和治疗 ALS无治愈手段。疾病逐渐进展，发病后的平均生存时间为2~4年。病情应与患者及其家属进行沟通，需在疾病早期为患者提供支持治疗以改善生活质量。

治疗方法主要是缓和病情以及对症治疗。应保证充足的营养供应，包括营养咨询、饮食选择、足够的液体摄入、经皮内镜胃造瘘术。药物主要用于缓解疼痛性肌肉痉挛、流涎以及情绪波动。物理治疗能够改善患者活动度、减缓肌肉僵硬，以及减少体液潴留。其他措施包括辅助用具（夹板、带轮子的行走辅具、扶手杆、轮椅等）、呼吸功能锻炼（合适的体位、便携式吸引器、无创性通气机及气管切开等）、言语治疗（交流锻炼）以及心理支持治疗。利鲁唑（1种谷氨酸拮抗剂）或可延长患者生存期。

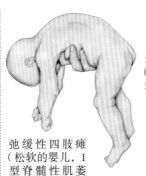

近端肌肉萎缩（3型脊髓性肌萎缩，Kugelberg-Welander 病）

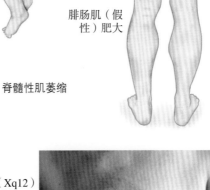

腓肠肌（假性）肥大

弛缓性四肢瘫（松软的婴儿，1型脊髓性肌萎缩，Werdnig-Hoffmann 病）

脊髓性肌萎缩

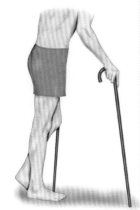

上（第一级）运动神经元损伤（痉挛性瘫痪）

脊髓延髓性神经病（Kennedy 病）
- X 连锁阴性遗传（Xq12）
- 易疲劳，近端肌无力，肌肉痉挛
- 吞咽困难，构音障碍，咀嚼困难
- 姿势性震颤（上肢）
- 内分泌疾病，不孕不育
- 男性乳房发育

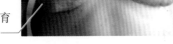

下（第二级）运动神经元损伤

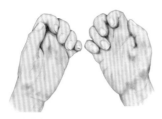

轻瘫，肌萎缩，肌束震颤

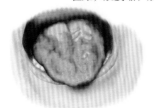

舌肌萎缩，构音障碍，吞咽困难

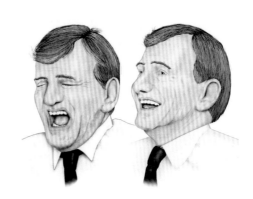

情绪不稳定

第一级以及第二级运动神经元均受损伤的表现

非特异性背部疼痛（见第 212 页）一般由不太严重的疾病导致；尤其是下背部疼痛，多数情况下会在 6~12 周内缓解。背痛可涉及脊椎骨或椎旁肌，或放射至颈肩部、躯干、盆部、下肢等。疼痛分布可以是神经根性或非神经根性的。

相反，身体其他部位的疼痛可累及脊柱。特定原因引起的背痛（见第 212 页）通常可能较严重。

背痛的鉴别诊断

具体内容见下述。

背痛的病因	特 征
颈椎或腰椎椎间盘突出	保守治疗通常可缓解症状 [1]
脊柱骨 • 退行性骨关节炎或骨关节病 • 椎管狭窄 • 椎骨滑脱 [3] 或椎骨前移 [4] • 骨质疏松症	• 椎间盘的退行性变，骨质增生 [2]；保守治疗（必要时减肥，锻炼，止痛药物） • 见第 350 页 • 下腰部脊柱最常见，常无临床表现 • 压缩性骨折，驼背
创伤	见第 344 页
肿瘤	硬膜下髓外或髓内肿瘤（见第 350 页），转移瘤，软脊膜肿瘤（见第 324 页），淋巴瘤，腹膜后肿瘤
感染和炎症	带状疱疹，莱姆病（Bannwarth 综合征），硬膜下 / 髓周脓肿，椎间盘炎 / 骨髓炎，强直性脊柱炎，类肉状瘤病，蛛网膜病变，多发性神经根炎
血管性	见第 348 页；颈动脉夹层
代谢性	糖尿病（见第 362 页；见附录，表 123）
结构变异	Klippel-Feil 综合征，脊髓栓系综合征，连体神经根 [5]
医源性	注射（椎旁，神经根周围），腰椎穿刺，手术，椎板切除术后综合征 [6]，脓肿（椎间盘炎），椎体后凸成形术，椎体成形术
放射治疗	腰骶丛神经病变 [7]
非神经根性、弥漫性疼痛	• 上肢：腕管综合征，肩凝症，粘连性关节囊炎，脊髓空洞症 • 多个区域：风湿性疾病，畸形，肌病，肌肉创伤，关节病，子宫内膜异位症，骨髓炎，骨质疏松症，前列腺炎，膀胱炎，Paget 病，躯体形式障碍 • 下肢：小关节综合征，骶髂关节损伤，尾骨痛，髋关节骨关节炎，异位骨化症
牵涉痛	• 骨盆区域：前列腺炎，子宫内膜异位症，肿瘤 • 肾脏：肾结石，肾盂肾炎，肾周脓肿，腹膜后纤维化 • 主动脉瘤 • 胃肠道：胰腺炎，胆囊炎，穿孔性溃疡 • 胸部：主动脉夹层，肺栓塞，心肌梗死，胸膜炎

注：[1] 手术适应证：腰椎间盘突出伴有膀胱（直肠）失禁的，颈椎间盘突出伴有脊髓受压或急性高位的截瘫。手术的相对适应证：神经压迫所致不能缓解神经根性疼痛；伴有进行性疼痛或神经压迫的椎间盘退行性病变。[2] 症状严重度未必与放射性改变相一致。[3] 关节突的压力性骨折。[4] 椎体相对性向前移位。[5] 2 个相邻节段的神经根共用 1 套硬脊膜，从同一椎间孔穿出；腰骶部神经常见。[6] 难治性背痛综合征。[7] 恶性肿瘤放疗后数月至数年；起初多数无痛，腰骶区域不对称性无力伴有感觉丧失；可能发生大、小便失禁。

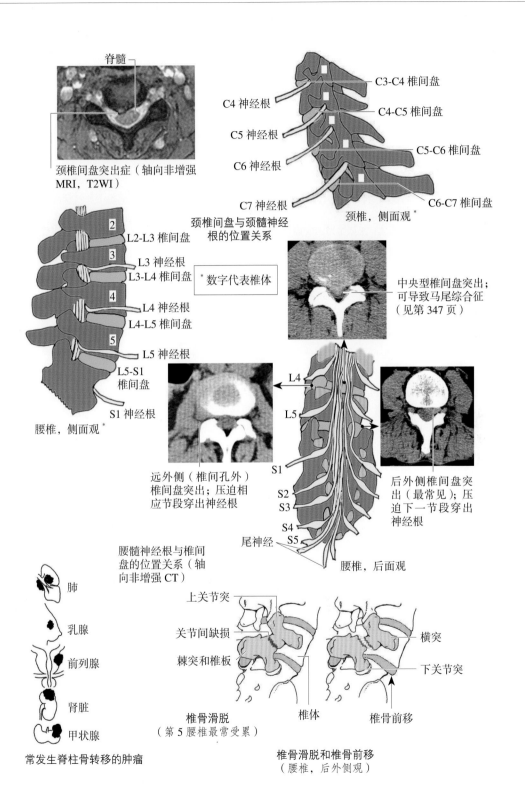

脊髓

颈椎间盘突出症（轴向非增强 MRI，T2WI）

C4 神经根

C5 神经根

C6 神经根

C7 神经根

C3-C4 椎间盘

C4-C5 椎间盘

C5-C6 椎间盘

C6-C7 椎间盘

颈椎，侧面观*

颈椎间盘与颈髓神经根的位置关系

2
L2-L3 椎间盘
3
L3 神经根
L3-L4 椎间盘
4
L4 神经根
L4-L5 椎间盘
5
L5 神经根
L5-S1 椎间盘
S1 神经根

腰椎，侧面观*

*数字代表椎体

中央型椎间盘突出；可导致马尾综合征（见第 347 页）

远外侧（椎间孔外）椎间盘突出；压迫相应节段穿出神经根

L4

L5

S1

S2

S3

S4
S5

尾神经

腰髓神经根与椎间盘的位置关系（轴向非增强 CT）

后外侧椎间盘突出（最常见）；压迫下一节段穿出神经根

腰椎，后面观

肺

乳腺

前列腺

肾脏

甲状腺

常发生脊柱骨转移的肿瘤

上关节突

关节间缺损

棘突和椎板

横突

下关节突

椎体

椎骨前移

椎骨滑脱
（第 5 腰椎最常受累）

椎骨滑脱和椎骨前移
（腰椎，后外侧观）

神经丛病变的症状和体征见第 214 页。臂丛和腰骶丛神经病变的可能病因 如下所列。

病因	特征
肿瘤	• 臂丛[1]：神经鞘瘤，神经纤维瘤；多为支气管来源的非小细胞癌（如鳞状细胞癌或腺癌）[2] • 腰骶丛：泌尿生殖道肿瘤，直肠癌，淋巴瘤
血管性	• 腰骶丛：抗凝剂或血友病所致腰大肌血肿，术后血肿，主动脉瘤，缺血（血管炎、手术、动脉内注射）
代谢性	• 腰骶丛：糖尿病（见附录，表 123）
炎症性	• 臂丛：神经痛性肌萎缩（见第 366 页） • 腰骶丛：腰骶丛神经炎
创伤	• 臂丛：刺伤或枪伤，挫伤（创伤、出生），颈神经根撕脱伤（见第 344 页） • 腰骶丛：骨盆骨折，骶骨骨折
压迫性	• 臂丛：负重（背部麻痹），胸廓出口综合征（C8-T1）[4]，过度外展综合征 • 腰骶丛：妊娠/分娩，体位（中毒所致昏迷，手术）
感染	• 腰骶丛：腰肌脓肿
医源性	• 臂丛：体位，牵拉（心脏手术），神经丛麻醉 • 腰骶丛：腹腔内手术，子宫切除术，血管手术，髋部手术，体位
妊娠	• 腰骶丛：晚期妊娠，分娩
放疗	• 臂丛：放射治疗后数月至数年后出现神经丛病变；主要症状包括肩部的感觉（感觉异常和感觉迟钝）和疼痛，伴随肌无力、手部肌肉萎缩以及淋巴水肿。 • 腰骶丛：见第 356 页。

注：来源：Mumenthaler 等（2007）。
[1] 臂丛。[2] Pancoast 综合征（肺尖肿瘤），肩部或腋窝的剧烈疼痛，上肢内侧麻木（C8-T2），手部无汗症，Horner 综合征，手部展肌无力伴随上肢肌肉萎缩。[3] 腰骶丛。[4] 可能病因：由顶至第一肋骨的不完全颈肋筋膜带，过长的 C7 横突至第一肋骨的纤维带，狭窄的斜角肌间隙。

外周神经病

遗传性或获得性疾病可累及感觉神经元或运动神经元的胞体、轴突或神经髓鞘（见第 211 页）。急性、亚急性或慢性的临床表现根据累及混合性外周神经的不同成分（感觉性、运动性或植物性纤维）而变化。

损伤可仅累及 1 种纤维成分（单神经病，见附录，表 122），或 2 种及其以上不同成分（多发性单神经病、多灶性神经病），或更多外周神经（多发性神经病）。

外周神经病的临床特征在第 210 页和附录中表 64 详细描述。鉴别诊断见表 65 所列。

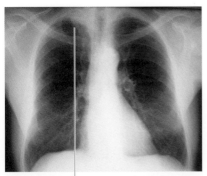

肺尖肿瘤（Pancoast 肿瘤）

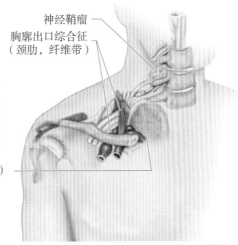

神经鞘瘤

胸廓出口综合征
（颈肋，纤维带）

肩部肌肉瘫痪和萎缩

乳房切除术

臂丛神经炎（神经痛性肌
萎缩，Pansonage-Turner
综合征）

感觉迟钝，感觉缺失，淋
巴水肿，瘫痪

延迟性放射性臂丛神经病

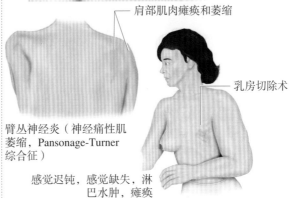

马尾转移瘤（矢状位 MRI，T2WI）

动脉瘤解剖示意图

臂丛神经病举例

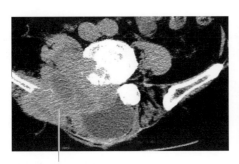

盆腔的软骨母细胞瘤

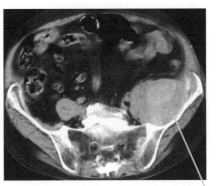

腰大肌血肿（口服抗凝剂治疗）

腰骶丛神经病举例

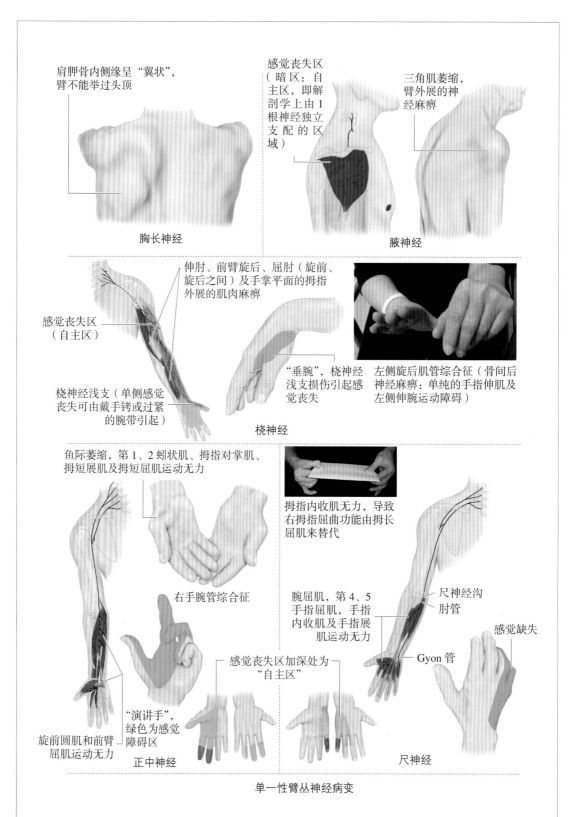

肩胛骨内侧缘呈"翼状"，臂不能举过头顶

胸长神经

感觉丧失区（暗区：自主区，即解剖学上由1根神经独立支配的区域）

三角肌萎缩，臂外展的神经麻痹

腋神经

伸肘、前臂旋后、屈肘（旋前、旋后之间）及手掌平面的拇指外展的肌肉麻痹

感觉丧失区（自主区）

桡神经浅支（单侧感觉丧失可由戴手铐或过紧的腕带引起）

"垂腕"，桡神经浅支损伤引起感觉丧失

左侧旋后肌管综合征（骨间后神经麻痹：单纯的手指伸肌及左侧伸腕运动障碍）

桡神经

鱼际萎缩，第1、2蚓状肌、拇指对掌肌、拇短展肌及拇短屈肌运动无力

右手腕管综合征

拇指内收肌无力，导致右拇指屈曲功能由拇长屈肌来替代

"演讲手"，绿色为感觉障碍区

旋前圆肌和前臂屈肌运动无力

正中神经

感觉丧失区加深处为"自主区"

腕屈肌，第4、5手指屈肌，手指内收肌及手指展肌运动无力

尺神经沟
肘管

Gyon 管

感觉缺失

尺神经

单一性臂丛神经病变

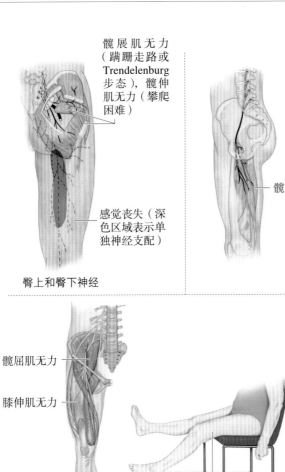

髋展肌无力（蹒跚走路或Trendelenburg步态），髋伸肌无力（攀爬困难）

感觉丧失（深色区域表示单独神经支配）

臀上和臀下神经

髋内收肌无力

股内侧感觉丧失（深色区域表示单独神经支配）

闭孔神经

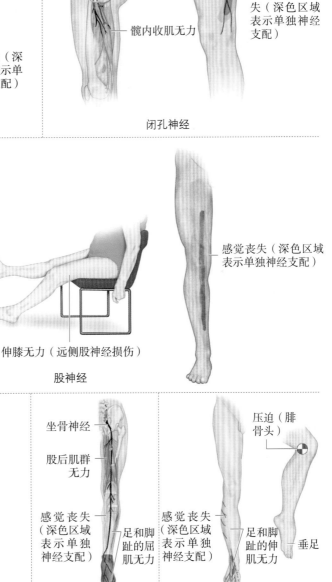

髋屈肌无力

膝伸肌无力

伸膝无力（远侧股神经损伤）

感觉丧失（深色区域表示单独神经支配）

股神经

压迫（感觉异常性股痛）

感觉丧失（深色区域表示单独神经支配）

股外侧皮神经

坐骨神经

股后肌群无力

感觉丧失（深色区域表示单独神经支配）

足和脚趾的屈肌无力

胫神经

压迫（腓骨头）

感觉丧失（深色区域表示单独神经支配）

足和脚趾的伸肌无力

垂足

腓总神经

远端单神经病

糖尿病神经病变

糖尿病（DM）是一组异质性的代谢性疾病，其特征是由于胰岛素分泌减少或异常，或葡萄糖产物不同程度增加，或葡萄糖利用途径受损，所导致的高血糖。Ⅰ型糖尿病患者胰岛素分泌细胞胰岛 β 细胞损害，导致胰岛素分泌的绝对不足；Ⅱ型糖尿病以胰岛素抵抗、胰岛素异常分泌、过多葡萄糖产物积累为特征。其他糖尿病的病因包括遗传缺陷和遗传综合征、药物导致的糖尿病、合并内分泌疾病、胰腺外分泌疾病以及妊娠期糖尿病等。糖尿病的后遗症包括动脉粥样硬化、微血管病、视网膜病、肾病，以及外周神经病。糖尿病的诊断需包括糖尿病的典型症状，以及随机血糖 ≥ 11.1 mmol/L（200 mg/dl），或空腹血糖 ≥ 7 mmol/L（126 mg/dl），或糖化血红蛋白 > 6.5%，或口服葡萄糖耐受试验 2 小时后血糖 ≥ 11.1 mmol/L（200 mg/dl）。

发病机制　糖尿病神经病变是由于广泛性或局限性外周神经损伤引起，与高血糖、血脂异常、BMI 指数、吸烟以及高血压的控制程度及持续时间相关。以上危险因素会导致神经血管内皮的损伤，炎症过程，神经营养性胰岛素信号通路的损害，以及神经元、神经膜细胞的功能障碍。病理检查显示广泛的轴突损害。严格的血糖控制对于Ⅰ型糖尿病的治疗更加有效，可能是因为与Ⅱ型糖尿病有不同的病理基础。

症状和体征　糖尿病神经病变的不同临床表现见附录表 123 所列，临床上可能以多种不同的组合形式表现。糖尿病外周神经病变最常见的形式是远端对称性多发性神经病。其他形式为局灶性或近端的神经病变。鉴别诊断非常重要（见附录，表 64）。糖尿病神经病变通常伴随糖尿病视网膜病变或肾病。糖尿病神经病变的并发症有感知觉和伤口愈合的延迟、糖尿病性足部溃疡、感染、肌无力或跌倒等。

治疗　治疗的主要目标为血糖值在正常水平内，以及代谢综合征和神经病理性疼痛的控制。糖尿病神经病变的疼痛对三环类抗抑郁药（阿米替林）、文拉法辛、度洛西汀、加巴喷丁、普瑞巴林等有良好反应；局部利多卡因（5% 贴片）可能有效；阿片类或曲马多可作为二线用药（长期使用有成瘾风险）。不同类型的自主神经功能障碍（见第 108 页）主要对症治疗。其他可加重神经病变的危险因素应予避免（酒精、维生素缺乏、药物副作用等）。因治疗引起的糖尿病神经病变（treatment-induced neuropathy in diabetes，TIND）是一种医源性小纤维神经病变。症状包括神经性疼痛和（或）自主神经功能障碍，以及弥漫性微血管并发症。长期伴有高血糖症的患者若出现急剧的血糖变化，会导致 TIND 的风险增加。

尿毒症神经病变

尿毒症神经病变最常见是由于远端对称性的轴索变性伴次级脱髓鞘引起。典型症状为感觉性（感觉异常、足底灼痛、不安腿）、运动性或轴索性多发性神经病变，主要累及下肢。神经病变的严重程度与肾功能不全的严重程度相关。确切的发病机制尚不明确。单发性神经病变可由并发的糖尿病加动脉粥样硬化所致缺血，或透析相关综合征，或淀粉样物质沉积（腕管综合征），或压迫引起。

尿毒症多发性神经病变的症状可在早期肾病经肾移植治疗后缓解，其进展可经血液透析预防。

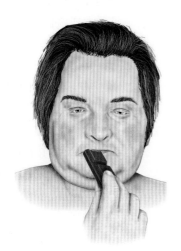

糖尿病（2型）

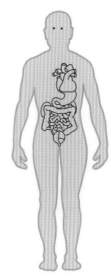

- 小且无反应的瞳孔
- 无汗症，多汗症
- 直立性低血压
- 静止性心动过速
- 血压变化较小
- 静息性心肌梗死
- 睡眠呼吸暂停
- 吞咽困难
- 胃痉挛
- 便秘，腹泻
- 勃起功能障碍
- 残留尿

自主神经性神经病

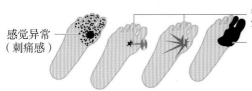

感觉异常（刺痛感）

感觉迟钝（刺痛、烧灼痛）

神经病性溃疡（穿通性溃疡）

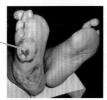

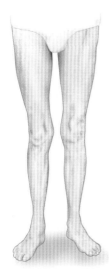

远端对称性感觉-运动性神经病

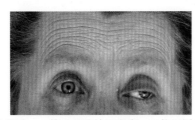

左瞳孔——第Ⅲ对脑神经麻痹，后伴眶周痛

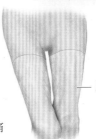

肌萎缩，疼痛

腰骶神经丛病

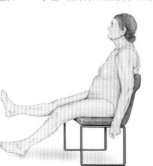

股四头肌瘫痪（左侧）

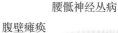

腹壁瘫痪

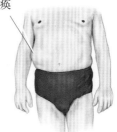

胸腰部根性神经病变

糖尿病神经病变

Guillain-Barré 综合征

Guillain-Barré 综合征（GBS）涵盖了一组临床散发的、单相急性病程的、自身免疫性的炎症性神经病变（见附录，表124）。发病率约为每年2/10万，年轻人群中较少见。在呼吸道或消化道感染后约2/3的人群在1~4周后发病。致病病原菌通常无法检测到。通常认为GBS与特定病毒（巨细胞病毒、EB病毒、HIV病毒→脑脊液中淋巴细胞增加）、细菌（弯曲杆菌、肺炎支原体）以及疫苗（狂犬病毒疫苗）有关。

发病机制　导致前期感染的病原菌被认为可诱导急性炎性脱髓鞘多神经根病中的B细胞及T细胞的自身反应性。T细胞迁移至神经内膜，与内源性抗原发生交叉反应，释放促炎症性因子（TNF-α、IFN-γ；见第408页）以活化巨噬细胞。此过程反过来会导致神经脱髓鞘（包括基质金属蛋白酶类及含氮自由基）。B细胞产生的IgG抗体可在血清中检测到。这些抗体通过占据郎飞结处的轴索膜神经节苷脂抗体，或通过巨噬细胞（急性麻痹），或活化补体以及巨噬细胞（髓鞘损伤）产生的炎症反应，阻止神经冲动传导。郎飞结的免疫病理过程可解释急性运动轴索型神经病（前根）以及急性感觉-运动轴索型神经病（前后根）显著的运动轴索损伤。一旦这些炎症被控制，再生（轴索生长和再髓鞘化）开始。

症状和体征　GBS的经典症状表现同急性炎性脱髓鞘多神经根神经病，是一种急性上升式（有时下降式）的通常进展很快的多神经根神经病，表现为对称性肌无力、反射消失以及感觉异常。疼痛并不罕见，尤其是初发病时，常出现于背部；呈电击样、刺痛或肌痛感，有时误认为是椎间盘疾病。常发生颅神经损伤（双侧Ⅶ；Ⅲ、Ⅳ、Ⅵ、Ⅸ、Ⅹ），以及呼吸道症状和自主神经功能紊乱（心动过缓或心动过速、低血压或高血压、水和电解质紊乱），通常会导致并发症的发生，有时会被误认为是脑干梗死。

一般情况下，GBS的临床表现和进程变化多样。预后不良的预测因子包括年龄超过60岁、1周内进展至四肢瘫痪、机械辅助呼吸以及运动诱发电位振幅下降小于正常值的20%。GBS的临床少见类型见第493页所列。

诊断（见附录，表125、表126）　GBS通过其典型临床表现诊断。电生理诊断试验支持诊断，排除其他诊断，可给出分型和外周神经损害程度的依据。脑脊液分析有助于排除其他疾病。有5%~10%的患者可出现GBS的复发。

治疗　GBS的并发症主要源于自主神经功能障碍（心律失常、显著的血压波动、尿潴留、顽固性便秘）、通气功能不足以及制动（深静脉血栓、肺栓塞、疼痛、压迫性神经病、褥疮、关节挛缩）。患者应在ICU中进行密切监护，医护人员应对患者及其家属提供清楚且充分的病情进展以及心理咨询。预后应辅以早期的语言康复训练、物理治疗，以及专业护理措施。GBS的严重性可通过静脉高剂量的免疫球蛋白治疗或血浆置换减轻，且可加速恢复。糖皮质激素无效。

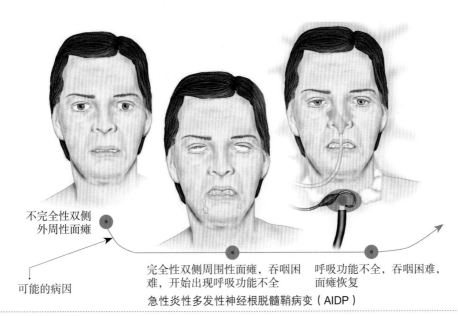

不完全性双侧
外周性面瘫

可能的病因

完全性双侧周围性面瘫，吞咽困
难，开始出现呼吸功能不全

呼吸功能不全，吞咽困难，
面瘫恢复

急性炎性多发性神经根脱髓鞘病变（AIDP）

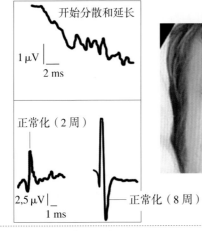

开始分散和延长

1 μV

2 ms

正常化（2 周）

2,5 μV

1 ms

正常化（8 周）

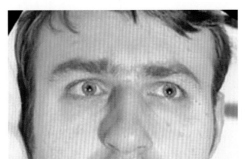

预期的凝视方向

眼肌麻痹，眼球运动障碍

Miller Fisher 综合征
（左：腓肠神经感觉动作电位）

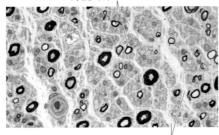

薄髓纤维

神经组织活检（腓肠神经，
半薄切片，横切面）

结缔组织增生

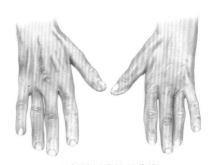

远侧端对称性肌萎缩

慢性炎性多发性神经根脱髓鞘病变（CIDP）

慢性炎性脱髓鞘多神经根神经病（CIDP）

CIDP 中的主要综合征包括远端和近端对称性瘫痪、反射减退或反射消失、感觉异常以及其他感觉缺陷，约 10% 患者伴随震颤。该病不同于 GBS（见第 364 页）的是，起病隐匿（超过数月）且对糖皮质激素反应良好，鉴别诊断见附录，表 126。该病在老年人中呈进展性，年轻患者中易复发。诊断性检查见附录，表 125 中所列。电生理诊断可提供脱髓鞘证据。CIDP 临床变异包括单纯运动或感觉性神经病、非对称性多灶性获得性脱髓鞘性感觉-运动病（MADSAM，Lewis-Sumner 综合征），以及远端对称性获得性脱髓鞘神经病。治疗主要以糖皮质激素、经静脉高剂量免疫球蛋白、血浆置换为主。辅助治疗以免疫抑制剂（如硫唑嘌呤、氨甲蝶呤、环磷酰胺）为代表，视情况使用。

多灶性运动神经元病（MMN）

MMN 的临床特征是，数年内缓慢进展、远端起始的非对称性沿单根外周神经分布发展的肌无力。肌肉痉挛和肌束震颤常见。感觉性检查通常是正常的。肌萎缩较轻微，而肌无力较显著。深部腱反射消失。上肢受累重于下肢。运动神经的神经传导检查显示多灶性的传导阻滞。50% 患者可找到 GM_1 的 IgM 型抗体。脑脊液检查均正常。治疗主要以静脉反复高剂量免疫球蛋白、利妥昔单抗或环磷酰胺进行；糖皮质激素和血浆置换无效。鉴别诊断包括肌萎缩性脊髓侧索硬化、下运动神经元损伤（见附录，表 119）、CIDP 或 MADSAM。

意义未明的单克隆丙种球蛋白病（MGUS）

一种单克隆蛋白质（M 蛋白、IgM、IgG、IgA；通常为 κ 型）与神经病有关。该病的绝大多数患者无其他疾病表现；仅 1/3 患者最终进展为恶性浆细胞增殖性的多发性骨髓瘤或 Waldenström 巨球蛋白血症（见附录，表 127）。MGUS 的 IgM κ 型表现为慢性进展的远端对称性感觉性神经病。受累人群以 50 岁以上男性多见。髓鞘相关糖蛋白（MAG）血浆抗体可在 50% 患者中检出。治疗以免疫抑制剂（如苯丁酸氮芥或环磷酰胺，加泼尼松或血浆置换）或利妥昔单抗为主。

神经疼痛性肌萎缩

该病（又称为 Parsonage-Turner 综合征）包括急性的、通常在夜间发生的肩部剧烈疼痛，持续数小时至数日，后伴肌无力和肌肉萎缩（臂丛神经炎）。感觉缺陷少见（腋神经分布区域）。治疗以对症治疗为主，口服泼尼松或可缩短疼痛的持续时间。

血管炎性神经病

血管炎性疾病可影响外周神经（见第 236 页），最常见的症状为多灶性（多发性单一神经炎）或非对称性疼痛性感觉-运动性神经病。早期免疫抑制治疗对于改善预后非常重要。

感染源性神经病　见附录，表 127。

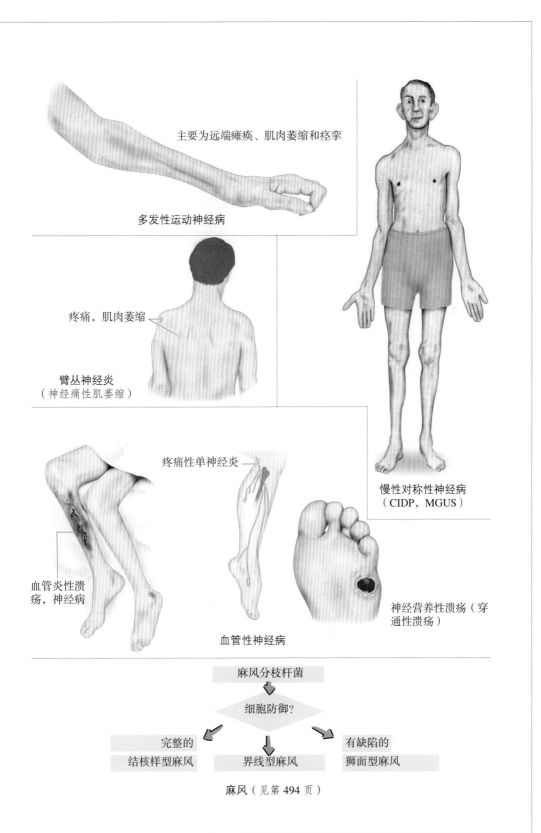

主要为远端瘫痪、肌肉萎缩和痉挛

多发性运动神经病

疼痛，肌肉萎缩

臂丛神经炎
（神经痛性肌萎缩）

疼痛性单神经炎

血管炎性溃疡，神经病

血管性神经病

神经营养性溃疡（穿通性溃疡）

慢性对称性神经病
（CIDP，MGUS）

麻风分枝杆菌

细胞防御？

完整的
结核样型麻风

界线型麻风

有缺陷的
狮面型麻风

麻风（见第 494 页）

外周神经损伤

外周神经可被压力、横断性力、粉碎性力、撞击、牵引力等短暂或永久地损伤。

局部神经压迫可引起压迫部位轴索胞质侧向移位，引起郎飞结处的内陷以及随后脱髓鞘病变，阻滞了神经电位的跳跃式传导。压力主要损害直径较粗纤维上的神经传导。神经的粉碎性损伤可毁坏轴索胞质，但未累及基膜。神经膜细胞和轴突在损伤区域再生，并将完整的包膜结构向远处延伸直至效应肌肉。神经横断性损伤后伴有轴索和神经膜细胞再生，后者可致在神经残端近处形成神经瘤。将神经残端的远、近端缝合可使再生的纤维进入远处的包膜结构，并继续向更远处延伸，但是神经的功能并不能完全恢复至初始状态。

损伤类型	代表性病因[1]/特征	分型[2]/预后
局部传导阻滞，损伤远侧传导正常	牵引损伤或压迫所致的局部脱髓鞘／缺乏电反应诊断证据的传导阻滞[3]	神经失用症／大多数患者可在数日至数周内缓解
轴索和髓鞘损伤，包膜结构[4]保留；Wallerian 变性[5]	粉碎性损伤／损伤近处的肌群可见神经移植术的电反应诊断证据，随后远处亦可见	轴索断裂／沿包膜结构由近端至远端，可持续数周、数月甚至数年，取决于损伤是部分性还是完全性[6]
轴索、髓鞘以及包膜结构损伤（完全性横断伤）；Wallerian 变性	极度横断伤；剪切、撕裂、穿透、开放性创伤／轴索再生不太可能，不规则再生和神经瘤形成常见	神经断裂伤／无自发性恢复

注：[1] 举例。[2] Seddon（1943）。[3] 电生理诊断检查：包括肌电图和神经传导试验。[4] 神经鞘 = 神经膜细胞基底膜 + 神经内膜。[5] 损伤远处的轴索变性。[6] 近端轴索以每天 2 mm 的速度变性，远端则更慢。

治　疗

早期神经外科评估是必不可少的。

损伤类型	治疗（举例）
神经根撕裂伤	• 物理治疗，止痛 • 手术（如神经移植术，肌腱固定术，肌腱转移术）
臂丛神经损伤	• 非手术治疗：物理治疗和疼痛管理；牵拉伤在 6 个月恢复不理想时应行神经探查术 • 手术：初期神经修复；损伤后最好在 3~6 个月内行神经移植术；肌肉移植术
神经失用症或轴索断裂伤（非横断性损伤）	• 物理治疗；2~3 周时临床评估以及电生理检查 • 每 2 个月行临床和电生理检查评估 • 病情改善（临床和电生理）：高级物理治疗 • 病情未改善（临床和电生理）：手术探查
神经断伤（神经横断性损伤）	• 刀、玻璃等割伤行一期神经缝合 • 二期手术修复（端端吻合，神经嫁接，交替传导，神经移植）

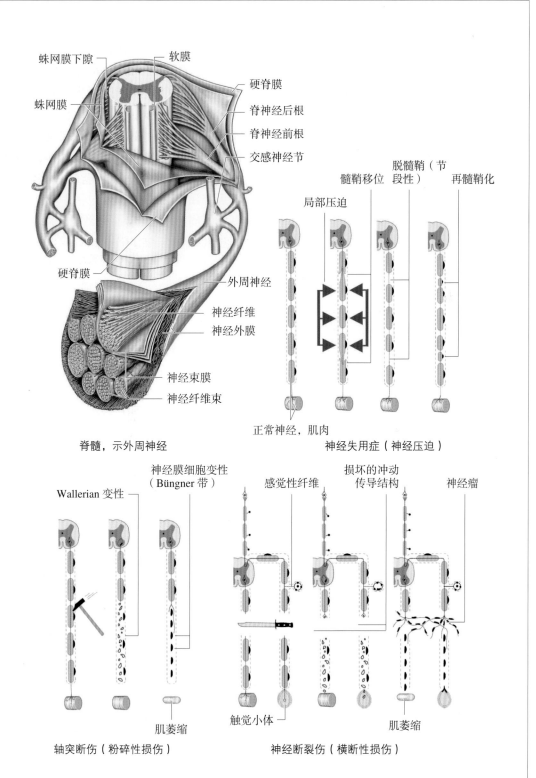

蛛网膜下隙　软膜

蛛网膜

硬脊膜

脊神经后根

脊神经前根

交感神经节

硬脊膜

外周神经

神经纤维

神经外膜

神经束膜

神经纤维束

脊髓，示外周神经

髓鞘移位　局部压迫　脱髓鞘（节段性）　再髓鞘化

正常神经，肌肉

神经失用症（神经压迫）

Wallerian 变性　神经膜细胞变性（Büngner 带）

肌萎缩

轴突断伤（粉碎性损伤）

感觉性纤维　损坏的冲动传导结构　神经瘤

触觉小体　肌萎缩

神经断裂伤（横断性损伤）

遗传性神经病

遗传性神经病（分类和缩写词见附录，表 128）是一组慢性进展的异质性疾病，有时与骨骼畸形相关。该病根据分子遗传法分类，因为不同基因可产生同一表型而同一基因也可表现同一表型。

治疗为对症的，使用矫形器或整形外科治疗以及物理治疗。充分的足部护理非常重要，也应避免一切可能的神经毒性物质。建议进行遗传咨询。

CMT 1 型　其特征为高足弓、锤状趾、远端肌无力和肌萎缩、步态不稳（见第 134 页，常见蹒跚步态，跨域步态）、位置觉保留而振动觉丧失以及反射消失。某些外周神经明显增厚（如耳大神经、尺神经、腓总神经等），震颤常见。发病年龄在 10~20 岁。

CMT X 型　临床表现与 CMT 1 型相似，发病人群中男性比女性常见。中枢神经系统症状（听觉丧失、Babinski 征、白质损害）有时可出现。

CMT 2 型　发病年龄较 CMT 1 型晚（在 20 多岁及以后），骨骼畸形较轻，反射消失和震颤罕见，且外周神经无可触及的增厚现象。

HS（A）N 型　主要表现为感觉性（HSN）神经病，有时也可出现自主神经性（HSAN）神经病。运动功能受损较 CMT 少见。感觉性障碍常导致受伤、溃疡以及骨骼改变。

HNPP 型　表现为在外周神经（尺神经、腓神经、桡神经、正中神经等）受到相对较轻的压迫后出现的反复阵发性肌无力和感觉丧失。多发性神经病或无痛性神经丛病可同时存在（同 HNA 的鉴别诊断）。

卟啉性神经病

4 种急性肝性卟啉病与脑病和外周神经病相关：混合性卟啉病、急性间歇性卟啉病、遗传性卟啉病以及 δ - 氨基乙酰丙酸脱氢酶缺陷（常染色体隐性遗传；其他为常染色体显性遗传）。卟啉病的发生可能与药物使用有关。卟啉性神经病在腹痛和中枢神经系统出现后发作，且包括了自主神经性以及外周感觉-运动性神经病；临床表现为类疝气腹痛、肢体痛、感觉异常、静止性心动过速、不稳定性高血压以及不同程度的肌无力。脑病表现为意识障碍、注意力缺失、嗜睡、精神错乱、幻觉以及癫痫发作等。卟啉性神经病的症状、体征、脑脊液异常等同急性 GBS 非常类似（见第 364 页）。卟啉病的诊断基于尿、便中卟啉代谢产物的测定。

遗传性脂质代谢疾病所致神经病

以下脂质代谢疾病可发生神经病变：异染性脑白质营养不良（见第 328 页）、Krabbe 病（见第 480 页）、无 β 脂蛋白血症（见第 313、329 页）、肾上腺脊髓神经病（见第 329、487 页）、Tangier 病（扁桃体肥大、肝脾肿大、血浆胆固醇低、血浆 HDL 缺乏）、Fabry 病（见第 329 页），以及 Refsum 病。Refsum 病是常染色体隐性遗传的植烷酸代谢异常的疾病，植烷酸的异常累积导致视网膜色素变性、夜盲症以及伴有外周神经增厚的远端对称性神经病。脑脊液中蛋白质浓度显著升高，但是细胞计数正常。植烷酸可在血浆中测定。

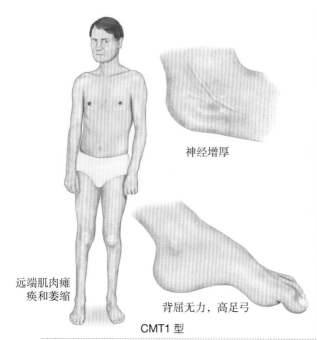

神经增厚

远端肌肉瘫痪和萎缩

背屈无力，高足弓

CMT1 型

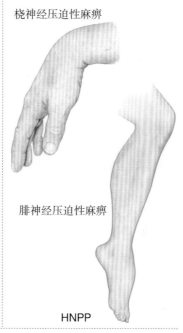

桡神经压迫性麻痹

腓神经压迫性麻痹

HNPP

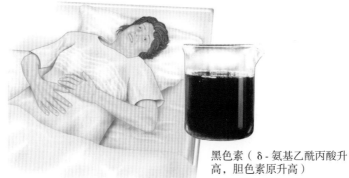

黑色素（δ - 氨基乙酰丙酸升高，胆色素原升高）

卟啉病发作（急性间歇性卟啉病）

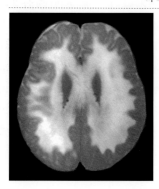

白质融合性对称性高信号，其内有低信号区域

异染性脑白质营养不良（轴向 MRI，FLAIR）

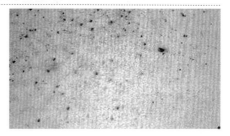

Fabry 病（皮肤的血管角质瘤）

肌营养不良（MD）

遗传性的肌营养不良疾病（见附录，表 129）以肌肉的进行性退化为特点，肌肉组织常会被结缔组织和脂肪组织所替代。而散发性的肌营养不良疾病（见附录，表 130）在临床表现和体征上则有所不同。肌肉活检和（或）基因测试可以确诊（见第 216 页）。疾病的预后情况取决于肌营养不良的类型。

任何类型的 MD 都没有治愈方法，治疗仅能通过预防挛缩和骨骼畸形来延缓疾病进程，使患者能够尽量久地保持坐正和行走的能力；另外，应当避免患者出现肥胖。运动和理疗方法中包括了预防挛缩和呼吸道护理的相应措施；肺泡通气不足的患者可能会需要在晚上接受间歇性无创通气。皮质激素（泼尼松、地夫可特）可以延缓 Duchenne 型 MD 的肌力减退。矫形器（如夜间支具、膝踝足支具）可能有效，其有效性取决于无力的程度以及关节畸形的情况。对于关节挛缩和脊柱侧凸伴有早期脊柱融合时可能需要手术纠正。出现心律失常者需要及时进行起搏器植入。为患者提供遗传咨询以及与全身麻醉相关的特殊风险信息是必要的。而且患者必须选择适合自身能力的教育类型和职业。

Duchenne 型 MD 症状在儿童期早期即可有表现，逐渐进展为对称性近端肌力减退（骨盆带肌、膝关节伸肌→Gowers 征，见第 217 页）和萎缩，症状向远端肌肉发展，可伴随运动发育迟缓、腓肠肌（假性）肥大、脊柱后侧凸、脊柱前凸过度和呼吸肌无力。一般在 13 岁之前，患者已需要使用轮椅。这种抗肌萎缩蛋白疾病还可能导致扩张型心脏病或认知障碍的发生。

Becker 型 MD 症状与 Duchenne 型 MD 相似，但程度较轻。症状出现时间较晚，且行走能力可以保持较久。

肢带型 MD 肩部和（或）骨盆带的肌肉出现无力和萎缩。这一类型的 MD 有多种表现型，可为常染色体隐性或显性遗传，进行临床分类时需要肌肉活检和分子遗传学检测。这些检测手段也可将肢带型 MD 与其他疾病区别开，尤其是抗肌萎缩蛋白、炎性肌病和 PROMM（见第 374 页）。

面肩肱型 MD 这类不对称性肌营养不良疾病表现为：面部和肩部肌肉受累，伴翼状肩胛；肱二头肌、肱三头肌、骨盆带肌和足部背屈肌无力。三角肌通常不受影响。

Emery-Dreifuss 型 MD 是以关节挛缩、肱骨腓骨处肌无力，以及晚期肩胛骨和骨盆带处肌肉累及为特点的疾病。心脏常受影响（运动不耐受、充血性心力衰竭），有心搏骤停的风险。

强直性肌营养不良 1 型（DM1）与 2 型（DM2） 见第 374 页。

眼咽型 MD 晚年发病，有不对称性上睑下垂、不完全性眼外肌麻痹和吞咽困难的表现。

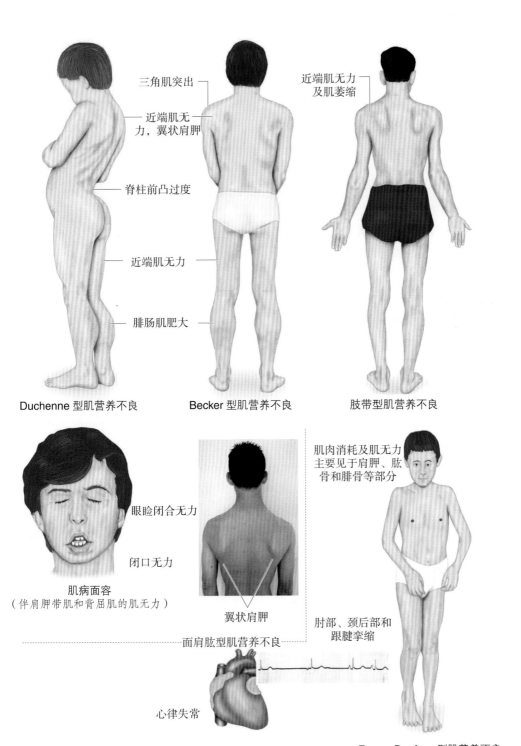

三角肌突出

近端肌无力，翼状肩胛

脊柱前凸过度

近端肌无力

腓肠肌肥大

近端肌无力及肌萎缩

Duchenne 型肌营养不良

Becker 型肌营养不良

肢带型肌营养不良

眼睑闭合无力

闭口无力

肌病面容
（伴肩胛带肌和背屈肌的肌无力）

翼状肩胛

面肩肱型肌营养不良

心律失常

肌肉消耗及肌无力主要见于肩胛、肱骨和腓骨等部分

肘部、颈后部和跟腱挛缩

Emery-Dreifuss 型肌营养不良

肌强直

肌强直是指自主肌肉收缩（动作性肌强直）或叩击（叩击性肌强直）后，骨骼肌的松弛异常延迟，肌强直有特征的 EMG 表现（强直性放电的消长和衰退）。肌强直的具体类型（见附录，表131）可通过遗传模式、临床特征以及分子遗传学分析进行诊断。肌强直疾病中，重复的肌肉收缩可减少肌肉僵硬度（热身效应）；而对于副肌强直疾病，锻炼后肌肉的僵硬度会更严重（矛盾性肌强直）。血清肌酸激酶水平一般正常或轻度升高。受累患者在使用去极化肌肉松弛药和麻醉药时可诱发严重的肌强直反应。非诺特罗、某些 β 受体阻断药、利尿药等药物可加重肌强直。

轻症肌强直患者可不需要药物来控制症状，而严重肌强直患者则需要膜稳定药物如氟卡尼、美西律或卡马西平减轻肌强直症状。心脏副作用的处理可能较为棘手，尤其在强直性肌营养不良患者中。肌强直患者应避免暴露在寒冷环境中。

非营养不良性肌强直性肌病 这一类肌强直性离子通道病包括先天性显性肌强直（Thomsen 型）、先天性隐性肌强直（Becker 型）、先天性副肌强直（Eulenburg 病）、低钾型周期性瘫痪伴肌强直，以及钾加重型肌强直（乙酰唑胺反应型肌强直），它们均由钠离子或钾离子通道的异常所导致（见附录，表131）。先天性肌强直中可出现肌肉肥大。先天性副肌强直中，肌肉无力的症状之后常可见矛盾性肌强直；另外，肌肉僵硬程度遇冷时加重。明显的矛盾性肌强直可通过重复强迫闭眼动作后观察到。

营养不良性肌强直性肌病 成年起病的强直性肌营养不良 1 型（DM1）患者除了进行性远端肌无力、肌萎缩和肌强直外，还可表现出多种体征，这包括了认知障碍、50 岁前发生的白内障、心脏受累（心律失常、心脏传导阻滞）、睡眠呼吸暂停、糖尿病、肿瘤和吞咽困难。强直性肌营养不良 2 型（DM2），即近端肌强直性肌病（PROMM）的患者不会出现肌萎缩，而且肌无力的症状主要分布于近端肌肉，同时伴有肌痛，也可存在肌肉外组织受累。

周期性瘫痪（PP）

在低钾型 PP、高钾型 PP 以及先天性副肌强直（见上述）中，存在不同持续时间和不同严重程度的弛缓性瘫痪发作。延髓肌、呼吸肌和心肌常不受累。低钾型 PP 是由于钙离子通道功能障碍引起的，发作间期的 EMG 无肌强直表现。

当难以诊断时，可于发作间期行激发试验。若给予葡萄糖（联用或不联合使用胰岛素）后可诱发瘫痪发作，则提示为低钾型 PP；若给予钾离子或锻炼（如自行车测力试验）后可诱发瘫痪发作，则提示为高钾型 PP。

急性发作时的治疗 低钾型 PP 的轻症肌无力发作不需要治疗，重症发作时可口服钾离子制剂治疗。高钾型 PP 的轻症肌无力发作可通过体育活动或摄入碳水化合物得到改善，重症发作时可能需要吸入沙丁胺醇或静脉注射葡萄糖酸钙。

预防方法 对于低钾型 PP：低盐、低碳水化合物饮食；避免剧烈运动，但体育活动对疾病有益；口服乙酰唑胺、螺内酯或其他保钾利尿药。对于高钾型 PP：高碳水化合物饮食；避免剧烈运动和受凉；口服氢氯噻嗪或乙酰唑胺。

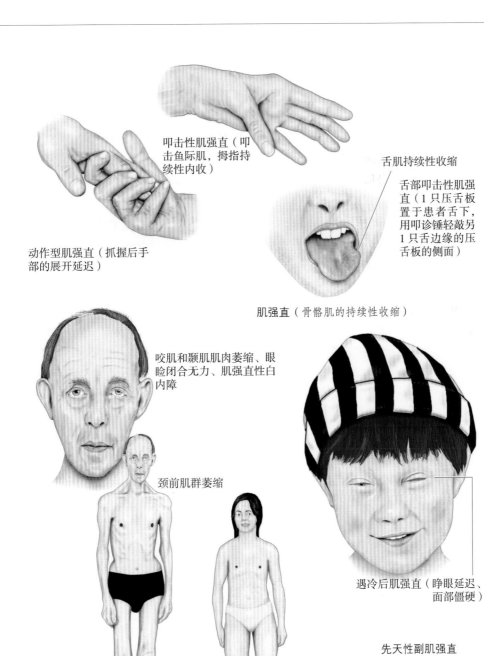

叩击性肌强直（叩击鱼际肌，拇指持续性内收）

动作型肌强直（抓握后手部的展开延迟）

舌肌持续性收缩

舌部叩击性肌强直（1 只压舌板置于患者舌下，用叩诊锤轻敲另 1 只舌边缘的压舌板的侧面）

肌强直（骨骼肌的持续性收缩）

咬肌和颞肌肌肉萎缩、眼睑闭合无力、肌强直性白内障

颈前肌群萎缩

遇冷后肌强直（睁眼延迟、面部僵硬）

先天性副肌强直

肌肉肥大

远端肌肉萎缩为主

强直性肌营养不良 1 型（DM1） 先天性肌强直 Thomsen 型

先天性肌病

先天性肌病的典型临床表现为出生时或早期发病、对称性全身肌力减退（松软儿，见第 355 页）、常见的身体畸形特征（如高腭弓、髋关节脱位、高足弓、胸部畸形）及组织化学或超微结构肌肉活检的特征表现；也可能出现挛缩，反射减弱或消失，及眼肌、面肌、呼吸肌的受累；运动的发育会延迟。肌病可能缓慢进展，也可能保持稳定。部分先天性肌病可能会在儿童期晚期或青春期早期被诊断。而肌酸激酶和 EMG 可能没有或仅有轻微的异常。遗传模式可为常染色体显性（隐性），或者 X 染色体连锁遗传（见附录，表 132）。先天性肌病根据遗传学和肌肉免疫组化所示的特征性异常结构进行分类。免疫组化可见蛋白质积聚，这种现象可存在于杆状体肌病、肌球蛋白沉积性肌病和还原体肌病中；免疫组化还可见中央轴空或多轴空；中央核可存在于肌小管肌病或中央核肌病中；纤维大小差异可存在于先天性肌纤维分型不均衡中。在先天性肌营养不良（CMDs）中，肌肉活检的特点与营养不良性肌病的特点相符。CMDs 包括 Fukuyama 型 CMD、Ullrich 型 CMD、肌-眼-脑病、Walker-Warburg 综合征、整合素缺陷型 CMD，以及分层蛋白缺乏型 CMD。另外，强直性肌营养不良 1 型（DM1）、面肩肱型肌营养不良和 Duchenne 型肌营养不良也可在出生时即存在。

代谢性肌病

代谢性肌病是由于特定遗传性酶异常（见附录，表 133）引起的多种肌肉障碍的总称。在"动态性"肌病中，运动后可引起肌痛、肌肉痉挛和肌红蛋白尿；而"静态性"肌病的典型表现则为持久性或进行性的肌无力。

线粒体肌病（见第 314、500 页）的常见生化特征为呼吸链障碍、β-氧化障碍，或两者皆有。丙酮酸和脂肪酸是线粒体 ATP 合成的最重要底物，而这项过程需经历由呼吸链酶（位于线粒体内膜）介导的氧化磷酸化。脂肪酸的 β-氧化则发生在线粒体基质。呼吸链酶由线粒体 DNA（mtDNA）和核 DNA（nDNA）共同编码。遗传模式为母系遗传或常染色体遗传（nDNA 突变）；散发病例则为 mtDNA 突变所致。

线粒体的障碍可能影响多个器官和系统，如肌肉（肌肉耐力降低、萎缩、痉挛、肌红蛋白尿）、中枢神经系统（惊厥、头痛、行为异常）、眼（上睑下垂、眼外肌麻痹、视网膜色素变性）、耳（感音神经性聋）、心脏（心律失常、心力衰竭）、胃肠道系统（腹泻、呕吐）、内分泌系统（糖尿病、甲状腺功能减退症）和自主神经系统（勃起功能障碍、多汗）。

线粒体肌病根据临床特点、实验室检查（血清乳酸浓度在静息时升高，脑脊液中偶有升高，运动后持续升高）、肌肉活检（破碎红纤维，偶伴细胞色素 C 氧化酶缺陷）和分子研究（肌肉、血小板和白细胞的 mtDNA 分析）得以诊断。然而，任何类型的线粒体肌病都没有治疗办法。

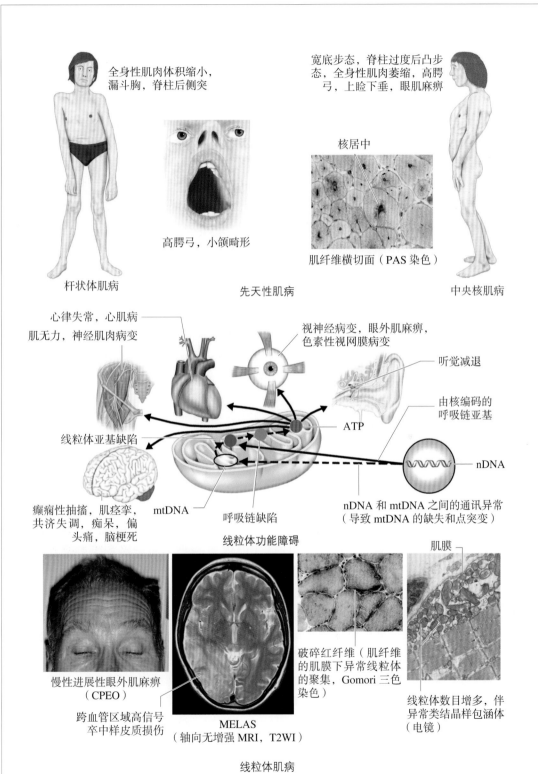

全身性肌肉体积缩小，漏斗胸，脊柱后侧突

高腭弓，小颌畸形

杆状体肌病

宽底步态，脊柱过度后凸步态，全身性肌肉萎缩，高腭弓，上睑下垂，眼肌麻痹

核居中

肌纤维横切面（PAS 染色）

先天性肌病

中央核肌病

心律失常，心肌病
肌无力，神经肌肉病变

视神经病变，眼外肌麻痹，色素性视网膜病变

听觉减退

由核编码的呼吸链亚基

线粒体亚基缺陷

ATP

nDNA

癫痫性抽搐，肌痉挛，共济失调，痴呆，偏头痛，脑梗死

mtDNA

呼吸链缺陷

nDNA 和 mtDNA 之间的通讯异常（导致 mtDNA 的缺失和点突变）

线粒体功能障碍

慢性进展性眼外肌麻痹（CPEO）

跨血管区域高信号卒中样皮质损伤

MELAS
（轴向无增强 MRI，T2WI）

破碎红纤维（肌纤维的肌膜下异常线粒体的聚集，Gomori 三色染色）

肌膜

线粒体数目增多，伴异常类结晶样包涵体（电镜）

线粒体肌病

重症肌无力（MG）

MG（见附录，表135）以运动后诱发的肌无力为特征，这是由于神经-肌肉接头的神经冲动传递障碍引起。约80%的MG患者的血清中有烟碱型乙酰胆碱受体（AChR）的自身抗体，而5%~10%有肌肉特异性酪氨酸激酶（MuSK）的自身抗体；最近发现，在AChR和MuSK自身抗体均阴性的MG患者血清中，可有抗LRP4（脂蛋白相关蛋白4）抗体的存在。在MG疾病中，胸腺起到重要的作用，某些遗传障碍可能通过影响胸腺诱导产生AChR的耐受。大部分MG患者不伴有胸腺瘤，但仍有10%~15%的MG患者伴发胸腺瘤（副肿瘤综合征）；另外，也存在其他罕见的先天性和家族性的疾病形式。

症状和体征　在AChR型MG中，肌无力呈波动性，早期常表现为眼外肌无力或上睑下垂，约15%的患者始终仅表现眼部症状（眼型肌无力），而其余患者的症状多在2年内进展到其他肌肉（全身型肌无力）。骨骼肌的无力和疲劳呈不对称性，运动后加重，休息后减轻。面咽部的肌肉可能受累（约在15%的患者中表现为首发症状），导致面部表情淡漠、构音障碍、咀嚼吞咽困难以及头部肌肉控制不良。呼吸肌无力和咽部肌无力则会引起咳嗽困难，并增加吸入风险。患者甚至可能难以或无法起身、保持站立或行走，最后可能出现完全残废。某些药物（见附录，表134）、感染、情绪压力、电解质失衡、激素变化和强光可加重肌无力，MG还常与甲状腺功能亢进症、甲状腺炎及自身免疫性结缔组织疾病相关。而MuSK型MG则是另一种肌无力亚型，表现为面咽肌无力、呼吸肌及颈部肌无力或上述的全身性MG。肌无力危象或胆碱能危象可危及生命（见第501页）。

诊断　支持诊断的检查详见附录，表136。

治疗　眼型MG的对症治疗可以使用胆碱酯酶（AChE）抑制剂，如溴吡斯的明；如果治疗效果不佳，可加用糖皮质激素或硫唑嘌呤。全身型MG的药物治疗则包括AChE抑制剂、糖皮质激素、硫唑嘌呤或其他免疫抑制剂（如吗替麦考酚酯、环孢霉素或环磷酰胺）。血浆置换和静脉注射免疫球蛋白则用于治疗疾病急性加重或对虚弱患者进行胸腺切除的术前准备时。对于年龄小于60岁的中至重度肌无力患者以及所有伴发胸腺瘤的患者，推荐进行胸腺切除术；眼型MG患者则不推荐进行胸腺切除术。进一步的治疗方法取决于初步处理后疾病的改善程度。大多数患者可以正常生活，但需要进行终身免疫抑制治疗。肌无力危象或胆碱能危象、胸腺瘤、孕期MG患者、新生儿MG和先天性MG则需要特殊的处理手段。

Lambert-Eaton 肌无力综合征（LEMS）

神经肌肉接头的突触前末梢上有电压门控的钙通道，其自身抗体的产生导致突触前末梢释放的乙酰胆碱减少，引起LEMS。LEMS常为小细胞肺癌的副肿瘤综合征表现，有时甚至在尚无肿瘤临床表现时就可出现。LEMS表现为近端（腿部）肌无力，运动时肌无力症状可有所改善，但持续的活动使症状恶化；同时还有自主神经症状（口干、体位性低血压）及反射减退。EMG显示：复合肌肉动作电位减小，而在短暂最大随意收缩或20~50 Hz重复电刺激后动作电位增加。对症治疗可使用3，4-二氨基吡啶（增加乙酰胆碱释放）和AChE抑制剂。其他医疗处理包括血浆置换、静脉注射免疫球蛋白、免疫抑制和潜在恶性肿瘤的正确治疗。

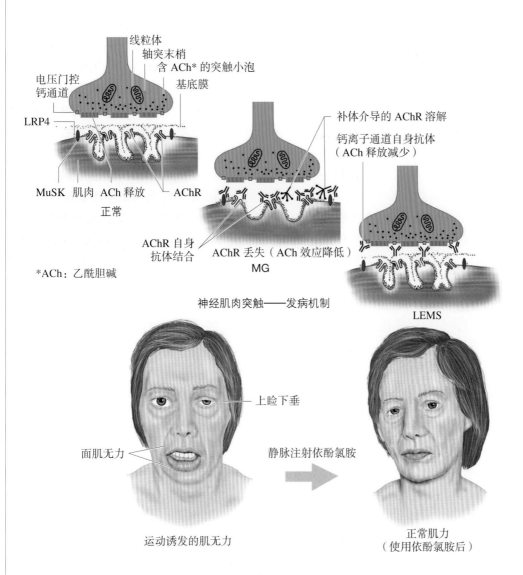

线粒体
轴突末梢
含 ACh* 的突触小泡
基底膜

电压门控
钙通道

LRP4

补体介导的 AChR 溶解

钙离子通道自身抗体
（ACh 释放减少）

MuSK 肌肉 ACh 释放 AChR

正常

AChR 自身
抗体结合

AChR 丢失（ACh 效应降低）
MG

*ACh：乙酰胆碱

LEMS

神经肌肉突触——发病机制

上睑下垂

面肌无力

静脉注射依酚氯胺

运动诱发的肌无力

正常肌力
（使用依酚氯胺后）

重症肌无力

波幅降低，第 1 次至第 5 次刺激递减

波幅升高，递增，比基线高 3~5 倍，甚至 5 倍以上

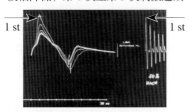

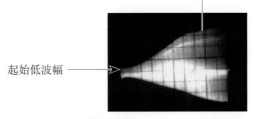

起始低波幅

1 st   1 st

重复低频刺激（3 Hz，斜方肌，MG）

重复高频刺激（20 Hz，小指展肌，LEMS）

重复神经刺激

炎性肌病

这一类肌病包括多发性肌炎（PM）、包涵体肌炎（IBM）和皮肌炎（DM）。

炎性肌病的病因不明，其组织学特征有：炎症、纤维化以及肌纤维丢失。

PM 和 IBM 的病理过程由 T 细胞介导：细胞毒性 CD8$^+$T 细胞及巨噬细胞穿过并损伤表达了病原 MHC-I 分子的肌纤维；我们可以检测到 CD8$^+$/MHC-I 复合体。这种细胞浸润过程可能导致肌纤维破坏。另外，IBM 中出现的淀粉样沉积提示这是一个退行性病理过程。

DM 的病理过程则可能由体液介导，血管内皮组分是最主要的抗原目标。早期的补体激活过程及 C5b-9 攻膜复合体会引发血管内皮损伤，毛细血管破坏、缺血和微梗死，尤其是在肌束周围（→束周萎缩）。肌内膜的炎性浸润可见 B 细胞、CD4$^+$T 细胞、浆细胞样树突状细胞以及巨噬细胞。

多发性肌炎（PM） 起病时表现为逐渐的下肢近端肌无力，随后症状可有所进展并缓慢扩大至上肢；三角肌和颈屈肌常受累；患者可出现吞咽困难；受累的肌肉最终会萎缩。该疾病一般见于成人。疾病的症状轻微且非特异，所以常常需要全面的检查以区分 PM 和其他疾病，如 IBM、营养不良性和代谢性肌病（见第 372 页）、运动神经元疾病（见第 354 页）、结缔组织病、中毒性肌病（见第 502 页）、病毒性或细菌性肌炎、内分泌疾病和坏死性自身免疫性疾病（NAM；与他汀类的使用、恶性肿瘤和病毒感染有关）。

包涵体肌炎（IBM） 常见于年龄较大的人群（＞50 岁），以远端（有时为对称性）肌无力和肌萎缩为典型表现，症状主要见于下肢（背屈肌、膝伸肌），早期即有膝反射消失。患者可能出现手部肌肉的肌无力和肌萎缩，患者常有吞咽困难。鉴别诊断包括多发性肌炎、运动神经元疾病（见第 354 页）和周围神经病（见第 358 页）。IBM 有散发型、遗传型和家族型等多种形式。

皮肌炎（DM） 可见于儿童和成人。皮肌炎的进展比 PM 迅速，通过 DM 患者皮肤暴露处（眼睑、脸颊、颈部、胸部、指关节及四肢伸面）蓝红色或紫色（天芥菜色）的皮疹可以与 PM 进行区分。另外，患者甲床处可见小出血和毛细血管扩张，儿童患者可能出现皮下钙沉积。约有 15% 的患者并发肿瘤（卵巢、乳房或结肠处肿瘤；非霍奇金淋巴瘤；黑色素瘤）。DM 应与嗜酸性筋膜炎（Shulman 综合征）鉴别，嗜酸性筋膜炎以痛性皮肤硬化、皮下肿胀和肌无力为特征。

诊断 血清肌酶（尤其是肌酸激酶）的升高、EMG 和肌肉活检的典型表现可支持肌炎的诊断。多种影像技术（CT、MRI、超声）可以帮助选择合适的肌肉活检部位。

治疗 PM 和 DM 患者应使用免疫抑制疗法，如糖皮质激素、硫唑嘌呤或静脉注射免疫球蛋白；患者病情稳定后应立即开始进行物理治疗。IBM 患者则可能对低剂量糖皮质激素或静脉注射免疫球蛋白的疗法有效。

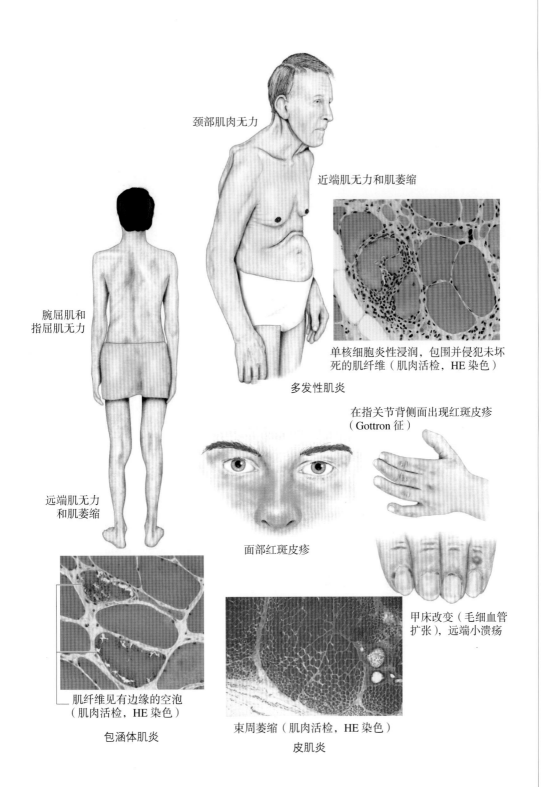

颈部肌肉无力

近端肌无力和肌萎缩

腕屈肌和指屈肌无力

远端肌无力和肌萎缩

单核细胞炎性浸润，包围并侵犯未坏死的肌纤维（肌肉活检，HE 染色）

多发性肌炎

在指关节背侧面出现红斑皮疹（Gottron 征）

面部红斑皮疹

甲床改变（毛细血管扩张），远端小溃疡

肌纤维见有边缘的空泡（肌肉活检，HE 染色）

包涵体肌炎

束周萎缩（肌肉活检，HE 染色）

皮肌炎

肌肉疼痛（肌痛）

肌痛是由肌内膜、肌束膜和筋膜上的伤害感受器（见第 94 页）受到刺激后引起的，肌纤维本身并不含有疼痛纤维。肌肉疼痛的感觉为局部或全身的深在性、紧缩性或针刺样疼痛。其他组织如骨、关节、血管或神经系统（周围神经、脊髓、脑）起源的疼痛也可能被感知为肌肉性疼痛。肌张力的改变（肌肉绞痛或痉挛、强直状态、僵硬、挛缩）亦可导致肌痛。

由于肌肉受压迫或牵拉而产生的肌痛在机械刺激移除后即可消退，而由于肌肉的炎症和结构损害引起的肌痛症状则是持久和逐渐增强的。肌肉缺血和（或）代谢障碍可表现为肌肉活动后肌痛。若对一般人来说无痛的刺激引起了肌痛，则可解释为伤害感受器的敏化，敏化过程由致痛物质（如缓激肽、组胺和前列腺素）导致。延迟性发作的运动相关性肌肉酸痛、疼痛或僵硬（"肌肉发热"）一般在不习惯运动，尤其是肌肉离心收缩（同时伸展和收缩）后 8~24 小时内发生，可持续 5~7 天；这是由肌纤维损害（微创伤）后的炎性反应导致的。

肌痛原因	举　例
局部性肌痛	
• 血肿	• 创伤、凝血障碍
• 肌炎	• 感染性：链球菌[1]、金黄色葡萄球菌[1]、铜绿假单胞菌[1]、梭状芽胞杆菌[1]（气性坏疽）、创伤弧菌[1]、旋毛虫、流感病毒、流行性胸膜痛（"魔鬼的紧握"）、肠病毒 • 非感染性：嗜酸性筋膜炎、结节病、骨化性肌炎
• 缺血	• 动脉硬化、栓塞、骨筋膜鞘综合征、血栓
• 中毒性-代谢性	• 急性酒精性肌病、代谢性肌病（见第 376 页）
• 运动单位过度活跃	• 僵人综合征、神经性肌强直、破伤风、马钱子中毒、肌萎缩性脊髓侧索硬化、手足搐搦
• 运动引发	• 代谢性肌病、线粒体肌病、动脉硬化（间歇性跛行）、强体力活动
• 帕金森病	• 僵硬
• 肌肉绞痛/痉挛	• 多发性神经病、代谢障碍（电解质失衡、尿毒症、甲状腺功能不全）
全身性肌痛	
• 肌炎	• 多发性肌炎/皮肌炎（见第 380 页）
• 中毒性-代谢性	• 甲状腺功能减退症、药物（见第 502 页）、线粒体肌病（见第 376 页）
• 其他原因	• 风湿性多发性肌痛、淀粉样变、骨软化、Guillain-Barré 综合征、卟啉病、甲状腺功能减退症、痉挛状态、糖皮质激素撤退、纤维肌痛、肌筋膜疼痛、PROMM（见第 374 页）
• 静息痛	• 不宁腿综合征、腿痛动趾综合征、根性/周围性神经损伤、肌炎、纤维肌痛、风湿性多发性肌痛

注：[1] 坏死性筋膜炎和（或）肌炎（食肉病）的病因。

横纹肌溶解

横纹肌溶解指骨骼肌纤维的分解，这会使血清肌酸激酶活性增强，同时引起急性或亚急性起病的近端或弥漫性肌无力，伴肌痛和肌肉肿胀。症状刚出现或出现数小时后可能观察到尿色变深（肌红蛋白尿）。全身症状则包括发热、恶心、呕吐、头痛、心律失常、肾衰竭、电解质异常、弥漫性血管内凝血和骨筋膜鞘综合征。横纹肌溶解可能由某些肌病（如 NAM，即坏死性自身免疫性疾病，见第 380 页；代谢性或线粒体肌病）、肌肉劳损或创伤（长距离行走或跑步、中暑、电休克、震颤性谵妄、癫痫持续状态）、毒性物质（药物、蛇毒、霉菌毒素）、低钾（泻药、利尿药、锂盐、酒精、甘草食用过量）及感染性疾病（脓毒血症、流感、柯萨奇病毒或埃可病毒感染）引起。

恶性高热（MH）

这种致命的骨骼肌功能障碍以发热、肌肉僵硬、多汗、心动过速、紫绀、乳酸酸中毒、高钾、血清肌酸激酶水平显著升高和肌红蛋白尿为特征。恶性高热常由麻醉药物引发，如氟烷和琥珀胆碱。

有患 MH 倾向的患者有常染色体显性遗传特征（见附录，表131）。在专门的实验室内进行咖啡因-氟烷收缩试验可检测出 MH 易感人群，他们在尚无症状时可能已出现肌酸激酶水平的慢性升高。患有中央轴空病、多轴空病（见附录，表132）、King-Denborough 综合征（先天性肌病、侏儒症、骨骼异常、上睑下垂、高腭弓）、先天性肌强直、周期性瘫痪、强直性肌营养不良、Duchenne 和 Becker 型肌营养不良、线粒体病和肉毒碱棕榈酰转移酶缺乏的患者有 MH 的风险。抗精神病药恶性综合征的临床特点与 MH 相似，但前者是亚急性起病（数日至数周），与遗传无关，由精神病类药物（氟哌啶醇、吩噻嗪类、锂盐）诱发。在帕金森病患者中，突然撤退使用的多巴胺能药物时，也可诱发抗精神病药恶性综合征。

毒物和药物引起的肌病

治疗剂量的药物可能会引起亚急性或急性肌病，而不会引起实质上的肌肉疾病。肌无力、肌痛、血清肌酸激酶升高和肌红蛋白尿为其主要症状。当致病物质及时清除后，肌纤维损害可恢复（见附录，表137）。

内分泌疾病中的肌病

甲状腺功能亢进症或减退症、甲状旁腺功能亢进症、Cushing 综合征、类固醇肌病和肢端肥大症可能导致近端肌无力；而 Addison 病和原发性醛固酮增多症可能导致全身性肌无力。内分泌疾病的及时纠正或类固醇药物的撤退后常观察到症状的改善。

危重病性多发性神经病（CIP）与危重病性肌病（CIM）

危重病（脓毒血症、多器官功能障碍综合征）可导致脑病（见第334页）、CIP 和 CIM。CIP 是急性、可逆、主要为轴性的多发性神经病；CIP 可引起远端对称性肌无力，常有呼吸肌的显著累及。CIM 可引起全身性肌无力，预后较 CIP 好。

副肿瘤综合征

远处肿瘤不仅能影响中枢神经系统（见第483页），也会影响神经肌肉系统（见附录，表138）。需要注意的是，副肿瘤综合征有时会出现在潜在恶性肿瘤有临床表现的数月或数年之前。

肌肉减少症

肌肉减少症指骨骼肌和肌力随年龄增长出现相应减少，这可能是跌倒和脆弱性增加的部分原因。该疾病有多种病因，包括运动的减少、饮食习惯和细胞衰老过程。治疗方法主要是规律的体育活动（尤其老年时）和足够的营养。

高肌酸激酶血症

血清肌酸激酶（CK）的升高可分为同工酶 CK-MM（主要分布在骨骼肌）、CK-MB（心肌）和 CK-BB（脑）的升高。对于无症状性 CK-MM 升高的患者，下列网站中概括了评估的方法：www.guideline.gov/content.aspx?id=23783。

影响中枢神经系统的遗传性和先天性发育异常的例子详见附录中的表139。

运动功能的先天异常

早年发病的运动异常是由分娩前、分娩中或分娩后的脑部损伤引起的，常被笼统地称为小儿脑性瘫痪和脑瘫；其表现为非进展性的运动和姿势障碍，但病情并非一成不变。潜在的脑部损伤一般由多种原因引起；产前因素包括染色体缺陷、感染、低氧或血型不耐受；围产期因素有低氧、脑出血、产伤、药物副作用和核黄疸；产后因素包括脑膜脑炎、卒中、脑肿瘤、代谢紊乱和外伤。Apgar 评分低于 4 分并持续 1 分钟以上者出现运动系统异常的风险更高。

患儿出生后和成长期可观察到自主运动的缺乏、运动模式的异常以及站立和行走发育的延迟。常见的运动异常有中枢性轻瘫（轻偏瘫、下肢轻瘫或肢体轻瘫）、痉挛状态、共济失调和舞蹈手足徐动症，另外，精神发育迟滞、癫痫样抽搐、行为异常（不安、冲动、注意障碍）以及视力、听力和语言能力障碍也有可能发生。运动紊乱也可造成骨和关节的畸形（马蹄足、挛缩、脊柱侧凸、髋关节脱位）。

运动功能先天异常的诊断详见 www.neurology.org/content/62/6/851.full. html。

物理治疗、职业治疗、言语治疗和知觉训练应尽早实施。某些部位（功能性马蹄足、髋部内收肌、手臂屈肌）的痉挛状态或许可以使用肉毒杆菌毒素进行有效治疗。其他治疗方法包括手术（如纠正关节畸形）、视力辅助和交流辅助、鼓励体育运动以及提供营养咨询。

脑积水

脑积水的常见病因包括导水管狭窄、Dandy-Walker 和 Chiari 畸形、感染（弓形虫、脑室炎）、出血和阻塞性肿瘤（第三脑室的胶样囊肿、中线部肿瘤）。

颅缝尚未融合时，先天性梗阻性脑积水会导致头部增大（巨头畸形），并伴发由于慢性颅内压升高而导致的额部隆凸。其他体征包括头皮静脉充盈、头皮变薄和上视麻痹，由于眼部下视引起的上眼睑和虹膜之间的巩膜可见（日落征）。头围比高颅内压的临床体征（见第 192 页）更能有效地提示先天性脑积水，婴儿的高颅内压临床体征常不明显，且可被易激惹、生长迟缓、啼哭和精神运动发育迟滞的表现所掩盖，因此，应该进行常规的头围测量。急性脑积水一般需要接受神经外科治疗。

脑穿通畸形

胎儿晚期或产后早期发育阶段的脑部损伤可导致脑内囊肿或空腔的形成（poros 一词源于希腊，意"通道"）。脑穿通指侧脑室或蛛网膜下隙有交通，常由梗死、出血、外伤或感染所致。脑穿通性囊肿仅在少数情况下会出现颅内压升高。较大的囊肿说明脑组织大量丢失，极端状况下甚至导致积水性无脑畸形。患者的临床体征取决于脑穿通的大小、部位和引起脑穿通的原因，这些体征包括：运动功能异常、癫痫样抽搐和智力障碍。

蛛网膜囊肿

这类软脑膜-蛛网膜发育异常（见第 6 页）是由蛛网膜分离引起的，可以在多个部位发生。有些蛛网膜囊肿与蛛网膜下隙相交通。大部分蛛网膜囊肿（即使是大囊肿）没有症状表现。在少数情况下，囊肿（中线部或幕下蛛网膜囊肿）可阻塞脑脊液通路，或因囊肿内出血、囊肿扩张、囊肿破裂而引起新的或进展性的体征及症状。症状性蛛网膜囊肿应接受引流、切除开窗、内镜开窗或分流等神经外科治疗。

胼胝体发育不全

胼胝体的发育迟缓或发育不全可独立发生或与其他异常和障碍（Chiari 畸形、器官异位、染色体异常、Aicardi 综合征→小儿痉挛、小眼畸形、脉络膜视网膜病变、肋椎畸形）同时发生。独立发生的胼胝体发育不全可因接受 CT 或 MRI 扫描时偶然发现。

透明隔的囊性畸形（透明隔腔、韦尔加腔）极少引起脑脊液流通不畅或颅内高压。

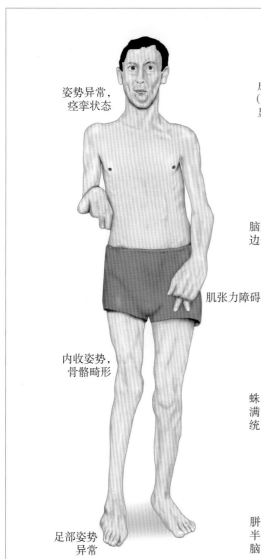

姿势异常，痉挛状态

肌张力障碍

内收姿势，骨骼畸形

足部姿势异常

脑性瘫痪的成年表现
（右侧痉挛性轻偏瘫）

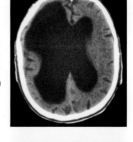

成年人先天性脑积水（LOVA= 成人持久性显性脑室扩大；轴位 CT）

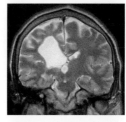

脑穿通（实质囊肿与右边侧脑室相交通；冠状位 MRI，T2WI）

颅骨局部变薄

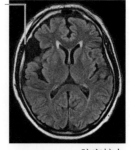

蛛网膜囊肿（囊内充满液体，不与脑室系统相交通；轴位 MRI，FLAIR）

下角 / 颞角增大，包绕海马

脑室扩大

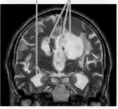

胼胝体发育不良（大脑半球内裂隙延伸至第三脑室顶；冠状位 MRI，T2WI）

颅颈连接处的异常

综合征	症状和体征	病　因	诊断 / 治疗
扁平颅底[1]	常无症状	颅底异常平坦	CT 或 MRI/ 无治疗方法
C1 枕骨化	常无症状；可能有延髓功能障碍的体征[2]	C1 与枕骨部发生骨性联结	平片、CT、MRI/ 若有症状则进行手术减压[2]
颅底凹陷（颅底陷入）	枕颈区疼痛；颈部灵活度降低。长期症状：步态障碍、尿潴留、构音障碍、吞咽困难、眩晕、恶心	高位颈椎向上移位；经枕骨大孔进入颅后窝[3]	平片、CT、MRI/ 常无症状；若有延髓症状则进行神经外科治疗
Klippel-Feil 综合征[4]	发际线低、蹼颈、颈部活动受限、肩部升高、头痛、手臂神经根症状；可能有脊髓压迫	2 个或多个颈椎骨融合（脊椎分节不全）	同上；心脏评估、肾脏超声 / 常无症状

注：[1] 可能与颅底凹陷有关。[2] 与其他综合征相关。[3] 先天性（Down 综合征、Klippel-Feil 综合征、Chiari 畸形）；获得性（Paget 病、骨软化、风湿性关节炎、创伤后）。[4] 也可能存在其他异常，如脊髓空洞、脊柱裂、腭裂、高位肩胛或并指症。

脊柱闭合不全（神经管缺陷）

综合征	症状和体征	病　因	诊断 / 治疗
无脑畸形	颅顶缺失；大脑发育不全；面颅发育正常	前神经孔融合失败	产前超声筛查 / 终止妊娠
脑脊膜膨出，（脑脊膜）脑膨出[1]	脑脊液漏或复发性脑膜炎（额部或基底部脑膨出）；共济失调、精神发育迟滞及失明（后部脑膨出）[2]	颅骨融合缺陷	产前超声筛查、↑甲胎蛋白[3]/ 孕期服用叶酸和维生素 B_{12}；符合指征时进行手术修复
Dandy-Walker 畸形	脑积水、小脑蚓发育不良 / 发育不全；第四脑室囊性扩张；不同程度的颜面部畸形	胚胎发育障碍	CT、MRI/ 符合指征时进行手术减压（分流）
Chiari 畸形[4]	后组颅神经和脑干功能障碍（吞咽困难、呼吸障碍）；头部、颈部和肩部疼痛；异常头位、眩晕、下视性眼球震颤、脑积水（Ⅱ型）	早期胚胎发育障碍（妊娠 5~6 周）	CT、MRI/ 有症状的患者进行手术；枕下减压；脑积水者使用分流术；脑脊膜脊髓膨出者进行早期手术
脊柱裂[5]	隐性脊柱裂：皮肤窦道、腰部多毛症、腰骶部瘘、下肢疼痛、步态异常、足部畸形、膀胱功能障碍（儿童遗尿）其他形式：出生后感觉运动麻痹；膀胱 / 肠道功能障碍、足部畸形；可出现脑积水	神经管关闭不完全	↑甲胎蛋白[3]、产前超声筛查、平片、CT、MRI/ 孕期服用叶酸；手术治疗、物理治疗、矫形治疗
脊髓栓系综合征	脊髓圆锥异常低位；终丝增厚或硬脊膜内脂肪瘤	脊髓和马尾的牵拉	MRI/ 若存在脂肪瘤则进行手术；脑脊膜脊髓膨出者常见

注：[1] 脑脊膜膨出：蛛网膜和硬脑脊膜疝出。脑脊膜脑膨出：脑脊膜＋脑组织。[2] 小的额部或基底部脑膨出可能不会被检测到。[3] 在孕中期羊水中的甲胎蛋白或孕晚期的乙酰胆碱酯酶。[4] Ⅰ型——单侧或双侧的小脑扁桃体疝伴或不伴延髓尾向移位；脑积水、脊髓空洞症；可有颅底的伴发型异常。Ⅱ型——Ⅰ型的特点＋延髓、部分小脑和第四脑室的尾侧移位，伴脊髓脊膜膨出。Ⅲ型——Ⅱ型的特点＋枕部脑膨出；少见，常致死。[5] 先天性椎弓不连＝脊柱裂隙、神经管关闭不完全；隐性脊柱裂＝椎弓（椎板）不全而脊髓和脑膜位置正常；脑脊膜膨出＝蛛网膜的疝出直接位于皮肤下，无硬脑脊膜或骨的覆盖；脑脊膜脊髓膨出＝脊髓（或马尾）、蛛网膜从硬脑脊膜和骨的缺陷中疝出；脊髓纵裂＝脊髓分裂，分裂的两半被结缔组织或骨刺分开。

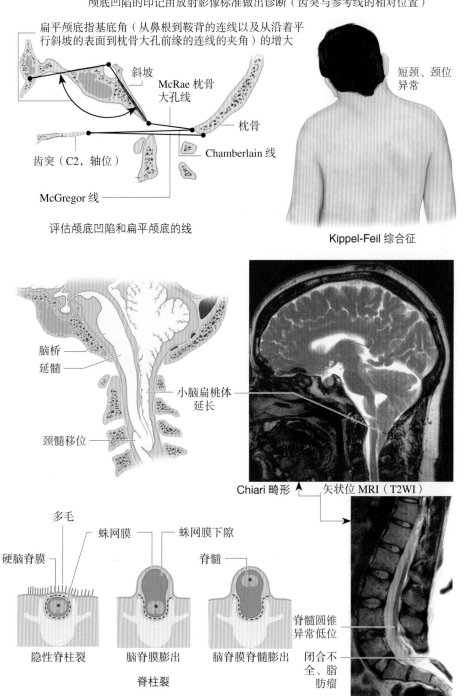

颅底凹陷的印记由放射影像标准做出诊断（齿突与参考线的相对位置）

扁平颅底指基底角（从鼻根到鞍背的连线以及从沿着平行斜坡的表面到枕骨大孔前缘的连线的夹角）的增大

斜坡

McRae 枕骨大孔线

枕骨

Chamberlain 线

齿突（C2，轴位）

McGregor 线

评估颅底凹陷和扁平颅底的线

短颈、颈位异常

Kippel-Feil 综合征

脑桥

延髓

小脑扁桃体延长

颈髓移位

Chiari 畸形

矢状位 MRI（T2WI）

多毛

蛛网膜

蛛网膜下隙

硬脑脊膜

脊髓

隐性脊柱裂

脑脊膜膨出

脑脊膜脊髓膨出

脊柱裂

脊髓圆锥异常低位

闭合不全、脂肪瘤

脊髓栓系综合征

瘢痣病是一组少见的遗传性多系统疾病，一般主要累及神经系统、眼、皮肤，且有进一步发展出现瘤样畸形（错构瘤）和恶性肿瘤（错构母细胞瘤）的倾向。瘢痣病进展于儿童期和青春期。

神经纤维瘤病（NF；von Reckling-hausen 病）

1 型神经纤维瘤病基因的突变（*NF1*，17q11.2，常染色体显性）导致神经纤维瘤蛋白（调节细胞增殖）的丢失，而 2 型神经纤维瘤病基因的突变（*NF2*，22q12.2，常染色体显性）导致神经纤维瘤蛋白 2（merlin 或称施万膜蛋白；控制不同的细胞功能）的丢失。

症状和体征 NF1 的典型病损见于皮肤（早期：咖啡牛奶斑、腋窝 / 腹股沟斑点；晚期：神经纤维瘤 / 丛状神经纤维瘤）、眼部（Lisch 小结 = 虹膜黑素细胞错构瘤、视神经胶质瘤）和骨（囊肿、病理性骨折、颅骨缺陷、脊柱侧凸）。脊髓空洞症、脑积水、癫痫样抽搐、性早熟、嗜铬细胞瘤等也可能发生。NF2 的标志性表现为双侧听神经瘤，伴进行性双侧听力丧失；少有皮肤表现；常见其他神经细胞肿瘤（神经纤维瘤、脑膜瘤、神经鞘瘤、胶质瘤）。囊下白内障是儿童 NF2 的典型特征。

治疗 引起症状的肿瘤应进行切除；恶性肿瘤或视神经胶质瘤的治疗包括手术、放疗或化疗。

结节性硬化症（TSC；Bourneville-Pringle 综合征）

TSC1 基因（9q24.13，蛋白：错构瘤，常染色体显性）和 *TSC2* 基因（16p13.3，蛋白：错构瘤，常染色体显性）突变的表现型在临床上是一致的。其编码的两种蛋白质均有抑癌作用。

症状和体征 可见癫痫样抽搐（婴幼儿痉挛和高峰节律紊乱 =West 综合征；晚期的部分性和全身性抽搐），且与皮肤改变（早期：紫外灯下易见的线性脱色素斑点；晚期体征：皮脂腺瘤、指甲下血管纤维瘤、腰部皮肤增厚和皮革样变）、眼部改变（视网膜错构瘤）及肿瘤（心脏横纹肌瘤、肾脏血管平滑肌脂肪瘤、囊肿）相关。明显的精神发育迟滞和行为异常（语言和运动刻板、精神运动性不安）也可能发生。CT 和 MRI 可显示脑室周的钙化、皮质病变和肿瘤。

治疗 对症治疗（抗癫痫治疗）。

Von Hippel-Lindau 病（VHL）

VHL 基因（抑癌基因，3p25.3，常染色体显性）发生了突变。

症状和体征 囊性小脑成血管细胞瘤可引起头痛、眩晕和共济失调，且可能由于第四脑室压迫而引起脑积水。脊髓处的血管瘤也可能发生。其他病变常见于眼部（视网膜血管瘤性→视网膜脱离）、肾脏（囊肿、恶性上皮肿瘤）、肾上腺（嗜铬细胞瘤）、胰腺（多发性囊肿）和附睾（囊腺瘤）。

治疗 定期筛查每个有潜在受累危险的器官系统，以便早期切除肿瘤并预防血管并发症。

累及中枢神经系统的皮肤血管瘤病

Sturge-Weber 综合征（脑三叉神经血管瘤病） 出生后出现单侧或双侧葡萄酒色斑（火焰痣），可表现为局部性（典型表现于上眼睑和前额，此时脑部可能受累）或广泛性（整个头部或身体）病变。并非所有皮肤血管瘤都会伴发脑部病变。

（下转第 390 页）

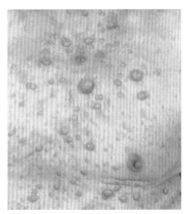

神经纤维瘤

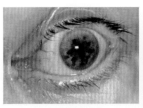

Ⅰ型神经纤维瘤病中的
Lisch 小结

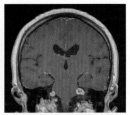

双侧听神经瘤（Ⅱ型神经
纤维瘤病；冠状位 MRI、
T1WI、造影剂强化）

神经纤维瘤病

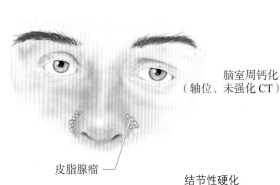

皮脂腺瘤

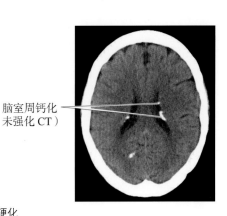

脑室周钙化
（轴位、未强化 CT）

结节性硬化

颈椎成血管细胞瘤

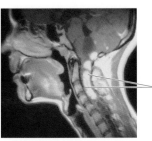

Von Hippel-Lindau 病（矢状
位 MRI、T2WI）

上眼睑血管瘤

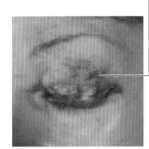

Sturge-Weber 综合征

舌毛细血管扩张

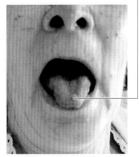

家族性毛细血管扩张症

（上接第 388 页）

遗传性出血性毛细血管扩张症（HHT；Osler-Weber-Rendu 综合征） *HHT* 基因（蛋白：内皮因子，9q24.11，常染色体显性）发生了突变。皮肤、黏膜、胃肠道、泌尿生殖道和中枢神经系统的毛细血管扩张（血管异常）导致反复的出血（鼻衄、胃肠道出血、血尿、咯血、脑出血、贫血）。肺部的动静脉短路可能导致紫绀和红细胞增多。

5 临床方法

- 临床访谈
- 神经系统检查
- 神经学检验

神经检查遵循标准的模式，包含患者的临床问诊（病史）和体格检查结果。检查的目的是为了得出基于患者主诉（症状）和疾病客观证据（体征）的临床诊断。症状和体征的特点称为综合征，因此最初的临床诊断是综合征诊断。综合其他相关数据，如现病史、既往史、个人史、家族史和充足的实验室检查，最终建立病因或病理临床诊断。这个最终临床诊断构成了附加诊断试验的指征（见第398页）。

病　史

病史采集是神经疾病临床路径中重要的部分，它可以建立医生与患者之间的信任，传达会诊原因及现在的病情，同时也可以指导后续体格检查。

病史的获取从本质上来说是关于引起患者不适症状的有组织的询问。医生需要牢记，患者是自身状况的"专家"，他们知道是什么困扰了他们（尽管患者亲属或朋友也可以提供有用的信息）。医生的目的是为了获得关于症状的性质、位置、持续时间及剧烈程度的准确信息，因此需要有充足的时间，在开放与信任的氛围下，细心、耐心聆听患者，直接地询问患者。初次病史采集不能使用问卷、电脑程序和辅助人员，因为他们不能建立相互信任的医患关系，无法提供重要的关于患者症状的非语言信息。不准确的或不完整的病史是误诊的常见原因。

如果神经病学检查和（或）其他附加检查无法解释患者的症状和体征，就需要重新采集病史。

为了与后续评估比较，同时为其他医生提供信息，所有的结果必须间接明了地记录。

下框是对病史的组织和归档的举例说明。

病史的要素：

- 什么？症状的定义，比如，患者要表达什么。
- 时间？症状出现的时间。
- 怎样？症状的性质、发展、剧烈程度及伴随症状是怎样的。
- 哪里？这可以指导后续体格检查。

病史关键点	关键问题
基本细节	• 年龄、性别、偏手性、职业
目前症状 注：患者状况的明确医学分类很重要（例如：复视指视物成双，步态共济失调指眩晕，感觉异常指麻木）。进一步的问题是关于症状出现的准确时间、伴随症状、加重或缓解因素。特定的问题包括意识丧失、头昏、无力、感觉异常、视觉受损、记忆缺陷、执行力下降、肌肉萎缩、疼痛。	• 起病？ —什么时候？ —怎样？急性（数秒、数分钟）—亚急性（数小时、数日）—慢性（数周、数月、数年） —哪里？（症状的位置） • 时间进程？ —间断的、持续的 —进展的 —不连续的、变异的 —间歇的、片段的 • 诱发因素？ • 是否剧烈？ —轻微的—严重的—无法忍受的 • 结果？ —正常活动 —卧床 —药物、辅助帮助 —无法工作
既往史	• 既往有无类似症状？ • 既往史？ —何时？ —进程？ —诊断/治疗措施？ • 既往检查？ —其他医生的诊断、检查及影像报告
个人史	• 药物、吸烟、饮酒、违禁药物、环境毒素暴露
家族史	• 家族中有无类似症状/疾病？ • 儿女、父母、兄弟姐妹、祖父母、阿姨叔叔
社会史	• 教育、职业 • 家庭状况 • 其他相关人员
自主史	• 血压、心率、呼吸、睡眠、胃口、体重变化、消化、排泄（大小便）、性功能、出汗
第三方病史，在以下状况下重要：	• 意识不清 • 不准确的信息 • 混乱、痴呆、认知受损 • 言语含糊 • 抑郁、个人能力障碍、成瘾

神经系统检查

神经系统检查基于患者病史和身体状况，如患者是清醒或是意识受损，患者是否可以移动、卧床或是否疼痛。

记录各项目是否进行过检查是非常重要的，尤其是没有进行过的检查。记录检查结果不能只用 1 个单一的术语。例如，记录"非流利自然语音，语法缺失，音位错语，可能重复，言语理解不受损害，能够读取和书写"，而不能只记录"失语"。双侧对比可以更好地评估精细的神经体征（如行走时手和脚的活动，手臂伸展后的手指快速运动）。如果这些症状可以被特定的环境或压力引起，患者需要进行重复动作：如于特定位置或步行 10 分钟后出现的腿痛。

多数环境下合适的神经系统检查如下所示，儿童、老人及行为变化的患者，意识受损及精神疾病的情况下不适用。

临床神经系统检查目的包括：
- 什么？定义症状和体征
- 哪里？损伤的定位
- 怎样？神经系统发现严重程度的评估

全身体格检查
- 整体表现、衣着、姿势、动作、行为
- 皮肤改变（色素沉着，甲皱变化，红斑，腺瘤，咖啡牛奶斑，萎缩，毛发分布）
- 四肢（关节，肌肉萎缩或肥大，活动度，畸形，外周脉冲）
- 颈部（颈部僵硬，甲状腺，颈动脉听诊）
- 背部和脊柱（压痛，曲率，不对称）
- 血压，心率（卧，坐，站）
- 心脏（触诊，听诊心尖搏动）
- 肺和胸部（呼吸频率，肺部听诊）
- 腹部器官（肝，抵抗，肠鸣音，膀胱膨胀）

精神状态
- 精神状态检查可评估高级认知功能（思考、记忆、理解、知觉、智能）。通过病史获得或家属提供病史，精神异常通常显而易见。

检 查	关键点 [1]
精神病学精神状态 [2]	
- 情感（可观察的情感表达） 评论：患者对情感的描述是否与观察到的情感表达一致？	- 合适的（情感与表达之间和谐） - 不合适的（情绪与表达之间不和谐） - 限制 – 受限 – 情感迟钝 – 情感贫乏 – 情感不稳 – 情感波动 – 快速变化
- 情绪（普遍的和持久的情感） 评论：患者经历和诉说的情绪是否与他人观察到的一致？	- 不安 – 豁达 – 烦躁 – 郁闷 – 自杀心理 – 心神不定 – 鼓舞 – 焦虑 – 茫然
- 思想（通过说话和书写表达）	- 思维方式（障碍→思序延迟，迂回，停留在一个话题上，无意义的重复，不连贯，持续言语，答非所问，意念飘忽，语塞，琐谈症） - 思想内容（妄想→虚假信念；幻觉→听觉，嗅觉，味觉；自大狂→自我偏见；强迫症→一种不可抗拒的想法；冲动→需要行动的冲动）
- 神经病学精神状态	
- 简短精神状态检查（MMSE）[3]	- 测试注意力、语言、记忆、视觉空间能力和执行力
- 注意力	- 注意力集中—注意力不集中—自我防卫—迟缓—迟钝—冷漠—无情—无知觉

（下转第 395 页）

（上接第 394 页）

检　查	关键点 [1]
• 语言 [4]	• 讲话（清晰度、语速、节奏、韵律） • 自主语言（流畅—不流畅） • 对指令的理解 • 书写（写 1 句完整的句子） • 阅读（写"闭上眼睛"，观察患者是否照做）
• 记忆力	• 短时记忆（命名 3 个东西，让患者立即重复；分别于 5 分钟和 15 分钟后再重复这 3 个东西） • 长时记忆（问患者传记的细节、社会话题）
• 视觉空间能力	• 定向力（名字、时间、地点、情况、日期） • 对人物和位置的定向（左右、上下）
• 执行 [5]	• 完成 1 项已经掌握的动作（如系领带、梳头发、把信纸装进信封）

注：[1] 举例。[2] Kaplan 和 Sadock（1998）。[3] 如果得分 < 20 分，则进行画钟试验和 Montreal 认知评估（www.mocatest.org）或其他合适的测试。[4] 不能发音（如闭锁综合征，插管时，则用"摩斯密码"回答是或不是）。[5] 意念运动性失用（优势半球损伤），有运动的想法但是无法执行，无法模仿动作。观念性失用症（优势半球颞顶叶损伤），没有运动的想法但是可以模仿。结构性失用（非优势半球部分损伤），无法理解或复制几何图形（如立方体、五角星）。

颅神经

CN Ⅰ（嗅束）　如果报告有嗅觉异常，或怀疑神经系统退行性疾病，同时伴有脑部损伤、前额叶疾病，需对嗅觉进行定性测试（见第 162 页；如香皂、咖啡）。

CN Ⅱ（视神经）　用眼底镜检查眼底，评估视力和视野（见第 156 页）。

CN Ⅲ（动眼神经）、CN Ⅳ（滑车神经）、CN Ⅵ（外展神经）

• 瞳孔（直接和间接对光反射、聚合反射、摆动试验，见第 158 页）。暗-亮瞳孔反射：如果在暗环境下瞳孔没有扩大，属于交感神经紊乱；如果见光瞳孔不缩小，属于副交感神经紊乱。

• 上睑下垂时，角膜被上睑遮住的部分增加（正常是 2 mm）。副交感上睑提肌损伤会导致上睑下垂。交感睑板肌损伤后由于上、下睑肌张力降低，眼裂缩小（+ 瞳孔缩小 =Horner 综合征）。

• 如果出现眼跳，要检查眼动（见第 82、152 页）。复视："假"图像总是在侧面（遮住患侧眼，假图像消失；瘫痪肌肉可以从眼球位置推断出）。检测非最大内收或外展位时的眼球震颤。

• 视运动性眼球震颤（OKN；见第 82、423 页）。无失明，损伤侧 OKN 降低。

CN Ⅴ（三叉神经）　肌肉萎缩（颞肌和咬肌）。面部触觉（见第 86 页）、痒觉（额头、鼻孔、下唇）、温度觉（冷）。角膜反射（眨眼）（Ⅴ 和 Ⅶ，见第 160 页）。下颌运动及关闭检查在临床上相对不可靠。

CN Ⅶ（面神经）　面部表情，味觉（见第 160、164 页），观察皱眉、闭眼、微笑及鼓腮时面部是否对称。区分核上（上运动神经元）和核下（下运动神经元）损伤。听觉过敏。角膜反射（CN Ⅴ）。

CN Ⅷ（前庭蜗神经）　听力（磨手指、耳语）。如果听力未受损，不需要进行进一步检查，除非有 VOR 或 Dix-Hallpike 位置试验。

- 如果听力受损，则需进行 Weber 试验来比较双侧耳；如果听力是单侧的，传导性耳聋（中耳）患者患侧耳能听到，而感音性耳聋患侧耳听不到。
- 接下来是 Rinne 试验：若气导 < 骨导，则为传导性耳聋（耳道、中耳）。气导 > 骨导（比正常的时间短），则为感音性耳聋（感觉神经性 = 耳蜗或蜗后听力异常）；神经性耳聋（蜗后）对语言的辨识力比耳蜗耳聋更差。
- 有前庭病侧的前庭-眼反射（VOR，见第 82 页）异常。
- 位置性眩晕 Dix-Hallpike 位置性试验（见第 150 页）。

CN Ⅸ（舌咽神经），CN Ⅹ（迷走神经），CN Ⅻ（舌下神经）

- 构音：如果构音障碍，检查语言、颚（鼻语音、咳嗽）或小脑来源（见第 182 页）。
- 口腔检查：软腭是否上抬？
- 检查咽反射（见第 98 页；正常情况下也可能消失）。
- 检查吞咽（让患者喝一杯水）。
- 是否有舌萎缩？

CN Ⅺ（副神经）让患者耸肩（斜方肌），向一侧转头（对侧胸锁乳突肌），曲颈（双侧胸锁乳突肌）。

运动功能

- 检查的目的是为了发现潜在的肌肉无力症状（见第 126 页），鉴别无力到底是由肌病（肌无力）、核下瘫（神经元、神经根、单神经病或多神经病）还是核上瘫导致的是必需的。
- 检查肌肉大小、肌紧张度和肌力。
- 在肌病中，累及的肌肉并不完全符合外周神经或神经根支配，通常不伴感觉异常。
- 核下神经损伤可以根据受损的外周

神经分类（神经根、外周神经、支配肌肉的神经丛）。感觉异常很常见，但是在单纯运动神经损伤中不常见。

- 核上神经损伤通常和肌肉运动功能损伤相关（运动过多或迟缓）。在这种情况下，检查要包括神经解剖束、白质、脑干和脊髓。

检查	目的
肌肉大小	肌肉萎缩、肌肉肥大或疼痛点
肌紧张度	强直状态—僵硬—肌张力过高，主动和被动活动
肌力	临床分类见第 132 页。严重无力，呼吸肌系统（咳嗽、构音），姿势强度（伸展手臂；让患者躺下；分别伸展并上抬 1 条腿和 2 条腿），从坐位和蹲位不借助手臂站起。
肌肉活动	肌肉叩诊，自主收缩（肌紧张反射，见第 132 页），放松状态肌肉自主活动（自发性收缩、肌纤维震颤），肌肉自主活动（肌阵挛、抽搐、舞蹈症、肌张力障碍、面肌痉挛）

感觉功能

- 检查感觉功能要求患者配合。
- 病史很重要：

—感觉异常从哪里开始（远端-近端，手-脚，脸-躯干）？

—症状出现多久，症状发展多快（急性—亚急性—慢性）？

—分布（对称—不对称，局部—全身，手套袜套样，单侧—双侧，某个平面以下）？

- 感觉形式：见第 146 页。
- 感觉分布常呈某一形式：

— 长度规律：轴突和树突的长度决定了它们代谢分布的灵敏度。症状从远端开始，逐渐延伸到近端（脚—膝盖—指尖—手肘—胸部—头顶—鼻尖）。

——对称：对称的症状通常有代谢性病因，而非对称症状通常由于结构或脱髓鞘改变而致。

——皮质脊髓：交叉模式，单侧、大片，无外周损伤。

- 检查外周感觉分布（见第 146 页）：

——初级感觉方式：刺痛—钝痛，冷—热（通常很难区分）。

——本体感觉（肌肉和肌腱受体）：颤动（音叉），本体感觉（手指、手、脚趾、脚），触觉（单侧和双侧同时），闭目难立试验。

- 检查中枢感觉分布（皮质脊髓束）：

——脊髓感觉方式：脊髓感觉损伤都需要被当作急症（见第 346 页）。

——皮质感觉方式：经典类型（感觉及命名物体），形体感觉（分辨硬币上的数字和徽章），复合感觉（辨别在皮肤上书写的数字）。

反射

反射可以被引发也可不被引发。

- 本体感受性反射（肌梭刺激，固有肌反射；见第 72 页），通过叩诊锤敲打肌腱（而不是肌肉）引出。如果反射无法引出，可进行加强试验（如 Jendrassik 手法）；如果仍然无法引出反射，则可记为"消失"。

- 伤害性反射（刺激伤害感受器）：角膜反射，Babinski 反射（大脚趾缓慢紧张性伸展，通常伴随其他脚趾分开，这是上运动神经元损伤的可靠证据）。

- 原始反射（在成人中，是中枢神经系统弥漫性损伤的标志；额叶释放标志）：

握持反射、张口反射、口轮匝肌反射（吮吸反射、亲吻反射）、觅食反射（抚摸患者脸颊）、掌颏反射、头缩回反射。

- 姿势反射：可以在严重弥漫性幕上或中脑损伤中被激发（过伸或过屈姿势，见第 126 页）。

协调和步态

- 正常步态需要完整的运动、感觉和反射系统。

- 如果步态检查被遗漏，那么这个神经系统检查就是不完整的。

- 小脑协调幕上、幕下和脊髓功能。小脑或其投射纤维的损伤可能引起协调功能受损。

- 举例见第 136 页。

- 不能站立及步行：精神性步态失调（见第 134 页）。

结果的总结：

- 什么？将检查发现和问题总结为一个综合征（如：注意患者是否有明显的右侧非强直性偏瘫、右侧 Babinski 征、说话不流利伴有语法缺失和音位错语，及高血压病史）。

- 何时？症状和体征的出现和发展。

- 如何？特殊的伴随症状（如：在紧张体力劳动情况下）。

- 何处？病变位置（如：左侧颞部，可能是中央前回）。

- 为何？病因：鉴别诊断，辅助检查，必要时提供紧急治疗（如：缓解疼痛）。

没有神经系统检查的诊断检查通常是有争议的。额外的检查只有基于神经系统检查才能提供有用的信息；另一方面，在没必要进行额外且昂贵的检查时，患者的症状和体征常常可以提供诊断依据（如：用先兆来诊断偏头痛）。

检查的数量和类型由临床诊断来决定，同时要考虑潜在的获益、风险和费用。不应进行昂贵、费时且存在风险的检查，除非它们可提供清晰的诊断、治疗和（或）预后的信息。

实验室检查

具体内容见下述。

检查 / 目的	风 险	注 释
抗癫痫药水平		
• 检查药物依从性	• 实验室结果误差	检查的时间由开始用药和结束用药的时间段决定
• 评估治疗抵抗	• 对结果的错误解读（重视癫痫的"治疗水平"而不是临床解决癫痫）	
• 剂量过多或过少		
• 评价药物干扰		
腰椎穿刺		
• 测量脑脊液压力	• 颅内压升高[3]	通常不需要进行枕下或侧颈部穿刺（当不可能做腰椎脑脊液吸引术时，如脊髓损伤上的脊髓造影）。由于有脊髓造影 /MRI，Queckenstedt 试验[5] 再也不是必需的
• 获得脑脊液用以分析	• 椎管内占位[4]	
• 诊断（注射对比剂[1]、放射活性物质[2]）	• 腰穿术后头痛	
	• 椎管内出血（凝血障碍）	
	• 脑膜炎	
	• 关节盘炎	

注：[1] 脊髓造影。[2] 闪烁扫描术。[3] 小脑幕裂孔或小脑疝的风险。[4] 急性脊髓代谢失调的风险。[5] 颈静脉压迫来检测蛛网膜下隙的开放或阻塞，如脊髓肿瘤。

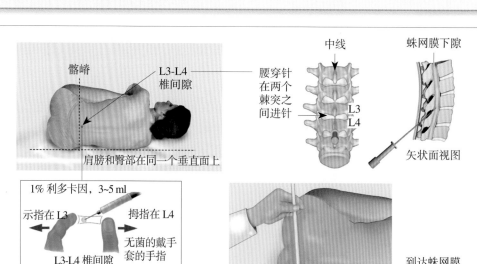

髂嵴
L3-L4 椎间隙
肩膀和臀部在同一个垂直面上

中线
蛛网膜下隙
腰穿针在两个棘突之间进针
L3
L4
矢状面视图

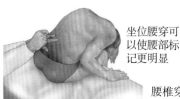

1% 利多卡因，3~5 ml
示指在 L3
拇指在 L4
无菌的戴手套的手指
L3-L4 椎间隙

坐位腰穿可以使腰部标记更明显

收集脑脊液样本送检（如细胞计数、蛋白、糖、微生物检测）

腰椎穿刺（LP；消毒和覆盖未描述）

到达蛛网膜下隙后，连接压力器来测量压力

电诊断

检测 / 目的	风　险	评　论
脑电图学：通过头皮电极评估大脑的脑电活动[1]	激发试验[2]可能诱导癫痫	遥感技术通常与录像记录结合来监测患者。蝶骨、硬膜下或深度记录[3]可以更加精确地记录癫痫部位或激发（如定位皮质或皮质下神经功能）
诱发电位（EPs）： VEP[4]：研究视神经、视交叉及视束	无	主要用于诊断交叉损伤（如在多发性硬化中）
BAER[5]：研究听觉回路的外周和中枢部分[6]	无	主要用于听力评价、内源性或外源性脑干及小脑脑桥脚损伤、小脑脑桥脚肿瘤的围手术期、脑干功能评价
SEP[7]：研究躯体感觉系统[8]	无	用于评价相邻外周神经损伤（神经丛、神经根）、脊髓、脑干和半球或皮质运动通路损伤
MEP[9]：研究皮质脊髓运动束	经颅 MEP 可能诱发癫痫。禁忌证：目标区域安装了心脏起搏器或金属假体、妊娠及不稳定骨折	锥体束损伤、术中检测脊髓运动束功能、鉴别精神性轻瘫
细针肌电图：研究肌肉电活动	禁忌：凝血障碍。在一些特定研究中有损伤风险[10]	为外周神经损伤或肌病患者提供损伤的运动单元信息。非疾病特异性。需使用一次性针头（感染[11]）
神经电子成像：测量运动和感觉传导速度；重复电刺激试验	凝血障碍患者禁用细针记录	定位（近端、远端、条件阻断）和外周神经损伤分类（轴突、脱髓鞘）[12]；神经肌肉传导失调的评估（见第 378 页）
眼球震颤电图描记术：用来记录、评估眼动和（或）眼球震颤	对耳膜穿孔患者进行冷热试验；不适用于安装起搏器的患者	诊断和定位外周和中枢前庭损伤。鉴别眼跳

注：[1] 癫痫评估，病理定位（肿瘤、外伤、脑膜脑炎、梗死）或广义的病理（中毒、组织缺氧、代谢性脑病、Greutzfeldt-Jakob 病、昏迷、脑死亡）、睡眠分析（多导睡眠图），或监测类似情况。[2] 光刺激、过度换气、睡眠、睡眠剥夺。[3] 植入电极用于癫痫手术的准备中进行诊断评估。[4] 可视 EPs。[5] 脑干听觉 EPs。[6] 外周神经和耳蜗损伤主要通过听力测试进行检查，而外周和中枢损伤主要用电子眼球震颤和姿态描记。[7] 躯体感觉 EPs。[8] 通过刺激胫神经、尺神经、正中神经和三叉神经评估感觉通路功能（见第 42 页）。[9] （经颅）运动 EPs。[10] 例如：研究前锯肌造成气胸，研究直肠括约肌贯穿直肠壁。[11] 特别是 Greutzfeldt-Jakob 病、肝炎、HIV。[12] 测量 F 波定位邻近神经损伤，S1 损伤的 H 反射。

脑血管超声检查

超声可以用于评估颅内、外动脉。超声波仪有两种工作模式，连续波（CW：横截面数据，但没有深度信息）或脉冲波（PW：不同水平的流量信息）。回波记录（回波脉冲信号），并进行分析（频谱分析、颜色编码）。根据多普勒原理可以确定血流速度。因为血流速度与血管的直径相关联，其测量可揭示血管是否狭窄。在直接的血管记录中，可使用连续波多普勒来确定血流的方向，以及是否存在狭窄或闭塞。在超声多普勒中，脉冲多普勒和超声图像（回波脉冲）相结合用于实时显示血流（彩色编码流动图像）和组织结构（组织图）。可以见到狭窄、夹层、颅外血管炎及血管异常的定量。经颅多普勒（TCD）和彩色超声多普勒可用于研究颅内动脉，例如狭窄、闭塞、侧支循环、血管痉挛（蛛网膜下腔出血后）、分流（动静脉畸形或瘘管）和血流动力学储备。脑实质的超声检测有助于通过检测黑质的回声反射性的增加来诊断帕金森综合征，或用以区别帕金森综合征与其他神经退行性疾病，如多系统萎缩和进行性核上性麻痹。

超声也被用于成像周围神经病变（如神经卡压综合征）或神经肌肉疾患（可以观察到肌萎缩、肌肉纤维化、脂肪浸润和肌肉收缩）。

组织活检

在某些特定的情况下，提供一个明确的诊断需要进行组织活检，如神经（通常为腓肠神经）、肌肉（肌病中的中度病变肌肉）和血管（如怀疑颞动脉炎的颞动脉）。这些活检通常可以在局部麻醉下进行。脊柱肿瘤可以在 CT 或 MRI 指导下活检，脑肿瘤和脓肿可以用立体定向技术来活检。

神经影像

神经放射学家可通过几种不同的成像技术证明神经疾病的发生伴随着结构变化。当患者接受神经影像检查时，必须向他明确说明安排检查次序的理由和他需要回答的问题。介入神经放射学涉及影像诊断（脑、头部、颈部和脊髓血管造影）和血管内介入治疗（动静脉畸形栓塞、瘘或动脉瘤，溶栓治疗，血管成形术，肿瘤血管断流术，支架植入术）。

影像学诊断

影像研究	适应证 / 目标 [1]
传统放射影像	
头颅、脊柱	金属异物，充满空气的空腔，骨折，颅骨缺损，骨异常，骨质溶解，脊髓变性疾病
计算机断层扫描（CT）	
头部，脊椎，椎管，CT 引导下诊断的干预，三维重建，CT 血管造影（脑）灌注 CT	骨架评估（异常、骨折、骨溶解、退行性变化、椎管狭窄症），转移，外伤，颅内出血，脑缺血，脑积水，钙化，腰椎间盘疾病，对比度研究 [2]（脑、脊椎管、CT 血管造影）
磁共振成像（MRI）[3]	
头部，脊椎，椎管	肿瘤（脑、脊柱、脊髓），感染（脑炎、脊髓炎、脓肿），多发性硬化，脑结构异常（癫痫），脑白质营养不良，脑或脊髓局部缺血，脊髓外伤，脑积水，骨髓病变，椎间盘疾病
弥散加权成像（DWI）/ 表观扩散系数（ADC）	区分急性缺血（高信号 DWI/ 低信号 ADC）与慢性梗死
灌注加权成像（PWI）	脑灌注成像
功能磁共振（fMRI）	显示含氧血的供应和在活跃区域氧利用的位置不匹配
扩散张量成像（DTI）	CNS 神经束的成像（白质束成像）
磁共振光谱学（MRS）	大脑生化性质改变的无创测量（特别是存在的肿瘤）
磁共振血管造影（MRA）	血管、血管瘤及血管畸形的成像
骨骼肌	肌萎缩、肌炎
周围神经系统	可视化神经病变
血管造影术 [2, 4]	
脑，脊髓；介入前或术前研究 [5]	高度动脉狭窄，动脉瘤，动静脉畸形 / 瘘，窦血栓形成，血管炎
脊髓照相术 [2, 6]	很大程度上被 CT 和 MRI 取代，用于阐明脊柱病变中的特殊诊断问题
核医学诊断	
骨显像（"骨扫描"）	肿瘤转移，椎间盘炎
CSF 显像	硬膜内导管功能检查，脑脊液漏
放射性核素显像 [7]	脑灌注，脑代谢性疾病，神经退行性疾病，癫痫病灶鉴别

注：[1] 举例。[2] 风险：过敏（不耐受）、潜在的甲状腺功能亢进症（甲状腺功能亢进）、甲状腺癌（很长一段时间之后不能进行放射性碘治疗）、肾功能衰竭、左心衰竭（肺水肿）、浆细胞肿瘤（肾衰竭）。[3] 钆造影剂可被用于显示血脑屏障损伤（如急性多发性硬化斑）；肾功能衰竭患者发生肾源性系统性纤维化的风险。T1 加权扫描：CSF/ 水肿暗（低信号）、板障 / 脂肪亮（高信号）、白质比灰质亮。T2 加权扫描：CSF/ 水肿亮，头皮暗，板障 / 脂肪亮，肌肉暗，灰质比白质亮。禁忌：心脏起搏器、移动铁磁材料。[4] 凝血功能障碍患者禁用。[5] 血管内或手术治疗。[6] 少见并发症：广义癫痫、脑膜炎、后腰椎穿刺头痛；脊髓肿瘤患者可能并发急性横贯性脊髓综合征。凝血功能障碍禁用。[7] SPECT= 单光子发射计算机断层显像，PET= 正电子发射断层成像。

6 附录

- 详细信息
- 鉴别诊断
- 特殊神经病学调查
- 治疗注意事项

表 1 中枢神经系统的组织（CNS，见第 2 页）

CNS 分段 [1]	CNS 区域 [2]	CNS 分类
前脑	端脑（大脑半球）	• 大脑皮质 [3] • 皮质下白质 • 基底核 [4] • 杏仁核
	间脑	• 丘脑 • 底丘脑 [5] • 下丘脑 [6] • 上丘脑 [7]
中脑	中脑	• 中脑顶盖 • 中脑被盖 • 大脑脚 [8]
菱脑（后脑）	后脑	• 脑桥 • 小脑
	末脑	• 延髓

注：[1] 在脑发育中，这几个脑区与 3 个初级脑囊泡相对应（由神经管分化而来）。[2] 端脑和间脑位于幕上腔，中脑、脑桥、小脑和延髓位于幕下腔。[3] 大脑皮质（见第 30 页）分为 6 层，为同型皮质（即新皮质），3~4 层皮质为异质皮质（古、旧皮质）。[4] 基底神经节是临床术语，但并不完全准确。周围神经细胞聚集形成神经节，而神经细胞在中枢神经系统集合被称为神经核。[5] 包含丘脑底核。[6] 下丘脑包括下丘脑核（视交叉、结节和乳头核）以及脑垂体。[7] 上丘脑包括室旁核、缰核、丘脑髓纹、松果腺（松果体）和后连合。[8] 每一侧的大脑脚包括脚底和中脑被盖。

表 2 网状结构组成（见第 10、98 页）

分类 / 功能	束 / 核 / 位置
传入途径（感觉信息）	脊髓网状纤维，三叉神经传入，前庭神经核，声信息（外侧丘系），视觉信息（顶盖网状束），皮质，小脑，红核，苍白球
传出通路	网状脊髓束，前庭脊髓束，顶盖脊髓束，网状丘脑束，下丘脑吻侧部，隔核，黑质，脚桥核，小脑
运动功能	延髓：抑制肌张力和反射 脑桥 / 中脑：运动激活
呼吸、循环	吸气和呼气：延髓 呼吸的抑制 / 激活：脑桥，蓝斑（见第 123 页） 心率、血压：舌咽神经，迷走神经，延髓
网状结构上行激活系统（ARAS；意识、睡眠-觉醒节律）	网状丘脑通路（见第 99 页）
唾液腺	上、下泌涎核
吞咽、作呕	延髓吞咽中枢
呕吐	最后区
咀嚼、舔、吸吮	中脑
膀胱（括约肌）控制	脑桥排尿中枢
疼痛调节	导水管周围灰质

表 3　颅神经（见第 12 页）

通　路	颅神经（CN）和神经核	功　能
躯体感觉（传入）	• Ⅱ 视网膜 • Ⅲ 眼外肌[1] 的本体感受器 • Ⅳ 眼外肌的本体感受器 • Ⅴ 半月节、咀嚼肌、腭帆张肌和鼓膜张肌的本体感受器 • Ⅵ 眼外肌本体感受器 • Ⅶ 膝状神经节 • Ⅷ 前庭神经节、螺旋神经节 • Ⅸ 上神经节 • Ⅹ 上神经节	• 视觉 • 本体感觉[2] • 本体感觉 • 感觉脸、鼻、鼻腔、口腔；本体、硬膜（见第 6、94 页） • 本体感觉 • 外耳、耳道部分、鼓膜外表面（感觉） • 平衡；听力 • 中耳、咽鼓管（感觉） • 外耳道 / 颅后窝硬脑膜（见第 5 页）
内脏（传入）	• Ⅰ 鼻黏膜嗅细胞 • Ⅶ 膝状神经节 • Ⅸ 上、下神经节 • Ⅹ 下神经节	• 气味 • 舌前 2/3 味觉（鼓索）、软腭下味觉（岩大神经） • 舌后 1/3 的味觉和感觉，咽部黏膜、扁桃体和咽鼓管的感觉 • 腹腔（感觉）、会厌（味觉）
运动（传出）	• Ⅲ 动眼神经核 • Ⅳ 滑车神经核 • Ⅴ 三叉神经运动核 • Ⅵ 展神经核 • Ⅶ 面神经核 • Ⅸ 疑核 • Ⅹ 疑核 • Ⅺ 疑核、颈段脊髓的前角运动细胞 • Ⅻ 舌下神经核	• 眼外肌（CN Ⅳ、Ⅵ 支配的眼外肌除外）、上提眼睑（提上睑肌） • 眼球斜视运动（上斜肌） • 咀嚼[3]、腭[4] 及鼓膜[5] 紧张 • 横向眼球运动（外直肌） • 面肌、颈阔肌、茎突舌骨肌和二腹肌 • 咽肌、茎突咽肌 • 吞咽（咽神经）、言语（喉上神经） • 咽喉肌、胸锁乳突肌[6] 和斜方肌[7] • 舌肌
内脏（传出）	• Ⅲ 副交感神经、动眼神经副核 • Ⅶ 副交感神经、上泌涎核 • Ⅸ 副交感神经、下泌涎核 • Ⅹ 副交感神经、迷走神经背核	• 瞳孔收缩（瞳孔括约肌）、辐辏（睫状肌） • 分泌黏液、眼泪和唾液（舌下和颌下腺） • 唾液分泌（腮腺） • 肺、心脏、从小肠至结肠左曲（运动）；腺体分泌（呼吸道、肠道）

注：[1] 眼肌。[2] 见第 42 页。[3] 咬肌、颞肌、翼外肌和翼内肌。[4] 腭帆张肌。[5] 鼓膜张肌。[6] 颈部屈伸、头部转动、用力吸气时辅助。[7] 肩部提高、肩胛骨固定、颈椎伴随运动。

表4　脊髓通路（见第36、38、42页）

通 路[1]	神经束	功 能
上行（感觉）		
• 前外侧索	• 脊髓丘脑前束 • 脊髓丘脑侧束	• 触觉和压力觉 • 痛、温、痒
• 外侧索 • 后索	• 脊髓小脑前束、脊髓小脑后束 • 薄束（来自下肢）、楔束（来自上肢）	• "潜意识"本体感觉 • 位置感、触感、辨别觉、压觉、振动觉
下行（运动）		
• 外侧索	• 皮质脊髓侧束[2] • 红核脊髓束	• 精细随意运动
• 内侧索	• 皮质脊髓前束[2,3]、网状脊髓束、顶盖脊髓束和前庭脊髓束	• 直立和平衡姿势、头部位置稳定、与自动步态协调相关的动作和姿势

注：[1] 神经通路所在的结构。[2] 锥体束。[3] 控制双侧躯干和肢带肌。

表5　节段相关肌肉（见第44、130、212页）

节 段	节段相关肌肉
C4	膈
C5	菱形肌、冈上肌、冈下肌和三角肌
C6	肱二头肌、肱桡肌
C7	肱三头肌、桡侧腕伸肌、胸大肌、桡侧腕屈肌、旋前圆肌
C8	拇短展肌、小趾展肌、尺侧腕屈肌和拇短屈肌
L3	股四头肌、髂腰肌、长收肌、短伸肌和大收肌
L4	股四头肌（股内侧肌）
L5	长伸肌、胫骨前肌、胫骨后肌、臀中肌
S1	腓肠肌、臀大肌

表 6　神经纤维的分类（见第 46 页）

纤维类型	NCS（m/s）[1]	生理功能	功能障碍
有髓纤维			
A α[2]/ I a, I b[3] 厚髓纤维	60~120	传出：到骨骼肌 传入：来自肌梭（初级），腱器	触、压觉障碍
A β/ Ⅱ	40~90	传入：来自肌梭（次级），皮肤感受器	触、压觉障碍
A γ	30~50	传出：到梭内肌的轴肌肉组织	肌梭
A δ/ Ⅲ	10~30	传入：来自机械和温度感受器	疼痛，温度觉和位置觉障碍，刺痛、切割样痛，剧痛
薄髓纤维 B	5~20	传出：自主神经的节前纤维	
无髓纤维			
C/ Ⅳ 细无髓纤维	0.5~2	传出：自主神经节后纤维 传入：内脏及皮肤的机械、温度和化学感受器	疼痛，温度障碍，定位不精确，钝痛，烧灼痛

注：来源：Klinke（2010）。
[1] 神经传导速度。[2] Erlanger 和 Gasser 分类（分为 A、B 和 C 纤维）。[3] Lloyd 和 Hunt 分类（分为 Ⅰ、Ⅱ、Ⅲ、Ⅳ纤维）。

表 7　自主神经节（见第 58 页）

神经节	位置	功能
交感		
• 颈部神经节	• 颅底（颈上神经节） • 第 1 肋骨头（颈下神经节）	• 头部纤维（眼、泪腺和唾液腺） • 星状神经节与第 1 胸神经节；心脏和肺
• 胸、腰部神经节	• 成对的胸腰椎旁节 • 不成对的椎前节	• 催汗、立毛以及外周血管舒缩功能；肾上腺 • 腹腔神经节（肝、胃、胰、肠），肠系膜神经节（部分结肠、直肠、膀胱、生殖器）
副交感（颅）		
• 睫状神经节（经Ⅲ）	• 眶	• 瞳孔缩小（瞳孔括约肌），调节（睫状肌）
• 翼腭神经节（经Ⅶ） • 耳部神经节（经Ⅸ） • 颌下神经节（经Ⅶ）	• 翼腭窝 • 卵圆孔下方 • 口腔底	• 泪腺，鼻窦腺 • 腮腺 • 下颌下腺、舌下腺

表 8 免疫系统中的细胞和分子复合物及其功能（见第 64 页）

细胞类型或分子	功 能
主要组织相容性复合体（MHC[1]）	在细胞表面上的分子（MHC 蛋白）由基因复合体蛋白质编码，蛋白质的这些结合片段（受体功能）呈现给 T 细胞，使 T 细胞能识别之。几乎所有的有核细胞（HLA 系统）都有这些蛋白质复合物
MHC I 类复合物（存在于所有有核细胞中）	胞内蛋白质的 MHC 分子结合片段，暴露给 CD8+ T 细胞（细胞毒性/抑制性 T 细胞）。这些细胞不会被正常细胞蛋白质（免疫耐受）激活，但是外源蛋白质将激活 CD8+ T 细胞，然后通过诱导细胞凋亡破坏细胞
MHC II 类复合物（只在树突细胞、巨噬细胞、B 细胞、上皮细胞上表达）	MHC 蛋白表达于专业抗原呈递细胞（APC），可对 CD4+ T 细胞（T 辅助/诱导细胞）呈现抗原。CD4+ T 细胞主要见于血管周围位置
组织相容性抗体（HLA）	几乎身体的所有细胞表面都表达糖蛋白，明确其组织同一性，是组织相容性形成的基础。HLA 在个体间存在特异性，可在组织移植时引起排异反应（同卵双胞胎除外）。HLA 分为两类：MHC I 类，包括 HLA-A、-B 和 -C；II 类，包括 HLA-D
细胞因子[2]	细胞间的可溶性蛋白质组。通过与特定受体相互作用激活和调节炎症和免疫反应
共刺激分子[2]	免疫细胞表达的分子，可促进或抑制免疫应答
趋化因子	可溶性蛋白质，可促进细胞的趋化性
干扰素[2]（IFN-α 和 IFN-β 抑制蛋白的生物合成，IFN-γ 激活巨噬细胞）	经病毒感染的细胞产生的糖蛋白
单核细胞	白细胞的吞噬能力。随着组织的入侵，可发展成巨噬细胞；可被 T 细胞的细胞因子，如 IFN-γ 和分泌细胞因子[3]激活
树突细胞	高运动性抗原呈递细胞（APC）。可围绕着抗原并将抗原暴露给免疫细胞；只有树突状细胞能激活 T 前体细胞
克隆型扩张	淋巴结内单个 T 细胞或 B 细胞的增殖
辅助 T 细胞（Th 细胞）	Th 细胞是 CD4+ 细胞。T_H0 细胞即 T 前体细胞；T_H1 细胞激活细胞免疫功能（巨噬细胞）；T_H2 细胞激活抗体介导的免疫反应（效应 B 细胞即浆细胞）
T 细胞（特异性细胞免疫）	大多数 T 细胞为 CD4+ 或 CD8+ 细胞，因为其表面糖蛋白不同。CD4+ 细胞结合于 MHC II 类复合物的表面表位，而 CD8+ 细胞结合于 MHC I 复合物的抗原表位。细胞毒性淋巴细胞是一种 CD8+ 细胞；CD4+ 细胞对细胞、抗体介导的免疫反应具有重要作用
基质金属蛋白酶（MMP）	内源性蛋白酶，具有分裂细胞外基质（包括基底膜在内）的能力
B 细胞（特异性体液免疫）	淋巴细胞与特异性抗原（克隆选择）接触后发育而成的浆细胞，可产生免疫球蛋白。T_H2 CD4+ 细胞是 B 细胞活化所必需的

注：多发性硬化（MS）中的自身免疫性（见第 259、260 页）：髓鞘碱性蛋白为 MBP，髓鞘少突细胞糖蛋白为 MOG，髓鞘相关糖蛋白为 MAG，蛋白脂质蛋白为 PLP，S100 蛋白，环核苷酸磷酸二酯酶（CNPase），αβ-晶状体蛋白，转酰胺酶。[1] 对应 HLA 复合物（HLA 为人类白细胞抗原）。[2] 细胞因子包括干扰素、白细胞介素、共刺激因子（CSF）、肿瘤坏死因子（TNF）。[3] 如，IL-1、IL-6、TNF-α。[4] 免疫球蛋白（Ig）有多种不同的类型：IgG，IgM，IgA，IgE 和 IgD。

免疫系统细胞简图（见第 64 页）

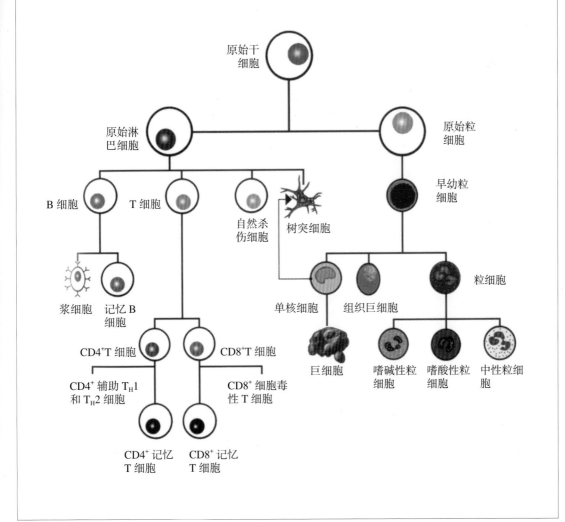

适应性免疫系统
- B 细胞和 T 细胞介导的免疫反应
- 特异抗原识别

固有免疫系统
- 自然杀伤 T 细胞、树突细胞、单核细胞、粒细胞、组织巨细胞和上皮细胞介导的免疫反应
- 模式识别受体识别非特异性抗原

原始干细胞

原始淋巴细胞

原始粒细胞

B 细胞　　T 细胞

自然杀伤细胞

树突细胞

早幼粒细胞

浆细胞　记忆 B 细胞

单核细胞　　组织巨细胞　　粒细胞

CD4$^+$T 细胞　　CD8$^+$T 细胞

巨细胞　　嗜碱性粒细胞　　嗜酸性粒细胞　　中性粒细胞

CD4$^+$ 辅助 T$_H$1 和 T$_H$2 细胞　　CD8$^+$ 细胞毒性 T 细胞

CD4$^+$ 记忆 T 细胞　　CD8$^+$ 记忆 T 细胞

表9 细胞压力（见第68页）

应激源类型[1]	诱 因
物理因素	高温，低温，辐射（多种类型，包括紫外线和磁场）
活性氧（ROS）	氧自由基，氢化物，过氧化氢，无氧代谢转化为有氧代谢（如再灌注），组织缺氧/低氧（局部缺血）
pH	强碱，强酸，pH改变
生物因素	感染，炎症，发热
心理因素	情绪反应，情感冲突，激素改变（下丘脑-垂体-肾上腺轴，自主神经系统）
渗透	盐、糖和其他可渗透活性物质的浓度改变（高渗或低渗性休克）
营养	节食或多种饮食物质缺乏（碳水化合物，葡萄糖，氮，磷酸盐，硝酸盐）
抗生素	嘌呤霉素，四环素，萘啶酸
酒精	乙醇，甲醇，丁醇，丙醇，辛醇
金属	钙，铜，铬，锌，锡，铝，汞，铅，镍
机械	压力（压缩），剪切，牵引
其他因素	液体缺乏（脱水）、苯及其衍生物、酚及其衍生物、致畸因子、致癌物、诱导剂、砷、砷酸盐、氨基酸类似物、烟碱、麻醉剂、杀虫剂、农药

注：来源：Macario 和 Conway de Macario（2005）。

[1]压力通过改变细胞内环境，同时触发应激反应，导致DNA和蛋白质损伤。应激反应可激活应激基因和其他细胞机制，导致细胞内应激蛋白（包括分子伴侣）的增加。这种通过"热休克"的生理应激诱导的分子伴侣被称为热休克蛋白（HSP）。伴侣的改变（伴侣病）可以由基因突变和外源性影响（获得性损伤）而引起。

表 10　神经退行性疾病中的蛋白复合物（见第 68 页）

蛋白复合物	疾　病[1]
β- 淀粉体	• 阿尔茨海默病（见第 304 页） • Logopenic 进行性失语（见第 306 页）
Tau 蛋白（Tau 蛋白病）	• 阿尔茨海默病（见第 304 页） • 进行性核上性麻痹（见第 302 页） • 皮质基底节变性（见第 302 页） • 渐进非流利性失语（见第 306 页） • Logopenic 进行性失语（见第 306 页） • bvFTD[2] 帕金森综合征（见第 306 页）
α- 突触核蛋白（突触核蛋白病）	• 多系统萎缩（见第 302 页） • 帕金森综合征（帕金森痴呆症，见第 298 页） • 路易体痴呆（见第 306 页）
聚谷氨酰胺（三核苷酸重复障碍）	• 亨廷顿舞蹈症；蛋白：亨廷顿（见第 310 页） • 脊髓延髓肌萎缩症；蛋白质：雄激素受体（见第 355 页） • DRPLA[3]；蛋白质：*ATN1* / atrophin-1（见第 314 页） • SCA[4]；蛋白质：如共济失调蛋白（见第 314 页）
TDP-43（TAR-DNA 结合蛋白 43）	• bvFTD / FTLD-TDP（见第 306 页） • 语义痴呆 / FTLD-TDP（见第 307 页） • 渐进非流利性失语 / FTLD-TDP（见第 307 页） • bv FTD 与运动神经元病 / FTLD-TDP（见第 307 页） • 肌萎缩性脊髓侧索硬化症 / ALS-TDP（见第 489 页）
FUS（肉瘤融合蛋白）	• bv FTD / FTLD-FUS（见第 306 页） • 肌萎缩性脊髓侧索硬化症 / ALS-FUS（见第 489 页）
朊病毒	• Creutzfeldt-Jakob 病（见第 290 页） • Gerstmann-Sträussler-Scheinker 病（见第 314 页） • 致死性家族性失眠症（见第 186 页）

注：[1] 举例。[2] 行为或额叶变异的额颞叶痴呆症，在神经元中有阳性 tau 蛋白呈圆形夹杂物被称为 Pick 体。[3] 尖状核红核苍白球丘脑下部核萎缩。[4] 小脑性共济失调。

表 11 睡眠阶段生理改变 (见第 96 页)

阶 段	EEG[1]	EOG[2]	EMG[3]
清醒	α 活 动（8~13 Hz），β 活动（14~30 Hz）	闪烁，扫视	高肌张力，运动伪影
入睡，NREM[4] 阶段 1	增加 θ 活动（4~7 Hz），顶点尖峰[5]	缓慢滚动眼球运动[6]	肌张力略有减少
浅睡眠，NREM 阶段 2	θ 活动，孤立 δ 波，顶点尖峰，睡眠纺锤波[7]，K 复合物[8]	无眼动，直到阶段 4	肌肉张力的进一步降低
深睡眠，NREM3/4 阶段（慢波睡眠 =SWS）	高幅 δ 波（0.5~3 Hz，振幅 > 0.75 μV），K 复合物和睡眠纺锤波减少的组	无眼动	肌肉张力的进一步降低
REM 睡眠	θ 活动，锯齿波[9]可观察	共轭，REM（偶发）	肌张力最低

注：来源：Berger（1992）。

睡眠周期的平均长度为 90~120 分钟。

[1] 脑电描记器。[2] 眼电描记器。[3] 肌电描记器。[4] 非 REM；REM= 快速眼动。[5] 不超过 200 μV 陡峭的矢状窦旁波；没有睡眠纺锤波；不需 K 复合物。[6] SEM。[7] 梭形 12~15 Hz 波。[8] 双相，最初负 δ 波自发地出现或者响应于声刺激。[9] 成簇的，具有锯齿形外观，规律的 θ 活性。

表 12 睡眠剥夺和睡眠障碍产生的功能紊乱 (见第 96 页)

- 嗜睡，睡眠发作，微入睡，全身乏力
- 情绪的突然变化
- 烦躁不安的增加
- 焦虑，抑郁
- 代谢紊乱，体重增加 / 减少
- 社会交往能力受损，缺乏幽默
- 运动技能下降
- 认知功能受损
- 集中和记忆障碍
- 沟通和决策的困难
- 兴奋剂和（或）镇静剂的消费增加
- 冒险行为增加
- 工作场所事故增多
- 创造力和生产力降低
- 易感性病毒感染概率增加，免疫功能降低
- 心血管疾病概率增加
- 胃溃疡概率增加
- 增加患癌症的风险
- 颤抖，感觉冷
- 多任务处理能力下降

注：来源：Foster（2010）。

表 13　下丘脑-垂体调控轴（见第 106 页）

控制变量	效应激素	刺　激	效　果	注　解
水平衡和血压（压力感受器和体积受体，神经传入纤维）	ADH（神经垂体）	$\downarrow$ BP[1]（$\downarrow$ 血管间压力），$\uparrow$ 血液渗透压	肾源性水钠潴留和动脉血管收缩（ADH 水平高）	$\downarrow$ ADH：尿崩症；$\uparrow$ ADH：异位产生，SIADH（见第 322 页）
三碘甲状腺氨酸（T_3），甲状腺素（T_4）	TRH[2]，生长抑素/TSH[3]	$\downarrow$ / $\uparrow$ T3/T4	$\uparrow$ ／ $\downarrow$ TRH → TSH	$\uparrow$ TSH（基础）通常在下丘脑前部；$\downarrow$ TSH 通常在甲状腺功能亢进症中
皮质醇	CRH[4]，ACTH[5]	$\downarrow$ / $\uparrow$ 皮质醇	$\uparrow$ / $\downarrow$ CRH	$\uparrow$ ACTH：Cushing 综合征；$\downarrow$ ACTH：继发性皮质醇分泌不足
睾酮（男性）	GnRH[6]/LH，FSH[7]	$\downarrow$ / $\uparrow$ 睾酮	$\uparrow$ / $\downarrow$ GnRH	$\downarrow$ 睾酮：减少肌肉质量，性欲减退，精子减少，阳痿
雌二醇，黄体酮（女性）	GnRH，LH，FSH	$\downarrow$ / $\uparrow$ 雌二醇，黄体酮	$\uparrow$ / $\downarrow$ GnRH	$\downarrow$ LH/FSH 月经紊乱，乳房/子宫萎缩，骨质疏松症，动脉粥样硬化
泌乳素（PRL）	GnRH/ PRL	$\uparrow$ PRL $\downarrow$ PRL	$\uparrow$ 多巴胺[8] $\downarrow$ VIP[9]，TRH	$\uparrow$ PRL：溢乳，闭经，头痛
生长激素（生长调节素）	GHRH[10]/ GH[11]	各种刺激	GHRH 生长抑素[12]	促生长因子介导生长激素的作用 $\uparrow$ GH：肢端肥大症；$\downarrow$ GH：侏儒症（儿童），体重增加，肌肉增生
内源性阿片肽	β-内啡肽（脑垂体）	各种刺激	镇痛，摄食，体温调节，学习，记忆	

注：[1] 血压。[2] 促甲状腺激素释放激素。[3] 甲状腺刺激垂体前叶促甲状腺素 = 激素。[4] 肾上腺皮质激素释放激素 = 皮质释放激素。[5] 垂体前叶 = 促肾上腺皮质激素的肾上腺皮质激素。[6] 促性腺激素释放激素。[7]LH= 促黄体激素，FSH= 促卵泡激素（即垂体前叶激素），这两个被称为促性腺激素。[8] 从下丘脑释放；通过垂体 D_2 受体抑制催乳素的释放。[9] 血管活性肠肽（垂体前叶）。[10] 生长激素释放激素（刺激）。[11]GH= 人生长激素 = STH= 生长激素。[12] 从下丘脑释放（抑制）。

表 14　自主神经功能障碍的临床证据（见第 60 页）

病史 / 测试	问题 / 方法	注　解
病史		
• 一般病史	• 主要症状是什么？	• 总结关键症状
• 血压调节	• 有无直立位的症状？	• 站立时眩晕 / 虚弱，昏厥前期、昏厥、心悸、发冷
• 排汗调节	• 多汗、少汗或无汗？	• 从很多汗到很少汗分级、湿衣服、怕热、黏膜干燥（口、眼）
• 胃肠功能	• 恶心、呕吐、早饱、胀气、体重下降、腹泻与便秘交替？腹部痉挛？	• 吞咽困难？胃轻瘫？小肠假性梗阻？大便失禁？
• 膀胱功能	• 无规律排尿？尿频 / 少尿？	• 残余尿？机械性排尿障碍？
• 性功能	• 勃起障碍？射精障碍？	• 自发性夜间 / 早晨勃起？射精能力？
• 瞳孔	• 近期视力模糊？亮光目眩增加？暗光视力下降？	• 调节反射障碍？埃迪瞳孔？暗适应不良？
• 睡眠	• 睡眠障碍？打鼾？呼吸暂停？	• 阻塞性睡眠呼吸暂停综合征？神经肌肉疾病？
• 药物	• 是否在服新药？与服药相关的症状？	
• 酒精、毒品	• 频率、数量和持续时间	
测试		
• 一般体检	• 下丘脑功能障碍？	• 侏儒症，性成熟障碍，低体温，皮肤苍白
• 心血管检查	• 血压（卧位和立位），心率（卧位和立位）？	• 反射性心动过速，心动过速后综合征（POTS，见第 448 页）
• 皮肤黏膜检查，出汗	• 视诊手和足，感觉，振动觉	• 肢端紫绀，皮肤苍白，皮温，皮肤红肿，出汗 / 湿润，营养障碍，感觉障碍 / 异常性疼痛
• 营养变化	• 脱发，多毛，甲病，皮肤变色，脂肪营养不良，局部皮肤营养不良？	
• 关节	• 关节畸形？	• 关节破坏伴感觉障碍（神经源性关节病，Charcot 关节）
• 瞳孔、结膜	• 瞳孔形状、大小、对光反射与调节反射	• 泪液分泌，炎性改变

注：来源：Low 和 Benarroch（2008）。
附加检查：[1] 倾斜表格，Valsalva 动作，24 小时血压测量，MIBG（间碘苄胍）-SPECT 评价心交感神经功能。[2] Minor 淀粉-碘试验，Moberg 茚三酮试验，使用乙酰胆碱离子渗透法进行汗腺调节神经轴突反射量化试验（QSART）。[3] 泪液分泌试验，瞳孔测量。

表 15　神经系统疾病直接和间接导致的呼吸障碍（见第 110 页）

导致呼吸障碍的原因	病　因
脑干、高位颈髓损伤	• 肿瘤，梗死，出血，脑膜脑炎（李斯特菌，脊髓灰质炎），外伤，多发性硬化，中毒，帕金森病（呼吸肌僵硬）
低位的运动神经元	• 肌萎缩侧索硬化，破伤风，脊髓灰质炎，小儿麻痹症后期综合征
周围神经	• Guillain-Barré 综合征，膈神经损伤
肌肉	• 重症肌无力，肉毒中毒，肌无力综合征（Lambert-Eaton 综合征），肌营养不良，多发性肌炎，酸性麦芽糖酶缺乏，电解质失衡（Na^+, K^+, $Ca^{2+} \uparrow$，磷$\downarrow$，$Mg^{2+} \uparrow$）
基因（*PHOX2B* 基因突变），未知	• 先天性中枢性低通气综合征（CCHS），ROHHAD[1]
呼吸动力障碍	• 镇静剂（阿片类，巴比妥，苯二氮䓬，丙泊酚），高碳酸血症，低体温，甲状腺功能减退症
通气障碍	• 气管梗阻，误吸，（神经源性）肺水肿，气胸，反常呼吸运动（肋骨骨折，膈神经轻瘫）
代谢障碍（过度通气） • $Ca^{2+} \downarrow \rightarrow$ 手足痉挛，感觉异常，强直 • 磷酸盐$\downarrow \rightarrow$ 肌无力 • pH $\uparrow \rightarrow$ 眩晕，视觉障碍，晕厥，癫痫发作	• 肺炎，肺栓塞，支气管哮喘，酸中毒（糖尿病性，肾性，乳酸$\uparrow$），焦虑，惊恐，疼痛，精神性，脑膜脑炎，脑肿瘤，发热，败血症，水杨酸

注：[1] 速发型肥胖伴下丘脑功能障碍，低通气，自主神经调节紊乱。

表 16　排汗障碍（见第 112 页）

障　碍	临床表现
多汗	
• 全身	• 持续出现：系统疾病如嗜铬细胞瘤，毒性甲状腺肿大，糖尿病，尿崩症，类癌，停经，戒断综合征（药物，酒精，毒品） • 药物：抗抑郁药（三环类，5- 羟色胺再摄取抑制剂），阿片类止痛药，阿昔洛韦，萘普生 • 夜间发作的：结核，淋巴瘤，心内膜炎，糖尿病，肢端肥大，帕金森综合征 • 发作性：感染性疾病，头部外伤，脑肿瘤，脑积水，丘脑损伤，下丘脑损伤，惊恐发作，胼胝体发育不全（Shapiro 综合征），中毒（5- 羟色胺能综合征，烷基磷酸盐，恶性抗精神病药综合征）
• 局部	• 手掌，腋窝，脊髓损伤[1]，味觉性出汗（Frey 综合征），单神经或多神经病变，胸腔内肿瘤[2]，卒中[3]，低温诱发，皮肤病[4]，丑角综合征[5]
少汗，无汗	
• 中枢神经系统	• 多系统萎缩，帕金森综合征，多发性硬化，卒中，丘脑损伤，脊髓损伤
• 周围神经系统	• 特发性自主神经病，糖尿病神经病变，副肿瘤神经病，淀粉样神经病，麻风病，Ross 综合征[6]，抗胆碱能药
• 皮肤	• 局部损伤，皮肤病
• 中毒	• 肉毒中毒，铊，三环类抗抑郁药，抗胆碱能药

注：来源：Cheshire 和 Freeman（2003）。
[1] 低于 T6 平面的多个刺激（肠道、膀胱、皮肤、直立位变化）可导致自主神经的过度反应，伴随着大量出汗、面部红肿、心动过缓和头痛。[2] 通常单侧的（面、颈、胸）症状，伴随症状如腺癌、间皮瘤、骨髓瘤、骨瘤、肺尖肿瘤、颈肋。[3] 偏瘫一侧的多汗通常跟随着大脑半球、脑干或下丘脑卒中；这些通常为急性且暂时的。[4] POEMS（多神经病变 + 器官肥大 + 内分泌疾病 + 单克隆乳腺病 + 皮肤改变），角化不良，骨膜增生性厚皮症，手掌和脚掌对称性皮肤青灰样变。[5]（劳累或天热诱发的）单侧面部潮红和出汗（交感神经损伤的对侧）。[6] 埃迪瞳孔伴膝反射、踝反射消失，且节段性少汗。

表 17　胃肠道自主神经功能和伴随神经障碍的功能紊乱（见第 114 页）

系　统	神　经	功　能
外部传入	迷走神经，内脏神经	脊柱和脑干反射、大脑自主神经中枢的传入，内脏感觉信息（包括疼痛）。轴突反射（见第 148 页）
外部传出	见第 114 页	见第 114 页
内部传入	初级传入神经元 [1]	机械和化学刺激
内部传出	运动 分泌性 血管收缩	平滑肌的收缩和舒张 分泌性活动 血流控制
神经元之间	肠道中间神经元	反射活动调节

GI[2] 综合征	临床表现	病　因 [3]
吞咽困难	见第 166 页	见表 30
胃轻瘫	胃排空延迟→恶心，呕吐，厌食，胀气	糖尿病，淀粉样变，副肿瘤综合征，皮肌炎，Duchenne 型肌营养不良
小肠假性梗阻	小肠动力受损→恶心，呕吐，胀气，体重下降，肠蠕动受损	帕金森综合征，多发性硬化，横贯性脊髓综合征，Guillain-Barré 综合征，糖尿病，肉毒中毒，淀粉样变，副肿瘤综合征，药物（三环类抗抑郁药，可待因，吗啡，可乐定，吩噻嗪，抗胆碱能药，长春新碱），先天性巨结肠
便秘 [4]	高度可变→肠道运动↓，硬便，扭伤，饱胀，里急后重，疼痛，胀气，打嗝	缺乏运动，吞咽困难，营养不良，横贯性脊髓综合征，头部外伤，脑干损伤，帕金森病，多系统萎缩，多发性硬化，糖尿病，卟啉症，药物（吗啡，可待因，三环类抗抑郁药）
腹泻 [5]	排便率↑，里急后重，便量增多；松软水样便	糖尿病，淀粉样变，HIV 感染，药物，Whipple 病
呕吐 [6]	干呕，打哈欠，恶心，多涎，皮肤苍白，大量出汗，淡漠，低血压，心动过速	ICP 增加（见第 192 页），眩晕（见第 150 页），偏头痛，感染或肿瘤性脑膜炎，药物（洋地黄，阿片类，化疗药），中毒
大便失禁	完全或部分排便失控	糖尿病，多发性硬化，脊髓损伤，脊髓圆锥或马尾损伤，痴呆，额叶损伤（肿瘤，梗死）

注：来源：Low 和 Benarroch（2008）。

[1] 不同类型（Dogiel Ⅱ型 =AH 神经元，Dogiel Ⅰ型 = 肠离心神经元）。[2] 胃肠道。[3] 神经系统障碍通常与 GI 综合征或此类综合征的神经源性病因相关。[4] 正常排便频率大约为 1 周 3 次（可变）。[5] 正常排便频率上限为 1 天 3 次。腹泻时，大便重量 > 200 g/ 天。假性腹泻时，排便率增加但大便重量不增。腹泻必须和大便失禁鉴别。[6] 呕吐被网状结构的"呕吐"中枢调控，此结构位于橄榄和孤束核之间。输入：第四脑室底部末端的后置区（见第 10 页）的化学感受器，前庭系统，皮质，边缘系统，GI 和躯体感觉传入。输出：膈神经（膈肌），脊神经（呼吸肌和腹部肌肉），迷走神经（喉、咽、食管、胃）。

表 18　膀胱功能的神经源性障碍（见第 116 页）

损伤位置	疾　病	膀胱功能障碍
幕上	• 卒中（额叶皮质，运动通路） • 帕金森病 • 额叶肿瘤 • 痴呆	• 尿频↑[1]，尿急↑，急迫性尿失禁[2]，逼尿肌反射亢进[3] • 逼尿肌反射亢进，尿道括约肌运动迟缓 • 尿频↑，尿急↑，尿失禁，逼尿肌反射亢进 • 通常有迟发的表现：尿频↑，急迫性尿失禁
幕上和幕下，脑桥排尿中枢上方（缺乏随意控制）	• 多发性硬化（根据斑块的位置而有不同的表现） • 肌萎缩侧索硬化 • 多系统萎缩	• 尿频↑，尿急↑，紧迫性尿急，急迫性尿失禁，DSD-DH[4] • 尿频↑，急迫性尿失禁，逼尿肌反射亢进 • 夜尿，尿频↑，急迫性尿失禁，随意排尿受损
脊髓[5]（随意控制缺乏，膀胱功能调节不良）	外伤，肿瘤，缺血，脊髓炎，多发性硬化，脊髓病变，脊髓动静脉瘘	T12 平面以上的损害→DSD-DH，残留尿增加；T6 平面以下的损害不伴自主神经反射异常，T6 平面以上的损害伴自主神经反射异常[6]（=AD；损伤平面以下任何刺激引起的交感反应增强，通常与膀胱、肠道功能和感染相关）
马尾，周围神经（无随意排尿，充溢性尿失禁，残留尿，尿意减弱）	自主神经病变（例：糖尿病，副肿瘤综合征，Guillain-Barré 综合征，药物，毒素），外伤，腰椎管狭窄，脊髓发育不良，肿瘤，带状疱疹，蛛网膜炎，椎间盘突出	残留尿增加，逼尿肌收缩力受损，逼尿肌发射消失，可能充盈感受损，尿频↓。内括约肌活动减退：膀胱最大容量下降，无残余尿

注：[1] 尿频。[2] 急迫性尿失禁→紧急性尿急时出现不随意排尿。[3] 膀胱最大容量下降，少量或无残留尿。[4] 逼尿肌-括约肌协同功能不良伴逼尿肌反射亢进，膀胱最大容量下降，有残留尿。[5] 从脑桥排尿中枢到 T12。急性损伤伴脊髓休克初期，逼尿肌反射消失（膀胱无力；即便秘）和残余尿形成（充溢性尿失禁），典型会持续 6~12 周。[6] 症状包括血压迅速上升伴头痛，鼻充血，心动过缓，潮红，在受损脊髓平面以上出汗，以下立毛。

表 19　CSF 成分受屏障系统影响（见第 118 页）

物质（选择）	说　明
源于血液	
• 总蛋白 • 白蛋白 • IgG，IgA，IgM • α_2 巨球蛋白	• 在炎性过程中会增加 • 屏障功能障碍时会增加；CSF 或血清中白蛋白含量与球蛋白含量比值的比较→CNS 中 Ig 合成的证据 • CNS 中体液免疫反应因子。慢性或早期 CNS 炎症的证据 • 屏障功能受损证据
主要鞘内起源	
• 前列腺素 D- 合成酶（β 带蛋白）；β 转铁蛋白 • β_2 微球蛋白 • 神经元特异性烯醇化酶（NSE） • 胶质纤维酸性蛋白（GFAP） • S-100B 蛋白 • Tau 蛋白 • 14-3-3 蛋白	• CSF 瘘管证据 • 患淋巴瘤时增加（原发性或继发性），HIV 感染 • 神经元损伤 • 胶质细胞损伤，胶质细胞活化 • 胶质细胞活化（星形胶质细胞） • 神经元损伤，轴索损伤 • 在 Creutzfeldt-Jakob 综合征中发现

注：来源：Reiber 和 Peter（2001）。

表 20 神经递质与临床综合征（见第 122 页）

神经递质[1]	递质系统	临床综合征[1]
• 乙酰胆碱（尼古丁和毒蕈碱受体）	• 脊髓运动神经元→运动终板	• 重症肌无力，肌无力综合征（Lambert-Eaton 综合征），肉毒中毒，先天性肌无力综合征
	• 基底额叶→皮质广泛投射	• 阿尔茨海默病，额叶癫痫（常染色体显性）
	• 纹状体中间神经元	• 帕金森综合征
	• 自主神经系统	• 见第 106 页
生物源性胺类		
• 多巴胺[2]	• 黑质→纹状体（黑质纹状体系统）	• 帕金森综合征，多巴胺反应性肌张力障碍[3]
	• 黑质→边缘系统（中脑-边缘系统），皮质广泛投射（中脑皮质系统）	• 物质依赖，行为障碍，学习记忆
	• 下丘脑→垂体腺	• 催乳素分泌抑制
• 去甲肾上腺素	• 蓝斑→边缘系统，下丘脑，皮质	• 情感障碍
	• 延髓→蓝斑	• 焦虑障碍
	• 节后交感神经元	• POTS（见第 413、448 页）
• 5-羟色胺	• 脑桥中缝核→广泛投射	• 情感障碍
	• 延髓和脑桥→脊髓后角	• 偏头痛，疼痛通路（见第 42、94 页）
氨基酸		
• GABA[4] • 甘氨酸 • 谷氨酸盐[6]	• 抑制性递质→皮质、通路系统常见 • 抑制性递质→脊髓常见 • 兴奋性递质→皮质、通路系统常见	• 癫痫[5]，僵人综合征 • 痉挛状态，过度惊骇 • Rasmussen 脑炎[7]，兴奋毒性细胞损害（凋亡，坏死）
神经肽		
• 内啡肽[8] • 速激肽[9] • 神经垂体	• CNS→广泛脊髓和大脑投射，垂体 • 感觉性传入，脊髓→脊髓投射 • 神经垂体激素运载蛋白 I 和 II[10]	• 通路，自主神经功能 • 通路（见第 42、94 页） • 见第 106 页
气体		
• 一氧化氮（NO）	• 内皮细胞，细胞毒性，突触辅递质	• 环路调节，免疫系统

注：来源：Hauser 等（2010）和 Kandel 等（2000）。
[1] 选择一部分，非完整列表。[2] 受体：$D_1 \sim D_5$。[3] 常染色体显性类型（DYT 5a=Segawa 综合征，见第 144 页；DYT 14），常染色体隐性类型（DYT 5b）。[4] γ-氨基丁酸。[5] 药物，如丙戊酸或加巴喷丁可增加 GABA 浓度。[6] 受体：AMPA（α-氨基-3-羟基-5-甲基-4-异恶唑丙酸）和 NMDA（N-甲基-D-天冬氨酸）。[7] 脑部局部慢性炎症，通常在童年或青春期，伴发局灶癫痫。[8] 脑啡肽，内啡肽，强啡肽。[9] 例如：神经激肽，P 物质，铃蟾肽。[10] 催产素（I）和血管加压素（II）的运载蛋白。

表 21 震颤类型（见第 138 页）

类 型	表 现
生理性震颤（PT）	正常。轻度，通常无症状的震颤。可能出现等长震颤，如在拿着重物的时候
夸张性 PT（某些情况下可见的 PT）	幅度 > PT，频率 =PT。休息时无。主要为 PosT[1] 应激：焦虑，疲劳，激动，寒冷。代谢性障碍：甲状腺功能亢进症，低血糖症，甲状旁腺功能亢进症，低钠血症，低钙血症，肝肾疾病，嗜铬细胞瘤，丙种球蛋白病，维生素 B_{12} 缺乏 副肿瘤：乳腺，卵巢，肺癌
毒素或药物诱发震颤	酒精或药物戒断，汞，锰，铅，砷，锂，丙戊酸，拉莫三嗪，环孢素，他克莫司，干扰素，胺碘酮，氟桂利嗪，桂利嗪，硝苯地平，氨氯地平，三环类抗抑郁药，抗精神药（→迟发性震颤），咖啡因，茶碱，皮质类固醇
特发性震颤（ET）	典型 ET：PosT > KT[2]。约 60% 常染色体显性，其余为散发；双侧对称性；双手>头部>声音>躯干；饮酒常可缓解
任务特异性运动性震颤	原发性书写震颤，孤立性声音震颤
帕金森震颤（见第 294 页）	• Ⅰ型：RT[3]，典型帕金森震颤 • Ⅱ型：RT 和 KT • Ⅲ型：KT
肌张力障碍性震颤	T 出现在肌张力障碍时，通常 PosT 或 KT
小脑性震颤	症状性 IT[4] 反映小脑功能异常。患者站立时可见 PosT 和蹒跚步态（通常为酒精中毒）
Holmes 震颤（红核，中脑震颤，肌律）	RT+PosT+IT，主要为近端，致残。与黑质纹状体和小脑-丘脑通路受损有关（多发性硬化，脑干梗死，小脑因酗酒退行性变）
（多）神经病变震颤[5]	RT，PosT，或 IT，主要为近端或远端
直立性震颤	仅站立时发生→不稳，难静立，可能轻度步态不稳
腭震颤	症状性（脑炎所致延髓损伤，多发性硬化，脑干梗死）或特发性（耳中听到冲击性杂音）
心因性震颤	通常突发，从身体的一部分迅速蔓延到其他部分，震颤频率多变；伴随共同收缩（协同肌与拮抗肌的同时收缩）

注：[1] PosT= 姿势性震颤（蹒跚步态 = 小脑功能紊乱时头部和躯干的姿势性震颤）。[2] KT= 运动性震颤。[3] RT= 静止性震颤。[4] IT= 意向性震颤。[5] 发生在遗传性运动感觉神经病变类型（= Ⅰ型 CMT），慢性脱髓鞘多神经根炎，IgM 副蛋白血症性脱髓鞘性神经病，糖尿病神经病变和尿毒症性神经病。

表 22　肌张力障碍（为了鉴别诊断，阵发性运动障碍也在此列出；见第 144 页）

病因学	疾　病	表现，综合征
原发性肌张力障碍		肌张力障碍为单一症状，可伴发震颤
全身	• 扭转性肌张力障碍[1]	• 通常在 9~15 岁间发病。常染色体显性遗传（基因座 9q34，基因产物耐扭蛋白 A）。开始为一肢远端局部肌张力障碍，逐渐向近端累及躯干和颈部
局部	• 眼睑痉挛 • 下颌肌张力障碍 • 职业性肌张力障碍[2] • 痉挛性发声障碍 • 躯干性肌张力障碍	• 见第 144 页 • 见第 144 页 • 见第 144 页 • 见第 144 页 • 成人少见[3]，可致畸形，包括脊柱后凸，盆腔畸形。变异，驼背，见第 297 页
节段性	• Meige 综合征	• 见第 144 页
继发性肌张力障碍		肌张力障碍为另一疾病的伴发症状
	• 急性肌张力障碍反应 • 迟发性肌张力障碍	• 见第 204 页 • 抗精神病药所致的局部到全身的渐进性肌张力障碍。迟发性运动功能亢进也可发生（静坐不能，舞蹈症，抽动）。缓解率低，即便停服抗精神病药后也如此
	• 迟发性运动障碍 • 偏身肌张力障碍 • 代谢性疾病[4] • 神经退行性疾病[4]	• 见第 140 页 • 通常由（对侧）基底节，丘脑，或脑干损伤导致 • Wilson 病（见第 239 页），氨基酸[5]和脂类[6]代谢障碍，Leigh 病（见第 376 页） • 帕金森综合征，多系统萎缩[7]，渐进性核上性麻痹[7]，皮质基底节退行性病变[7]，脊髓小脑共济失调（见第 314 页），亨廷顿舞蹈症（见第 310 页），棘红细胞增多症（见第 310 页），共济失调毛细血管扩张症（见第 313 页），家族性中叶性硬化（见第 480 页，表 104），Rett 综合征（见第 328 页），遗传的痉挛性截瘫（见第 352 页）
	• 脑病[8] • CNS 损伤	• 低氧-缺血，肝性，中枢脑桥髓鞘溶解，中毒（锰，一氧化碳，甲醇，氰化物），慢性胆红素脑病 • 卒中，颅内出血，动静脉畸形，外伤，脑膜炎
肌张力障碍综合征[9]		肌张力障碍伴发其他运动障碍
	• 肌阵挛肌张力障碍综合征 • 多巴反应性肌张力障碍[10] • 速发型肌张力障碍伴帕金森综合征[11]	• 见第 142 页。常染色体显性遗传（DYT11，基因检测可确认） • 见第 144 页。常染色体显性（DYT5a）或常染色体隐性（DYT5b）遗传（基因检测可确认） • 常染色体显性遗传。在童年或青春期，症状可在数小时至数周发生，伴肌张力障碍性痉挛，运动迟缓，构音障碍，吞咽困难，姿势不稳
阵发性运动障碍[12]		
	• 阵发性运动源性运动障碍（PKD），阵发性非运动源性运动障碍（PNKD） • 阵发性运动诱发性肌张力障碍（PED）	• 见第 144 页。常染色体显性遗传 • 常染色体显性遗传（DYT9，DYT18）。运动后发作（舞蹈症，肌张力障碍）数分钟至 1 小时

注：来源：Fuchs 和 Ozelius（2011），Volkmann（2012）。

[1]*DYT1* 的基因突变是最常见的类型（基因检测可确认）。目前已知几个少见的扭转性肌张力障碍（*DYT2*, *DYT6*, *DYT13*, *DYT17*, *DYT21*）。[2]职业性肌张力障碍或任务特异性肌张力障碍，例如钢琴家、小提琴家、管乐手、高尔夫运动员、斯诺克运动员。[3]通常全身肌张力障碍发病于童年或青春期。[4]综合征群，只选了一部分。[5]举例（见第328页）：Hartnup 病，苯丙酮尿症，戊二酸尿症（Ⅰ型），高胱氨酸尿症。[6]举例（见第328页）：无 β 脂蛋白血症，GM1（GM2），神经节苷脂沉积症，神经元蜡样质脂褐素沉积症，异染性脑白质营养不良，Niemann-Pick 病（C 型）。[7]见第302页。[8]见第330页。[9]综合征在此不一一列举：X 连锁肌张力障碍-帕金森病综合征（Lubag, *DYT3*），肌阵挛肌张力障碍（*DYT15*），常染色体隐性肌张力障碍-帕金森病综合征（*DYT16*）。[10]Segawa 综合征。[11]*DYT12*基因座 19q13，基因产物 Na^+/K^+-ATP 酶。[12]*DYT8*（基因检测可能确认），*DYT9*、*DYT10*、*DYT18*、*DYT19*、*DYT20* 等基因目前基因检测不能确认。

表23 疼痛分类（见第148页）

类 型[1]	临床症状[2]	病因（举例）
伤害性痛觉（躯体的）[3]	感觉异常，异常性疼痛，感觉缺失，随时可定位的	感觉异常性股痛，腕管综合征，皮肤损害
神经病痛，神经痛	神经分布区剧痛，感觉异常，异常性疼痛，感觉缺失，神经压痛，随时可定位的	单神经炎，多神经病，外伤，神经压迫，三叉神经痛，神经瘤
神经根痛	同上＋伸展（见第212页）或移动时加剧	椎间盘突出，多神经根炎，柔脑膜转移，神经纤维瘤，神经鞘瘤
牵涉痛	见第148页	见第148页
传入神经阻滞性疼痛[4]，痛觉感觉缺失	麻醉或镇痛的神经区域疼痛	神经丛损伤，神经根损伤，三叉神经损伤
肢体幻痛	截肢部位疼痛	截肢
中枢性疼痛[5]	灼痛，刺痛，刀割痛；通常范围广，浅表或不可精确定位的；常常伴有感觉分离；受刺激疼痛增加，如眩光，紧张，噪音，触碰，移动。首发事件后潜伏数周至数月出现疼痛	脑血管（梗死[6]、出血、畸形），多发性硬化，外伤，肿瘤，感染（细菌、病毒），癫痫，脊髓空洞症、延髓空洞症
慢性疼痛[7]，混合痛综合征（伤害性疼痛和神经病痛）	持续＞6个月的疼痛，影响社会功能、情绪状态和体力活动	背痛，癌痛，复杂性区域疼痛综合征（CRPS）
心因性疼痛	症状、体征和（或）综合征分类不一致	精神病（例如，转换障碍、抑郁症）

注：[1]选择的几种类型。[2]症状可能重叠。[3]伤害性受体疼痛。[4]脊髓丘脑束或丘脑皮质束传入神经冲动中断所致感觉输入 CNS 的部分或完全缺失。[5]继发性疼痛（例如，与痉挛状态或肌张力障碍相关）按照定义不属于中枢性疼痛。中枢性疼痛是大脑、脑干和（或）脊髓原发性损害，或功能障碍所致。[6]中枢性卒中后疼痛（CPSP）。[7]多方面因素都被认为相关：伤害性受体敏化，部分神经纤维破坏所致的传入神经阻滞，跨突触的神经肽诱导（降钙基因相关肽、P 物质、神经激肽 A），炎性组织反应。

表 24　疼痛类型和定义（见第 146、148 页）

术　语	含　义
异常性疼痛	通常情况不会引起疼痛的刺激所致的疼痛
痛觉缺失	通常情况可引起疼痛的刺激下缺乏疼痛感
痛性感觉缺失	麻醉区域的疼痛
灼痛（见第 148 页，复杂性区域疼痛综合征）	外伤性神经损害后持续烧灼感、异常性疼痛和感觉过敏的综合征，常伴血管收缩和汗腺调节的神经功能失调，以及随后的营养性变化
感觉迟钝	令人不快的异常感觉，无论是自发的还是被激发的
痛觉过敏	可引起疼痛的刺激导致的异常剧烈疼痛
感觉过敏	对刺激的敏感度增加，除外特殊感觉
病态痛觉[1]	一种疼痛综合征，特征为对刺激的异常疼痛反应，尤其是重复刺激，同时伴痛阈提高
痛觉减退	正常疼痛刺激所致的疼痛反应下降
感觉减退	对刺激的敏感度下降，除外特殊感觉
神经痛	单神经或多神经分布区域的疼痛
神经炎	单神经或多神经的炎症
神经性疼痛[2]	躯体感觉神经系统损伤或疾病引起的疼痛
• 中枢神经性疼痛	中枢躯体感觉神经系统损伤或疾病引起的疼痛
• 周围神经性疼痛	周围躯体感觉神经系统损伤或疾病引起的疼痛
伤害感受	编码有害刺激的神经活动过程
伤害感受性神经元	躯体感觉神经系统中可编码有害刺激的中枢或外周神经元
伤害感受性疼痛	无神经元组织受真实性或威胁性损害所致的疼痛，由伤害感受器活化引起
伤害感受性刺激	真实或潜在可破坏组织的事件，可被伤害感受器转换和编码
伤害感受器	周围躯体感觉神经系统的高阈值感觉受体，可转换和编码有害刺激
有害刺激	对正常组织具有破坏性或威胁性的刺激
疼痛阈值	可被感知为疼痛的最小刺激强度
痛觉耐受水平	在特定情况下，受试者愿意接受产生疼痛的刺激的最大强度
感觉异常	异常的感觉，无论是自发的还是被激发的
敏化	伤害感受性神经元对正常输入的反应性增加，和（或）对正常阈下刺激有反应
• 中枢性敏化	中枢神经系统的伤害感受性神经元对正常或阈下的传入反应性增加
• 周围性敏化	周围神经系统的伤害感受性神经元对所接受刺激反应性增加或阈值下降
躯体形式疼痛	无器官相关且持续至少 6 个月的慢性疼痛

注：来源：疼痛研究国际协会 IASP，已授权；www. iasp-pain. org。
[1] 可能伴发异常疼痛，感觉过敏，痛觉过敏，或感觉迟钝。对刺激的错误识别和定位，延迟，放射性感觉，后感觉可能出现，这种疼痛特点通常为爆发性的。[2] 神经性疼痛为临床描述（并非诊断）且需要确凿的损伤或疾病证据以符合神经病学的诊断标准。仅仅症状或体征（例如，触摸诱发的疼痛）是不能使用神经病性这一术语的。某些疾病，最近是以它们的临床症状而非客观诊断性测试来定义的，如三叉神经痛。其他诊断，如疱疹后神经痛等，通常是基于病史的。在研究神经性疼痛时，诊断性试验通常可能产生不确定甚至不一致的数据。在这种情况下，需要临床判断来精简患者检查结果的总量以得出推断性或确定性的诊断。

表 25　眩晕症状和可能原因（见第 150 页）

眩晕类型[1]	可能原因
姿势性或位置性眩晕[2]	BPPV，前庭阵发性眩晕，外淋巴瘘，中枢体位性眩晕
阵发性旋转性眩晕[3]	BPPV，前庭神经炎，梅尼埃病，前庭阵发性眩晕，外淋巴瘘，多发性硬化，血管脑干综合征（见第 168 页），偏头痛／基底动脉偏头痛，前庭偏头痛
持续性旋转性眩晕[4]	前庭神经炎（迷路炎）[5]，自身免疫病[6]，肿瘤[7]，小脑损伤，外伤，血管脑干综合征，药物[8]
头晕	晕厥前期（见第 202 页），心因性，皮质下缺血性血管性脑病，中毒（酒精，药物），电解质紊乱
蹒跚性眩晕	周围神经病，脊髓损伤（后柱，颈髓病变，脊髓肿物，脊髓炎），小脑损伤，视觉障碍，直立体位（见第 108 页），心律不齐，低血糖症，贫血，发作性共济失调
心因性眩晕	焦虑，痴呆综合征，抑郁症，分离性障碍，应激反应，过度通气，恐惧蹒跚性眩晕，惊恐发作
生理性眩晕	高处眩晕，晕动病
振动幻视[9]	双侧前庭病[10]，眼球震颤（见第 152 页），斜视眼阵挛，前庭阵发性眩晕

注：[1]眩晕常见形式：良性阵发性位置性眩晕（BPPV），前庭神经炎，梅尼埃病。[2]姿势性眩晕：仅见于特定的头部或身体位置，位置性眩晕：发生于头部运动或身体轴心改变时。[3]持续数秒至数小时。[4]数天至数周。[5]通常前庭神经病毒感染且无听力丧失；迷路炎（病毒性，更多见为细菌性感染）引起相似症状，但伴有听力症状，例如感觉性听力丧失或耳鸣。[6]神经系统结节病，系统性红斑狼疮所致血管炎，类风湿关节炎，Behçet 病，多动脉炎结节病，耳蜗前庭综合征（Cogan 综合征）和巨细胞动脉炎。[7]神经鞘瘤，脑膜瘤，次生肿瘤，肿瘤性脑膜炎。[8]氨基糖苷类，细胞稳定剂，利尿剂，洋地黄，巴比妥，奎宁，水杨酸，抗抑郁药，镇静剂。[9]周围环境移动的幻觉。[10]步态不稳，尤其是在黑夜里地面不平的情况下（鉴别多神经病），双侧病理性 Halmagyi 试验（见第 82 页）。

表 26　眩晕形式、病因和治疗（见第 150 页）

眩晕类型	病　因	治　疗
良性阵发性位置性眩晕（BPPV）	斑耳石，通常在后（水平少见）半规管；大多数为特发性，有征兆的。例如头外伤后	耳石解脱法，耳石颗粒复位或耳石复位运动（后半规管）；Gufoni 动作（水平半规管）。具体做法可参见互联网。
前庭神经炎	炎症（病毒，自身免疫）	甲基泼尼松龙逐渐减量约 3 周；刚开始数天用抗眩晕药；生理疗法
梅尼埃病	内淋巴迷路积液伴内、外淋巴间膜破裂	抗眩晕药，倍他司汀预防
前庭阵发性眩晕	神经血管交叉压迫第Ⅷ对颅神经进入脑干处的根部	卡马西平；或加巴喷丁，丙戊酸钠，苯妥因
外淋巴瘘	外伤	根据损伤程度选用保守治疗或外科手术
双侧前庭神经病	迷路或第Ⅷ对颅神经被耳毒性物质损伤，梅尼埃病，感染；自身免疫病	避免或停服耳毒性物质；治疗潜在疾病，生理治疗
心因性眩晕	见表 25	脱敏治疗，行为治疗

表 27　眼球震颤的形式（见第 152 页）

眼球震颤类型	损伤或病因	症状
凝视性眼球震颤	中枢性：药物[1]，脑干和（或）小脑损伤（卒中，肿瘤，外伤）	急动性眼球震颤，不知疲倦，在凝视方向震动强度增加
凝视麻痹性眼球震颤	核下性：眼肌轻瘫（颅神经Ⅲ，Ⅳ，Ⅵ）	偏向轻瘫一侧的急动性眼球震颤，复视
	核上性：同凝视性眼球震颤	双侧急动性眼球震颤
分离性眼球震颤	中枢性（内侧纵束）：多发性硬化，脑干卒中，肿瘤，（脑干）脑炎	核间性眼肌麻痹（见第 154 页）
下跳性眼球震颤	中枢性（颈髓，绒球）：延髓空洞症，Chiari 畸形，药物[1]，慢性酒精滥用，退行性小脑疾病[2]	固定性眼球震颤（尾侧急动性眼球震颤）；侧视，下视和前倾时会增加；站立和行走不稳，构音障碍
固定性眼球震颤	中枢性：先天性；多发性硬化时有症状，血管瘤	眼球固定时持续震颤
温热性眼球震颤	周围性：外侧半规管热刺激（检查 VOR）	冷刺激：开始时同侧张力性头眼偏斜，约 20 秒后对侧眼球震颤 90~120 秒 热刺激：同侧眼球震颤
视动性眼球震颤（OKN）	中枢性（见第 82 页）；顶枕叶，脑干和小脑损伤	刺激后出现注视水平和垂直方向的慢相运动[4]
周期性交替性眼球震颤（PAN）	中枢性（前庭神经核，颈髓区）：先天性，有小脑损伤的症状	自发性急动性眼球震颤伴周期性交替性方向（间隔 60~90 秒）
反弹性眼球震颤	中枢性（小脑）：多发性硬化，Chiari 畸形，退行性病变，苯妥因，卡马西平，酒精	视外侧时出现凝视性眼球震颤，强度减弱，20 秒后停止；重新固定后出现相反方向的眼球震颤（1 型），与原来同向的震颤为 2 型
跷跷板式眼球震颤	中枢性（中脑，鞍旁）：肿瘤，外视，脑干卒中，多发性硬化，Chiari 畸形，延髓空洞症	相对垂直扭转型眼球震颤（一眼上翻内旋，同时另一眼下翻外旋）
自发性眼球震颤	周围性：良性阵发性位置性眩晕，前庭神经炎，梅尼埃病，前庭阵发性眩晕，迷路瘘	朝损伤对侧的急动性眼球震颤，固定可抑制[5]，主要伴随症状[6]
	中枢性（小脑，脑干）：脑干卒中 [包括延髓外侧综合征（Wallenberg 综合征），见第 168、430 页]，酒精，Wernicke 脑病，多发性硬化，药物[2]	朝损伤侧的垂直 / 水平或扭转型眼球震颤（眼倾斜反应），固定无法抑制。伴随脑干和（或）小脑综合征，但也可能不伴随
上跳性眼球震颤	中枢性（脑桥中脑联合）	固定性眼球震颤（颅神经性急动性眼球震颤），朝上看或聚散时增加；共济失调，构音障碍

注：来源：Liu 等（2010），Breen（1997）。

[1] 例如：苯妥因，卡马西平，巴比妥，锂盐。[2] 脊髓小脑共济失调，多系统萎缩。[3] 在灌水前检查听道与鼓膜损伤。让患者躺下，头部抬高 30°（水平半规管方向），灌入冰水或温水 30 秒，两次灌水间隔至少 5 分钟。在昏迷方面欠缺的内容见第 440 页。[4] 但按快相命名。伴随潜在核间性眼肌麻痹时，OKN 患侧方向的眼球震颤强度会显著下降（见第 154 页）。[5] 用 Frenzel 镜检查以抑制固定。轻度眼球震颤可能只在检眼镜检查时才出现。[6] 眩晕，恶心，呕吐，皮肤苍白。

表28 瞳孔功能失调（见第158页）；瞳孔功能障碍伴意识受损见第189页

症 状	病 因
传出障碍	
• 单侧瞳孔散大	• 动眼神经瘫痪（部分[1]，完全），埃迪瞳孔（睫状神经节损伤[2]，Holmes-Adie综合征[3]，Ross综合征[4]），副交感神经阻断药（阿托品滴眼液，东莨菪碱贴片，曼陀罗[5]），拟交感神经药（肾上腺素，苯肾上腺素，可乐定），眼球原因（例如窄角型青光眼，眼球术后，局部外伤）
• 双侧瞳孔散大	• 中毒（例如杀虫剂，蘑菇，可卡因，颠茄，致幻剂，三环类抗抑郁药），Parinaud综合征，癫痫发作，肉毒中毒
• 单侧瞳孔缩小	• Horner综合征（症状→损伤的原因和位置见第159页；先天性→患侧虹膜色素减退→虹膜异色症）
• 双侧瞳孔缩小	• 中毒（例如阿片类，巴比妥，利舍平，酒精，毒蕈碱，E605），Argyll Robertson瞳孔
传入障碍	
• 相对性传入瞳孔功能障碍（RAPD；来回闪光测试，见第158页）	• 视网膜或视神经损伤（例如神经炎），视交叉损伤，对侧视束损伤（例如卒中，肿瘤），埃迪瞳孔，Argyll Robertson瞳孔，后睫状神经损伤（神经病变，光凝或冷凝术后）

药物性瞳孔检查[6]	效 果
• 10%可卡因[7]	• 阻断瞳孔开大肌神经终末对去甲肾上腺素的神经节后再摄取——眼交感神经通路完整的瞳孔可扩张2~3 mm，眼交感神经受损扩张幅度下降
• 0.5%~1%安普乐定[8]	• 拟交感神经药，α肾上腺素能受体激动剂（α2作用强，α1作用弱）——扩张因患有Horner综合征导致的去神经支配超敏感性而缩小的瞳孔，对正常瞳孔无作用
• 5%福来君[9]	• 释放去甲肾上腺素——眼交感神经完整可扩张瞳孔约2 mm
• 1%羟基苯丙胺[9]	• 在突触末端释放去甲肾上腺素——Horner综合征：双侧瞳孔扩张提示节后或中枢神经元损伤，患侧不扩张提示节后损伤
• 0.1%毛果芸香碱	• 直接拟副交感药作用——神经完整时无效[10]
• 1.0%毛果芸香碱	• 当0.1%毛果芸香碱无瞳孔收缩时，或无对光反射，或无近调节反射时使用；药物阻断后无效[11]

注：[1]动眼神经损伤导致孤立性瞳孔散大的可能性小，因此在这些例子中除外其他原因。[2]可能是由于外伤、颞动脉炎、感染（带状疱疹、梅毒）、糖尿病、多系统萎缩、淀粉样变导致。[3]埃迪瞳孔伴膝反射或踝反射消失；瞳孔散大通常为单侧，双侧更少见。[4]埃迪瞳孔+节段性少汗。[5]含东莨菪碱或莨菪碱（曼陀罗属）灌木丛或树木，接触这类植物出现瞳孔散大。[6]点眼液。为了更精确评价，应该测量瞳孔直径并考虑是否有瞳孔大小不等（若有，瞳孔大小不等程度是增大还是减小）。[7]每只眼2滴。前后30分钟在暗处测量瞳孔大小（滴加可卡因后，瞳孔大小不等程度大于1 mm=阳性测试结果）；如无瞳孔散大，每只眼重复滴1滴，30分钟后重测。[8]可替换可卡因滴眼液；也可逆转Horner综合征的上睑下垂。[9]可卡因测试后至少间隔1天。像可卡因测试那样测量结果。此药可使节后去甲肾上腺素释放。因为跨突触退行性变在成人中枢交感神经损伤后不会发生，此现象仅在节后损伤时才不出现（瞳孔大小不等增大）。1%羟基苯丙胺可有同样效果。[10]瞳孔收缩与埃迪瞳孔同时发生。[11]抗胆碱能药（东莨菪碱，阿托品）产生的阻滞；正常瞳孔与第Ⅲ对颅神经损伤或其他节前、节后副交感神经功能失调所致的瞳孔一样会收缩。注意瞳孔括约肌外伤瘫痪（虹膜瘫痪）和急性窄角型青光眼（→无收缩）。

表 29　面神经功能障碍及表情变化（见第 160 页）

功能障碍	病　因
双侧周围性面瘫	神经莱姆病，Guillain-Barré 综合征（见第 493 页），肉毒中毒
延髓性麻痹（构音障碍，吞咽困难，舌肌萎缩和偏瘫）	脑干尾部 CN IX ~ XII 运动神经核损伤，常常还有 CN VII，在各种综合征可见
面神经症	低钙血症
肌张力障碍（眼睑痉挛，Meige 综合征，口下颌肌张力障碍，抽动；见第 142 页）	基底神经节功能障碍
Frey 综合征（"味觉性出汗"，含食物的一侧面部潮红）或流泪（"鳄鱼的眼泪"）	耳颞神经或面神经破坏（损伤，手术）后错误重建
Heerfordt 综合征（葡萄膜腮腺炎；发热，葡萄膜炎，腮腺炎，周围性面瘫）	结节病偶发症状
表情缺乏或表情不能	基底神经节功能障碍（见第 294 页），抑郁
裂纹舌综合征（Melkersson-Rosenthal 综合征，面 / 唇反复肿胀，周围性面瘫，舌裂 / 皱襞舌）	不明原因的肉芽肿性炎症；区别于结节病或克罗恩病
Möbius 综合征	先天性双侧面瘫并累及颅神经（双侧：VI；单侧 XII，IV，VIII，IX）
肌病性面容	肌病障碍（肌强直性营养不良，重症肌无力，面肩肱型肌营养不良）
渐进性面半侧萎缩	未知
假性延髓性麻痹（构音障碍，舌运动减退，吞咽障碍，发音困难）	双侧皮质球通路核上性损伤，见于多种综合征；肌肉无力见于重症肌无力
联动症（面肌非随意共同运动，例如嘴唇缩拢时睑裂变窄）	面瘫后 CN VII 重建错误

表 30　吞咽困难的神经性病因和症状（见第 166 页）

损伤位置	病　因	症　状
幕上，单侧	大脑梗死，肿瘤，或出血	由于瘫痪口相受损且吞咽反射延迟（轻度）
幕上，双侧	血管损伤（单发或多发梗死，出血），外伤，肿瘤，多发性硬化，脑炎，帕金森综合征，多系统萎缩，阿尔茨海默病，Creutzfeldt-Jakob 病，脑积水，肌张力障碍（毒性 / 药物诱发），舞蹈症，中毒，脑瘫	吞咽反射延迟，误吸（尤其是液体），口相延长（假性延髓性麻痹，运动不能，构音障碍，发音困难，唾液分泌，口下颌肌张力障碍）
脑干，小脑	血管损伤，多发性硬化，肿瘤，外伤，肌萎缩侧索硬化，延髓空洞症，脊髓灰质炎，Arnold-Chiari 畸形，中枢性脑桥髓鞘溶解症，利斯特菌脑膜炎，脊髓延髓神经元病变（Kennedy 病），脊髓小脑退行性变	吞咽反射丧失，咽相受损，咳嗽反射受损（延髓性麻痹，构音障碍，呼吸障碍），误吸风险高
颅神经	面瘫，Guillain-Barré 综合征，糖尿病神经病变，淀粉样变，颅底综合征（见第 172 页）	取决于哪条神经（肌肉）受累：咀嚼肌无力，口相受损，合唇受损，鼻液体反流；咽相受损（构音障碍）
神经肌肉	重症肌无力，肌萎缩侧索硬化，肌无力综合征（Lambert-Eaton 综合征），肉毒中毒，多发性肌炎，皮肌炎，硬皮病，甲状腺功能亢进症，口咽肌营养不良，肌强直性营养不良，面肩肱型肌营养不良，纤维肌病，包括体肌炎	同上（全身肌病，发音困难，构音障碍）

表 31　神经疾病出现吞咽困难的频率（见第 166 页）

疾　病	频　率[1]	解　释
幕上梗死	在急性期高达 50%	通常缓解良好
幕下梗死（脑干或小脑）	在急性期高达 80%	缓解程度取决于损伤的位置
多梗死综合征	常见	假性延髓性麻痹（见表 29），缓解可能性小
脑溢血	多变	取决于出血的位置、程度及意识水平
帕金森综合征	50%	舌运动受损，吞咽延迟
痴呆，多系统萎缩	30%~40%	取决于残疾程度
严重头部外伤	在急性期高达 50%~60%	趋于改善
中枢性脑桥髓鞘溶解症	非常常见	见第 337 页
肌萎缩侧索硬化	在急性期高达 25%	最终 100%
脊髓延髓神经元病（Kennedy 病）	非常常见	见第 355 页
Guillain-Barré 综合征	常见	隐性误吸风险，尤其是 Miller-Fisher 综合征
严重多神经病或肌病	长期通气高达 80%	见第 383 页
重症肌无力	非常常见	隐性误吸风险
肌无力综合征（Lambert-Eaton 综合征）	24%~34%	加上口干
眼咽肌营养不良	总是	
肌炎	总体常见	多发性肌炎，皮肌炎，包括体肌炎

注：来源：Prosiegel（2005）。
[1] 列举神经疾病发生吞咽困难的大概频率。

表 32　吞咽困难的临床调查（见第 166 页）

情　况	发现及处理
警告症状 [1]	<ul><li>意识水平受损</li><li>意识模糊</li><li>忽略</li><li>明显构音障碍</li><li>恶心反射减退</li><li>吞咽后频发咳嗽</li><li>喉咳嗽反射消失</li><li>（自发）唾液分泌增加</li><li>鼻反流</li><li>双侧面瘫</li><li>偏身瘫痪或严重偏身轻瘫</li></ul>
（1 个）警告症状出现	用 30~50 ml 水进行吞咽试验 [2]
第 1 次吞咽试验失败	<ul><li>4~7 天禁止口服液体或食物，然后进行第 2 次吞咽试验</li><li>鼻胃（或口食管）饲管；同时，吞咽治疗，肠外按需补液和给药；进行第 2 次吞咽试验</li></ul>
第 1 次吞咽试验成功	<ul><li>在密切观察下饮食</li><li>若困难则行第 2 次吞咽试验</li></ul>
第 2 次吞咽试验失败	<ul><li>PEG 插管 [3]</li><li>吞咽治疗，进一步观察 [4]</li></ul>
第 2 次吞咽试验成功	<ul><li>与第 1 次吞咽试验成功一样</li></ul>

注：[1] 如果没有警告症状，可尝试在密切观察的情况下进行饮食；如果成功，开始正常饮食和补液。[2] 少量（约 5 ml），可能用脉搏血氧定量法（吞咽 10 ml 后 O_2 饱和度若下降 < 2% 则停止测试），如果有咳嗽、哽噎、和（或）声音改变（气过水声、嘶哑）的情况，则试验失败。[3] 经皮内镜胃造口术。[4] 取决于疾病，耳鼻喉检查，影像（颈部超声、CT、MRI）检查。纤维内镜吞咽评估（FEES），透视吞咽功能研究（VFSS）和改良钡餐造影（MBS）；吞咽困难用渗透–误吸入量表来量化评估。

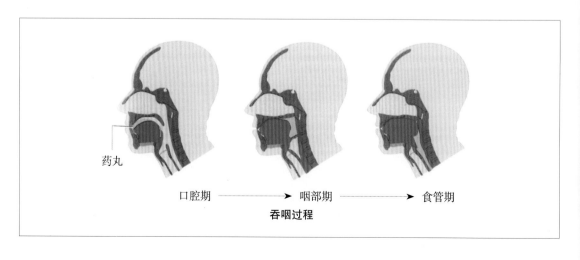

药丸

口腔期　————➤　咽部期　————➤　食管期

吞咽过程

表 33 中脑综合征（见第 168、169、208 页）

中脑前侧损伤（大脑脚，Weber 综合征）	
原因：主要为梗死。较少见原因有出血、肿瘤（生殖细胞瘤、畸胎瘤、成松果体细胞瘤、松果体母细胞瘤、星形细胞瘤、幕缘脑膜瘤、淋巴瘤）或者多发性硬化	
受累结构	**症状和体征**
• 动眼神经中脑内纤维	• 同侧动眼神经瘫痪 + 副交感功能障碍（瞳孔散大且对光反应消失）
• 锥体束	• 对侧中枢性瘫痪 + 面部（→核上性面瘫）+ 强制状态。构音障碍（核上性舌下神经瘫痪）
• 黑质	• 僵硬（少见）

中脑内侧损伤（被盖，Benedikt 综合征）	
原因：与前侧损伤相同	
受累结构	**症状和体征**
• 动眼神经中脑内纤维	• 同侧动眼神经瘫痪 + 副交感功能障碍
• 内侧丘系	• 对侧触觉，位置觉和振动觉损害
• 红核	• 对侧震颤（肌律→红核，Holmes 震颤）
• 黑质	• 僵硬（情况多变）
• 小脑上脚	• 对侧共济失调（→ Claude 综合征）

中脑背侧损伤（顶盖，Parinaud 综合征）	
病因：第三脑室肿瘤、梗死、动静脉畸形、多发性硬化、后颅窝巨大动脉瘤、外伤、分流障碍、代谢疾病（Wilson 病，Niemann-Pick 病）、Whipple 病	
受累结构	**症状和体征**
• 导水管（受压）	• 脑积水（头痛，视盘水肿）
• 动眼神经核区	• 眼睑回缩（Collier 征）、调节反射受损、瞳孔中度扩大且对光反应减弱，但对近刺激有反应（光-近分离，见第 158 页）
• 上丘（下丘损伤影响向下凝视）	• 核上性垂直向上凝视麻痹。主要为向上凝视时，快速内收性抽动伴眼球退缩（辐辏退缩性眼球震颤）
• 滑车神经核	• 滑车神经瘫痪

基底动脉尖综合征	
原因：基底动脉尖巨大动脉瘤，基底动脉上区血栓栓塞，血管炎	
受累结构	**症状和体征**
• 中脑	• 单侧或双侧垂直凝视麻痹；辐辏反射受损；退缩性眼球震颤；突发摆动（移动头部时感觉周围环境移动）；Collier 征；斜视伴复视。瞳孔可能缩小且对光反射存在，或散大且对光反射消失
	• 视野缺损（同侧偏盲，皮质盲）
• 丘脑，颞叶和枕叶部分区域	• 多种特征：嗜睡、大脑脚幻觉症（梦见景象性幻觉）、记忆受损、定向障碍、精神运动性兴奋

表 34　脑桥综合征（见第 168、171、208 页）

脑桥前部损伤（腹侧脑桥）	

病因：基底动脉血栓形成，腔隙梗死，出血，中枢性脑桥髓鞘溶解症，脑干脑炎，肿瘤，外伤

腹侧脑桥中部

受累结构	症状和体征
• 锥体束 • 三叉神经脑桥内纤维 • 小脑脚中部	• 对侧除面部以外的中枢性瘫痪 • 同侧面部感觉减退，周围型咀嚼肌肌力减退 • 同侧共济失调

腔隙综合征（相似的综合征也可发生在有内囊或丘脑皮质通路部位幕上腔隙的患者中）

受累结构	症状和体征
• 锥体束 • 小脑中脚	• 同侧中枢性瘫痪，有时脚部更明显，伴或不伴面部累及 • 同侧共济失调，可伴构音障碍和吞咽困难，取决于病损的位置

闭锁综合征（见第 190、208 页）

受累结构	症状和体征
• 双侧腹侧脑桥（皮质延髓和皮质脊髓束），展神经核，脑桥旁正中网状结构，三叉神经纤维	• 四肢瘫痪，失音，吞咽无力，水平凝视麻痹（包括冷热反应消失），角膜反射消失（角膜溃疡的风险）

眼睑和眼垂直运动（核上性动眼神经束），感觉，觉醒（网状上行系统），自发呼吸保持完好

脑桥背侧损伤（脑桥被盖）

原因：同腹侧脑桥损伤

脑桥被盖吻（上）侧（Raymond-Céstan 综合征）

受累结构	症状和体征
• 三叉神经 / 纤维 • 小脑上脚 • 内侧丘系 • 脊髓丘脑束 • 脑桥旁正中网状结构（PPRF，"脑桥凝视中枢"） • 锥体束	• 同侧面部感觉减退，周围型咀嚼肌肌力减退 • 同侧共济失调，意向性震颤 • 对侧触觉，位置觉和振动觉损害 • 对侧痛、温觉消失 • 同侧眼共轭运动消失；视动性和前庭性眼球震颤消失（→脑桥旁正中网状结构损害），但 VOR 完好（见第 82 页） • 对侧除面部外的中枢性瘫痪

脑桥被盖尾侧

受累结构	症状和体征
• 锥体束 • 面神经核 / 纤维 • 展神经纤维 • 中枢性交感神经通路 • 脑桥旁正中网状结构（PPRF） • 内侧和外侧丘系 • 脊髓丘脑侧束	• 对侧除面部外的中枢性瘫痪 • 同侧（核性＝周围性）面瘫（→ Millard-Gubler 综合征） • 同侧展神经瘫痪（→ Foville 综合征，注视病灶对侧；VOR 消失） • 同侧 Horner 综合征 • 同侧共轭运动消失 • 对侧触觉，位置觉和振动觉损害 • 对侧痛、温觉消失

表 35 延髓综合征 (见第 168、170、208 页)

延髓内侧损伤	
原因: 脊髓前动脉或椎动脉阻塞	
受累结构	症状或体征
• 舌下神经核 / 纤维 • 锥体束 • 内侧丘系 • 内侧纵束	• 同侧核性 (周围性) 舌下神经瘫痪 • 对侧除面部外的中枢性瘫痪 (弛缓性, 出现在分离性锥体束损伤) • 对侧触觉, 位置觉和振动觉损害 (痛、温觉完好) • 上跳性眼球震颤

延髓外侧损伤 (延髓背外侧综合征, 即 Wallenberg 综合征)	
病因: 小脑下后动脉 (PICA) 或基底动脉阻塞。较少见原因: 肿瘤, 转移, 血管畸形所致出血, 多发性硬化, 基底动脉夹层, 外伤, 枪伤, 可卡因中毒	
受累结构	症状或体征
• 三叉神经脊束核 • 耳蜗神经核 • 疑核 • 孤束核 • 迷走神经背核 • 前庭神经下核 • 中央被盖束 • 中枢性交感神经通路 • 网状结构 • 小脑下脚 • 脊髓小脑前束 • 脊髓丘脑外侧束	• 同侧面部痛 / 温觉缺失, 角膜反射消失, 伴或不伴面部疼痛 • 同侧听力丧失 • 咽和喉的同侧瘫痪 (嘶哑, 软腭瘫痪, 构音障碍和吞咽困难)。舌运动保持完好 • 味觉减退 (味觉受损) • 心动过速和呼吸困难 • 健侧眼球震颤, 易倒向患侧, 恶心呕吐 • 同侧软腭和咽部肌律 • 同侧 Horner 综合征 • 呃逆 • 同侧共济失调和意向性震颤 • 同侧肌张力减退 • 对侧痛、温觉消失, 触觉、位置觉和振动觉存在 (感觉分离)

注: 累及脑桥下部可产生复视。延髓外侧综合征中, 枕部疼痛最常见的原因是基底动脉夹层。

表 36 CNS 损伤所致的行为和记忆障碍（见第 174 页）

综合征	症状和体征	损伤部位[1]
好斗，暴力行为；暴怒发作	• 好斗行为无刺激因素或只有微小刺激 • 见于局灶性癫痫，头外伤，低氧性脑病，脑肿瘤，单疱性脑炎，狂犬病，脑梗死或出血，低血糖症，中毒（药物，酒精）	颞叶基底内侧（杏仁核）
谵妄（急性精神错乱状态）	• 意识水平、警戒状态、知觉、短期记忆和回想、睡眠觉醒循环、注意力（中断、散漫）、思维（错乱、视幻觉）等的改变 • 运动神经抑制兴奋交替，坐立不安 • 情感和人格障碍（焦虑，抑郁，情感淡漠，易激惹，欣快感，激动，愤怒）	双侧颞叶基底内侧（海马，杏仁核），下丘脑
情感淡漠	通常由原发疾病导致，例如阿尔茨海默病，额颞叶痴呆，单疱性脑炎，HAND（见第 278 页），低氧性脑病，卒中后抑郁，肿瘤	双侧隔区，扣带回
记忆丧失（突发或亚急性失忆综合征）	见表 38；见第 178 页	乳头体，颞叶基底内侧 / 海马，丘脑核前内侧，眶额区
病理性哭笑，情绪不稳	• 无法控制的情感爆发 • 见于假性延髓性麻痹，肌萎缩侧索硬化，多发性硬化，进行性核上性瘫痪，弥漫性白质病（正如血管性痴呆，遗传性多发梗死痴呆病），低氧缺血性脑病，局灶性癫痫（痴笑发作） • 卒中前驱症状	皮质延髓束双侧，基底神经节，丘脑
性行为改变	• 性欲亢进：头外伤或卒中后，或帕金森病多巴胺能药物副作用 • 性欲减退：抑郁，药物	可能边缘系统（隔区）去抑制 / 损伤，下丘脑基底内侧（结节漏斗通路），或眶额区

注：[1] 特定的损伤不一定总产生这些症状。相反，行为障碍也可能是由精神性疾病或代谢性脑病所致。

表 37　记忆障碍的研究（见第 178 页）

检 查	表 现
病史	
最近症状[1]	• 短期记忆比长期记忆更受影响？记忆扭曲？[2]
先前疾病	• 例如，脑膜脑炎，癫痫，卒中，帕金森病，失禁，心血管疾病，睡眠呼吸暂停，甲状腺疾病，HIV，抑郁或其他精神疾病
药物	• 阿片类，苯二氮䓬，抗精神病药，抗癫痫药
不耐受性药物	• 抗抑郁药
习惯	• 吸烟，喝酒
社会史	• 教育水平，职业，家庭情况
家族史	• 家族成员有记忆障碍
神经病学检查	
一般情况	• 血压，心肺和血管检查
精神状态[3]	• 情感，情绪[4]，认知[5]，注意力，语言，记忆，视觉空间能力，习惯动作[6]
颅神经	• 视野，眼球运动[7]
运动功能	• 震颤，僵硬，肌阵挛，肌张力障碍，伸展过度
感觉系统	• 疼痛，感觉受损，异己肢体[7]
反射	• Babinski 征，皮质（额叶）释放信号[8]
步态和协调	• 步态，共济失调，姿势不稳
实验室检查	
基线检查	• 细胞分类计数，红细胞沉降率，电解质（Na^+，K^+，Cl^-，Ca^{2+}），肾功能[9]，肝功能检查[10]，血糖，胆固醇，甘油三酯，维生素 B_{12}，叶酸，TSH[11] 检查，尿液分析
选择性检查[12]	• C 反应蛋白（CRP），皮质醇，甲状旁腺激素，免疫电泳，伯氏疏螺旋体血清检测，HIV 检查，同型半胱氨酸，RPR 检查[13]，CSF[14]
影像学检查	
MRI	• 磁共振成像（MRI）提供多种痴呆鉴别诊断的详细信息：局灶性损伤（梗死，出血，肿瘤，脑水肿，炎症），萎缩（额叶，颞叶，海马），微血管损伤
CT	• 计算机断层成像（CT）用于患幽闭恐惧症或激动的患者。提供类似于 MRI 的信息
SPECT 或 PET[15]	• 取决于可行性：变化的特征图（见第 68 页）

注：来源：Budson 和 Solomon（2012）。

[1] 从父母和第三方处获取病史。来自伴侣、亲戚和监护人的信息尤其重要，因为父母可能不能够详细提供找词、心境、情感、幻觉、作息改变、昼夜节律、洞察力或定向障碍等信息。[2] 发生于阿尔茨海默病初期（见第 304 页）。[3] 认知功能筛查试验：简易精神状态检查表（MMSE），画钟试验，Montreal 认知评估量表（MoCA，详见 www.mocatest.org）。[4] 抑郁、焦虑，欣快感，突发心境波动，易激惹，意志减退，进食障碍。[5] 思考方式（思维顺序、赘述、思维狭隘、持续语言、思维奔逸、不连贯、抽象思维缺失）；思维内容（幻觉，错觉，自我障碍）。[6] 根据要求做出相应动作的能力。[7] 见第 302 页。[8] 噘嘴反射、掌颏反射、握持反射，吮吸反射和根反射。[9] 肌酐；尿素氮 =BUN。[10] 天冬氨酸转氨酶 =AST[GOT 谷（氨酸）-草（酰乙酸）转氨酶]，丙氨酸转氨酶 =ALT[谷（氨酸）-丙（酮酸）转氨酶]，胆红素，γ-谷氨酰转移酶 =γ-GT。[11] 促甲状腺激素。[12] 选择，根据临床表现可能附加特殊检查（例如，铅、铜、苯、甲苯、铜蓝蛋白、肿瘤标志物）。[13] 快速血浆反应素试验。[14] 若（慢性）脑膜脑炎证据存在（尤其是 Tropheryma whippleii 菌 PCR，神经结核，神经结节，神经梅毒），进行 CSF 检查；CSF 生物标记物：阿尔海默病为 $A\beta_{1-42}$（$A\beta_{42}$），总 tau 蛋白，（过）磷酸化 tau 蛋白 =pTau；Creutzfeldt-Jakob 病为 14-3-3 蛋白。[15] PET= 正电子发射断层成像，SPECT= 单光子发射计算机断层成像。

表 38　失忆和轻度认知损害（见第 178 页）

记忆障碍	症 状	病 因
一过性全脑失忆（TGA[1]，可缓解；高强度体力劳动诱发，"应激"，跳入冷水，性交）	• 突发，持续时间短 • 患者重复发问（例如，"我为什么会在这里？"） • 患者无助，焦虑；可进行日常活动 • 顺行性 / 逆行性遗忘 • 持续 1~24 小时消失	多因素所致的颞叶基底内侧和海马区的暂时性功能障碍→ Valsalva 动作后静脉充血？情绪应激事件？偏头痛？
急性失忆（有明确病因）	顺行性 / 逆行性遗忘，伴随潜在疾病的症状和时长	双侧梗死（海马，丘脑，大脑前动脉）。外伤（眶额，基底内侧，间脑损害）。低氧（心肺骤停，一氧化碳中毒）。Wernicke-Korsakoff 综合征。单疱性脑炎。基底动脉脑膜炎（结核，结节病，真菌）。肿瘤（第三脑室，颞叶）。副肿瘤"边缘系"脑炎（肺癌）。复杂性部分性癫痫（局灶性癫痫）。中毒（酒精，毒品，药物）
轻度认知损害[2]（MCI；日常生活能力大部分保留，无痴呆）	• 失忆性 MCI：记忆问题比其他认知损害明显	• 阿尔茨海默病
	• 非失忆性 MCI：认知损害（例如语言，注意力，视觉空间能力）比记忆问题明显	• 脑血管病（见第 308 页），额颞叶痴呆，Lewy 小体痴呆，脑炎，Creutzfeldt-Jakob 病

注：[1] 同义词：失忆发作。具体病因至今未明。[2] 全身疾病（例如，甲状腺疾病、糖尿病、HIV 感染、维生素 B_{12} 缺乏），药物副作用，毒物，且抑郁影响认知功能的程度可能到达 MCI 的诊断标准。

表 39　记忆类型和记忆功能障碍（见第 104、178 页）

记忆类型	相关结构	功能障碍[1]
短期记忆[2]（工作记忆）	• 言语信息（优势半球）：额皮质背外侧，Broca 区，Wernicke 区 • 视觉和空间信息（非优势半球）：视觉联合区，顶叶后区	• 注意力障碍 • 专注障碍 • 言语障碍 • 学习和执行动作困难 • 空间知觉障碍
长期记忆，陈述（外显记忆）		
• 事件记忆[2, 3]	• 双侧颞叶内侧：海马，内嗅皮质（见第 163 页），乳头体，穹窿，丘脑前核 • 新皮质（长期储存） • 额叶基底	• 获取新信息困难（顺行性遗忘） • 新获得的信息召回困难（逆行性遗忘） • 专注障碍 • 信息错误关联 • 虚构 • 想象力下降
• 语义记忆[4]	• 颞叶（前侧，外侧）	• 给物体和人物命名（之前认识） • 总体知识下降
长期记忆，非陈述（内隐）记忆		
• 程序性记忆[4]，感知记忆，启动效应，经典条件反射	• 乳头体，基底神经节（见第 76 页），小脑，杏仁核（见第 163 页），感觉皮质	• 之前获取的运动能力丧失 • 学习新的运动能力困难

注：[1] 该区域病变导致了该区域产生损伤的症状。[2] 正常衰老过程受影响程度明显。[3] 新近信息和信息处理速度比那些已存储一段时间的内容更容易受影响。[4] 正常衰老过程影响程度不明显。

表 40　记忆系统和功能障碍的常见临床病因（见第 178 页）

记忆系统	病　因[1]
短期记忆 （工作记忆）	正常衰老，血管性痴呆，额颞叶痴呆[2]，阿尔茨海默病，Lewy 小体痴呆，多发性硬化，头外伤，药物副作用[3]，注意缺陷多动障碍，强迫症，精神分裂症，帕金森病，亨廷顿舞蹈症，进行性核上性瘫痪，维生素 B_{12} 缺乏，心肺旁路
事件记忆	阿尔茨海默病，MCI[4]，Lewy 小体痴呆，脑炎[5]，额颞叶痴呆[2]，Korsakoff 综合征，一过性全脑失忆，外伤性脑损伤，痫性发作，低氧缺血性脑病，药物副作用[3]，维生素 B_{12} 缺乏，低血糖症，焦虑障碍，血管性痴呆，多发性硬化，颞叶手术，心肺旁路
语义记忆	阿尔茨海默病，外伤性脑损伤，卒中，脑炎[5]，肿瘤，额颞叶痴呆[6]
程序性记忆	帕金森病，亨廷顿舞蹈症，进行性核上性瘫痪，多系统萎缩，抑郁，强迫症

注：来源：Budson 和 Price（2005）。
[1] 精神障碍是持续性还是暂时性，取决于病因。[2] 额叶变异型。[3] 抗胆碱能药：阿托品、苯海索、奥昔布宁、三环类抗抑郁药、抗组胺药；抗毒蕈碱药：西咪替丁、泼尼松龙、茶碱、地高辛。[4]MCI= 轻度认知损害。[5] 常见：单疱性脑炎。[6] 颞叶变异型（语义性痴呆）。

表 41　痴呆病因（见第 178、304 页）

病　因	疾病，症状
神经退行性病变	阿尔茨海默病，帕金森病，Lewy 小体痴呆，额颞叶痴呆，亨廷顿舞蹈症，进行性核上性瘫痪，多系统萎缩，皮质基底节退行性病变，多发性硬化
血管性改变	皮质下缺血性血管性脑病（Binswanger 病，多发性腔隙性梗死），多发性梗死综合征，血管炎，遗传性多发梗死痴呆症（见第 308 页）
精神病性	抑郁：精神运动性迟滞，意志减退和焦虑产生给人痴呆的印象（"假性痴呆"）；精神分裂症，转换反应
硫胺素（维生素 B_1）缺乏（酗酒，营养不足，慢性病）	Korsakoff 综合征（遗忘，定向障碍，注意力缺陷障碍，虚构，淡漠）
脑积水	正常压力脑积水，成人发病性脑积水
代谢性，内分泌性，缺乏状态	Wilson 病，甲状腺功能减退症，垂体功能不足，肝性 / 尿毒症性脑病，低血糖症，维生素 B_{12} 缺乏，Wernicke 脑病，糙皮病，慢性肺病，甲状旁腺亢进症 / 减退症，肾上腺皮质功能不足，Cushing 综合征，急性间歇性血卟啉病
肿瘤	原发性脑肿瘤，脑转移，副肿瘤边缘系脑炎
慢性感染	HIV/ 其他病毒性脑炎，朊病毒病（见第 290 页），神经梅毒，Whipple 病，脑脓肿，神经结核，神经结节病，亚急性硬化性全脑炎，进行性多灶性脑病
头外伤，弥漫性脑损伤	慢性硬膜下血肿，外伤后，拳击员痴呆
药物诱发，中毒	药物、毒品及麻醉剂中毒；重金属中毒，有机毒物

注：来源：Seeley 和 Miller（2012）。

表 42　言语障碍的一些专业术语（见第 100、180 页）

术　语	意　义
语言障碍	
• 构音障碍	• 言语产生的机械性障碍（见第 102 页）
• 口吃	• 发声和清晰度障碍（结巴）
• 发声困难	• 发声障碍（嘶哑，刺耳，低沉，粗哑的声音）
• 言语声律障碍	• 声律方面的障碍（语调调节，声带张力，节奏和语言韵律；整体声音模式）
• 急语症（言语快速）	• 当发音跟不上思维的速度时出现急促不清的言语（流畅度障碍）
言语障碍和相关综合征	
• 语法缺失	• 缺乏必要语法要素的词语串联
• 失写症，无失语症 [1]	• 书写功能受损，无明显失语
• 失读症，失写症	• 阅读或书写能力受损
• 失读症，无失写症 [2]	• 阅读能力受损（甚至自己的笔迹），书写能力尚存
• 命名不能症	• 找词或用词障碍
• 失语，言语障碍	• 获得性脑损伤所致的口语或书面语表达，和（或）理解障碍；区别于发育性言语障碍
• 运动性失语（运动性语言不能）[3]	• 说话能力丧失（失用），无言语功能障碍；书写能力尚存
• 自动症	• 持续重复刻板表达
• 模仿语言	• 重复他人刚说过的词语或句子
• 言语错乱	• 无语义的词语和句子混杂
• 缄默症	• 不能或不愿说话
• 语词新作	• 自己创作新词或新语
• 持续言语	• 重复的词语、短语或反应，可干扰新的应答
• 音素性（语音性）错语	• 音素多样性所致的选词错误（"take" 替代 "cake"）；单字母替换
• 音韵学	• 言语声音的组织
• 纯词聋 [4]	• 口语词汇理解受损，非口语词汇辨识尚存
• 重复性言语	• 新语序列的流利重复
• 语义性（词语）错语	• 语义相关的词语错误替换（"纸张" 替换 "书本"）
• 言语骤停	• 突发的不能说话（例如，痫性发作时）
• 刻板症	• 与情景无关的词语或动作的重复

注：[1] 左侧（优势）半球（顶叶下侧）的损伤，或少数情况可见于胼胝体（与右半球运动言语区失去联系）；与 Gerstmann 综合征比较，见第 176 页。[2] 左侧（优势）半球枕叶皮质与胼胝体后侧损伤引起右侧偏盲，且来自右半视野的视觉信息与语言区失去联系。[3] Broca 区小损伤；可能（初发）缄默症，言语输出费力，同时伴有发音不清和音律障碍（"外来口音综合征"）。[4] 病变主要发生在听觉区域。阅读、书写能力不受损，通常言语恢复正常。

表 43　床边言语能力检查（见第 180 页）

元 素	检 查
自发性言语（表达性言语）[1]	• 流畅度（流畅-非流畅） • 韵律学 • 语法与语义 • 语言错乱 • 清晰度
口语重复	• 词汇（重复检查者的词语或短语） • 句子[2]
口语理解[3]	命令，是非问答，指向物体
说出名字	• 物体（例如指向钟、笔、杯、眼镜，并要求患者说出它们的名字） • 自发性举例（要求患者说出某一分类尽可能多的例子） • 反应性举例（例如，要求患者说出动词，"你用笔来做什么？"）
阅读	大声阅读报纸或杂志[4]
书写	要求患者随意写下 1 句句子[5]。要求患者听写 1 句句子（含从句）或抄写 1 句句子[6]

注：来源：Benson 和 Ardila（1996）。
[1] 评估：自发性有意义的描述，正确回答插入问题，用词恰当。[2] 例如："猫抓老鼠""没有如果，和，或但是""不带为什么或为何"。[3] 例如："握拳""儿子比他母亲年纪大吗？""给我看看你的左拇指""用你的右示指摸一下你的左耳"。[4] 大约 5 句句子。观察流畅度、语调和清晰度。然后要求患者总结内容。[5] 如果句子说得通，且包含主语和动词，则结果正确。[6] 例如：城市的大小取决于城墙。

表 44　失语症的简化分类（见第 180 页）

自发性言语	理 解	重 复	失 语
流畅	√	√	命名性失语症
	√	↓	传导性失语
	↓	√	经皮质感觉性失语
	↓	↓	Wernicke 失语
非流畅	√	√	经皮质运动性失语
	√	↓	运动性失语
	↓	√	经皮质混合性失语
	↓	↓	完全性失语

注：√ = 不受影响或轻度受损；↓ = 受损或缺失。

表 45 失语的规律（见第 180 页）

综合征	自发性言语	重复	理解	说名字	阅读	书写	损伤部位
Broca 失语（表达性失语）	片段性，非流畅，无语法，音素性错语	↓	√	√或↓	↓	↓	额下回，额叶白质，岛区
Wernicke 失语（感觉性失语）	流畅，音素性和语义性错语，语词新作	↓	↓	↓	↓	↓	颞上回，相邻顶叶区
传导性失语	流畅，错语	↓	√	√或↓	√	√或↓	边缘上回或听皮质与岛叶区
完全性失语	非流畅，自动症，刻板	↓	↓	↓	↓	↓	以上 3 个所有区域
经皮质运动性失语	非流畅	√	√	√或↓	√	↓	同 Broca 区
经皮质感觉性失语	流畅，模仿语言	√	↓	↓	↓	↓	顶叶颞叶联合区
经皮质混合性失语	非流畅	√	↓	↓	↓	↓	以上 2 个区域
命名性失语	流畅，找词明显困难	√	√	↓	√或↓	√或↓	颞叶 / 顶叶后区
皮质下失语	错语，多变的功能障碍	√	√或↓	√或↓	√或↓	√或↓	豆状核壳和丘脑

注：√ = 不受影响或轻度受损；↓ = 受损或缺失。

表 46　对睡眠障碍的患者所提的问题（见第 186 页）

类　别	症　状
睡眠障碍的类型	• 入睡困难或睡眠维持障碍？ • 早醒？ • 浅睡眠？ • 频率（每周多于 2~3 个晚上[1]）？ • 失眠的持续时间？[2] • 白天困倦？ • 嗜睡（抑郁、痴呆、精神分裂、中枢神经系统损伤的症状）？
原因	• 压力，（急性或慢性）疾病，社会或心理因素？ • 陌生环境睡眠改善？ • 入睡的措施？ • 睡眠–觉醒节律？[3] • 睡眠相关的障碍？[4]
睡眠预期	• 悲观的（……"我几乎不能入睡"） • 错误的（……"我必须睡够 8 小时才能保持健康。"……"我必须服药才能入睡。"……"我一疲劳就去睡觉。"） • 夸张的（"没有睡眠……我不能工作。"……"我不能做任何事情。"……"我的人生一无是处。"）
服药史	• 已有疾病[5] • 睡眠相关疾病[6] • 规律服药史[7] • 酒精，咖啡因，毒品（安非他明，可卡因）

注：来源：Sateia 和 Nowell（2004）。
[1] 答案为"是"则为慢性失眠。[2] 如果超过 4 周则为亚急性或慢性。[3] 不规律的睡眠时间，工作时间调动，不规律的工作和用餐时间。[4] 噩梦，焦虑，深眠状态，疼痛（头痛），夜尿症，流汗，潮热，幻觉，睡眠麻痹。[5] 精神疾病，胃食管反流，慢性肺部疾病，慢性疼痛（骨质疏松，多发性关节炎），心力衰竭，慢性肾衰，HIV（艾滋病），绝经，痴呆，卒中，帕金森综合征，癫痫。[6] 睡眠呼吸暂停综合征，不宁腿综合征（RLS），睡眠周期性腿动（PLMS），肌阵挛（入睡中），白天困倦加重，多巴胺激动剂使用。[7] 举例：支气管扩张剂，皮质类固醇，利尿剂，降压药，抗抑郁药，戒断综合征（例如：苯二氮䓬类）。

表 47　睡眠障碍的原因（见第 186 页）

描　述	详　细
失眠	
• 内在的	• 生理心理的，错误的睡眠感知（假性失眠），睡眠呼吸暂停综合征（阻塞性，中枢性），中枢性肺泡换气不足，不宁腿综合征（RLS），嗜眠发作，嗜睡（创伤后的，自发的），睡眠周期性腿动（PLMS）
• 外在的	• 环境因素（光，噪音，环境改变），生活方式（不规律作息），缺少睡眠
• 药物相关的	• 酒精，抗生素，抗胆碱能剂，抗抑郁药，抗组胺药，降压药，多巴胺能药，"消遣性"药物，尼古丁，咖啡因，皮质类固醇，安定药，美金刚，甲状腺素，戒断综合征（例如：苯二氮卓类，酒精，毒品）
• 生理节律的障碍	• 工作时间调动，时区改变，睡眠相位后移
深眠状态（睡眠干扰，由于入睡、睡时和觉醒时发生的物理事件或者经历）	意识模糊的觉醒，梦游（梦游病），睡眠恐惧（梦惊），快速眼动期睡眠行为障碍（RBD），噩梦，幻觉（催眠的，半醒的），梦话，夜间发作，夜间磨牙，肌阵挛，睡眠麻痹，遗尿，睡眠相关的进食障碍，爆炸声感综合征
疾病相关的（继发的）睡眠障碍	见第 186 页

表 48　睡眠障碍的药物[1]（见第 186 页）

药　物	描　述
短效：三唑仑，扎来普隆，唑吡坦，唑吡酮；雷美替胺	主要用于入睡睡眠障碍
中效：右旋佐匹克隆，劳拉西泮，替马西泮	主要用于持续睡眠障碍
长效：氟西泮	持续睡眠障碍，日间镇静的风险增加，积累

注：来源：Sateia 和 Nowell（2004），Silber（2005）。

[1] 只在特定情况下才使用超过 2 周。孕妇禁忌，同时禁酒。联用精神药物，使用其他药物以及其他依赖性药物时需要注意。对于高龄患者，肝病患者以及健康状况不良的患者需要调整剂量。短效安眠药与长效安眠药相比，引起的失眠等戒断症状轻微。跌倒的风险增加，尤其对于老年患者。

表 49 谵妄的原因和常规处理（见第 188 页）

项 目	详 细
原因	
• 中毒性和代谢性脑病	• 中毒（酒精，毒品，药物[1]），酒精戒断，代谢性脑病[2]
• 脑膜炎，败血症	• 细菌（肺炎链球菌，脑膜炎奈瑟菌，流感嗜血杆菌，单核细胞增多性李斯特菌，包柔螺旋体菌，结核杆菌），病毒（单纯疱疹 1 型和 2 型，艾滋病毒，肠病毒），真菌（新型隐球菌，球孢子菌），边缘性脑炎（抗 Hu，抗 Ma2，抗 CV2/CRMP5，电压门控钾离子通道抗体，NMDA 受体抗体），药物诱导（非甾体镇痛药，甲氧苄啶–磺胺甲基异恶唑，Ig 静脉注射），Creutzfeldt-Jakob 病
• 肿瘤	• 肿瘤性脑膜炎，多发性转移，原发性脑瘤
• 癫痫	• 发作后，非抽搐性癫痫状态
• 创伤	• 挫伤、血肿（硬膜下、硬膜外、颅内）
• 卒中	• 丘脑梗死，右顶叶梗死或出血，大脑深静脉血栓（例如大脑大静脉），基底动脉尖综合征
• 可逆性脑后部综合征（见第 334 页）	• 高血压、子痫前期（毒血症），移植（实体器官、骨骼），癌症化疗，自身免疫性疾病，钙调磷酸酶抑制剂（环孢素，他克莫司）
临床检查	• 既往史 / 第三方医疗历史 • 假性脑膜炎，头位 • 眼位，瞳孔大小和反应，前庭眼反射（见第 82 页） • 反射（深部腱反射，Babinski 征，角膜反射） • 运动功能（自发运动、麻痹性痴呆、姿势、音调） • 呼吸、呼吸模式 • 精神状况[3]
附加检查	对应表 50
常规处理	• 确保生命功能（呼吸、氧，必要时插管；稳定循环） • 焦虑：必要时短暂镇静（劳拉西泮 2 mg 静脉注射或氟哌啶醇 5~10 mg 静脉注射） • 硫胺素（维生素 B_1）100 mg 静脉注射，40% 葡萄糖 50~125 ml 静脉注射 • 密切监测难以管理的患者，准备应对生命功能的突发变化，尤其是谵妄的原因仍然未知、镇静剂必须使用的情况

注：[1] 抗胆碱能类、三环类抗抑郁药、中枢 5- 羟色胺综合征，左旋多巴，利尿剂、洋地黄、糖皮质激素、泻药、抗癫痫药，苯二氮卓类或巴比妥酸盐的戒断效应。[2] 尿毒症或肝性脑病，低（高）血糖，电解质紊乱，硫胺素缺乏症（Wernicke 脑病），内分泌失调（甲状腺、垂体），胰腺炎，卟啉症。[3] 精神状况的基本测试：注意力（年份中倒数月份；100 连续减去 7 或者 30 连续减去 3。计算力：对 1 串 1 秒 1 位的随机数顺序或者倒序复述，一般顺序 7 位和倒序 5 位是正常的）。语言（流利 – 不流利，重复，理解能力），记忆力（复述 5 分钟前说的 3 样东西），定向力（地点、时间、日期、住所；左边或右边），失用症（见第 184 页）。

表 50　昏迷患者的临床方法（见第 98、188 页）

检　查	描　述
临床检查	
• 一般情况	• 皮肤 [1]，温度，血压，呼吸 [2]，心率，腹部，假性脑膜炎，头部受伤，鼓膜，眼底
• 意识水平 [3]	• GCS 评分（见第 484 页），FOUR 评分；呕吐或咳嗽反射
• 瞳孔反射	• 见第 189 页和表 51
• 角膜反射 [4]	• 见第 88、99 页；对刺激的不同反应
• 眼位	• 见第 154 页，自发眼球运动（见第 152 页）
• 头眼反射	• Halmagyi 转头手法（VOR，见第 82、98 页）。注意观察是否有不良共轭（结构性脑干病变）或者眼球运动消失（深度昏迷，脑死亡）；在有脊柱损伤或不稳定时，不要做该检查，可以用影像学来排除。
• 冷热试验刺激侧半规管的解释（见表 51）： ——刺激左、右侧，产生偏向刺激侧的紧张性眼部偏差：中毒或代谢紊乱 ——刺激一侧没有反应，刺激另一侧有向刺激侧的眼部偏差 ——刺激左、右侧引起同侧的眼部偏差，但不是对侧眼朝向刺激侧：双侧 INO（见第 154 页），中脑和脑桥的损伤 ——刺激左、右侧，没有任何眼部运动：严重的脑干损伤，脑死亡	• 冷热刺激，具体方法见第 423 页
• 运动功能	• 观察自发运动，对有害刺激的去皮质或去大脑体位（见第 189 页）[5]
附加检查	
• 体温，血细胞计数，CRP [6]	• 感染
• Na^+，K^+，Ca^{2+}，血糖	• 电解质紊乱，血糖异常 [7]
• 谷草转氨酶，谷丙转氨酶，γ-GT，氨，胆红素 [8]	• 肝功能缺陷
• 血气	• 低氧血症，高碳酸血症
• 促甲状腺激素，T_3，T_4	• 甲状腺功能减退症或亢进症
• 尿检	• 尿路感染
• 酒精含量，毒品血尿检查	• 中毒 [9]
• 凝集试验	• 碳氧血红蛋白与可能的一氧化碳中毒
• 胸片	• 肺炎
• 头颅 CT	• 硬膜下血肿，脑出血，脑损伤
• 头颅 MRI	• 急性脑梗死，脑脊髓炎，脑炎，脑后部可逆性脑病综合征
• 脑电图	• 非惊厥癫痫持续状态，代谢脑病
• 腰穿	• 脑膜炎，脑炎，蛛网膜下腔出血，肿瘤性脑膜炎

注：[1] 皮疹，发绀，伤口，挤压，血肿，黄疸。[2] 呼吸速率和类型（见第 110 页）。[3] 暂停镇静剂（如咪达唑仑，异丙酚）评估意识水平。FOUR 即全面无反应性量表（Wijdicks，2010）。[4] 解释：①单侧刺激无应答，但对侧刺激双侧眼睑闭合：同侧 CN Ⅵ病变（神经，神经核）。②刺激左侧和右侧，一侧眼睑未闭合：该侧 CN Ⅶ麻痹（神经，神经核）。③刺激左侧和右侧，同侧眼睑闭合，对侧眼睑不闭合：在 CN Ⅴ 的神经核和 CN Ⅶ的神经核之间的通路病变。④双侧刺激都没有眼睑闭合：脑桥发生障碍（结构性、毒性、代谢性）。[5] 没有特定结构的病变，也可以发生毒性或代谢性昏迷。[6] C 反应蛋白。[7] 如果合适，可以测量维生素 B_1、B_{12}、叶酸水平。[8] γ-GT= γ- 谷氨酰转肽酶。[9] 苯二氮䓬类，对乙酰氨基酚，巴比妥酸盐，可卡因，镇静剂，抗癫痫，抗胆碱能，甲醇，乙二醇，苯环己哌啶。

昏迷的可能原因（见第 98、188 页）

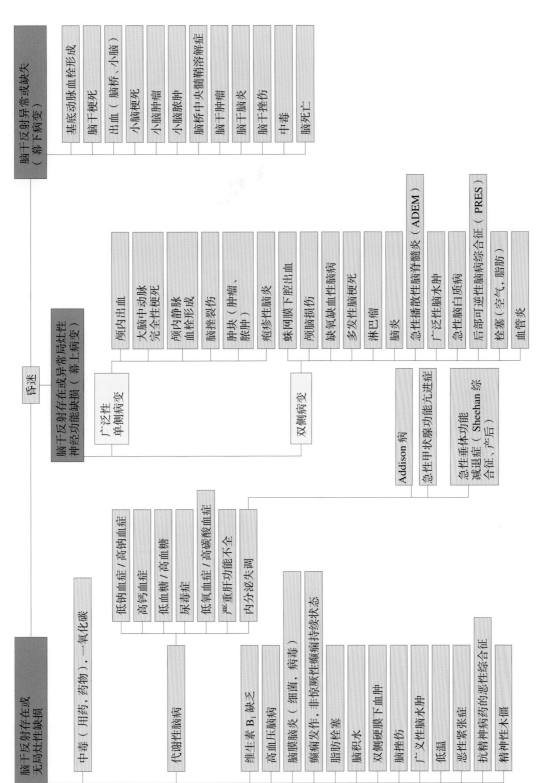

昏迷

脑干反射异常或缺失（幕下病变）

- 基底动脉血栓形成
- 脑干梗死
- 出血（脑桥、小脑）
- 小脑梗死
- 小脑肿瘤
- 小脑脓肿
- 脑桥中央髓鞘溶解症
- 脑干肿瘤
- 脑干脑炎
- 脑干挫伤
- 中毒
- 脑死亡

脑干反射存在或异常局灶性神经功能缺损（幕上病变）

广泛性/单侧病变

- 颅内出血
- 大脑中动脉完全性梗死
- 颅内静脉血栓形成
- 脑挫裂伤
- 肿块（肿瘤、脓肿）
- 疱疹性脑炎
- 蛛网膜下腔出血
- 颅脑损伤

双侧病变

- 缺氧缺血性脑病
- 多发性脑梗死
- 淋巴瘤
- 脑炎
- 急性播散性脑脊髓炎（ADEM）
- 广泛性脑水肿
- 急性脑白质病
- 后部可逆性脑病综合征（PRES）
- 栓塞（空气，脂肪）
- 血管炎

脑干反射存在或无局灶性缺损

- 中毒（用药，药物），一氧化碳

代谢性脑病

- 低钠血症/高钠血症
- 高钙血症
- 低血糖/高血糖
- 尿毒症
- 低氧血症/高碳酸血症
- 严重肝功能不全

内分泌失调

- Addison 病
- 急性甲状腺功能亢进症
- 急性垂体功能减退症（Sheehan 综合征，产后）

- 维生素 B₁ 缺乏
- 高血压脑病
- 脑膜脑炎（细菌，病毒）
- 癫痫发作，非惊厥性癫痫持续状态
- 脂肪栓塞
- 脑积水
- 双侧硬膜下血肿
- 脑挫伤
- 广义性脑水肿
- 低温
- 恶性紧张症
- 抗精神病药的恶性综合征
- 精神性木僵

表 51　意识障碍患者的临床检查（见第 98、188、140、484 页）

自发运动					
动作反应（对听觉、触觉或疼痛刺激）	服从	对疼痛的定位	对疼痛的屈曲反应	对疼痛的扩展响应	对疼痛无反应或全身肌阵挛状态	对疼痛无反应
瞳孔大小 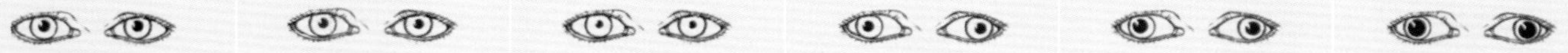					
对亮光的瞳孔反应（直接和间接） 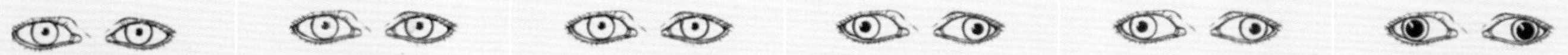	即时	延迟	迟缓	迟缓或缺乏	缺乏	缺乏
眼脑反射（由于头颈部损伤不能执行，又称洋娃娃的眼睛） 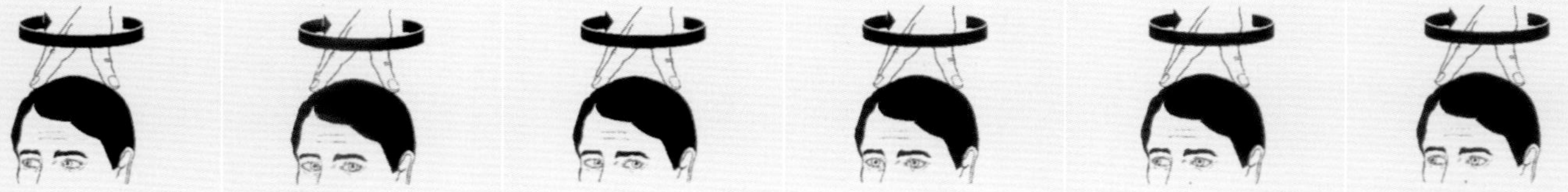			显示偏向右侧	不良共轭偏差	不良共轭偏差	不良共轭偏差
冷热刺激（方法见表27，第423页；图示将冰水注入左耳） 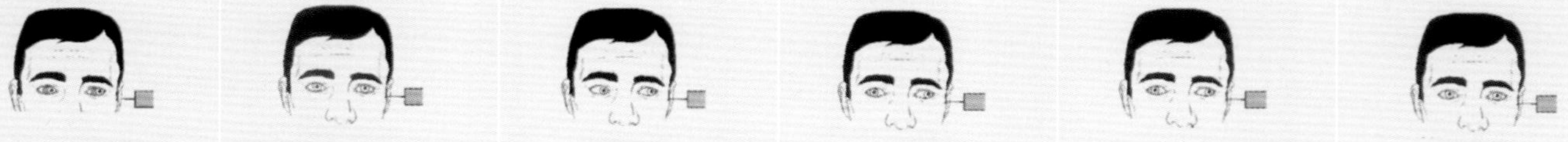	眼球震颤	无眼球震颤反应和反射				无反应

正常　　　　　　　　　　　　递减反应

表 52   脑死亡诊断标准

先决条件	• 昏迷 • 急性，严重的脑损伤（原发性或者继发性） • 排除其他原因 [1]
临床检查 [2] （检查 CN Ⅱ、Ⅲ、Ⅴ、Ⅵ、Ⅶ、Ⅷ、Ⅹ 和 ⅩⅠ。如果没有功能，脑干功能丧失）	• 昏迷 • 没有运动反应性 • 固定的，中、重度瞳孔扩大（4~6 mm）[3] • 无头眼反射 • 无角膜反射 • 三叉神经分布区域刺激无反应 • 无咽部和气管反射 • 无自主呼吸（呼吸暂停试验） • 无冷热反应
不可逆性脑损伤的证据	
• 观察所需时间 [4]	幕上原发性脑损伤 • 成人和超过 2 岁的儿童→至少 12 小时 • 2 岁以下儿童→至少 24 小时 [5] • 新生儿→至少 72 小时 [5] 幕下原发性脑损伤 • 与幕上原发性脑损伤一致，但需至少 1 项额外检查 [5] 继发性脑损伤
• 补充标准 [6]	• 成人和超过 2 岁儿童→至少 72 小时 • 等电位脑电图 • 缺乏诱发电位 [7] • 缺乏脑血流量

注：来源：医师协会科学顾问委员会的推荐（德国），1998 年，见第 190 页。
[1] 中毒，药物的镇静作用，神经肌肉阻滞，原发性低温，循环性休克或内分泌性、代谢性或传染性疾病继发的昏迷。[2] 详见表 50 和表 51。[3] 排除散瞳剂。[4] 临床检查必须在观察期开始和结束保持一致。[5] 至少观察 1 种以上的补充标准；等电位脑电图，缺乏早期的声诱发电位，无脑血流量（多普勒超声或灌注扫描）。必须严格遵守标准测量流程。[6] 一旦先决条件和临床标准已达到，当 1 条补充条件满足时，就可以诊断脑死亡。[7] 早期听觉，躯体感觉脑或颈部高位诱发电位。

表 53　呼吸暂停试验（见第 190 页）

步　骤	检测措施／参数	检测指标
先决条件	• 体中心温度大于等于 36℃ [1] • 收缩压大于等于 90 mmHg [2] • 液体正平衡超过 6 小时	
准备	• 氧合指数：吸气氧气浓度 100% • 潮气量：10 ml／kg 体重	• 血氧分压大于等于 200 mmHg（26.7 kPa）[3] • 血二氧化碳分压大于等于 40 mmHg（5.3 kPa）
过程 [4]	• 窒息性氧合指数：断开呼吸机，用 100%氧气，按照 6~8 L/min 通入导管（例如，16 法国吸引导管或套管，在隆突水平）	• 观察生命体征：心率，动脉血压，血氧饱和度，呼吸速率 • 观察胸腹运动；每 2~3 分钟进行血气分析
呼吸暂停的确认	• 在 8~10 分钟内观察不到呼吸活动，生命体征无变化，而二氧化碳分压符合右侧的标准，则确认呼吸暂停	• 血二氧化碳分压大于等于 60 mmHg（8 kPa） • 血二氧化碳分压每分钟增加 20 mmHg（2.7 kPa）[5]

注：来源：Wijdicks（2001）。

[1] 因为低温会损伤二氧化碳的产生和氧化血红蛋白的氧气释放。[2] 通过体液平衡和血浆扩容，或者儿茶酚胺，1 种或 2 种来控制。[3] 动脉血气（ABG）。[4] 如果血压小于 90 mmHg，氧饱和浓度小于 80%，有严重的心律失常时，停止呼吸暂停试验，重新接上呼吸机。[5] 如果血二氧化碳压基线大于 40 mmHg，就不能达到。

表 54　颅内压升高的症状（ICP，见第 192 页）

阶　段	颅内压	症状与体征
代偿期	• ICP 稳定 • 高灌注的自我调节功能完整	• 无症状或者头痛 [1]
临界期	• 肿块效应增加 • ICP 开始上升 • 脑血管扩张，脑血容量增加，脑灌注下降	• 头痛 • 呕吐 • 精神状态改变 [2]
失代偿期	• 占据了储备的空间 • ICP 急剧上升 • 脑灌注逐渐降低	• 不正常的呼吸（见第 110 页） • 因张力增加，下肢及伸肌的姿势异常 • 双侧 Babinski 征
脑死亡	• ICP 与 MAP 一致 [3] • 脑循环停止	• 呼吸停止 • 昏迷 • 瞳孔对称性扩大 • 对刺激没有反应

注：来源：Prange（2004）。

[1] 根据实际情况：例如，在晚上，或紧张，咳嗽，弯曲时。[2] 激动，烦躁，缓慢，困惑，记忆障碍和（或）注意力障碍，嗜睡。[3] MAP= 平均动脉压（见第 120 页）。

表 55　颅内压增加的原因及可能的迹象（见第 120 页）

症　状	综合征 / 技术
原因	
• 占位性病变	• 血肿（硬膜外，硬膜下，颅内），脑肿瘤，转移瘤，脑脓肿
• 脑脊液↑	• 脑积水
• 脑体积↑	• 假性脑瘤，脑梗死，脑缺氧，脑缺血，肝性脑病，急性低钠血症
• 脑和血容量↑	• 头部外伤，脑膜炎，脑炎，子痫，高血压脑病，脑静脉窦血栓形成
可用于监测昏迷患者的指标 • 严重创伤性脑损伤（例如，双额叶 / 　颞叶挫伤） • 动脉瘤性蛛网膜下腔出血（3~4 级） • 恶性大脑中动脉或小脑梗死 • 脑炎	可能放置的监测装置 脑室内：探头通常在非优势半球侧脑室前角 脑实质内：探针放在脑实质内 硬膜外：探针放在硬脑膜与颅骨之间

表 56　颅内低压的原因（见第 194 页）

病　因	原　因
先前的腰椎穿刺	脑脊液诊断性检查（5%~10% 非创伤性打击的发生率），脊髓麻醉，脊髓造影
自发性	紧张（例如，严重的咳嗽，负重），未知的
分流术后	过多的脑脊液分流（腰部脊髓腔腹腔分流术，脑室腹腔分流术）
术后	颅，鼻腔或脊柱手术
创伤	小创伤事件，额底颅骨损伤后发生外伤后脑脊液漏（鼻，耳）
多种医学事件	严重脱水，糖尿病昏迷，尿毒症，脑膜脑炎，呼吸急促，严重的全身性疾病，骨髓炎，肿瘤，广义的结缔组织疾病

表 57　对首次癫痫发作的检查（见第 198, 248 页）

检查/调查	特　点
既往史（如有需要，获得亲属及照顾者的进一步资料）	• 妊娠和分娩 • 身心发展情况 • 外伤，脑膜炎，脑炎，疫苗接种，发热性癫痫发作，睡眠剥夺 • 糖尿病，酒精，药物，毒品 • 职业 • 癫痫发作时间
第三方信息（获得癫痫的详细信息）	• 眼和头部运动，注视情况（凝视，非凝视） • 运动症状：抽搐，痉挛，手臂位置，面部表情，麻痹 • 反应：言语，环境影响 • 自主行为：排尿，排便，恶心，呕吐 • 语言障碍：语音停止 • 失忆 • 发作持续时间，定位的所需时间
体格检查	• 身高，头围（儿童），畸形 • 皮肤改变：瘢痕，血肿，痣，皮脂腺瘤，纤维瘤，咖啡牛奶斑 • 眼：出血，眼底检查，眼球运动障碍 • 舌或侧颊部咬肌肌力，损伤
实验室检查	• 全血细胞计数，血糖，肾功能，肝功能，电解质，肌酸激酶，C 反应蛋白
脑电图（EEG）	• 常规脑电图；必要时睡眠脑电图，睡眠剥夺脑电图，脑电视频监控[1]
影像学	• 磁共振成像（MRI）
腰椎穿刺	• 小于 1 岁的幼儿，临床证据指示或怀疑脑膜炎/脑炎，局灶性或长时间癫痫发作，发热，长期遗忘或意识不清
特殊辅助检查	• 术前或者特殊情况[2]：fMRI[3]，SPECT[4]，PET[5]，MRS[6]

注：[1] 癫痫反复发作时预示：痫性发作类型的信息，导致癫痫发作的原因（癫痫与非癫痫性发作的鉴别），可能的手术治疗。[2] 首次癫痫患者发作时通常不需要，但在某些特殊情况下需要。[3] 磁共振功能成像。[4] 单光子发射断层扫描。[5] 正电子发射断层扫描。[6] 磁共振血流量扫描。

表 58 癫痫的原因（见第 198、248、250、252 页）

危险因素 / 年龄	可能的原因
成年人 [1]	血管性（见下文），神经退行性疾病（特别是老年痴呆），头部外伤，脑肿瘤，酒精或药物滥用，药物副作用（例如抗生素，精神药物），脑炎
皮质发育不良 [2]	局灶性皮质发育不良，脑裂畸形 [3]，无脑回 [4]，皮质异位 [5]
遗传学疾病	进行性肌阵挛癫痫，结节性硬化，离子通道病 [6]，线粒体病（见第 376 页），代谢性脑病（见第 328 页）
免疫紊乱	Hashimoto 脑病，副肿瘤性脑炎，渐进多灶性白质脑病，Rasmussen 脑炎
婴儿期和儿童期	热性惊厥（见第 250 页），婴儿良性肌阵挛性癫痫，West 综合征（婴儿痉挛症发作 = 刀切样发作 = 额手礼样发作），儿童失神癫痫，Lennox-Gastaut 综合征，Dravet 综合征，Landau-Kleffner 综合征，儿童慢波睡眠期持续棘慢波 [7]，运动性癫痫
感染	发热（高热惊厥），细菌感染（脑膜炎，脓肿，脓胸），病毒感染（脑炎），寄生虫病（弓形体病，脑囊虫病，脑型疟），Creutzfeldt-Jakob 综合征
中毒	酒精，酒精戒断，安非他明，可卡因，药物（例如，青霉素，吗啡，茶碱，环孢素，氟哌啶醇，苯二氮卓类药物戒断）
生活方式	睡眠剥夺，压力
代谢紊乱	低 / 高钠血症，低 / 高钾血症，低 / 高钙血症，低 / 高镁血症，肝性脑病，尿毒症脑病，线粒体脑病，子痫，月经，卟啉症，维生素 B_6 缺乏
新生儿	脑出血或脑梗死，脑膜脑炎，先天性脑损伤，代谢性疾病，良性新生儿惊厥
神经退行性疾病	阿尔茨海默病，额颞叶痴呆
围生期脑损伤	海马硬化（Ammon 角硬化），脑室周围白质软化（PVL）
光刺激	视频游戏，光模式（迪斯科舞厅，林荫路）
创伤	急性颅脑外伤，脑外伤后遗症，脑手术后
肿瘤	原发性脑肿瘤，转移瘤
血管	脑梗死，脑出血（脑内，蛛网膜下腔，硬膜下），血管瘤，海绵状血管瘤，脑静脉窦血栓形成，皮质下缺血性血管性脑病，缺氧缺血性脑病，血管炎

注：[1] 除去在婴儿期发病率较高的癫痫发作，局灶性癫痫发作通常发生在大于 65 岁的成年人中。[2] 灰质、白质异常是由于失败的神经元迁移造成的，遗传和获得性因素也参与其中。[3] 大脑半球异常裂缝或裂口。[4] 疾病的异质群体表现为由于皮质神经元的迁移功能的受损导致的脑回缺失（无脑回）或减少脑回（巨脑回）（"平滑脑"）。[5] 由于神经元迁移的紊乱导致的灰质形成的结节或白质中的纹层。[6] 特定离子通道的紊乱障碍（见第 122 页）可以是各种疾病的原因（= 离子通道病）。例如：癫痫（见第 252 页），发作性共济失调（见第 314 页），家族性偏瘫性偏头痛，周期性瘫痪（见第 374 页）。[7] 慢波睡眠期持续棘慢波，非睡眠期局灶性或全身性癫痫发作。

表 59　局灶性癫痫症状学（见第 198、248 页）

局灶性发作症状	特　征
额叶 [1]	• 头部的反向运动和其他复杂的运动症状，特别是腿部，如骨盆运动，跑步或踢动自动症，游泳运动，击剑姿势 • 注视，笑，叫喊，生殖器控制，自主神经症状，言语停止 • 可能发生情绪变化 • 通常起病是急骤的，长期的（歇斯底里）；癫痫发作后的混乱是短暂的
颞叶	• 上腹部提升的感觉（恶心、暖） • 嗅觉和味觉的幻觉 • 强迫思维，错误记忆（"似曾相识""旧事如新"） • 口和其他自动症（"朦胧状态"） • 呼吸困难，尿急，心悸 • 视物显大症，视物显小症 • 癫痫发作后昏昏欲睡
顶叶	• 感觉和（或）运动症状（病灶性癫痫） • 疼痛罕见 • 阴性（非优势半球）
枕叶	• 视觉幻觉少（火花，闪烁的灯光） • 失明 • 振动幻觉 • 眨眼增加
运动	• 强直的（癫痫性痉挛，肌张力障碍，共轭眼球运动，头部转动，不对称的肢体运动，如击剑姿势） • 肌阵挛（局灶性阵挛） • 强直性阵挛 • 张力（肌张力缺失） • 定向力（不能站立） • 自主运动（例如，咂嘴、舌的运动、咀嚼、吞咽、坐立不安、走来走去、踢、大笑、大叫） • 发作后暂时性麻痹 [2]（Todd 麻痹）
非运动	• 认知障碍（注意障碍，认知，行为，情感，记忆） • 感官（听觉，嗅觉，味觉，视觉） • 自主功能（胃肠道，心血管，神经，血管舒缩） • 失语症（言语停止） • 癫痫发作后的混乱

注：来源：Gram（1990）修改后。

[1] 额叶癫痫（见第 249 页）：癫痫起源于额叶发作，通常在夜间睡眠时发作，也可不发生。[2] 持续几分钟至 36 小时；可为部分的或完全的，主要涉及身体的一侧。

表 60　晕厥的病因及鉴别诊断（见第 202 页）

晕厥的类型	病因／诱发因素	临床检查
神经-心源性晕厥[1]（反射性晕厥，心源性晕厥）	• 情绪（恐惧，疼痛，见血，厌恶） • 长时间站立 • 颈动脉窦过敏 • 一些场景[2] • 舌咽神经痛 • 主动脉瓣狭窄	心率的变化与呼吸，Valsalva 动作，直立倾斜试验；如合适，按摩颈动脉窦
体位性晕厥	• 体位性晕厥 • 外周血管收缩不足（在炎热的天气中站立，过度疲劳，酒精） • 容量不足 • 帕金森病 • 多系统萎缩 • 多发性神经病（例如，糖尿病、遗传性疾病、中毒、淀粉样变性、干燥综合征、副肿瘤性疾病） • Guillain-Barré 综合征 • 药物（抗高血压药物，硝酸盐） • 截瘫（高于 T6） • 体位性心动过速综合征（=POTS）[3]	站立或直立倾斜试验的血压反应，站立心率反应，心率随呼吸的变化，Valsalva 动作，倾斜试验
心律失常性晕厥	• 缓慢性心律失常（窦房结功能障碍，房室传导阻滞） • 快速性心律失常[4] • 运动相关／竞技运动员 • 药物引起的	心电图／动态心电图，超声心动图，外部／植入式循环记录仪，电生理检查
结构性改变引起的晕厥	• 心脏结构性疾病[5] • 肺栓塞 • Valsalva 动作	心脏检查（例如心电图，动态心电图，超声心动图）
脑血管性晕厥	• 锁骨下动脉盗血综合征 • 基底动脉偏头痛 • 大动脉炎[6]	多普勒超声，血管成像（MRI，MRA，CTA，血管造影）[7]
代谢	• 低血糖 • 过度换气 • 贫血 • 缺氧 • 餐后（老年人）	血糖，血细胞计数，血气分析

注：[1] 前驱症状（晕厥先兆）：头晕、眼前黑点、耳鸣。[2] 排尿，吞咽，咳嗽，打喷嚏，长时间大笑，排便，内镜检查，保持呼吸，流行音乐会（女性青少年），怀孕期间仰卧位（仰卧位低血压综合征）。[3] 直立耐受不能，如心率 > 30 次／分时，或当站立 10 分钟时，或在倾斜试验时心率 > 120 次／分时，通常在年轻健康的女性中发生；症状如头晕、头痛、眼花，站一段时间后心悸。[4] 举例：尖端扭转性、遗传性离子通道病（长 QT 综合征，Brugada 综合征，儿茶酚胺敏感性多形性室性心动过速）。[5] 例如，心脏瓣膜病，心肌缺血，肥厚性心肌病，主动脉瓣狭窄，心房黏液瘤，先天性畸形，肌病（Emery-Dreifuss 肌肉萎缩症，肢带型肌肉萎缩症，Kearus-Sayre 综合征，强直性肌营养不良），Friedreich 共济失调。[6] 血液检测（炎症指标），血管成像。[7] 磁共振成像（MRI），磁共振血管造影（MRA），CT 血管造影（CTA）。

表 61 晕厥与全身性癫痫发作的鉴别特征（见第 202 页）

特 征	晕 厥	强直阵挛性发作
触发事件	频繁	无
时间	通常在白天，非失眠期间	白天或夜晚，非睡眠
面部	苍白	青紫或正常
前驱症状	耳鸣，看到黑色或灰色斑点，头晕，感觉虚弱无力	没有或者有预感
摔倒方式	瘫倒或者僵硬地摔倒（常向后）	僵硬地摔倒
持续时间	常小于 30 秒	1~3 分钟或更长
惊厥（肌阵挛）	频繁，心律失常，多处或者全身，小于 30 秒	一直，全身，1~2 分钟
眼	睁开	睁开
尿失禁	可能发生	频繁
发作后精神错乱	短暂或不发生	较长
咬舌	偶尔	频繁
催乳素，肌酸激酶	正常	增加
典型的癫痫脑电图变化	无	频繁
局灶性神经功能缺损	无	偶尔

表 62 频繁跌倒的原因（见第 204 页）

病 因	原 因	特 征
脑血管	• 椎基底动脉短暂性脑缺血发作[1]	• 经常伴随着头晕，复视，共济失调，或者感觉异常
	• 大脑前动脉短暂性脑缺血发作	• 两侧大脑前动脉从总干上抬升时可见
肿瘤	• 第三脑室胶样囊肿 • 后颅窝肿瘤	• 体位性的头痛 • 颈突然屈曲后的突发跌倒
震颤性麻痹	帕金森病，多系统萎缩，进行性核上性麻痹，皮质基底节变性	见第 294 页
肌无力，麻痹	肌病，Guillain-Barré 综合征，多发性神经病变，脊髓病变	见第 128、130 页
脊髓或小脑共济失调，步态障碍	脊髓亚急性联合变性，小脑病变，代谢性脑病，脑积水，皮质下缺血性血管脑病，脊髓型颈椎病，多发性硬化	具体疾病见第 134 页
前庭障碍	梅尼埃病（前庭坠落发作→Tumarkin 耳石危象）；有时由于中耳炎，或毒性，或外伤引起	头晕，恶心，眼球震颤。前庭坠落可单独发作
猝倒	情绪刺激（恐惧，大笑，愤怒）引起的肌力消失	单发或者并发发作性睡病

注：[1] 短暂性脑缺血发作。

表 63　短暂的单眼失明的原因（一时性黑蒙，见第 206 页）

位置和病变类型	原　因
视网膜血管，栓塞	• 动脉粥样血栓栓塞：例如，颈内动脉夹层 / 狭窄 • 心脏：右 – 左分流，例如，卵圆孔未闭，房颤血栓，二尖瓣反流，急性心肌梗死，感染性心内膜炎，人工心脏瓣膜
视网膜血管，缺血	• 低灌注压：体位性低血压，动静脉分流，颅内压增高 • 高灌注阻力：青光眼，恶性高血压，血液黏度增加，视网膜中心或分支静脉血栓形成，颅内血管畸形
视网膜	• 视网膜脱离 • 副肿瘤性视网膜病变 • 脉络膜视网膜炎 • 视网膜出血
眼眶 / 眼球	• 眼眶肿瘤 • 晶状体半脱位 • 玻璃体出血 • 闪光感（Moore 闪电纹）
视神经	• 前部缺血性视神经病变（AION）：由于血流量减少而无血管炎 [1] 或动脉炎 [2]（见第 246 页） • 颅内压增高造成的视盘水肿 • 视神经炎（Uhthoff 症状，见第 256 页）
未知，混合	• 擤鼻涕，疟疾，妊娠，对冷的过度敏感，IL-2，尖锐的刺痛，鼻窦灌洗，幻视，眼组织缺损（肾功能缺损综合征）

注：来源：Gautier（1993），Warlow 等（2008）。

[1] 非动脉炎性前部缺血性视神经病变（NAION）通常表现为年龄在 60~70 岁的患者视力突然丧失，伴随着血管危险因素。视力丧失通常是在觉醒时发现的，典型表现如一小的盘杯，水肿呈扇形，苍白，视神经盘水肿。相关的危险因素包括糖尿病，高血压，抗磷脂抗体综合征，以前的放射治疗，休克，磷酸二酯酶 -5 抑制剂（例如西地那非，他达拉非，伐地那非），睡眠呼吸暂停，夜间低血压，真性红细胞增多症，偏头痛。[2] 动脉炎性前部缺血性视神经病变（AAION）；AAION 视力丧失通常比 NAION 更严重。

表 64　外周神经病变的鉴别诊断（见第 210、212、358 页）

体征和症状	原　因[1]
对称的运动障碍为主	肌萎缩侧索硬化（ALS）、多灶性运动神经病（MMN），Guillain-Barré 综合征，CIDP[2]，急性间歇性卟啉病，HMSN / CMT[3]，中毒（金、氯喹），淀粉样变性
对称的或局灶性（核性、神经根性、单神经性）运动障碍为主	• 神经病变（核病变）：ALS、小儿麻痹症、脊肌萎缩症 • 神经根病变：根压迫（椎间盘突出、肿瘤）、带状疱疹、肿瘤性脑膜炎、糖尿病 • 神经丛病变：神经痛性肌萎缩（Parsonage-Turner 综合征、臂丛神经炎），癌组织浸润，糖尿病，HNPP[4]，压迫（胸廓出口综合征），辐射神经丛病变，外伤（交通事故） • 炎症：有莱姆病（Bannwarth 综合征）、带状疱疹、麻疹、流行性腮腺炎、传染性单核细胞增多症、布氏杆菌病、立克次体病、钩端螺旋体病、梅毒、自身免疫性疾病（如类风湿关节炎）、神经痛性肌萎缩 • 多发性单神经经病：脉管炎、糖尿病、多灶性运动神经病、莱姆病、结节病、艾滋病、遗传性压力易感性周围神经病、麻风病、神经纤维瘤凋亡、冷球蛋白血症、肿瘤浸润、多发性骨髓瘤 • 单发单神经病：压迫性神经病变（例如：正中神经、尺神经），压迫（骨间前神经、腓总神经），铅中毒，糖尿病
自主神经干扰为主	糖尿病、淀粉样变性、Guillain-Barré 综合征、长春新碱、卟啉病、艾滋病、自身自主神经节病（急性特发性全自主神经失调症）、肉毒杆菌、副肿瘤性神经病变
疼痛为主	糖尿病，血管炎（Churg-Strauss 综合征、结节性多动脉炎），Guillain-Barré 综合征，尿毒症，淀粉样变性，砷铊神经病，神经病，艾滋病，Fabry 病，莱姆病（Bannwarth 综合征），神经痛性肌萎缩，急性间歇性卟啉病，血管炎，感觉神经细纤维病变[5]，原发性细纤维神经节病，锁骨下 / 腋静脉血栓形成（Paget-von Schroetter 综合征）
感觉障碍（共济失调）为主	• 代谢：糖尿病、维生素 B_{12} 缺乏、叶酸缺乏、淀粉样变性（分离性感觉障碍）、甲状腺功能减退症 • 药物引起的中毒：酒精、乙胺丁醇、维生素 B_6、甲硝唑、苯妥英、沙利度胺、麻风、抗癌药物（如长春新碱、长春碱、长春酰胺、顺铂、紫杉醇）、砷铊的神经病变、神经病变、异烟肼（INH） • 肿瘤：肿瘤、单克隆丙种球蛋白病、癌（肺、胃、乳腺）、霍奇金病、白血病、肿瘤性脑膜炎、真性红细胞增多症 • 遗传：CMT、Friedreich 共济失调、HSAN[6] • 脊髓痨
神经节病[7]（见第 147 页，共济失调）	副肿瘤综合征、干燥综合征、顺铂、维生素 B_6 中毒、艾滋病、特发性感觉神经元病变

注：来源：Barohn（1998）。

[1] 同一致病因素在不同时间可表现不同，所以它们可出现在几个类别中；此表格是不完整的。[2] 慢性炎性脱髓鞘多神经病。[3] HMSN = 遗传性运动和感觉神经病 = CMT = Charcot-Marie-Tooth 病；见第 370 页。[4] 遗传性压力易感性神经病，见第 370 页。[5] 急性或慢性灼痛。[6] 遗传性感觉自主神经病变。[7] 不对称的本体感觉丧失不会瘫痪。

表 65　神经病变的辅助检查（见第 210、362 页）

方　法	信息 / 参数
神经成像术	运动神经元障碍：正常（考虑传导阻滞） 神经节病：CMAP[1] 正常或↓，SNAP[2] 正常或↓，（皮节）SEP[3]↓ 神经根病：H 反射：侧抑制 / 缺失[4]；F 波：一些延长；（皮节）SEP↓ 弥漫性轴索损伤：运动 NCV[5]：正常；CAMP↓，SNAP↓ 脱髓鞘作用：DML[6]↑，NCV：↓或者局部传导阻滞（通过针刺定位[7]）；CAMP↓或分散；F 波：延长或者缺失；SNAP：在运动神经病变中正常 / 分散，在感受神经病变中↓
针刺肌电图	运动神经元病变：肌纤维震颤，正波，肌束震颤。振幅、多相速度和 MUP[8] 持续时间↑（巨多相电位） 神经节病：MUP，低级别的神经元性改变可以被观察到 神经根病变：椎旁肌肉 / 节断性肌肉的自发病理性活动（见第 406 页）；MUP[9]：神经元性改变 轴突病变：病理性自发活动（肌纤维震颤，肌束震颤）；MUP：神经元性改变 脱髓鞘病变：病理性自发活动，低幅干涉图中神经支配最大
实验室检查	常规测试：红细胞沉降率、白细胞分类计数、血糖（昼夜）、C 反应蛋白、钙、钠、钾、碱性磷酸酶、SGOT[10]、SGPT[11]、CK[12]、γ-GT[13]、电泳、类风湿因子、维生素 B_{12}／叶酸、Borrelia 螺旋体菌 / 艾滋病毒抗体、基础 TSH[14]、甘油三酯、胆固醇、尿常规、粪常规 特殊检查：脑脊液（腰椎穿刺）、同型半胱氨酸、糖化血红蛋白、梅毒血清学、甲状旁腺激素、抗核抗体（例如 Sm、RNP、Ro SS-A、La SS-B、Scl-70、Jo-1、Pm-Scl）、抗神经元抗体（ANNA-1、抗 -Hu）、髓鞘相关糖蛋白（MAG）、神经节苷脂抗体（GM_1、GD_{1a}、GD_{1b}、GQ_{1b}）、重金属（血、尿）、卟啉、冷球蛋白、血清植烷酸、长链饱和脂肪酸（VLCFA、C_{24-26}）、分子遗传学检测
皮肤活检，腓肠神经活检[15]	血管炎、淀粉样病变、神经病变与结节病、小纤维神经病变（皮肤活检）
影像学诊断	临床表现（脊髓、神经根、神经丛下，远端外周病变？）：X 线平扫、超声、CT、MRI、脊髓造影、核素扫描、血管造影

注：↑ = 延长，↓ = 下降或者消失。
[1] 复合肌肉动作电位。[2] 感觉神经动作电位。[3] 体感诱发电位。[4] 由于技术上的原因，主要有助于 S1 神经根型颈椎病和多发性神经病的诊断。[5] 神经传导速度。[6] 远端运动潜伏期。[7] 节段神经传导研究。[8] 肌肉单位动作电位。[9] 最早的 2 周后。[10] 血清谷氨酸草酰乙酸转氨酶 = 天冬氨酸氨基转移酶（ASAT）。[11] 血清谷氨酸丙酮酸转氨酶 = 丙氨酸氨基转移酶（ALAT）。[12] 肌酸激酶。[13] γ- 谷氨酰转肽酶 = GGT = γ-GT。[14] 促甲状腺激素。[15] 在某些例子中，肌肉活检也可能在某些情况下是有益的。

表 66　对肌病的鉴别诊断（见第 216 页）

症状和体征	肌　病[1]
急性全身无力	重症肌无力、肉毒中毒、周期性瘫痪[2]、多发性肌炎、皮肌炎、横纹肌溶解、危重病肌病、中毒或药物引起的肌病[3]、高镁血症
亚急性或慢性，主要表现为近端肌无力	重症肌无力、Lambert-Eaton 综合征、肢带型 / Duchenne /Becker 肌营养不良、面肩肱型肌营养不良，近端肌强直性肌病、多发性肌炎、皮肌炎、先天性肌病、代谢性肌病、线粒体病、电解质紊乱、内分泌紊乱[4]、中毒或药物引起的肌病、风湿性多肌痛
亚急性或慢性，主要表现为远端肌无力	包涵体肌炎、肌营养不良、远端杆状体肌病、中央轴空病、肩腓综合征、Welander 远端肌病[5]、眼咽型远端肌病、胫骨肌营养不良、远端型肌动蛋白病、肌营养不良、有镶边空泡的远端肌病
周期性无力	重症肌无力、Lambert-Eaton 综合征、周期性瘫痪、先天性肌强直、神经性肌强直、Conn 综合征、甲状腺功能亢进症
不对称或局限性无力	面肩肱型肌营养不良、重症肌无力、肌缺血性坏死、局部肌炎、肌破裂或外伤
多系统受累	线粒体病、危重病肌病、强直性肌营养不良、近端肌强直性肌病、皮肌炎
吞咽困难	重症肌无力、肌炎、肌营养不良、眼咽型肌营养不良、包涵体肌炎、线粒体病
肌痛	病毒 / 细菌 / 寄生虫 / 肉芽肿性 / 间质性肌炎、皮肌炎 / 多发性肌炎、血管炎、嗜酸性筋膜炎、风湿性多肌痛、纤维肌痛、酒精、药物、甲状腺功能减退症、代谢性肌病、肌劳损、神经性肌强直（Isaac-Mertens 综合征）、僵人综合征、波纹肌肉病
肌肉痉挛	特发性、运动性、妊娠、尿毒症、甲状腺功能减退症、电解质紊乱、神经性肌强直（Isaac-Mertens 综合征），波纹肌肉病
肌肉肥大	肌营养不良（Duchenne /Becker：小腿肌，三角肌）、先天性肌强直、淀粉样变性、囊尾蚴病、肢端肥大症、Ⅱ型糖原累积病（Pompe）
心肌病	Duchenne/Becker 肌营养不良、Emery-Dreifuss 肌营养不良、强直性肌营养不良，中央核肌病、杆状体肌病、糖原贮积症Ⅱ型
高 CK 血症[6]（无症状）	非神经肌肉因素：药物（如他汀类、贝特类、锂）、外伤、癫痫发作、剧烈的肌肉运动、手术、酒精、可卡因、海洛因、病毒感染、甲状腺功能减退症、甲状旁腺功能减退症、低钾血症、低钠血症、特发性（散发性和家族性）、慢性心脏病（CK-MB）、睡眠呼吸暂停、大分子 CK、神经棘红细胞增多症 神经肌肉因素：成年起病的Ⅱ型糖原累积病、肢带型肌营养不良（小窝蛋白、dysferlin 蛋白、钙蛋白酶、肌间线蛋白、肌聚糖复合物、fukutin 相关蛋白）、2 型强直性肌营养不良、遗传载体 Duchenne / Becker 肌营养不良

注：[1] 列表不完整。[2] 低血钾或高血钾。[3] 表 68。[4] 甲状腺功能减退症或亢进症、肢端肥大症、Cushing 病、甲状旁腺功能亢进症、Conn 综合征、Cushing 综合征。[5] 迟发性远端肌病。[6] 增加的肌酸激酶（CK）血清水平超过正常值上限的 1.5 倍，同时没有肌病的临床证据；罕见的恶性高热风险（与全身麻醉相关，见第 382 页）。参考文献：Kyriakides, T. et al. EFNS guidelines on the diagnostic approach to pauci- or asymptomatic hyperCKemia. European Journal of Neurology 2010；17：767–773。

表 67 对肌病的辅助检查（见第 216 页）

方 法	信息／参数
药理试验	• 依酚氯胺试验（见第 502 页） • 对于恶性高热的敏感性的体外挛缩试验
神经成像	• 排除周围神经病变肌肉症状的原因
重复性运动神经刺激	• 神经肌肉接头试验（如重症肌无力或 Lambert-Eaton 综合征）
针刺肌电图 [1]	• 肌病改变：MUP 的幅度和持续时间减少，多相形式；在低于正常的自主运动时出现快速运动单位募集至密集干扰模式 • 肌强直／副肌强直：肌强直放电；肱二头肌改变
生化	• 肌酸激酶 [2]：> 10 000 →横纹肌溶解、肌炎、中毒性肌病、Duchenne/Becker 肌营养不良的初始阶段 • 4 000~10 000 → Duchenne/Becker 肌营养不良晚期，肌炎 • 1 000~4 000 →肌营养不良、低血钾或甲状腺功能减退性肌病、先天性肌病、载体（肌营养不良） • 小于 1 000 →脊柱肌肉萎缩、肌萎缩侧索硬化、包涵体肌炎或慢性感染性肌炎 [3] • 肌红蛋白：有严重的肌肉分解时，可出现明显肌红蛋白 • 乳酸／丙酮酸（静脉）：线粒体病和呼吸链缺陷病可出现在休息和轻度运动后增加；在糖酵解和糖原分解障碍中没有上升 [4] • 分子遗传学：许多肌病有相似的临床表现，因此明确诊断往往需要基因检测 • 其他检查 [5]：红细胞沉降率、乙型肝炎抗原、嗜酸性粒细胞（嗜酸性筋膜炎，Churg-Strauss 综合征）；肌酶如 SGOT、SGPT、乳酸脱氢酶、醛缩酶 γ-GT（在 PROMM [6] 中增高）；基础促甲状腺激素 • 抗体：ANCA [7]（血管炎）、AChR [8]（重症肌无力）、Jo-1（炎性肌病，抗合成酶综合征）、Pm-Scl（多发性肌炎、系统性硬化，重叠综合征）、Ro／SS-A（Sjögren 综合征肌炎）、U1-RNP（混合性结缔组织病）、类风湿因子（肌炎）
影像学	• 超声、CT、MRI 检查：肌肉萎缩、脂肪和结缔组织的分布 • 协助活检部位的选择 • 肌肉变化的定位（肿瘤、出血、脓性肌炎、骨质增生）
肌肉活检 [9]	• 尤其是确认炎症、血管炎性病变或代谢的起源；淀粉样病变 • 有时区分"肌病"与"神经病" • 肌营养不良散发病例

注：[1] 缩写见第 452 页。[2] CK-MM 单位（U）／L，一些例子。[3] 酒精、巴比妥类药物、急性炎症性肌病、恶性高热、肉碱棕榈酰转移酶缺乏症、糖原贮积病 V／Ⅶ型、外伤、癫痫发作后、特发性。[4] 前臂缺血性运动试验（缺血性横纹肌溶解的危险）。[5] 选择部分。[6] 近端肌强直性肌病（肌营养不良 2 型）。[7] 抗中性粒细胞胞质抗体。[8] 乙酰胆碱受体。[9] 在疾病发展过程中的中度受累肌上活检；经过组织学、酶组织化学、免疫组织化学、电子显微镜、生化和遗传分析。

表 68　获得性肌病（见第 216 页）

分　类	肌　病[1]
神经肌肉终板的紊乱	重症肌无力、Lambert-Eaton 综合征、中毒
内分泌和代谢性肌病	甲状腺功能亢进症或减退症、Cushing 综合征、肢端肥大症、Conn 综合征，原发性甲状旁腺功能亢进症、淀粉样病变
炎性肌病	多发性肌炎、皮肌炎、血管炎性肌炎、Churg-Strauss 综合征、肉芽肿性肌炎、包涵体肌炎、感染（细菌、病毒、寄生虫）性肌炎
中毒或药物引起的肌病[2]	酒精、糖皮质激素、洛伐他汀、辛伐他汀、可卡因、依米丁、高钾血症、低钾血症、低磷血症、高钙血症、低钠血症

注：[1] 列表不完整。[2] 已知有其他药物或有毒物质，但是通常这些是罕见的。

表 69　精神状态检查（见第 232 页）

脑皮质功能	检　查[1]
意识、知觉和注意力水平	对自我与周围环境、注意力和行为的认知： 分类 • 正常：充分意识的，自我的，关注着的 • 混乱：混乱的思想，注意力不集中，语无伦次，激动或困倦，无判断力的 • 嗜睡：昏昏欲睡，睡着但很易唤醒，能够短暂交流，对伤害性刺激有针对性的防御反应 • 木僵：可以通过反复和强烈的刺激唤醒，延迟的非目的性反应（如对口头命令，伤害性刺激），不能交流，不安或刻板运动活动 • 昏迷：对外界刺激（如口头命令，伤害性刺激）没有反应的睡眠状态
说话[2]	• 语速：慢，快，停顿 • 发音：语调，清楚或不清楚，口齿不清，轻语 • 节奏：流畅，犹豫，节奏紊乱，语言韵律 • 重复："mamama" "pp，tt，kk" "shuffling shoes"
语言[2]	• 自发性的：流利或非流利、选词正确与否 • 命名：对象（如手表、钢笔、按钮） • 重复：1 个标准的短语，例如"没有如果，和，或，但是" • 理解：3 部分的指令，例如，"捡起一张纸，把它折叠成一半，并把它放在桌子上" • 写作：患者需要自发写出完整的句子 • 阅读：检查者写出命令（例如，"闭上你的眼睛"），展示给患者，然后观察反应
视觉空间能力	• 问现状：名称、地点、日期、时间、星期 • 空间：患者应表明身体左、右两侧，指出上下[3] • 外部世界：问患者生活在哪儿 • 视野：指视野检测 • 视觉感知：这是几个手指头？有多少人在房间？
行动力[4]	• 肢体失用症：响应命令，例如，"让我看看你的中间 3 指""用你的拇指和示指做 1 个圆" • 执行动作序列：无言语动作，例如，把信装进信封，梳头，刷牙，打开门

注：[1] 精神状态初始检查（床边试验）。[2] 如果发音不能或不可能讲话（例如插管、闭锁综合征），就选择 1 种方式，如"眨眼 1 次表示是，2 次表示不是"。[3] 为了检测遗漏。[4] 开展学习性运动的能力：观念运动性失用——行动的想法存在，但执行被干扰，即使动作被展示，模仿也是不可能的，表明是由于优势半球的损伤。观念性失用——目的动作的想法丢失，即失去了模仿能力，有可能损伤了优势半球的颞顶叶。结构性失用——理解和绘制几何图案的能力受到影响，是由于非优势半球的顶叶区域受损所致。

表 70　急性脑卒中的鉴别诊断（见第 232 页）

神经功能障碍	可能的鉴别诊断
局灶性	局灶性癫痫发作（Todd 麻痹）、硬膜下血肿、脑肿瘤、血管瘤、脑外伤、多发性硬化、（局灶性）脑炎、脑脓肿、低血糖、高血压脑病、卟啉病、线粒体脑病、周围性面神经麻痹、神经根 / 神经丛 / 单神经、转换性症状 [1]
全身性	广义性脑病 [2]、阵发性麻痹（见第 374 页）、脑桥中央髓鞘溶解症、Guillain-Barré 综合征、重症肌无力、晕厥
急性的（鉴别：TIA）	有先兆的偏头痛、局灶性癫痫发作（Todd 麻痹）、低血糖症、多发性硬化（阵发性现象）、梅尼埃病、脑病 [2]

注：[1] 精神症状，如瘫痪、视力障碍、头晕、感觉错乱。[2] 高血压性、代谢性、中毒性脑病：感染、高血糖、低血糖、高钙血症、肝性脑病、中毒（酒精、毒品、药物）及 Wernicke 脑病。

表 71　脑卒中风险评估（ABCD2 评分）短暂性脑缺血发作（TIA，见第 232 页）

危险因素	分　数
年龄 [1]	
• ＜ 60 岁	0
• ＞ 60 岁	1
血压（mmHg）[1]	
• 收缩压＜ 140 和舒张压＜ 90	0
• 收缩压≥ 140 和舒张压≥ 90	1
短暂性脑缺血发作的临床症状（选一）	
• 言语障碍不伴有单侧无力	1
• 单侧无力伴或不伴语言障碍	2
TIA 持续时间	
• ＜ 10 分钟	0
• 10~59 分钟	1
• ≥ 60 分钟	2
糖尿病	
• 否	0
• 是	1
卒中风险 [2]	得分
• 高（8.1%）	6~7
• 中（4.1%）	4~5
• 低（1.0%）	0~3

注：来源：Johnston 等（2007）。
[1] A= 年龄，B= 血压，C= 临床症状，D= 持续时间，D= 糖尿病（D2）。[2] 2 天内的卒中风险。

表 72　脑卒中各原因的实验室检查（见第 232 页）

实验室检查	卒中原因
α- 半乳糖苷酶 / 遗传检查	Fabry 病
抗体	血管炎见表 77
血培养	局灶性脑炎、败血症、感染性心内膜炎
血糖，HbAlc[1]	高血糖和低血糖
血钙	高钙血症
CK、CK-MB、肌钙蛋白[2]	心肌梗死
凝血试验[3]	脑出血、颅内静脉窦血栓、患者服用抗凝血药物
全血细胞计数	贫血、红细胞增多症、血小板减少症、感染、白血病
脑脊液	蛛网膜下腔出血、血管炎、多发性硬化、感染性心内膜炎（脓毒性栓塞局灶性脑炎）、神经梅毒
药物筛选	可卡因造成血管痉挛引起的脑卒中；迷幻药；安非他明
电解质[4]，血尿素氮（BUN），肌酐	代谢性脑病、肾功能损伤
红细胞沉降率	血管炎、巨细胞动脉炎、感染性心内膜炎
HIV 抗体	HIV 感染、血管炎
肝功能试验[5]	血管炎、心内膜炎、代谢性脑病
狼疮抗凝物，抗心磷脂抗体，β2 糖蛋白	抗磷脂综合征
妊娠试验	脑静脉窦血栓形成
血清蛋白电泳	异常蛋白血症，肾病综合征
血清同型半胱氨酸	高同型半胱氨酸血症
血清乳酸、动脉血气检测	线粒体脑病（MELAS，见第 376 页）
皮肤活检、基因检测	CADASIL[6]
甲状腺功能[7]	甲状腺毒症（心房颤动）
总胆固醇、甘油三酯	高胆固醇血症、高甘油三酯血症
颞动脉活检	巨细胞动脉炎
血栓形成倾向[8]：全血细胞计数、抗凝血酶Ⅲ、蛋白 S 和 C、活化蛋白 C（APC）抵抗（如果 V 凝血因子阳性）、抗心磷脂抗体、狼疮抗凝物、凝血酶原基因突变（G20210A）	适应证：患者年龄小于 40 岁、血栓栓塞家族史、典型的血栓形成（脑静脉窦血栓形成、腋静脉、肠系膜上静脉）、复发性流产、不明原因死胎史、使用华法林后皮肤坏死、新生儿血栓
尿常规，肌酐清除率[9]	肾病、Fabry 病、胶原病（血管炎）、糖尿病

注：[1] 糖化血红蛋白，对碳水化合物代谢的长期检测。[2]CK= 肌酸激酶；CK-M（肌肉）B（脑）= 肌酸激酶心肌同工酶；肌钙蛋白 I 和 T= 心脏特异性蛋白。[3]D- 二聚体；aPTT= 活化部分凝血活酶时间；TT= 凝血酶时间；PT= 凝血酶原时间（称为国际标准化比值 = INR）。[4] 钠、钾、氯。[5]GOT= 谷氨酸草酰乙酸转移酶（天门冬氨酸氨基转移酶）；GPT= 谷氨酸丙酮酸转氨酶（谷丙转氨酶）；GLDH= 谷氨酸脱氢酶；GTT= γ- 谷氨酰转移酶。[6]CADASIL = 显性遗传性脑动脉病伴皮质下梗死和白质脑病；在 *NOTCH3* 基因上点突变，缺失，或剪接位点突变。[7]TSH = 促甲状腺激素；如果 TSH 低，测量 T₄= 甲状腺素，T₃ = 三碘甲状腺氨酸甲状腺素。[8] 不是常规测试。[9] 当服用 1 种新的口服抗凝药时特别重要（见表 74）。

表 73 蛛网膜下腔出血的临床分类（SAH，见第 228 页）

Hunt 和 Hess 分级法	级别	WFNS 分级法[1]	
		GCS[2]	功能缺损[3]
无症状或轻度头痛，及轻度假性脑膜炎	1	15	无
中度至严重的头痛和假性脑膜炎；脑神经障碍而无其他神经功能障碍	2	14~13	无
嗜睡，意识混乱和（或）轻度局灶性神经功能缺损	3	14~13	有
木僵，中度至明显偏瘫；可能存在自主神经紊乱和（或）早期去脑综合征	4	12~7	有或无
深昏迷，去大脑，垂死的患者	5	6~3	有或无

注：来源：Hunt 和 Hess（1968），Drake（1988）。
[1]WFNS = 世界神经外科医师联盟。[2]Glasgow 昏迷评分量表。[3]重要的局灶性功能缺损，如失语、轻偏瘫或偏瘫。

表 74 缺血性脑卒中一级预防的危险因素（见第 234 页）

危险因素[1]	改 进
生活方式[2]	不吸烟，适度饮酒，治疗超重或肥胖，经常锻炼，（至少 30 分钟，每周 3 次），饮食足量的水果和蔬菜（地中海饮食）
动脉高血压（血压 ≥ 140/90 mmHg，糖尿病患者 ≥ 130/85 mmHg）	降血压（例如，低盐饮食，定期运动，抗高血压药物）
糖尿病	治疗的目的是使血糖正常（如饮食、规律运动；口服降糖药、胰岛素）
高胆固醇血症（载脂蛋白 B／载脂蛋白 A1 高比例）、高甘油三酯血症	饮食足够水果和蔬菜，定期运动，他汀类药物治疗[3]
CHA_2DS_2VASc 评分[4]： • 充血性心力衰竭 / 左室功能障碍（1）[6] • 高血压（1） • 年龄 ≥ 75 岁（2） • 糖尿病（1） • 卒中 /TIA/ 血栓栓塞（2） • 血管疾病（1） • 年龄 65~74 岁（1） • 性别等，如女性（1）	非瓣膜性心房颤动： • 评分 ≥ 2：OAC[5] • 评分 1：OAC • 评分 0：非 OAC 或阿司匹林
HAS-BLED 评分： • 高血压（1）[6] • 异常肝肾功能，各记 1 分（1 或 2） • 卒中（1） • 出血（1） • 不稳定 INR 值[8]（1） • 老年等，年龄 > 65 岁（1） • 药物[9]、饮酒，各记 1 分（1 或 2）	评估出血风险[7]： • 评分 ≥ 3：高出血风险
无症状颈动脉狭窄 > 70%	评估颈动脉内膜剥脱术的可能性[10]；生活方式的改变，高血压的治疗，任何情况下行他汀类药物治疗

注：[1]表明与后来发生卒中相关的危险因素。[2]危险因素：吸烟、饮酒（男性 ≥ 60 克 / 天，女性 ≥ 40 克 / 天）、缺乏运动、肥胖 [体重指数 ≥ 30；女性腰围 > 88 cm（35 英寸），男性 > 102 cm（40 英寸）]、高脂或不平衡的饮食、心理压力或抑郁。[3]无其他风险因素时低密度脂蛋白－胆固醇 < 130 mg/dl，< 100 mg/dl 伴高血压、糖尿病和（或）冠心病；他汀类药物可能有

多种效应。[4] 对于非瓣膜性心房颤动，具体评分来自心房纤维性颤动管理指南的评分：The Task Force for the Management of Atrial Fibrillation of the European Society of Cardiology（ESC）. European Heart Journal 2010；31：2369–2429。[5]OAC = 口服抗凝剂根据目前的适应证提出的 1 种新的抗凝治疗（达比加群，利伐沙班，阿哌沙班；需要监控肾功能）优先于维生素 K 拮抗剂（如华法林，目标 INR 2.0~3.0）。如果患者拒绝任何形式的口服抗凝剂，最好每天服用 75~325 mg 的乙酰水杨酸（阿司匹林）。[6] 括号中为得分。[7] 指用维生素 K 拮抗剂或阿司匹林。[8]INR = 国际标准化比值，指口服抗凝药华法林或苯丙香豆素。[9] 持续的抗血小板药或非甾体消炎药，或过量的酒精。[10] 表明事件风险降低以及统计上预计寿命 > 5 年。

表 75　卒中的紧急处理[1]（见第 234 页）

措　施	关键点
入院前	
• 病史	• 症状出现的时间？ • 近期其他疾病？（卒中、心肌梗死、外伤、手术、血肿） • 并存病？（高血压、糖尿病） • 药物？（抗凝药、胰岛素、抗高血压药）
• 紧急措施[2]	• 确保生命体征平稳（气管、呼吸、循环） • 心脏监护 • 静脉通路[3] • 氧气 • 检查血糖 • 禁食 • 立即转诊至医院 / 卒中专科
入院后	
• 初步措施	• 确保生命体征平稳
• 紧急诊断性检查	• CT 平扫或颅脑 MRI，血糖，O_2 饱和度（SpO_2），血电解质，肾功能测试，全血 / 血小板计数，心脏标志物，PT/INR/aPTT（见表 72），心电图
• 紧急治疗：一般措施	• 保持气管通畅，SpO_2 > 94% • 保持体温正常[4] • 持续心脏监测至少 24 小时血压监测[5]，只要 BP=（220~100）/（120~70）mmHg 时无须控制血压[6] • 保持血糖正常
• 紧急治疗：特殊措施	• 用 rtPA 静脉溶栓[7] • 动脉溶栓[8] • 机械血栓清除术[8] • 阿司匹林（早期二级预防）[9] • 治疗脑水肿[10]
进一步措施（见表 76）	• 至少 24 小时常规评估神经系统[11] • 液体平衡 • 早期治疗感染（如肺炎，尿路感染） • 预防深静脉血栓 • 早期开始运动和康复（物理治疗，言语治疗，职业治疗，心理治疗） • 药物二级预防[12]

注：[1] Jauch，EC，et al. Guidelines for the early management of adults with acute isclemic stroke. Stroke 2013；44：870–947。[2] 如果血糖正常，输液无须补充葡萄糖，低血压或高血压无须纠正，无须大量补液。[3] 避免多次穿刺。[4] 体温升高需降温。[5] 大多数患者卒中后，血压——开始通常升高，但数小时内立即下降。[6] 然而，若 BP 高于 185/110 mmHg 时，禁忌静脉溶栓。计划溶栓前需要将 BP 稳定在此水平之下。[7] 重组组织型纤维蛋白酶原激活剂；治疗必须在卒中发生 4.5 小时内进行，观察禁

忌证。[8] 在特殊中心（例如，静脉溶栓不可行或无效，或基底动脉血栓形成）。[9] 卒中后 24~48 小时后开始，口服 325 mg。[10] 渗透压治疗（如甘露醇），急性脑积水脑室引流，减压手术（占位性小脑梗死，恶性大脑半球梗死）。[11] 尤其要注意吞咽困难（表 32）及神经损害加重（美国卫生研究所卒中评分 NIHSS）。[12] 取决于卒中的类型。

表 76　TIA 或缺血性卒中后的二级预防（见第 234 页）

卒中类型	措 施[1]
动脉粥样硬化血栓形成；有症状的颈内动脉狭窄所致的卒中，狭窄 70%~99%，或在特殊情况下，50%~69%（NASCET 标准[2]）	• 颈动脉内膜切除术[3]（CEA；TIA 或卒中后 2 周内），ASA 100 mg 口服至手术 • 颈动脉支架（CAS）：对于手术风险高且年龄小于 70 岁的患者，是 CEA 的可行替代治疗[4]
颅内动脉粥样硬化血栓形成（或颅外无 CEA、CAS 指征的动脉粥样硬化血栓形成）	• 治疗动脉性高血压 • ASA[5] 100~300 mg 口服 • 他汀治疗[6]
动脉-动脉栓塞	
• 颈内动脉来源的栓塞	• 考虑 CEA
• 颈内动脉或椎动脉夹层	• 目前无确切的推荐治疗；经验性治疗通常给予短期口服抗凝药，而非 ASA 单独治疗
• 颅内动脉狭窄	• 治疗高血压，ASA[5]，他汀治疗[6]
• 主动脉弓来源的栓塞	• 目前无确切的推荐治疗；对危险因素的治疗，ASA
心源性栓塞	
• 复发性栓塞的风险[7]	• 个性化治疗（无固定推荐）：口服抗凝药；早期肝素抗凝[8]，3~5 天后"重叠"转换到口服抗凝药（目标 INR 2~3）[9]
• 非瓣膜性房颤	• 见 CHA$_2$DS$_2$VASc 评分（见表 74）
• 机械性心瓣膜	• 口服抗凝药（目标 INR 2.5~3.5）[9]
• 生物性心瓣膜	• 口服抗凝药（目标 INR 2~3）[9] 治疗 3 个月
卵圆孔未闭（PFO）	• 首次卒中：ASA 100~300 mg 口服 • 复发卒中或 PFO+ 房间隔动脉瘤：口服抗凝药（目标 INR 2~3）[9] 治疗约 2 年，然后考虑 ASA 进一步治疗 • 远期复发卒中或抗凝禁忌：考虑介入植入降落伞装置封堵

注：来源：Davis 和 Donnan（2012）。

[1] 表 74 中可治疗的风险因素为治疗计划的一部分。[2]North American Symptomatic Carotid Endarterectomy Trial Collaborators. Beneficial effect of carotid endarterectomy in symptomatic patients with high-grade carotid stenosis. New England Journal of Medicine 1991，325：445-453。[3] 溶栓后至少间隔 24 小时。[4] 长期结果数据不足。CAS 围操作期风险比 CEA 高，至少对于 > 70 岁的患者如此。CAS 的特殊适应证，见第 234 页。[5]ASA = 乙酰水杨酸（阿司匹林），氯吡格雷 75 mg（复发风险高及外周动脉疾病），氯吡格雷 75 mg（若 ASA 不耐受）。[6] 如果 LDL- 胆固醇水平大于 2.6 mmol/L（100 mg/dl），至少减少 50%，或目标水平为 1.8 mmol/L（70 mg/dl）。[7] 心超发现明显心脏血栓或主动脉弓 / 颈动脉的漂浮血栓，或机械性心瓣膜。[8] 利与弊必须基于个人情况评估，如增加的出血风险。[9] 可用口服抗凝药苯丙香豆素或华法林；新型口服抗凝药（达比加群，利伐沙班，阿哌沙班）可备选。

表 77 有助于系统性血管炎（累及中枢系统）诊断的检查（见第 236 页）

检 查	检查结果
体格检查 （症状和体征）	体重减轻，低热，盗汗，乏力，巩膜外侧炎，鼻畸形，持续鼻溢液，鼻腔黏膜溃疡伴出血，少尿，水肿，哮喘，紫癜，结节性红斑，Raynaud 征，皮肤溃疡，甲壁改变
基本检查	• MRI[1] • 超声：颅外和颅内彩色多普勒超声检查 • EEG，EMG，ENG[2] • ECG • 腹部超声 • 胸部 X 线片或 CT • 血清：全血细胞计数，ESR[3]，CRP[4]，血电解质，免疫球蛋白定量，免疫电泳，抗核抗体 • 尿液：蛋白质，微量白蛋白，葡萄糖，肌酐清除率 • 脑脊液：细胞计数，细胞形态学检查，蛋白质，葡萄糖，单克隆带，乳糖，培养 • 活检：在受累区域活检
个别患者可能需要 的实验室检查[5]	• 结节性多动脉炎：没有特异的血清学检查 • Churg-Strauss 综合征：嗜酸性粒细胞，pANCA[6] • 显微镜下多血管炎：pANCA[3] • Wegener 肉芽肿：cANCA[7] • 红斑狼疮：双链 DNA 自身抗体，狼疮抗凝物，补体 C3/C4，冷球蛋白，抗 RNP[8] 抗体 • Sjögren 综合征：Ro/SS-A 和 La/SS-B 自身抗体，风湿因子，冷球蛋白 • 硬皮病（系统性硬化）：抗核抗体[9] • Behçet 病：*HLA B51* • 风湿性关节炎：风湿因子，抗 CCP[10] 自身抗体 • 混合的结缔组织病：抗 U1-RNP 抗体 • 取决于临床实际：肝炎病毒筛查（乙肝，丙肝，戊肝），HIV，巨细胞病毒，疏螺旋体

注：来源：Berlit，2007。

[1] 包括磁共振血管造影。[2] EEG= 脑电图，EMG= 肌电图，ENG= 神经电图。[3] 红细胞沉降率。[4] C 反应蛋白。[5] 进一步的特殊检查需要与内科医生或风湿免疫科医生商讨。[6] 核周抗中性粒细胞胞质抗体。[7] 胞质中的抗中性粒细胞胞质抗体。[8] 核糖核蛋白类的自身抗体。[9] 如 RNA 聚合酶 Ⅲ，U3-RNP，PM/Scl 及拓扑异构酶 Ⅰ 的自身抗体。[10] 环状瓜氨酸肽。

表 78 原发性脑血管炎的鉴别诊断（见第 236、237 页）

特 征	PACNS[1]	RCVS[2]	SAH[3]
性别	男女相当	女性好发，比例为（2∶1）~（3∶1）	女性好发，比例为 1.6∶1
起病	亚急性至慢性	急（数秒至数分钟）	急（数秒）
头痛	缓慢进展，钝痛	常为突然发生的剧烈的搏动性疼痛	急剧的闪电样疼痛[4]
脑脊液	超过 95% 的病例有异常	正常或几近正常	血性或变黄
头颅 CT，MRI	约 90% 的病例有异常[5]	多正常，或对称性分水岭区动脉梗死，或脑实质出血[6]	见第 228 页
神经血管影像	大多无殊[7]	局灶性损伤[8]	可见出血灶[9]

注：来源：Calabrese 等（2007）。

[1] 原发性中枢系统血管炎。[2] 可逆性脑血管收缩综合征。[3] 蛛网膜下腔出血。[4] 闪电样头痛（不超过 1 分钟）。[5] 无特异性表现，

但灰质和白质中在不同动脉分配的区域可有多个小的梗死灶，可伴或不伴弥漫性白质损伤。[6]另外，皮质表面可有小的蛛网膜下腔出血或可逆性脑水肿。[7]异常变性可单发或多发，可位于分水岭区、血管管腔内，或是弥漫性改变，有时很难与可逆性脑血管收缩综合征鉴别。[8]急性期脑动脉多发狭窄和扩张，数天至数周后可逆。[9]比如，动脉瘤或动静脉畸形。多发的血管痉挛较少见，一般发生于1~2根中动脉，高峰期在4~14天。急性血管痉挛很罕见。

表79 慢性头痛的病因（见第238页）

头痛类型[1]	临床特征
原发性头痛	
慢性紧张性头痛	见第238页
慢性偏头痛	通常以无先兆偏头痛首发（见第240页）；中、重度疼痛
连续性半侧头痛	少见；严格的半侧头痛；疼痛有时成针刺样；可有伴发的自主神经症状[2]；吲哚美辛治疗有效
慢性丛集性头痛	见第242页
慢性实质性半侧头痛	少见；见第238页
新发持续性每天头痛	少见；每天的全头部疼痛；运动（如走路、爬楼梯）不会加重症状
特发性持续的面部疼痛[3]	通常局限在一侧的鼻唇区或颊区；疼痛可放射至下颌关节或头颈部的其他范围；严重程度不一，可为深在的、定位不明确的疼痛；多种检查均未见明显异常；进一步的手术不仅不会减轻疼痛，反而可能使疼痛恶化
继发性头痛	
药物过量使用所致	见第244页
腰穿后头痛，自发性颅内低压/低脑脊液压力	见第194页
特发性颅内高压	见第194页
颈椎源性	见第244页和表80
创伤后慢性头痛	见第340页
挥鞭伤导致的慢性疼痛	见第344页
头颈痛伴或不伴脑脊膜炎，和（或）Lhermitte征	颈椎骨折、脑膜炎、肿瘤/转移、肿瘤性脑膜炎、颈椎病、多发性硬化骨髓炎、颈脊髓病变、出血、骨质疏松症、类风湿关节炎、椎动脉夹层、脓肿、自发颅内低血压、腰穿后、脊髓空洞症、von Hippel-Lindau综合征、Klippel-Feil综合征、唐氏综合征、Chiari畸形1型、颅底凹陷症、帕金森综合征、颈部肌张力障碍
与其他疾病相关的头痛	血管性（见第238页）、颅内肿块、脑积水、鼻窦炎、颞下颌关节病[4]、精神疾病（躯体化障碍、抑郁症、精神分裂症）

注：[1]详见 www.ihs-classification.org。[2]结膜充血、流泪、Horner综合征、鼻涕、鼻塞。[3]该分类包含"非典型面部疼痛"，可在下颌和鼻窦手术后发生，也可在面部或下颌创伤后发生。[4]发生在面部、头部、下颌区的疼痛，发生在患者咀嚼、说话、张大嘴巴时。下颌关节运动时可听到声音。

表 80 颈源性头痛的特点 (见第 244 页)

症 状	临床特点
头痛	• 疼痛从颈部放射到头面部，疼痛为单侧且不换侧 • 有颈椎或软组织受损[1]的证据[2] • 有颈部疼痛源[3]的证据[4] • 颈部疾病治疗后 3 个月内疼痛消失
疼痛可重复产生	• 颈部运动或特定的头部位置可产生相同的疼痛 • 按压同侧[5]上位颈椎或枕区可产生相同的疼痛
颈部活动度受限	头颈的运动加剧疼痛 • 同侧颈、肩、臂疼痛

注：来源：Sjaastad 等（1998），Olesen 等（2004）。
[1] 肿瘤、骨折、感染、类风湿关节炎等；不能仅凭此条标准诊断。[2] 证据包括临床、影像学和实验室资料。[3] 这个特征不是颈源性头痛特有的（如局部颈痛、颈椎外伤、单侧疼痛、肩痛、颈椎运动受限、恶心、呕吐、畏光），因此不能诊断。[4] 疼痛可人为地重复，也可由局部麻醉阻滞。[5] 疼痛最剧烈的一侧。

表 81 痫样抽搐和癫痫的病因 (见第 248、250 页)

病 因	癫痫 / 疾病[1]
遗传性癫痫	
• 单基因遗传	• 良性家族性新生儿惊厥，常染色体显性遗传的夜间额叶癫痫，全身性癫痫伴热性惊厥，儿童期肌阵挛型癫痫，良性家族性成人肌阵挛型癫痫
• 多基因遗传	• 特发型全身性癫痫（包括亚型），儿童良性部分性癫痫
症状性癫痫	
• 主要是遗传性或发育性	• 儿童期：West 综合征，Lennox-Gastaut 综合征 • 进展性肌阵挛型癫痫：Unverricht-Lundborg 病，dentato-rubro-pallido-luysian 萎缩，Lafora 体病，线粒体细胞病，涎酸贮积症，神经元蜡样脂褐质沉积症，肌阵挛肾衰综合征 • 神经表皮综合征：结节性硬化，神经纤维瘤，Sturge-Weber 综合征 • 单基因综合征：Angelman 综合征，溶酶体病，神经棘红细胞症，有机酸尿和过氧化物酶病，卟啉症，癫痫，吡哆醇依赖的癫痫，Rett 综合征，尿素循环障碍，Wilson 病，维生素 B_{12} 和叶酸代谢紊乱 • 染色体疾病：唐氏综合征，脆 X 综合征，4p 综合征，等臂双着丝粒染色体 15，环状染色体 20 • 脑发育异常：半球巨脑回，局灶皮质发育不良，典型无脑回畸形，胼胝体发育不全，多小脑回，脑裂畸形，室旁结节性异位，小头畸形，蛛网膜囊肿
• 主要是后天获得性	• 海马硬化、新生儿癫痫发作、婴儿期癫痫、脑瘫、疫苗接种和免疫、头和脑外伤、脑肿瘤、脑膜脑炎、边缘系统脑炎、脑脓肿、脑梗死、脑出血、动静脉畸形、海绵状血管瘤、血管炎、神经退行性疾病、多发性硬化、脑积水
继发性癫痫	• 病因包括：发烧、月经性癫痫、睡眠觉醒周期紊乱、代谢和内分泌因素、药物、酒精 • 反射性癫痫：光敏性癫痫、惊吓、阅读、听觉、进食、热水诱发的癫痫
原因不明	• 隐源性癫痫

注：来源：Shorvon（2011）。
[1] 尚有其他疾病未列于此表中。

表 82　抗癫痫药（见第 252 页）

癫痫类型	药　物	建议剂量（mg）／ 将总剂量分为每日几次 [1]
部分性癫痫		
一线用药	丙戊酸 [2]	750~2 000/2~4
	卡马西平 [3]	600~1 600/2~4
	奥卡西平 [2]	600~2 400/2~4
	左乙拉西坦 [4]	1 000~3 000/1~2
	拉莫三嗪 [2]	100~400/2
	托吡酯 [4]	200~400/2
二线用药	苯妥英钠 [3]	200~300/2~3
	苯巴比妥 [3]	50~200/1
	扑米酮 [3]	500~750/2~3
	加巴喷丁 [4]	900~2 400/2~4
	普瑞巴林 [4,5]	150~600/2
	唑尼沙胺 [5]	200~500/2
	替加林 [2,5]	30~70/2~3
	拉科酰胺 [4]	200~400/2
全身性癫痫，强直-阵挛性发作		
一线用药	丙戊酸 [2]	750~2 000/2~4
	拉莫三嗪 [2]	100~400/2
	托吡酯 [4]	200~400/2
	左乙拉西坦 [4]	1 000~3 000/1~2
二线用药	苯巴比妥 [3]	50~200/1
	扑米酮 [3]	500~750/2~3
全身性癫痫		
典型失神发作	丙戊酸 [2]	750~2 000/2~4
	乙琥胺	750~1 250/2~4
	拉莫三嗪	100~400/2
非典型失神发作，肌阵挛性发作	丙戊酸 [2]	750~2 000/2~4
	拉莫三嗪 [2]	100~400/2
	托吡酯 [4]	200~400/2
	左乙拉西坦 [4,6]	1 000~3 000/1~2

注：[1] 剂量应个性化调整（如年龄，体重，副作用，肝肾功能，药物相互作用）。[2] 弱的肝药酶诱导作用。[3] 显著的肝药酶诱导作用。[4] 通过肾脏排泄。[5] 辅助药物。[6] 青少年肌阵挛性癫痫。

表 83　影响癫痫预后的因素（见第 252 页）

有利因素	不利因素
单一发作类型	多种发作类型
发作间期神经功能未受损	发作间期神经功能受损
首发年龄较大	首发年龄较小
继发于可治疗的疾病	原发的癫痫
每次发作时间均较短	癫痫持续状态
发作频率低	发作频率高
抗癫痫药治疗效果好	抗癫痫药治疗效果差

注：来源：Neville（1997）。

表 84　多发性硬化的诊断标准（见第 258 页）

不太可能是多发性硬化	可能是多发性硬化
• 神经系统体格检查结果正常	• 多灶性神经系统功能异常
• 原发的进展性症状	• 在每次发病时症状和体征不同
• 年龄 < 16 岁或 > 50 岁	• 成年早期起病
• 既往有免疫性疾病	• 既往无显著的病史
• 急性偏瘫	• 多变的运动障碍
• 头痛	• 可伴三叉神经痛（见第 252 页）
• 周围神经肌肉体征（见第 130 页）	• 中枢性感觉运动体征为主（见第 254 页）
• 症状在长时间内保持不变	• 症状进展多变
• 以皮质症状为主（见第 174 页）	• 以脑神经和脊神经症状为主（见第 126、254 页）
• 双侧视神经炎	• 单侧视神经炎
• MRI 结果正常	• 典型的 MRI 表现（如下）
• MRI 结果提示大于 3 个节段的脊髓病变	• MRI 结果提示小于 3 个节段的脊髓病变
• 脑脊液正常	• 脑脊液异常（见第 258 页）
• 实验室指标提示炎症性病变	• 除脑脊液外，其他的实验室指标正常

（续表）

临床特征	还需以下证据的支持
1 次临床发作 [1]	
至少 2 处病变的临床客观证据 [2]	由以下证据证明疾病在时间上的多发： • MRI（时间上多发的标准如下） • 等待第 2 次临床发作
仅有 1 处病变的临床客观证据（临床孤立综合征）	由以下证据证明疾病在时间上的多发： • MRI（时间和空间上多发的标准如下） • 等待第 2 次临床发作或另 1 个中枢系统的病变
至少 2 次临床发作 [1]	
• 存在至少 2 处病变的临床客观证据 • 存在 1 处病变的临床客观证据，以及前次发作的可靠证据	• 无（但 MRI 可以）
• 存在 1 处病变的临床客观证据	由以下证据证明疾病在空间上的多发： • MRI（空间上多发的标准如下） • 等待第 2 次临床发作中在中枢系统的另 1 个病变
原发进展型多发性硬化	临床进展至少 1 年（可以是前瞻性或回顾性的），再加上以下 3 条中的 2 条： • MRI 显示在脑室旁、角回或幕下至少 1 处 T2 病变 [3] • 脊髓中至少 2 处 T2 病变 • 脑脊液阳性（见第 258 页）

MRI 标准	定　义
时间上多发	• 无症状性钆增强和 T2 期不增强的病灶 • 与之前的检查结果相比，有 1 个新发病变。该病变可以是 T2 病变和（或）钆增强病变
空间上多发	在以下 4 个区域中至少有 2 个区域有 T2 病变 • 脑室旁 • 角回 • 幕下 • 脊髓

注：来源：Rolak 和 Fleming（2007）；诊断标准：Polman 等（2011）。
[1] 定义为患者自述或客观观察到的发作（此前或当下），具有急性中枢系统炎性脱髓鞘的典型特点，病程超过 24 小时，无发热或感染。[2] 通过神经系统体格检查发现的客观的临床证据。[3] 脑室周围，近皮质处，或幕下。

表85 脑脊髓炎分型（见第 258、348 页）

综合征	特 点
• 视神经脊髓炎（NMO，Devic 病）[1]	• 急性视神经炎（单侧或多侧）合并脊髓炎（脊髓的 T2 病变超过 3 个节段） • MRI 显示大脑的病变不符合多发性硬化的标准（表84） • 脑脊液淋巴细胞增多 >50/μL，以淋巴细胞或中性粒细胞为主，在 15%~30% 的患者中有单克隆 IgG 带；无 MRZ 反应（见第 258 页）
• 急性播散性脑脊髓膜炎（ADEM）[2]	儿童和青年人多见 • 亚临床感染[3] 或接种疫苗[4] 后 • 亚急性，单次发作的脑脊髓膜炎，伴中枢系统多病灶的症状 • MRI 可见多发病灶或单个大的病灶 • 可见脑脊液淋巴细胞增多，可无单克隆 IgG 条带
• Balo 向心性硬化	单次发作的疾病，特点是可在 MRI 水平切面上看到白质中有增强的、向心的、分层的炎症性病灶
多发性硬化的 Marburg 变异型	严重的超急性脑脊髓膜炎

注：[1] 血清中可测到抗水通道蛋白 4 的抗体。[2] 急性出血性白质脑炎伴脊髓炎是一种相关的、很罕见的但暴发性的综合征。[3] 包括水痘、麻疹、腮腺炎、流感病毒 A 或 B、风疹、EB 病毒、巨细胞病毒、单纯疱疹、肠病毒感染。[4] 包括白喉-破伤风-百日咳、狂犬病毒、麻疹、腮腺炎、风疹。

表86 散发和地区性的病毒性脑膜脑炎（见第 264 页）

原 因	病 毒
散发（无特殊地理分布）	
• 疱疹病毒	• 巨细胞病毒，EB 病毒，单纯疱疹病毒 1 型和 2 型，人疱疹病毒 6 型和 7 型，水痘带状疱疹病毒
• 肠病毒	• 柯萨奇病毒，ECHO 病毒，肠病毒 70 型和 71 型，副肠孤病毒，脊髓灰质炎病毒
• 副粘病毒	• 麻疹病毒，腮腺炎病毒
• 少见的病毒类型	• 腺病毒，流感病毒，淋巴细胞性脉络丛脑膜炎病毒，细小病毒，风疹病毒
• 欧洲和中东[1]	• 登革热病毒，汉坦病毒[2]，跳跃病病毒[3]，狂犬病毒，蜱传脑炎，Toscana 病毒[4]，西尼罗河病毒
• 北美和南美[1]	• 科罗拉多蜱热病毒，登革热病毒，东部马脑炎病毒，汉坦病毒，La Crosse 病毒，布氏病毒，狂犬病毒，Rocio 病毒，圣路易斯脑炎病毒，委内瑞拉马脑炎病毒，西部马脑炎病毒
• 非洲[1]	• 屈曲病毒，登革热病毒，克里米亚刚果出血热，狂犬病毒，裂谷热病毒，西尼罗河病毒
• 亚洲[1]	• 屈曲病毒，登革热病毒，日本脑炎病毒，墨累谷脑炎黄病毒，狂犬病毒，尼帕病毒，西尼罗河病毒
• 澳大利亚[1]	• 登革热病毒，日本脑炎病毒，库京病毒，墨累谷脑炎黄病毒

注：来源：Solomon 等（2007）。
[1] 除了狂犬病毒和尼帕病毒，所有的病原体都是由节肢动物传播的（如蜱虫，蚊子和跳蚤）。[2] 主要导致多发出血（出血热），肾炎，肺损伤；脑脊髓炎罕见。[3] 属黄病毒属，大多感染羊；人类罕见。[4] 由白蛉传播，导致白蛉热；可见于意大利，塞浦路斯，巴尔干半岛，中东和近东。

表 87　脑膜脑炎的不同感染形式（见第 196、264 页）

综合征	症状和体征[1]	病原体或病因
病毒性脑膜炎[2]	发热，头痛（前额、眶后），畏光，颈部疼痛，颈项强直，肌痛，恶心，呕吐，疲乏，困倦；常为亚急性起病，亦可为慢性或复发性	• 病毒：EB 病毒，肠病毒[3]，HIV 病毒（见第 278 页），单纯疱疹病毒 2 型（见第 274 页），淋巴细胞性脉络丛脑膜炎病毒，麻疹病毒，尼帕病毒，脾媒脑炎[4]，Toscana 病毒 • 非感染或外周感染：脑膜癌病，蛛网膜下腔出血，败血症，免疫球蛋白静脉注射，非甾体消炎药，神经性肉瘤，大脑血管炎，表皮样囊肿或皮样囊肿
病毒性脑炎	发热，头颈部疼痛，肌肉痛，关节痛，行为变化，谵妄，意识障碍，癫痫发作，中枢麻痹性痴呆，肌阵挛，锥体外系的运动障碍，脑神经功能障碍，斜视性眼肌阵挛，皮质症状[5]	Chikungunya 病毒，巨细胞病毒（见第 282 页），科罗拉多蜱热病毒，东部马脑炎病毒，EB 病毒，ECHO 病毒，汉坦病毒，HIV 病毒，单纯疱疹病毒 1 型，人疱疹病毒 6/7，流感病毒 A/B 型，日本脑炎病毒，La Crosse 病毒，淋巴细胞性脉络丛脑膜炎病毒，麻疹病毒，腮腺炎病毒，尼帕病毒，狂犬病毒，圣路易斯脑炎病毒，脾媒脑炎，水痘带状疱疹病毒（见第 276 页），西尼罗河病毒，西部马脑炎病毒
外周感染和感染后脑炎	如上	急性播散性脑脊髓炎，巨细胞病毒，HIV 病毒，乳头多瘤空泡病毒（进行性多灶性白质脑病，见第 282 页），流感病毒，麻疹病毒，风疹病毒[6]，水痘带状疱疹病毒
非感染性自身免疫性脑炎（见第 334 页）	除了脑炎的一般症状外，显著表现为不安、焦虑、行为改变、精神和皮质症状	Rasmussen 脑炎，边缘系脑炎[7]

注：[1] 不同的病原体可以不同症状为主。[2] 常由病毒引起（最常见为肠病毒），但也可以是多种病原体混合感染；表中只列了其中一些。[3] 包括柯萨奇病毒 A/B，ECHO 病毒，肠病毒 68~71。[4] 还可能是其他虫媒病毒，如科罗拉多蜱热病毒，Powassan 病毒，圣路易斯脑炎病毒，西尼罗河病毒，中欧脾媒脑炎。[5] 失语，失用，失写，失算，忽略。[6] 亚急性硬化性全脑炎（SSPE）与麻疹相关，进展性风疹性全脑炎与风疹相关，这些都是慢性脑炎的罕见类型。[7] 一种副肿瘤（见第 483 页）和自身免疫性疾病，产生了如抗 NMDA 受体、AMPA 受体、GABA$_B$ 受体和抗电压门控型钾离子通道的自身受体。

表 88　急性脑膜炎的实验室指标

脑膜炎类型	脑脊液检查结果			
	细胞[1]	TP[2]/乳糖	葡萄糖	特殊检查[3]
细菌性	多形核细胞（粒细胞）	↑[4]/↑	↓，< 50% 血糖	革兰染色，PCR，细菌培养
结核性	淋巴细胞异常增多，淋巴细胞多于粒细胞	↑/↑	↓，< 50% 血糖	抗酸染色[5]，PCR，培养
真菌性	淋巴细胞	↑/↑	↓，< 50% 血糖	隐球菌多糖抗原，组织胞质多糖抗原，粗球孢子菌补体固定抗体，印度墨汁染色，培养
病毒性	淋巴细胞	↑/正常	正常，> 50% 血糖	肠球菌用反转录 PCR，单纯疱疹病毒用 PCR，西尼罗河病毒等虫媒病毒测 IgM
血液检查[6]	血培养，全血细胞计数，血糖，C 反应蛋白，血浆降钙素原（细菌性脑膜炎可增高，但病毒性脑膜炎不增高），电解质，肝肾功能，凝血谱			
影像学检查	头颅 CT（含骨窗），8 小时内头颅 MRI（增强或不增强），胸片			

注：来源：Roos 和 Greenlee（2011）。
[1] 严重免疫抑制的患者中，细胞数、葡萄糖和总蛋白可只有轻度异常。[2] TP：总蛋白。[3] 可检测脑脊液中的特异性抗体，如 Borrelia 螺旋体、水痘带状疱疹病毒、麻疹病毒、腮腺炎病毒、单纯疱疹病毒、EB 病毒、巨细胞病毒、刚地弓形虫、白色念珠菌等。[4] ↑：升高。[5] 脑脊液涂片抗酸染色的敏感性低；PCR 检测的信度只有 50%；培养需长达 7 周。[6] 给予抗生素治疗前抽血，应与腰穿同时进行。

表 89　细菌性脑膜脑炎的经验性药物治疗（见第 264 页）

	常见病原体	药物治疗
细菌性脑膜脑炎		
• 年龄 < 1 个月	• 停乳链球菌，大肠杆菌，单核细胞增生李斯特菌，克雷白杆菌属	• 氨苄西林 + 头孢噻肟 / 庆大霉素
• 年龄 1~23 个月	• 肺炎链球菌，脑膜炎奈瑟菌，停乳链球菌，流感嗜血杆菌，大肠杆菌	• 万古霉素 + 头孢曲松；万古霉素 + 头孢噻肟[1, 2]
• 2~50 岁，免疫力正常	• 脑膜炎奈瑟菌，肺炎链球菌	• 万古霉素 + 头孢曲松；头孢噻肟[2]
• > 50 岁，体弱的患者	• 肺炎链球菌，脑膜炎奈瑟菌，单核细胞增生李斯特菌，革兰阴性厌氧菌	• 万古霉素 + 氨苄西林 + 头孢曲松 / 头孢噻肟[2]
• 头部创伤伴颅底骨折	• 脑膜炎奈瑟菌，流感嗜血杆菌，A β 溶血性链球菌	• 万古霉素 + 头孢曲松 / 头孢噻肟
• 穿透性头部外伤	• 金黄色葡萄球菌，凝固酶阴性的葡萄球菌，革兰阴性厌氧菌	• 万古霉素 + 头孢曲松 / 头孢噻肟 / 美罗培南
• 神经外科手术后	• 革兰阴性厌氧菌，金黄色葡萄球菌，凝固酶阴性的葡萄球菌	• 万古霉素 + 头孢曲松 / 头孢噻肟 / 美罗培南
• 脑脊液分流术后感染	• 凝固酶阴性的葡萄球菌，金黄色葡萄球菌，革兰阴性厌氧菌	• 万古霉素 + 头孢曲松 / 头孢噻肟 / 美罗培南
• 莱姆病	• Borrelia 螺旋体	• 头孢曲松 / 头孢噻肟
• 可疑的结核性脑膜炎	• 分枝杆菌属	• 异烟肼 + 利福平 + 吡嗪酰胺 + 乙胺丁醇 + 吡哆醇

（续表）

	常见病原体	药物治疗
病毒性脑膜脑炎		
• 病毒性脑膜炎	• 见表87	• 对症治疗
• 病毒性脑炎[3]	• 巨细胞病毒	• 更昔洛韦 + 膦甲酸
	• 单纯疱疹1型和2型	• 阿昔洛韦
	• 人疱疹病毒6	• 更昔洛韦 + 膦甲酸
	• 水痘带状疱疹病毒	• 阿昔洛韦，更昔洛韦，糖皮质激素
	• 流感病毒	• 奥司他韦
	• John Cunningham病毒	• HAART（艾滋病患者）
	• 麻疹病毒	• 利巴韦林（亚急性硬化性全脑炎患者需鞘内注射）
	• 立百病毒	• 支持治疗，利巴韦林
	• HIV病毒	• HAART
	• 狂犬病毒	• 支持治疗，暴露后预防性应用狂犬病毒免疫球蛋白和疫苗[4]

药物	儿童[5]	成人[6]
氨苄西林	50 mg/kg IV q6h[7]	2 g IV q4h
头孢吡肟	50 mg/kg IV q8h	2 g IV q8h
头孢噻肟	50 mg/kg IV q6h	2 g IV q4h
头孢他啶	50 mg/kg IV q8h	2 g IV q8h
头孢曲松	50 mg/kg IV q2h	2 g IV q12h
地塞米松[8]（开始时应在用抗生素的同时或提前10~20分钟使用）	0.15 mg/kg IV q6h 4天	10mg IV q6h 2~4天
庆大霉素[9]	2.5 mg/kg IV q8h	2.5mg/kg IV q8h
美罗培南	40 mg/kg IV q8h	1 g IV q8h
青霉素G	65 000 IU/kg IV q4h	300万~400万单位 IV q4h
万古霉素[10]	15 mg/kg IV q6h	1 g IV q12h

注：来源：Tunkel 等（2004），（2008）。
[1] 婴幼儿应单用万古霉素，除非有革兰阴性菌感染。[2] 在万古霉素的基础上可合用利福平，有协同作用；若合并肺炎，可用地塞米松。[3] 诊断、证据、临床意义详见 Tunkel 等（2008）。[4] 发病后治疗无效。[5] 1个月以上儿童的每日剂量。[6] 成人每日剂量。[7] IV = 静脉注射，h = 给药间隔（以小时计算）。[8] 对于感染了流感嗜血杆菌和肺炎链球菌的儿童明确有效；但可能减少万古霉素进入脑脊液的比例。[9] 有效血浆峰浓度 5~8 μg/ml，谷浓度 < 2 μg/ml。[10] 有效血浆峰浓度 25~40 μg/ml，谷浓度 5~15 μg/ml。

表 90　特异性针对细菌性脑膜脑炎病原体的治疗（见第 264 页）

病原体	抗菌药物
通过革兰染色鉴别	
• 肺炎链球菌（胞外的革兰阳性双球菌）	• 万古霉素 + 头孢曲松 / 头孢噻肟（还可加利福平）
• 奈瑟脑膜炎双球菌（胞内的革兰阴性双球菌）	• 青霉素 G/ 氨苄西林 / 头孢曲松 / 头孢噻肟
• 流感嗜血杆菌（革兰阴性杆菌）	• 头孢曲松 / 头孢噻肟
• 李斯特菌（革兰阳性）	• 氨苄西林 / 青霉素 G[1]
• 大肠杆菌（革兰阴性杆菌）	• 头孢曲松 / 头孢噻肟
通过细菌培养鉴别	
肺炎链球菌： • MIC[2] < 0.1 μg/ml • MIC 0.1~1.0 μg/ml[3] • MIC > 2.0 μg/ml	• 青霉素 G/ 氨苄西林 • 头孢曲松 / 头孢噻肟 • 万古霉素 + 头孢曲松 / 头孢噻肟（还可加利福平）
奈瑟脑膜炎双球菌 • 对青霉素敏感，MIC < 0.1 μg/ml • 对青霉素敏感，MIC 0.1~1.0 μg/ml	 • 青霉素 G/ 氨苄西林 • 头孢曲松 / 头孢噻肟
• 李斯特菌	• 青霉素 G/ 氨苄西林[1]
• 铜绿假单胞菌	• 头孢吡肟 / 头孢他啶[1]
• 表皮葡萄球菌	• 万古霉素（还可加利福平）
金黄色葡萄球菌： • 对甲氧西林敏感 • 对甲氧西林不敏感，MRSA	 • 头孢唑林 / 氟氯西林 • 万古霉素（还可加利福平）[4]
肠球菌： • 对氨苄西林敏感 • 对氨苄西林不敏感 • 对氨苄西林和万古霉素不敏感	 • 氨苄西林 + 庆大霉素 • 万古霉素 + 庆大霉素 • 利奈唑胺
• 无乳链球菌	• 青霉素 G/ 氨苄西林[1]
• 绿脓杆菌	• 头孢他啶或头孢吡肟[1]

注：来源：Tunkel 等（2004）。

[1] 取决于敏感性。[2]MIC=minimal inhibitory concentration，最小抑制浓度。[3] 对头孢曲松或头孢噻肟敏感。[4] 如果对万古霉素耐药，可考虑使用高级别的抗生素，如利奈唑胺、达托霉素或替加环素。

表 91　脑膜炎和脑膜脑炎的常见致病菌（见第 264 页）

病原体	感染途径	临床特征
脑膜炎链球菌		
• 革兰阳性菌[1]/ 胞外双球菌→多见于 > 18 岁者	鼻腔和咽喉的黏膜；头部创伤，神经外科手术，脑脊液引流	• 脑膜炎发病前或发病时，可伴有鼻窦炎、中耳炎或肺炎 • 脑膜炎可发生在创伤数年之后；反复的脑膜炎提示脑脊液漏或免疫抑制 • 病程可为超急性（非化脓性脑膜炎[2]），急性或亚急性（数日至数月） • 痫样抽搐 • 可并发脑脓肿、蛛网膜下腔积脓或脑血管炎
奈瑟脑膜炎双球菌[3]		
• 革兰阴性菌 / 胞内双球菌→多见于儿童和青少年[4]	鼻咽黏膜	• 超急性起病，伴败血症、肾上腺皮质功能不全和弥漫性血管内凝血（DIC），称为 Waterhouse-Friderichsen 综合征 • 点状或片状皮肤出血 • 心肌炎 / 心包炎
流感嗜血杆菌		
革兰阴性菌 / 球杆菌→多见于儿童和青少年[5]	鼻咽黏膜	• 常为 B 型 • 可继发于或伴发鼻窦炎、中耳炎或肺炎
李斯特菌		
革兰阳性菌→多见于新生儿、婴儿[6]以及 > 60 岁者	胃肠道（污染的食物，如奶制品或沙拉）	• 局灶性神经功能受损多见，尤其是脑干脑炎时 • 易感因素：怀孕、老年、酗酒、免疫抑制、原发肿瘤 • 脑脊液的结果差异性非常大
金黄色葡萄球菌		
• 革兰阳性菌→新生儿与成人	心内膜炎，头部创伤，脑脊液外漏，腰穿，尿道感染，腰椎间盘炎	• 与以下因素相关：败血症、药物滥用、酗酒、糖尿病、肿瘤
肠杆菌		
• 革兰阴性杆菌→新生儿		
结核分枝杆菌		
• 抗酸染色样性杆菌	颅外结核感染	见第 270 页

注：[1] 革兰阳性（glam-possitive）。[2] 急剧进展的脑膜炎，细胞计数低，脑脊液中总蛋白高、乳糖水平高，脑脊液革兰染色可见大量细菌。[3]A 组：中非、南美；B 组：欧洲；C 组：北美；但不绝对。[4]3 个月 ~18 岁。[5] 由于疫苗接种，发病率下降。[6] 小于 3 个月的婴儿。

表 92　年龄相关的改变（见第 292 页）和鉴别诊断

变　化	结　果	鉴别诊断[1]
一般情况		
• 体脂↑	• 脂溶性药物的分布体积↑[2]	• 肥胖
• 体内水分↓，口渴↓	• 水溶性药物的分布体积↓[2]	• 脱水（见第 332 页）
• 葡萄糖代谢受损	• 疾病急性期血糖升高	• 糖尿病
• 维生素 D 代谢↓	• 骨质疏松	• 骨软化、骨折
• 动脉粥样硬化↑	• 脑白质疏松[3]	• 卒中，血管性痴呆（见第 308 页），脑血管淀粉样变[4]
• 血管硬化↓，收缩压↑（左心室肥大，脑微血管病变）	• 容量不足或心房收缩下降，低血压伴心率增快	• 昏迷，缺血性微血管病变（见第 308 页）
• β 肾上腺素能敏感性↓	• 心输出量↓，应激时心率↓	• 心力衰竭
• 颈动脉窦敏感性↓，窦房结自主功能↓	• 直立性低血压↓，容量不足	• 昏迷，心脏传导阻滞
• 咳嗽反射↓	• 微吸入	• 吸入性肺炎
• 肝功能↓	• 药物代谢↓	• 肝硬化
• 胃酸↓	• 空腹时钙吸收↓	• 骨质疏松，维生素 B_{12} 缺乏
• 结肠运动↓	• 便秘	• 粪便嵌顿
• 肾小球滤过率↓	• 药物排泄↓	• 肾衰竭
眼		
• 聚焦↓	• 老花	• 失明
• 瞳孔缩小	• 对光反射 / 聚合反射↓	
• 白内障	• 感光↓，视敏度↓，共济失调	
耳		
听力（尤其高频）↓	• 老年性耳聋（尤其有背景噪音时）	• 耳聋
嗅觉 / 味觉		
嗅觉 / 味觉↓	• 食欲下降	• 厌食症，严重的体重下降，神经变性疾病（见第 294 页）
运动功能		
• 肌肉萎缩（尤其手掌脚掌，前臂和小腿骨间肌，胫前肌）	• 肌肉减少，精细运动控制↓，肌肉力量↓	• 脊髓侧索硬化，多发性肌炎，Guillain-Barré 综合征，多神经病变
• 腿部肌张力↑，手臂运动减少	• 运动能力↓，反应力↓，害怕跌倒	• 帕金森综合征
• 姿势反射↓	• 步态异常	• 跌倒
感觉		
• 振动觉和关节位置觉↓	• 步态异常	• 多神经病变，跌倒
大脑		
• 脑容量↓	• 脑白质疏松	• 轻度认知障碍（MCI，见第 178 页），老年痴呆，血管性痴呆，谵妄
• 脑多巴胺↓	• 弯腰的姿势	• 帕金森综合征
• 脑去甲肾上腺素↓		• 抑郁
• 非快速动眼期睡眠↓（见第 96 页）	• 早醒，碎片化睡眠	• 阻塞性睡眠呼吸暂停综合征

注：来源：Resnick 和 Dosa（2007）。↑ 增加；↓ 减少。

[1] 并非年龄相关，而是疾病的症状，需要进一步评估。[2] 可能增加药物副作用。[3] 非特异的白质变薄（见第 308 页），CT 表现为基本对称的双侧白质低密度，MRI 在 T2 增强相和 FLAIR 序列中表现为高密度。[4] 增加非创伤性脑出血的风险（见第 230 页）。

表 93 对老年患者的预防措施（见第 292 页）

危险因素	措施 / 筛查
营养	• 足够的液体摄入 • 每日摄入足够的维生素 D（400~800 IU）和钙（1 200 mg） • 口腔护理
代谢	• 甲状腺功能[1] • 骨密度[2] • 脂代谢异常 • 血糖，血红蛋白 A1c
运动	• 如走路、跑步、适量的肌肉和负重训练[3]
感染	• 疫苗接种（流感，破伤风，带状疱疹，肺炎链球菌）
循环	• 血压 • 心率 • 直立性低血压
视力	• 眼球内压 • 白内障 • 视力（佩戴合适的眼镜）
听力	• 老年性耳聋（助听器）
步态	• 合适的鞋子 • 物理治疗（训练平衡感，增强肌肉力量） • 辅助措施（助步器，消除可能导致跌倒的环境因素）
药物	• 只开最有必要的药物 • 注意药物相互作用[4] • 只开最低有效剂量

注：[1]TSH 应每 3~5 年检查 1 次。[2]尤其是女性。[3]对于骨密度、代谢、循环、睡眠、认知、心理和步态稳定性都有益。[4]原则：使用常用药；影响循环系统的药应多加注意；对镇静类药物特别敏感（如催眠、镇静、抗焦虑、阿片类药物）；注意对肾功能的损伤；特别要询问是否超量使用非处方药（特别是在头痛、日间困倦、认知受损、协调困难时）。

表 94 帕金森综合征的鉴别诊断（见第 294 页）

帕金森综合征	症状和体征
帕金森病（原发性帕金森病，特发性帕金森病）	• 少动-僵直型：以少动和强直为突出症状 • 混合型：僵直、震颤，少动同样显著 • 震颤型 [1]
继发性帕金森综合征	• 血管性帕金森综合征 [2] • 药物引起的帕金森综合征 [3] • 创伤后帕金森综合征 [4] • 毒物引起的帕金森综合征 [5] • 感染后帕金森综合征 [6] • 代谢性帕金森综合征（甲状旁腺功能减退症） • 肿瘤引起的帕金森综合征 • 正常压力脑积水 • 基底节缺血缺氧导致的帕金森综合征 • 少见于以下综合征：Wilson 病，遗传性多巴反应性肌张力障碍（见第 144 页），Huntington 病 [7]，帕金森-痴呆-脊髓侧索硬化症 [8]，苍白球-黑质-红核变性（PNLD），半侧帕金森综合征-半侧萎缩综合征，Rett 综合征，脆 X 相关的震颤 / 共济失调综合征（FXTAS），双侧基底节钙化（Fahr 病），神经阻滞剂恶性综合征 [9]，额颞叶痴呆伴帕金森综合征 [10]，神经棘红细胞增多症（见第 310 页，PKAN）[11]，X- 连锁失张力帕金森综合征 [12]
非典型帕金森综合征（帕金森叠加综合征，多系统帕金森症状；见第 302、306 页）	• 多系统萎缩（MSA）：以帕金森样症状（MSA-P）或小脑症状（MSA-C）为主 • 进行性核上性麻痹（PSP）[13] • 皮质基底节变性（CBD） • Lewy 痴呆（DLB）

疾病早期很难明确诊断，可以借助以下检查结果：
• 影像学：CT/MRI[14]，SPECT[15]
• 经颅超声：帕金森病患者的黑质有强回声，MSA-P 和 PSP 患者黑质的回声不增强而豆状核回声增强
• 左旋多巴测试：帕金森病的症状和体征被左旋多巴改善 [16]
• 嗅觉测试：帕金森病患者出现嗅觉减退（多系统萎缩也可有轻微的嗅觉减退）

注：[1] 晚发型多见，病情较其他型轻。[2] 由于基底节或白质发生多发的腔隙性梗死。[3] 镇静剂 / 抗精神病药物、氟桂利嗪、桂利嗪、维拉帕米、利舍平、四苯喹嗪、地尔硫卓、甲氧氯普胺、普鲁氯嗪、锂、丙戊酸钠、甲基多巴。[4] 少见，拳击手痴呆。[5] 锰、铅、汞、一氧化碳、硫化氢、甲醇、百草枯、4- 苯基砒啶、砷、氰化物、MPTP（将 MPTP 转化为 MPP+）积聚在多巴胺能神经元中，干扰线粒体呼吸链的电子传递，自由基积累后多巴胺能神经元死亡。MPTP 最早在 1982 年作为海洛因的杂质被发现。[6] 见于第一次世界大战时的昏睡性脑炎，麻疹，脾媒脑炎，脊髓灰质炎，巨细胞病毒，流感病毒 A，单纯疱疹，疯牛病，HIV 脑病。[7] Westphal 变异型（失动僵直型）。[8] 关岛上的一些居民患有此病。[9] 帕金森高热综合征：僵直、高热、意识受损 [由于镇静剂、切换或停用的多巴胺能激动剂（左旋多巴）]。[10] 额颞叶萎缩（突变位点在 17 号染色体），可与皮质基底节变性或进行性核上性麻痹重叠。[11] PKAN = 泛酸激酶相关神经系统变性病 = 脑内铁沉积性神经系统变性，在 MRI 上表现为苍白球的"虎眼"征，病因为编码泛酸激酶的基因 PANK2 突变（染色体 20p13；常染色体隐性遗传），这组疾病还包括幼儿神经轴索营养不良（INAD1，NBIA2A；基因 PLA2G6）、Karak 综合征（NBIA2B）、神经铁蛋白变性病（NBIA3；基因 FTL）和线粒体蛋白相关的神经系统退行（NBIA4，MPAN；基因 C19 或 f12）。[12] 在菲律宾流行（Lubag），X- 连锁隐性遗传（XDP，DYT3；基因为 TAF1）。[13] 在 1964 年由 Steele, Richardson 和 Olszewski 首先报道。[14] 排除结构性损伤（如肿瘤，梗死，脑水肿）和特殊的萎缩模式（如非典型帕金森综合征可出现脑桥、小脑和中脑的萎缩）。[15] 不同配体的单光子发射计算机断层扫描：借助多巴胺转运蛋白（[123I] FP-CIT）检测突触前多巴胺功能→该蛋白在帕金森震颤时有异常表达，而在特发性震颤时表达正常；借助 [123I] BZM（[123I 碘苯甲酰胺）检测突触后多巴胺 D2 受体功能→帕金森病该受体表达正常，而非典型帕金森病则表达异常；在帕金森病早期，这项检测的特异性不高；借助 [123I] MIBG（[123I] 间碘苯甲胍）检测心脏交感神经后神经支配→帕金森病时心脏交感神经支配减少，在多系统萎缩（MSA）中则表现为正常。[16] 在鉴别诊断中的效度不高。

表 95　遗传性帕金森病（见第 298 页）

基　　因	染色体 / 遗传方式	左旋多巴治疗
SNCA	4q22. 1/AD[1]	+[2]
PARK2	6q26/AR[3]	+
PARK3	2p13/AD	+
UCHL1	4p13/AD	+
PINK1	1p36.12/AR	+
PARK7	1p36.23/AR	+
LRRK2	12q12/AD	+
ATP13A2[4]	1p36 13/AR	中等
PARK10	1p32/ 易感[5]	无效
PARK11	2q36-37/AR（早发）	+
PARK12	Xq21-q25/ 易感	无效
HTRA2	2p13.1/AD	+
PLA2G6	22q13.1/AR	?[6]
FBXO7	22q12.3/AR	+
PARK16	1q32/ 易感	无效
VPS35	16q12/AD	+
EIF4G1	3q27.1/AD	+

注：来源：(West, 2012；详见 www.omim.org, www.genenames.org)。
[1]AD = 常染色体显性遗传。[2] += 左旋多巴治疗有效。[3]AR = 常染色体隐性遗传。[4] Kufor-Rakeb 综合征。[5] 帕金森病基因易感性。[6] 未知。

表 96　伴帕金森样症状的其他神经变性疾病（见第 302 页）

症　　状	疾　　病
对称性的帕金森样症状	进行性核上性麻痹，多系统萎缩——以帕金森样症状为主
早期摔倒（多向后摔）	进行性核上性麻痹，多系统萎缩
早期认知受损	Lewy 体痴呆，进行性核上性麻痹，皮质-基底节变性
协调障碍，皮质感觉异常	皮质-基底节变性（异性肢体综合征）
早期显著的自主神经功能紊乱	多系统萎缩
小脑功能紊乱	多系统萎缩——以小脑症状为主
上运动神经元受损	多系统萎缩，进行性核上性麻痹
核上性凝视麻痹	进行性核上性麻痹，皮质-基底节变性
喘鸣	多系统萎缩
头下垂综合征	多系统萎缩
左旋多巴效果不佳	进行性核上性麻痹，多系统萎缩，皮质-基底节变性
快速进展	进行性核上性麻痹，多系统萎缩，皮质-基底节变性

注：来源：Taylor 和 Counsell (2006)。

表 97　阿尔茨海默病的临床诊断（见第 304 页）

诊断标准	注　释
痴呆的诊断 [1]	• 日常生活能力或工作能力受损 • 在认知 [2] 的至少 2 个方面与以往相比能力下降 • 人格或行为的改变 [3] • 无谵妄或精神疾病 • 应鉴别轻度认知损害（MCI）与痴呆 [1]
可能是阿尔茨海默病	• 符合痴呆 • 数月至数年间缓慢进展（而非数小时至数日间的急性进展） • 显著的认知损害，如失忆 [4] 和其他 [5] • 不能由其他病因或痴呆解释 [6]
很有可能是阿尔茨海默病	• 符合上述标准 • 有进一步认知损害的证据 [7]
辅助检查 [8]	• 影像学：MRI（老年痴呆的亚型包括：海马萎缩，颞中叶 / 边缘系统萎缩，皮质萎缩），SPECT（颞顶叶灌注减少）或 PET（F-18 标记脱氧葡萄糖显示顶叶代谢降低或 F-18 显示 β - 淀粉酶板块） • 脑脊液中的生物标志：$A\beta_{42}$（$A\beta_{1-42}$）下降，tau 蛋白（过度磷酸化的 tau 蛋白）升高
后侧皮质的萎缩	• 视知觉障碍，如视觉空间的定向障碍、视觉失认症、动作失认、视觉性共济失调、眼失用 • 穿衣、驾驶、定位物体的功能障碍，失画、失读、失写 • 相对轻微的语言、情景记忆、知觉障碍

注：来源：Budson 和 Solomon (2012)；详见 www.alzheimersanddementia.com/article/S1552-5260(11)00100-2/abstract, accessed 19 October 2013。

[1] 见第 178 页、神经系统体格检查和表 37。[2] 记忆、判断、注意、语言、视觉空间定向力、技巧等。[3] 易激惹，淡漠，兴趣缺失，社会退缩，情绪不稳。[4] 获取和产生新知识的能力下降，再加上其他的至少 1 项认知损害。[5] 语言（特别是找词困难），空间定位，执行能力（解决问题、判断、总结）。[6] 见表 41；尤其是血管性痴呆，Lewy 体痴呆，额颞叶痴呆，原发进展性失语，药物副作用。[7] 可靠的资料包括亲属的反馈、可前后对比的测试。[8] 应根据临床需要使用和进行结果解释；见表 37。可作为老年痴呆诊断或鉴别的支持性辅助证据，但其尚不能确诊。

表 98　鉴别各种运动增多疾病的标准（见第 304 页）

综合征	特　点
舞蹈症（见第 140 页）	过度、自发、突然、交替、不规则的运动。严重程度轻重不等，包括不自主运动、不宁手、颠簸的舞蹈样步态异常、持续而剧烈的运动直至丧失自主运动功能。意向性运动时，这些症状往往加剧
投掷症（见第 140 页）	剧烈的、主要是肢体近端的投掷动作；被认为是近端型的舞蹈症
肌张力障碍（见第 144 页），"手足徐动症"描述运动性疾病，肌张力缺乏	不自主、连续、刻板的肌肉收缩，导致扭曲和姿势异常
抽动症（见第 142 页）	反复、刻板、局灶的抽动，可自主抑制，但需要很大努力
肌阵挛（见第 140 页）	短暂、突然、刻板、电击样肌肉抽动。"阴性"肌阵挛是由于神经传导的间歇性失效导致

注：来源：Harper (1996)。

表 99 阿尔茨海默病的发病机制 [1]（AD；见第 304 页）

特 征	注 释
神经递质	主要是乙酰胆碱的缺失，但其他神经递质（如谷氨酸、5-HT、去甲肾上腺素等）也发生了改变
阿尔茨海默病的蛋白质病理	
· 淀粉样前体蛋白（APP） · *APP* 基因 · β- 淀粉样蛋白（Aβ）	· APP 是一种在神经突触广泛存在的跨膜蛋白，具体功能未明 · 编码 APP 的基因位于染色体 21q · β- 和 γ- 淀粉样前体蛋白剪切酶 [2] 从 APP 蛋白中剪切下短肽 $A\beta_{40}$ 和 $A\beta_{42}$，这些短肽聚集成淀粉样蛋白（Aβ）。其中 $A\beta_{42}$ 起主要作用，在超过 50% 的老年斑中可见 $A\beta_{42}$[3]
· 老年斑	· 老年斑是由胞外的淀粉样蛋白、变性的树突和轴突形成。老年斑的周围被星形细胞和被激活的小胶质细胞包绕。老年斑的类型根据形态学划分（如弥漫型、原始型、经典型、终膜型）。老年斑在大脑的多个部位分布，数量与痴呆严重程度不相关
· 神经纤维缠结	· tau 蛋白的功能是稳定神经纤维微管蛋白组成的细胞骨架。两股过度磷酸化的 tau 蛋白单体相互周期性缠绕，将形成神经纤维缠结。神经纤维缠结的数量与痴呆的严重程度相关
· 基因：*MAPT*（微管相关蛋白）（tau 蛋白）	· 编码 tau 蛋白的基因位于染色体 17q[4]
阿尔茨海默病基因	

APP 基因的突变可以导致早发型家族性老年痴呆。同时，早发型也可见于染色体 14q（早老蛋白 1）和染色体 1q（早老蛋白 2）的突变。老年痴呆的遗传异质性详见 www.omim.org（#104300）

编码载脂蛋白 E 的基因（*APOE*）[5] 位于染色体 19q。APOE 的基因型多样，包括 APOE-2，APOE-3，APOE-4。APOE-4 是早发型老年痴呆的危险因素，APOE-2 与神经保护作用有相关性。患有唐氏综合征的成人在 40 岁后的病理改变类似于老年痴呆患者

注：[1] 其他改变包括突触、线粒体、血管、钙调节（详见 Querfurth 和 LaFerla，2010）。[2] β-secretase，即 β- 淀粉样前体蛋白剪切酶 [1]（BACE-1）。[3] $A\beta_{40}$ 主要分布于脑、软脑膜动脉和小动脉（淀粉样脑血管病，见第 230 页），淀粉样蛋白 -$\beta_{(1-41)}$/淀粉样蛋白 -$\beta_{(1-42)}$ = $A\beta_{41}$/$A\beta_{42}$。[4] 表型：额颞叶痴呆（见第 306 页），伴或不伴帕金森病。进行性核上性麻痹（见第 302 页），对帕金森病易感。[5] APOE 主要由中枢神经系统的星形胶质细胞和小胶质细胞分泌，是脂蛋白的重要组成部分，功能是促进胆固醇转运以促进分泌 Aβ 的降解。

表 100　脑肿瘤的分类和分级（见第 318 页）

肿　瘤	Ⅰ级（生长缓慢，组织学良性）	Ⅱ级（生长缓慢，但浸润到周围组织[1]；组织学良性，但有恶变倾向）	Ⅲ（生长快速，组织学恶性）	Ⅳ级（生长快速，组织学恶性）
星形细胞肿瘤				
• 室管膜下巨细胞星形细胞瘤	■			
• 毛细胞性星形细胞瘤	■			
• 毛细胞黏液型星形细胞瘤		■		
• 弥漫性星形细胞瘤		■		
• 多形性黄色星形细胞瘤		■		
• 间变性星形细胞瘤			■	
• 胶质母细胞瘤				■
• 巨细胞胶质母细胞瘤				■
• 胶质肉瘤				■
少突胶质细胞瘤				
• 少突胶质细胞瘤		■		
• 间变性少突胶质细胞瘤			■	
少突星形细胞瘤				
• 少突星形细胞瘤		■		
• 间变性少突星形细胞瘤			■	
室管膜肿瘤				
• 室管膜下瘤	■			
• 黏液乳头状室管膜瘤	■			
• 室管膜瘤		■		
• 间变性室管膜瘤			■	
脉络丛				
• 脉络丛乳头状瘤	■			
• 脉络丛癌			■	
神经元和混合性神经元-胶质肿瘤				
• 神经节细胞瘤	■			
• 神经节神经胶质瘤	■			
• 中枢神经细胞瘤		■		
• 间变性神经节神经胶质瘤			■	
松果体肿瘤				
• 松果体细胞瘤	■			
• 成松果体细胞瘤				■
胚胎性肿瘤				

（续表）

肿　瘤	Ⅰ级（生长缓慢，组织学良性）	Ⅱ级（生长缓慢，但浸润到周围组织[1]；组织学良性，但有恶变倾向）	Ⅲ（生长快速，组织学恶性）	Ⅳ级（生长快速，组织学恶性）
• 髓母细胞瘤				■
• 原始神经外胚层肿瘤				■
• 非典型畸胎样 / 横纹肌样瘤				■
颅椎旁神经肿瘤				
• 神经鞘瘤	■			
• 神经纤维瘤	■			
• 神经束膜瘤	■	■	■	
脑膜肿瘤				
• 脑膜瘤	■			
• 间变性 / 恶性脑膜瘤			■	
• 血管外皮细胞瘤		■		
• 间变性血管外皮细胞瘤			■	
• 成血管细胞瘤	■			
淋巴瘤				
• 原发性脑淋巴瘤			■	■
鞍区肿瘤				
• 颅咽管瘤	■			
转移瘤				■

注：来源：Louis 等 (2007)。

[1] 生长缓慢但浸润邻近组织；恶性进展趋势。

表 101 神经系统肿瘤的治疗方式（见第 326 页）

治疗方式	备注 / 举例[1]
神经外科手术	
• 颅骨	• 颅骨切开术，立体定向脑活检，导管系统介入[2]
• 脊柱	• 局灶肿瘤切除，活检，椎体成形术或椎体后凸成形术，脊柱稳定术
化疗	
• 替莫唑胺[3]	• 联用放疗作为（序贯的）单药治疗
• ACNU（尼莫司汀），BCNU（卡莫司汀），CCNU（洛莫司汀）	• 亚硝基脲[4]
• PCV[5]	• 甲苄肼＋CCNU＋长春新碱
• 氨甲蝶呤（MTX）	• 原发性中枢神经系统肿瘤，癌性脑膜炎
• 阿糖胞苷（Ara-C）	• 原发性中枢神经系统肿瘤[6]，癌性脑膜炎
放疗	
• 局部放疗	• 神经胶质瘤，颅咽管瘤，垂体腺瘤，室管膜细胞瘤（无脑脊液种植），脊髓转移瘤
• 全脑放疗	• 转移性肿瘤，原发性大脑淋巴瘤
• 神经轴放疗[7]	• 成神经管细胞瘤，室管膜细胞瘤（有脑脊液种植）
• 立体定向组织间放疗[8]	• 纤维性星形细胞瘤，星形细胞瘤，少突神经胶质细胞瘤，少突星形细胞瘤
• 放射外科手术[9]	• 转移瘤（1~3 个），不适合手术的脑脊膜瘤，血管母细胞瘤，听神经瘤，垂体腺瘤，脊索瘤，软骨肉瘤，血管瘤

注：[1] 个人适应证和调整的特别的治疗方案应由多学科肿瘤委员会讨论后决定。[2] Ommaya 囊用于脑室内（鞘内）化疗。[3] 治疗少突胶质细胞肿瘤 WHO 分级 Ⅱ~Ⅲ，间变胶质瘤 WHO 分级 Ⅲ，恶性胶质瘤，复发的原发性中枢神经系统淋巴瘤。[4] 治疗间变胶质瘤 WHO 分级 Ⅲ 和恶性胶质瘤，BCNU 比 ACNU 和 CCNU 更常出现肺纤维化。[5] 综合治疗少突星形细胞瘤 WHO 分级 Ⅲ，间变胶质瘤 WHO 分级 Ⅲ，恶性胶质瘤，复发的原发性中枢神经系统淋巴瘤。[6] 复发或进展，尽可能不要在放疗之后。[7] 神经轴＝中枢神经系统的轴向的（不成对的）部分（脊髓、脑干、中脑）。[8] 短距离放疗。[9] 立体定向放射治疗，比如，用 Leksell 伽马刀、Cyber 刀、Novalis Tx 或 Trilogy。

表 102 Karnofsky 评分量表（修改版；见第 326 页）

分数	标 准	备 注
100	无不适；无疾病证据	患者无不适主诉，可以进行日常活动和工作。不需要特别照顾
90	能够进行正常活动；有轻微不适	
80	勉强能进行正常活动，损伤明确	
70	生活能自理，但不能进行正常生活和工作	患者不能工作；可以自我实现大部分的个人需求，但需要一定程度的帮助；可以在家中照顾
60	偶尔需要别人帮助，生活能大部分自理	
50	需要较多的帮助和全面的医疗看护	
40	生活不能自理，需要特别照顾和保护，可在家中护理	患者不能照顾自己，需要在医院或看护中心被照顾，或在家中由护工（家庭）成员照顾。疾病可能快速进展
30	生活严重不能自理；尽管死亡不会迫近，但可以住院	
20	病重；有必要住院和积极地支持治疗	
10	垂死，快速进展的终末期疾病	

表 103　新生儿代谢性脑病（出生 1 个月内；见第 328 页）

综合征	缺陷 / 酶缺陷	症 状
槭糖尿病（AR[1]）	支链氨基酸代谢受阻	张力减退、癫痫、昏迷、酮症酸中毒
半乳糖血症（AR）	半乳糖 -1- 磷酸尿苷酰转移酶[2]（GALT）	牛奶不耐受、情感淡漠、黄疸、贫血、白内障、精神性运动发育迟缓
高血氨症[3]	尿素循环	突发呕吐、喂食不良、癫痫、呼吸急促、低体温、昏睡、昏迷
非酮症高甘氨酸血症	甘氨酸向丝氨酸转换受阻	张力减退、昏睡、呼吸困难、肌阵挛、癫痫全身性发作
过氧化物酶起源疾病[4]（Zellweger 综合征谱系）	过氧化物酶	张力减退、喂食不良、眼球震颤、癫痫、异常颅面部特征

注：[1]AR= 常染色体隐性遗传，XR= X 连锁隐性遗传。[2]"经典半乳糖血症"是最常见也是高半乳糖 -1- 磷酸盐水平 3 种形式中最严重的 1 种。[3]已知的尿素循环的全部 6 种酶缺陷。成人起病少见。鸟氨酸氨甲酰基转移酶（XR）缺陷是最常见的；其他缺陷包括氨甲酰磷酸合成酶（AR），N- 乙酰谷氨酸合成酶（AR），琥珀酸合成酶 1（瓜氨酸血症，AR），琥珀酸裂解酶（AR）和精氨酸酶（AR）。[4]3 种表型为 Zellweger 综合征（AR），新生儿肾上腺脑白质营养不良（XR），和婴儿型 Refsum 综合征（AR）。过氧化酶是细胞内氧化细胞器，在肝肾细胞中尤其多，它调节脂肪酸氧化作用、胆汁酸和胆固醇合成、哌啶酸和植烷酸代谢以及缩醛磷脂合成。

表 104　婴儿期代谢性脑病（1 岁以内；见第 328 页）

综合征	缺陷 / 酶缺陷	症 状
GM_1 神经节苷脂沉积病[1]（AR[2]）	β- 半乳糖苷酶	颅面部先天畸形，先弛缓性再痉挛性不全麻痹，视神经萎缩[3]，眼球震颤，斜视，肝脾肿大
GM_2 神经节苷脂沉积病（Tay-Sachs 病，AR）[4]	己糖胺酶 A（神经节苷脂 GM_2 堆积）	发育迟缓，耳聋，先肌张力减退后肌痉挛，癫痫，失明，痴呆，视神经萎缩
Gaucher 病 2 型[5]（AR）	葡糖脑苷脂酶（葡萄糖脑苷脂蓄积在肝脾组织细胞→ Gaucher 细胞）	动眼神经失用，斜视，颈后屈，癫痫，肝脾肿大
Krabble 病[6]（球形细胞脑白质营养不良）	葡糖脑苷脂酶（半乳糖脂在球形细胞内堆积）	肌张力升高，呕吐，角弓反张，痉挛，视神经萎缩，耳聋，癫痫
神经元蜡样脂褐质沉积症（NCL1；AR）[7]	棕榈酰蛋白硫脂酶	精神性运动迟缓，共济失调，痉挛，肌阵挛，癫痫
Niemann-Pick 病[8]（A 型，AR）	酸性鞘磷脂酶缺陷（鞘磷脂蓄积在组织细胞中，称为"泡沫细胞"→ Niemann-Pick 细胞）	肝脾肿大，精神性运动发育障碍，肌张力改变（减退，痉挛），肺浸润，淋巴结肿大，黄斑区樱桃红点
Pelizaeus-Merzbacher 病（XR）[9]	蛋白脂类蛋白 1（PLP1）	眼球震颤，共济失调，痉挛性四肢轻瘫，精神性运动迟缓，张力障碍

注：[1]表现的年龄不同：婴儿期，青少年和成年（张力障碍，肌肉萎缩，躯干的血管角质瘤）。[2]AR= 常染色体隐性。[3]黄斑区樱桃红点（中央凹处有可见的红色脉络膜循环）。[4]典型的婴儿期和青少年表现，成年表现很少（步态不稳，认知障碍，精神病发作，肌张力障碍，震颤）。[5]亚型：非神经病变型（1 型，骨骼、皮肤、内脏病变，血小板减低）和神经病变型（2 型，3 型见于童年晚期或青春期），治疗用酶替代疗法（如伊米苷酶），详见 www.gaucherdisease.org。[6]存在晚发变异型（2~6 岁）。[7]Santavuori-Haltia 病。其他表现：婴幼儿后期型（Jansky-Bielschowsky，AR）开始于 2~4 岁，青少年型（Batten 病，Spielmeyer-Vogt 病，AR）起病约为 5 岁，成人型（Kufs 病）。[8]不同亚型（A，B，C，D）。[9]临床症状随严重程度而变化，痉挛截瘫 2 型（SPG2）为等位基因疾病，XR= X 连锁隐性遗传。

表 105　缺氧缺血性脑病中影响预后的因素（见第 330 页）

变　量[1]	不利因素
血糖[2]	• 高血糖
体温[2]	• 体温正常或升高
血管再通	• 迟，过程大于 30 分钟
脑干反射[3]（见第 98 页）	• 瞳孔对光反射消失 • 角膜反射消失 • 前庭动眼反射消失 • 咳嗽反射消失
运动	• 24 小时后全身肌阵挛 • 伸肌姿态（见第 189 页） • 丧失运动功能
癫痫	• 癫痫持续状态发作
电生理（第 1~3 天）	• 脑电波显现基础节律受抑，发作间脑波显现阵发压抑形态 • 双侧的中潜伏期体感诱发电位 N20 消失[4]
实验室检查（第 1~3 天）	• 血浆中神经特异性烯醇化酶（NSE）上升

注：[1] 需要排除镇静药物、感染和显著的自主神经功能改变的影响。[2] 指患者出现呼吸和（或）心脏停搏前的数据。[3] 可以用来评估预后：亚低温症治疗前 3 天与治疗结束后 3 天（脑干反射）的比较。[4] 该电位可在前 7 天消失。

表 106　与呼吸疾病相关的脑病（见第 330 页）

呼吸疾病	指　标	症状或结果
低氧血症[1]	P_aO_2 40~50 mmHg	行为异常，注意力不集中，共济失调，记忆受损
	$P_aO_2 < 40$ mmHg	意识丧失（血压下降）
高碳酸血症[2]	$P_aCO_2 > 45$ mmHg[2]	困倦，头痛，意识模糊，扑翼样震颤，肌束震颤，双侧视盘水肿
低碳酸血症[3]	$P_aCO_2 < 35$ mmHg	过度通气[4]（心理性，惊恐发作，脑炎，发热，败血症，妊娠），低氧血症（高海拔，肺病），肺功能受损[5]，代谢性酸中毒，药物[6]，心力衰竭，血压下降
阻塞性睡眠呼吸暂停综合征（OSA；见第 186 页）	睡眠中打鼾、呼吸暂停、出汗和夜尿症	日间困倦，注意力受损，晨起口干
中枢性呼吸暂停综合征（CSA）	中枢性呼吸动力受损	脑干损伤，潮式呼吸（见第 110 页），自主呼吸调节紊乱[7]

注：[1] 经常伴有神经肌肉疾病（见第 414 页），低氧血症 / 高碳酸血症常频发（在睡眠，睡眠呼吸暂停，REM 换气不足时），O_2 管理可以减少低氧血症但会增加高碳酸血症可能，因为低氧呼吸驱动力下降（CO_2 麻醉）。[2] 亚急性或急性高碳酸血症，慢性高碳酸血症（比如慢性阻塞性肺疾病）可以在无明显神经系统症状下进展很长一段时间。[3] 成人症状：反应时间延长，注意力不集中，唤醒时期延长，行为障碍。[4] 自我诱发的过度通气（血管收缩）可以作为颅内高压的紧急治疗，但只能暂时有效，长期诱导是有害的（可引起脑再灌注损伤）。[5] 肺实变、肺栓塞、气胸、肺纤维化、肺水肿、肺炎及哮喘。[6] 水杨酸、咖啡因、茶苯海明、茶碱和 β 肾上腺素拮抗剂。[7] 原发性肺泡通气不足。比起清醒状态，睡眠时更显著，不能由原发性肺部疾病或呼吸肌衰弱解释（"Ondine's curse"，先天性中枢通气不足综合征 =CCHS）。

表 107　肝性脑病分期

分期	脑病[1]	运动功能	EEG[2]
I	注意力缺陷，注意力不集中，欣快或抑郁，思维迟缓，失眠	字迹难辨，扑翼样震颤可能	正常到 δ 波
II	嗜睡，构音困难，意识模糊，定向障碍，失用	扑翼样震颤	异常（δ 波）
III	明显的意识模糊，语词错乱，睡意渐重	扑翼样震颤	异常（δ/三相波）
IV	昏迷	有（Ⅳa 期）或无（Ⅳb 期）对疼痛的反应	异常（三相波/不规则的 δ 波/亚-δ 波）

注：来源：Adams 和 Foley（1953）。
[1] 早期（轻微肝性脑病）由心理测量方法评估，比如连数字测试（患者看顺序连 25 个数字需要的时间），换五角星的能力。
[2] 没有特异性的改变；实际上的表现可能有所不同。

表 108　水钠平衡

容量/钠平衡	备注/病因（举例）
容量平衡	
• 容量消耗[1]（开始时钠正常） — 因为钠和水的摄入不合理 — 液体转移 — 肾/肾外丢失增加	• 肾外因素（尿钠 < 20 mmol/L）： 低钠/水渗入，胰腺炎，败血症，胃肠道丢失（呕吐、鼻胃管、腹泻），多汗，烧伤，出血（内出血、外出血） • 肾脏因素（尿钠 > 20 mmol/L）： 严重高血糖，慢性利尿剂使用，肾脏钠丢失（CSWS[2]，渗透性利尿），间质性肾病，输液治疗，肾炎，心力衰竭，肝硬化，肾病综合征，严重的低白蛋白血症，醛固酮增多症
• 容量过量[3] — 过多的钠和水摄入，同时肾排泄减少 — 继发性水肿相关的疾病	• 输液治疗，肾炎，心力衰竭，肝硬化，肾病综合征，严重的低白蛋白血症，高醛固酮血症
钠平衡	
• 低容量低钠血症： 水钠丢失，原发性钠丢失	• 非肾性（由腹泻、呕吐、引流管引起的胃肠道丢失，胰腺炎，严重烧伤，败血症） • 肾性（原发性肾上腺功能衰竭，低醛固酮血症，盐丢失性肾病，噻嗪类利尿剂，糖尿，酮尿，代谢性碱中毒） • CSWS（蛛网膜下腔出血，颅骨切除术，脑膜脑炎，头部创伤）
• 等容量低钠血症： 中等量水超载（分布异常，水摄入）	• SIADH[4, 5] 由于垂体外 ADH 分泌或垂体 ADH 控制解偶联（不恰当的水的分泌导致水超载）引起 • Addison 病 • 甲状腺功能减退症 • 烦渴（饮用水，啤酒） • ADH 分泌升高（药物，严重疼痛） • 极限运动（马拉松，铁人三项）液体摄入电解质未替代 • 药物（去氨加压素、长春新碱、卡马西平、三环类抗抑郁药、精神安定剂）
• 高容量低钠血症： 水钠均超载（水 > 钠）	• 心力衰竭，肾病综合征，肝硬化，肾功能衰竭

注：[1] 症状：血压降低（体位性），颈静脉塌陷（患者仰卧 45°），休克（严重失水），红细胞比容↑，血浆白蛋白↑，中心静脉压↓，平均动脉压↓。[2] CSWS = 脑耗盐综合征。[3] 血压高，颈静脉充盈，肺淤血（听诊、胸片），心脏增大，胸腔积液，红细胞比容↓，中心静脉压↑，平均动脉压↑。[4] 抗利尿激素分泌异常综合征。[5] 可用托伐普坦治疗。

表 109　CNS 的自身免疫和副肿瘤综合征（见第 334、383 页）

症状 / 相关肿瘤 [1]	症状和体征	相关抗体（AB）[1,2]
ADEM（A[3]）	表 85	无
成人眼肌阵挛-肌阵挛综合征（A > P[4]）/ 乳腺癌，SCLC[5]	自发的、无节律的各个方向的共轭扫视（无扫视间断）；躯干共济失调和肌阵挛频发	Ri（乳腺癌），Hu
脑干脑炎（A > P）/SCLC，乳腺癌，GT[6]，睾丸肿瘤	共济失调，复视，眼球震颤，构音障碍，吞咽困难，眼肌阵挛	Hu，CV2（CRMP5），双载蛋白，Ma2（Ta），Ri
小脑退化（A < P）/GT，乳腺癌，SCLC，淋巴瘤	亚急性，共济失调（开始可能是不对称的），构音障碍，复视，眼球震颤	Yo，Tr，VGCC，Hu，CV2（CRMP5），Zic4，Ma2（Ta）
CLIPPERS（A）	见第 312 页	无
脑脊髓炎（A > P）/SCLC	边缘系统脑炎，自主疾病，急性感觉神经元病，共济失调，脑干综合征	Hu，CV2（CRMP5），双载蛋白
头臂肌张力障碍发作[7]（A）	短暂的（仅持续几秒）主要为单侧头臂张力和肌张力运动障碍发作	VGKC，LGI1
婴儿眼肌阵挛-肌阵挛综合征（A < P）/ 神经母细胞瘤	同成人综合征（见上述）	Hu（少见）
边缘系统脑炎（A > P）/SCLC，睾丸肿瘤，乳腺癌，GT，淋巴瘤，前列腺癌，胸腺瘤	意识模糊，躁动，焦虑障碍，记忆障碍（尤其是情景记忆），局灶性癫痫发作，抑郁，幻觉 MRI：颞叶内侧受损（T2，FLAIR）	Hu，Ma2（Ta），CV2（CRMP5），双载蛋白，NMDA-R，GABA-R，AMPA-R[8]
视神经脊髓炎（A）	表 85	水通道蛋白 -4
周围神经过度兴奋综合征[9]（A > P）/ 胸腺瘤，SCLC，IgM 副蛋白血症的浆细胞瘤，淋巴瘤，桥本甲状腺炎	肌肉抽筋，四肢强直，肌束震颤，肌痛，肌纤维抽颤，乏力，自主神经异常（多汗，便秘，心动过速，直立性低血压），感觉症状，运动不耐受，失眠，易怒	VGKC
伴随强直和肌阵挛的进行性脑脊髓炎（PERM）（A > P）/ 胸腺瘤	同僵人综合征加脑干症状	GAD
Rasmussen 脑炎（A）	癫痫发作（耐药）	无
视网膜病[10]/SCLC，黑素瘤	SCLC：经常是双侧，视觉干扰，光敏感 黑素瘤：闪光幻觉，夜盲症	恢复蛋白
SREAT/ 桥本脑病（A）	见第 309 页	TPO，可能为甲状腺球蛋白，TSH 受体
僵人综合征[11]（A > P）/SCLC，乳腺癌	肌肉张力升高，由突发刺激或压力触发的发作性的疼痛性的肌肉痉挛，步态异常，脊柱前凸过度	GAD，双载蛋白

关于副肿瘤症状有待更进一步的研究

MRI（全脑脊髓，副肿瘤症状所见往往是非特异性或正常的；除外转移），胸部 CT（可能也需要），血清抗体，CSF（细胞计数，总蛋白，寡克隆带，抗体），寻找肿瘤

注：来源：Giometto 等（2010），Vincent 等（2011）。

>：更常见；<：更少见。

[1] 举例。[2] 非副肿瘤或副肿瘤（肿瘤神经性）自身抗体；针对细胞内蛋白的 AB（细胞质、细胞核）是副肿瘤性的，针对表面（膜蛋白）的 AB 常为副肿瘤性的，诊断膜和细胞内蛋白的 AB 很少是副肿瘤性的。蛋白术语来自此 AB 第 1 次被发现的患者的名字（比如 Hu 即 Hull，Ma 即 Margret，Ri 即 Richards），或者来自免疫组织化学（LGI1 即富有亮氨酸的灭活的神经胶质瘤受体，NMDAR 即 N- 甲基 -D- 天冬氨酸受体）；Graus 等（2004）。[3]A= 无肿瘤证据的自身免疫介导（非肿瘤神经性 AB）。[4]P= 有自身免疫机制的副肿瘤性（肿瘤神经性 AB 或可测得）。[5]SCLC= 非小细胞肺癌。[6]GT= 妇产科肿瘤。[7] 进展到边缘系统脑炎的可能。[8]R= 抗体对应的受体（见第 467 页）。[9] 包括神经性肌强直（Isaacs 综合征），良性肌束颤动综合征，痉挛-肌束震颤综合征，Morvan 综合征。[10] 因有不同诊断理由罗列在此，很少由于副肿瘤性病因。[11]Moersch-Woltmann 综合征。

表 110 医源性脑病的例子（见第 335 页）

药物 / 治疗	神经病学副作用 [1]
抗生素	• 氨基糖苷类：耳鸣，听力受损 • 喹诺酮类：失眠，幻觉，头痛，癫痫阈值下降，头晕，嗜睡，耳鸣 • 四环素类：大脑幻想瘤（儿童），外展神经瘫痪（成人）
抗抑郁药	嗜睡，冲动增加，意识模糊，静坐不能 [5]，癫痫阈值下降，震颤，血清素综合征 [2]
ASA [3]	耳鸣，头晕
巴氯芬	乏力，抑郁，头痛，癫痫阈值下降
钙离子拮抗剂	乏力，失眠，头痛，抑郁；氟桂利嗪 / 桂利嗪（帕金森综合征）
皮质类固醇，ACTH	抑郁，冲动增加，躁狂，失眠，头痛，头晕，出汗，癫痫阈值降低，震颤
细胞生长抑制药物，免疫抑制药物 [4]	• 急性：失眠，意识模糊，坐立不安，木僵，全身发作，肌阵挛 • 迟发：情感淡漠，痴呆，失眠，失禁，步态异常，共济失调
苷类	视觉障碍，嗜睡，幻觉，癫痫，谵妄
左旋多巴，多巴胺激动剂	意识模糊，幻觉，精神病，失眠，运动过度
安定药	帕金森综合征，早发性 / 迟发性运动障碍，静坐不能，癫痫阈值下降
放射治疗 [6]	• 急性（< 1 周）：头痛，恶心，嗜睡，发热 • 亚急性（2~16 周）：嗜睡，局灶性神经缺陷，脑白质病，脑干综合征（少见） • 迟发（> 4 周）：辐射区坏死 [7]，脑白质病，痴呆，继发性肿瘤
华法林	颅内出血

注：来源：Biller（1998），Kastrup 和 Diener（2007），Keime-Guibert 等（1998）。
[1] 常见的不良反应。[2] 以意识模糊、发热、坐立不安、肌阵挛、出汗、震颤、腹泻、共济失调为特点，常由药物相互作用引起，比如氟西汀 + 舍曲林，选择性 5- 羟色胺再摄取抑制剂（SSRI）+ 色氨酸 /MAO 抑制剂 / 卡马西平 / 锂剂 / 氯丙嗪。[3] 乙酰水杨酸。[4] 天冬酰胺酶，顺铂，阿糖胞苷，依托泊苷（高剂量），5- 氟尿嘧啶，异环磷酰胺，氨甲蝶呤（高剂量 IV，鞘内），亚硝基脲（高剂量），甲基苄肼，他克莫司，三苯氧胺，长春新碱。[5] 不能静坐，腿有不适感，患者走动可短暂好转。[6] 在与化疗联用时也会出现。[7] 肿瘤原发部位在经皮放疗 1~2 年后或组织间放射治疗约 6 个月后会出现局灶性结构受损。

表 111 Glasgow 昏迷评分量表（GCS；见第 188、338、440 页）

睁眼反应	分 数	言语反应	分 数	运动反应	分 数
				遵命动作	6
		定向交流正确	5	根据疼痛定位动作	5
自发	4	回答错误	4	疼痛后肢体回缩	4
呼唤睁眼	3	含糊不清	3	不正常的屈曲	3
疼痛睁眼	2	仅有声叹	2	肢体过伸	2
无反应	1	无反应	1	无反应	1

注：来源：Teasdale（1995）。
每 1 列记录分数（比如 2-2-4）。GCS 总分 3~8 分为昏迷，8~12 分为木僵，13~15 分为昏睡。

表 112 头部创伤评价标准（见第 338 页）

严重程度 /GCS[1]	危险度 [2]	症状和体征
极小 [3]/15	极小	无意识丧失，无记忆缺失
轻度（13~15）	低	• 意识丧失 < 30 分钟 • 记忆缺失 < 1 天 • 头痛，头晕，头皮血肿，裂伤
中度（9~12）	中	• 意识丧失 > 30 分钟但 < 24 小时 • 患者谵妄、防御性强（颞叶挫伤），或昏睡 / 易怒（额叶挫伤） • 记忆缺失 > 1 天但 < 7 天 • 局灶性神经系统体征 • 呕吐，嗜睡，眼球震颤，共济失调 • 逐渐加重的头痛 • 酒精 / 药物中毒 • 意识模糊，不能描述事故 • 严重的面部损伤 • 颅底骨折或凹陷性颅骨骨折 • 癫痫 • 可能并发脊髓损伤 • 年龄 < 2 岁（除了在轻微事故中），有虐待儿童的可能性
严重甚至危急（3~8）	高	• 原发性意识丧失 > 24 小时 • 可能并发脊髓损伤 • 脑干症状（见第 188 页），其他神经系统受损 • 不是由酒精 / 物质滥用 / 药物引起的意识损害，不是发作后或代谢性现象 • 凹陷性颅骨骨折，头部开放伤 • 记忆缺失 > 7 天

注：来源：White 和 Likavec（1992）。
[1]Glasgow 昏迷评分。[2] 继发损伤的风险。[3] 头皮挫伤。

表 113 头颅损伤后 CT 适应证 [1]（见第 342 页）

新奥尔良标准
• GCS[2] < 15
• 头痛
• 呕吐
• 年龄 > 60 岁
• 药物或酒精中毒
• 持续性顺行性遗忘（短期记忆受损）
• 锁骨以上的软组织或骨损伤
• 癫痫

加拿大标准
• 受伤 2 小时内 GCS < 15
• 可疑的开放性或凹陷性颅骨骨折
• 任何颅底骨折的征象（包括鼓室积血，熊猫眼，耳漏或鼻漏，Battle 征）
• 两次以上呕吐发作
• 年龄 > 65 岁
• 逆行性遗忘 > 30 分钟
• 受伤原因高危（比如从机动车中被抛出，从高于 1 米的地方跌落，从 5 级以上的台阶上摔落）

注：来源：Ropper 和 Gorson，2007。
[1] 一旦符合新奥尔良标准或加拿大标准，就应行头颅 CT。[2]Glasgow 昏迷评分（GCS）。

表 114　创伤性脊髓横断性损伤分类 [1]（见第 346 页）

功能丧失	分 类	特 点
完全性	A	在骶段 S4-S5 无任何感觉和运动功能
感觉不完全性	B	在神经损伤平面以下，包括骶段 S4-S5 存在感觉功能，但无运动功能
运动不完全性	C	在神经损伤平面以下，存在运动功能，大部分关键肌的肌力 < 3 级
运动不完全性	D	在神经损伤平面以下，存在运动功能，大部分关键肌的肌力 ≥ 3 级
正常	E	感觉和运动功能都正常

注：[1]ASIA 损伤量表。更多详情和肌肉功能分级见 www.asia-spinalinjury.org。

表 115　脊髓创伤的治疗（见第 346 页）

创伤的结果 [1]	急性治疗措施 [2]
Whiplash 相关损伤（见第 344 页）	
1 级：鼓励正常活动 2 级：（+3[3]）：如果疼痛严重用颈托固定 2~3 天，条件允许的话间断地戴颈托	• 早期开始运动治疗 • 适当止痛时间少于 3 至 4 周 • 应用保温 / 降温 • 不卧床休息，被动运动，颈部按摩
骨折	• 稳定→保守治疗（拉伸 / 固定） • 不稳定→手术
脊髓	• 不推荐使用高剂量 IV 甲基泼尼松龙 • 监测呼吸、心血管功能和体温 • 预防血栓 • 疼痛治疗 • 膀胱引流 / 肠功能 • 小心调整患者体位，预防褥疮 • 在特定机构进行早期康复治疗

注：[1] 更多详情，见 http://journals.lww.com/neurosurgery/toc/2013/03002。[2] 如果有可疑的椎体损伤，搬运需要固定脊柱（见第 342、344 页）。[3] 排除骨折、脱白、脊髓损伤的患者。

表 116　脊髓损伤的临床表现（见第 342、348 页）

特 点	损伤位置	临床表现
脊髓横断伤	• 颈髓 • 胸腰段 • 脊髓圆锥	• 四肢瘫痪 • 截瘫 • 早期即出现膀胱 / 肠功能障碍，骶部皮肤对称性感觉缺失，肛门括约肌松懈
脊髓节段性损伤	• 前根 • 后根 • 不完全型脊髓横断综合征	• 弛缓性瘫痪，肌肉萎缩，反射减弱 • 局限性 / 神经根性 / 放射性 / 牵涉性疼痛，对应皮肤的感觉缺失，反射减弱 • Brown-Séquard 综合征，后柱综合征，前角综合征，后角综合征，脊髓中心压迫综合征，脊髓前综合征
暂时过程	• 急性 • 慢性	• 脊髓休克 • 僵直，轻瘫 / 瘫痪，感觉和自主神经功能障碍

表 117　遗传性脊髓病的鉴别诊断（见第 352 页）

病　因	疾　病
神经元变性	肌萎缩性脊髓侧索硬化症，原发性侧索硬化症，遗传性运动感觉神经病 V 型，Machado-Joseph 病（SCA-3），左旋多巴-反应性肌张力障碍，脑铁集聚性神经退行性变（见第 329 页）
脊髓损伤	脊髓型颈椎病，脊髓肿物，脊髓栓系综合征，脊髓空洞症，脊髓动静脉畸形，颅颈交界区障碍（小脑扁桃体下疝畸形）
炎症	多发性硬化，HTLV1 相关性脊髓病（热带痉挛性轻截瘫），HIV 相关性脊髓病，梅毒性脊髓病（脊髓痨）
代谢性（见第 328 页）	肾上腺髓质神经病（AMN），线粒体病，异染性脑白质病变，Krabbe 病（球形细胞脑白质营养不良），Tay-Sachs 病（GM_2 神经节苷脂沉积），Bassen-Kornzweig 综合征（无 β 脂蛋白血症），亚急性混合变性（缺乏维生素 B_{12}/叶酸），维生素 E 缺陷，精氨酸酶缺陷，铜缺陷
神经毒性（见表 118）	Konzo，山黧豆中毒
其他病因	小儿脑性瘫痪，矢状窦旁肿物，Friedreich 共济失调，Pelizaeus-Merzbacher 病

注：来源：Visbeck 和 Hopf（2001），Finsterer（2003）。

表 118　上运动（第一级）神经元受累的疾病（见第 352、354 页）

疾　病	症状和体征
• 肾上腺髓质精神病（X 连锁隐性，基因座 Xq28，基因 *ABCD1*）	• 常 20 岁后起病；进行性痉挛性轻截瘫，多发性神经病，小便失禁，阳痿；达 70% 患者肾上腺皮质功能不全；大约 45% 发展成脑病（见第 329 页）
• 遗传性痉挛性截瘫（HSP）[1]	• 见第 352 页
• Konzo（"弹腿"），也被称为 Mantakassa；由摄入木薯根引起[2]	• 急性对称性、非进行性痉挛性轻截瘫；妇女和儿童较男性更易患病；东非和中非
• Machado-Joseph 病（SCA3：常染色体显性遗传，基因座 14q32，基因 *ATXN3*）	• 神经变性多系统疾病[3]
• 羽扇豆中毒（印度，孟加拉国，中国，埃塞俄比亚，摄入草香豌豆，此物含有神经毒素乙二酰二氨基丙酸 ODAP[4]）	• 15~45 岁间亚急性或慢性发展的步态异常（痉挛性轻截瘫，躯干向背侧倾斜），下肢痛性痉挛，感觉异常，尿潴留
• 原发性侧索硬化症（常散发；青少年，常染色体隐性，基因座 2q33，基因 *ALS2*；成人，基因座 4p16）	• 常 > 50 岁起病；缓慢进展，单侧起病或对称性痉挛，无明显的轻瘫；构音困难，发声困难，吞咽困难，情绪不稳，疼痛
• 热带痉挛性轻截瘫（TSP）[5]	• 女性更易患病；痉挛性轻截瘫，背痛，感觉迟钝，尿潴留

注：[1]又名家族性痉挛性截瘫（FSP）。[2]木薯根含有亚麻苦苷——1 种糖苷可产生氰化物；这些食物如果未经妥善处理（浸泡或烧煮太少），则有神经毒性。[3]共济失调（见第 314 页），张力障碍，眼外肌瘫痪，上、下运动神经元损伤。[4]可以把豌豆浸泡在热水中去毒，浸过的水必须倒掉（不要和鹰嘴豆混淆）。[5]HTLV-1 相关型脊髓病（=HAM，HTLV1= 人 T 细胞白血病病毒），MRI 显示胸腺（大脑）高信号病损。在牙买加、日本、哥伦比亚，HTLV-1 抗体存在于血清和（或）CSF 中，病毒通过围产期、性交、血液传播。静脉药物使用，与 HTLV-2 相关，多与 HIV 共感染。

表 119　下（第二级）运动神经元受累的疾病（见第 354 页）

疾　病[1]	临床特征
良性局灶性肌萎缩（Hirayama 病，单肢肌萎缩，青少年节段性肌萎缩）	局限型，逐渐进展的神经源性的单肢肌肉萎缩（上臂→通常 C7-T1 >小腿），病因不明；年轻时起病；20% 患者对侧肢体也受累；CK[2] 可轻微升高→ MRI 可见节段性脊髓萎缩或 T2 高信号
进行性肌萎缩（PMA）	大多是散发的，很少为遗传型[3]；男性更多患病；逐渐进展为 ALS；存活时间比 ALS 长；常常是先远端不对称性肌肉萎缩后缓慢扩散到邻近肌群，近端起病少见；最终延髓和呼吸肌肉受累[4]
脊髓型肌萎缩（SMA）	
• SMA1 型（小儿 SMA，Werdnig-Hoffmann 病） • SMA2 型（中间期 SMA） • SMA3 型（青少年 SMA，Kugelberg-Welander 病） • SMA4 型（成人 SMA）	• 出生到 6 个月之间发病[5]；AR[6]；弛缓性四肢轻瘫[7]，三角形嘴型，反常的呼吸运动，吮吸能力受损，不能独坐 • 6~18 个月发病；AR；小儿能学坐（较晚）但不能站立或走路；脊柱侧凸；关节挛缩；颜面-延髓形式少见[8] • 18 个月 ~18 岁发病；AR；SMA3a 起病 < 3 岁，SMA3b 起病 > 3 岁；骨盆带和大腿肌肉无力，小儿可学站立和走路，腓肠肌假性肥大，延髓肌不受累。CK 有时↑ • > 18 岁发病；AR；下肢 >上肢近端肌肉无力；常有自发性收缩；延髓肌或呼吸肌很少受累
• SMA-LED	• 很少见，AD[9]；下肢肌肉无力，四头肌更明显；婴幼儿期发病
Kennedy 病（X 相关脊髓和延髓肌萎缩）	> 30 岁发病。男性乳房发育，逐渐进展到肌肉萎缩（下肢>上肢，近端>远端，不对称）；构音困难，发声困难，舌肌萎缩，感觉神经元病；CK↑，性激素水平变化；基因 *AR*，基因座 Xq12，雄激素受体的 CAG 扩增
急性病毒感染[10]	小儿麻痹症（见第 280 页），其他肠道病毒（比如柯萨奇病毒 A/B，肠道病毒 70/71 型），HIV，西尼罗河病毒
脊髓灰质炎后综合征	见第 280 页
淋巴组织增生病（神经元病）	伴随霍奇金和非霍奇金淋巴瘤（± 副蛋白血症）；CSF 蛋白↑，CSF 中有寡克隆 IgG
辐射引起	主动脉旁淋巴结照射后几月至几年内发展（睾丸肿瘤，子宫癌）。可能快速进展后又静止（见第 356 页）
多灶运动神经元病（MMN）[11]	见第 366 页

注：来源：Murray 和 Mitsumoto（2012）。

[1] 选择。[2] CK= 肌酸激酶；EMG 可见慢性神经源性改变；无特异性发现；需要排除 ALS，MMN，肩部神经肌肉萎缩，脊髓空洞症或神经根受损；对症治疗（物理治疗，职业疗法）。[3] 详见 www.omim.org（*VAPB* 和 *SOD1* 基因）。[4] 与 ALS 的鉴别诊断（见表 121）。[5] 产前表现，产后呼吸支持。[6] AR= 常染色体隐性。[7] 松软婴儿，仰卧呈蛙位，头部无控制。[8] Fazio-Londe 病，2~13 岁发病，快速进展。[9] AD= 常染色体显性。[10] 急性弛缓性（非对称性）轻瘫。[11] 列于此做鉴别诊断。

表 120 肌萎缩侧索硬化症的家族形态

形 态	基因 / 基因位点 / 遗传 [1]	备 注
ALS1	SOD1/21q22.11/AD[2]	成人发病
ALS2	ALS2[3]/2q33.1/AR	青少年发病
ALS3	?[4]/18q21/AD	成人发病
ALS4	SETX[5]/9q32.13/AD	青少年发病
ALS5	?/15q15/AR	青少年发病
ALS6	FUS[6]/16p11.2/AD[2]	成人发病，可能伴随 FTD[7]
ALS7	?/20p13/AD	成人发病
ALS8	VAPB[8]/20q13.32/AD	成人发病
ALS9	ANG[9]/14q11.2/AD	成人发病
ALS10	TARDBP[10]/1p36.22/AD	成人发病，可能伴随 FTD
ALS11	Figure 4/6q21/AD	成人发病
ALS12	OPTN[11]/10p13/AR，AD	成人发病
ALS13	ATXN2[12]/12q24.12	对 ALS 敏感
ALS14	VCP[13]/9p13.3	成人发病，可能伴随 FTD
ALS15	UBQLN2[14]/Xp11.21	可能伴随 FTD
ALS16	SIGMAR1/9p13.3/AD	青少年发病
ALS17	CHMB2B[15]/3p11.2/AR	成人发病
ALS18	PFN1/17p13.2/AD	成人发病

注：[1]AR= 常染色体隐性遗传，AD= 常染色体显性遗传，XR= X 连锁隐性遗传。[2] 常染色体隐性遗传少见。[3]Alsin。[4]?= 未知。[5]Senataxin 基因。[6]FUS →表 10。[7]FTD= 额颞叶痴呆（见第 354 页）。[8] 囊泡相关膜蛋白相关 B。[9] 血管生成素。[10] 编码 TDP43（见第 410 页）。[11] 编码视神经蛋白。[12] 编码 ataxin-2，脊髓小脑共济失调 2，CAG 三核苷酸重复。[13] 含缬酪肽蛋白。[14] 泛素 2。[15] 突变也能引起 FTD（见第 354 页）。

表 121　ALS 的诊断和鉴别诊断（见第 354 页）

诊断试验[1]	备　注
• 神经系统征象	• 上运动神经元（见第 126 页）：精细运动功能受损，轻瘫，强直，反射亢进 • 下运动神经元（见第 130 页）：轻瘫，反射减弱 / 消失，肌肉萎缩，自发性收缩
• 肌电图（EMG）	• 急性慢性周围神经受损
• 神经成像	• 排除传导阻滞和外周神经病
• MRI	• 排除脊髓病，多神经根受损，脑白质病
• 体重	• 体重减轻？
• 肺活量，若有条件就做血气	• 呼吸功能障碍？
• 实验室检查[2]	• ESR^3，全血细胞计数，CRP^4，肝肾功能，甲状腺功能，维生素 B_{12}，血清蛋白 / 免疫电泳，CK^5，Na^+，K^+，Cl^-，PO_4^{3-}，Mg^{2+}，血糖，抗体（疏螺旋体属，HIV，梅毒，水痘–带状疱疹病毒）
• CSF	• 细胞计数，总蛋白，葡萄糖，乳酸，寡克隆带
• 肌肉活检	• 如果怀疑有包涵体肌炎或多发性肌炎
• 吞咽	• 吞咽困难？
• 基因检测[6]	• Kennedy 综合征（基因 *AR*），ALS6（基因 *FUS*），ALS10（基因 *TARDBP*），ALS1（基因 *SOD1*）
ALS 的鉴别诊断	**综合征**
• 上运动神经元或下运动神经元受损	• 见表 118、表 119
• 炎症和自身免疫	• 多灶性运动神经元病，慢性炎性脱髓鞘多发性神经根神经病（CIDP），包涵体肌炎，多发性肌炎，重症肌无力，副肿瘤性病（见第 153 页），多发性硬化
• 代谢和中毒	• 甲状腺功能亢进症，甲状旁腺功能亢进症，线粒体病，重金属中毒，羽扇豆中毒，Konzo
• 局灶性病损	• 脊髓型颈椎病，肿瘤，卒中，放疗，脊髓空洞症 / 延髓空洞病（见第 350 页）
• 遗传	• 遗传性痉挛性截瘫，脊髓小脑共济失调，眼咽肌营养不良，肾上腺髓质神经病，酸性麦芽糖酶缺乏症，氨基己糖苷酶 A 缺乏症[7]，ALS-帕金森痴呆复合征[8]，Machado-Joseph 病[9]，家族性常染色体显性额颞叶痴呆[10]，成人葡萄糖多聚体症[11]
• 感染	• HIV，HTLV-1，Creutzfeldt-Jakob 病，梅毒
• 其他神经变性疾病	• 多系统萎缩，皮质基底节变性，进行性核上麻痹，帕金森综合征
• 肌束震颤（见第 130 页）	• 无肌肉萎缩、轻瘫或感觉异常，反射正常，EMG^{12} 示良性肌束震颤

注：[1] 这些检验是根据临床征象决定的（见鉴别诊断）。[2] 特异性实验室检查：氨基己糖苷酶 A，抗核抗体，非常长链脂肪酸（VLCFA），抗 Hu 抗体，GM_1 自身抗体，血管紧张素转换酶（ACE），乙酰胆碱受体抗体，电压门控钾离子通道的抗体 =VGKC，HTLV-1 抗体。[3] 红细胞沉积率。[4] C 反应蛋白。[5] 肌酸激酶。[6] 如果有任何家族性 ALS 的证据。[7] 表 104。[8] ALS-PDC，西太平洋 ALS，可能不是家族性的，可能是神经毒性苏铁种子 Cycadeles 导致的。[9] 表 118。[10] 见第 306 页。[11] 症状：多发性神经病，认知缺陷，痉挛性四肢轻瘫。[12] 低放电频率（ALS 者升高），无泛化（常下肢远端），EMG 无病理表现；咖啡、酒精、疲劳、剧烈运动会加重。

表 122 单神经病（见第 358 页，例子见第 360、361 页）

神 经	病变；综合征	病 因[1]
副神经（XI）[2]	• 近端；胸锁乳突肌和上斜方肌麻痹 • 远端；斜方肌上部	• 颅底，颅颈交界区（肿瘤、骨折） • 活检，在颈部区域诊断
膈神经（C3-C4）	• C3-C4；肩胛肌和膈肌麻痹 • 颈丛，神经过程；膈肌麻痹	• 神经痛肩肌萎缩，创伤 • 纵隔肿瘤
腋神经（C5-C6）	• 外展麻痹 • 三角肌萎缩	• 肩关节脱位
胸长神经（C5-C7）	• 翼状肩胛；无感觉障碍，上肢抬高无力	• 压迫（"背包"瘫痪），神经痛肩肌萎缩（见第 366 页），感染后
桡神经（C5-T1）	• 上臂；手腕下垂（见第 127 页）时手的径向背面感觉减少；第 1 和第 2 节手指间突出 • 前臂近端；旋后肌综合征[4] • 前臂远端；感觉分支病变	• 压迫[3]/肱骨干骨折 • 外伤，肿瘤，应变 • 压迫，手术
正中神经（C5-T1）	• 上臂；"牧师之手"[5] • 前臂近端；旋前圆肌综合征[6]，骨间前神经综合征[7] • 前臂远端；腕管综合征，夜间臂痛[8]	• 压迫，断裂 • 应变，神经鞘瘤，压迫，骨折 • 压迫，动静脉瘘/尿毒症，风湿性关节炎，妊娠，糖尿病，甲状腺功能减退症，单克隆丙种球蛋白病
尺神经（C8-T1）	• 上臂；爪形手[9] • 前臂近端；爪形手 • 前臂远端；不同类型的瘫痪	• 创伤 • 创伤，压迫，关节脱位，尺沟 • 创伤，压迫，腕尺管综合征（"车把瘫痪"）
股外侧皮神经（L2-L3）	• 异常性股痛[10]	• 压迫
闭孔神经（L2-L4）	• 内收肌麻痹；行走时环转 • 后支病变；膝关节疼痛	• 外伤，肿瘤，手术治疗
股神经（L1-L4）	• 近端病变；膝关节伸肌瘫痪 • 盆腔病变；髋屈肌附加麻痹（步态障碍）	• 腰大肌血肿或脓肿 • 术后（髋关节手术，子宫切除术），创伤
臀上神经（L4-S1）	• 外展麻痹；体位标志	• 创伤，注射
臀下神经（L5-S2）	• 臀大肌；髋关节伸肌瘫痪	• 创伤，注射
坐骨神经（L4-S3）	• 腓骨 + 胫骨（部分）病变	• 创伤，髋关节手术，臀部注射
腓总神经（L4-S2）	• 腓骨头病变；背伸足麻痹（步态）	• 压迫，骨折，扭伤，骨筋膜室综合征
胫神经（L4-S3）	• 腘动脉损伤；所有屈肌麻痹（足、趾），小腿背部的感觉丧失和足底疼痛，踝关节的疼痛等 • 跗管综合征[11]；足内踝或脚底局部疼痛，行走时加剧 • Morton 跖痛症；数字神经系统，前脚掌疼痛	• 骨折，压迫 • 压迫，创伤 • 神经瘤，压迫（鞋紧）

注：来源：Mumenthaler 等（2007）。
[1] 有选择的，常见的病变。[2] 颅神经（见第 12、405 页）。[3] "拐杖"麻痹，止血带（缺血）。[4] 运动神经终端分支病变：前

臂伸肌表面疼痛，无感觉障碍，手指伸展受损，但保留手腕伸展。[5]径向手（手指）屈肌麻痹，旋前肌，鱼际肌萎缩；前3.5个手指感觉减弱，营养障碍。[6]前臂掌侧疼痛，径向手指感觉异常，手指屈肌无力，鱼际萎缩。[7]病变：骨间前神经（Kiloh-Nevin 综合征），无感觉障碍，屈拇指远端无力，示指和中指、拇指和示指不能形成一个"O"。[8]夜晚手臂隐隐作痛，感觉丧失，大鱼际肌萎缩，随着病情发展而瘫痪。[9]手指的掌关节过度伸展，中段和远端指骨屈曲，尺骨1.5个手指感觉障碍。[10]大腿外表面灼烧疼痛，髋关节屈曲时变好。[11]内踝病变。

表 123　糖尿病神经病变综合征（见第 356、358、362 页）

综合征	特　征
对称分布	
• 远端感觉运动多发性神经病变，主要为感觉障碍[1]	• 影响长有髓和无髓神经纤维，主要是远端（逆死性神经病变），主要是感觉（有或无疼痛，异常性疼痛），反射消失[2]；一段时间后远端肌肉无力
• 痛性远端神经病	• 小纤维神经病变；发热，刺痛，夜间尤甚；神经传导速度[3]可能正常；皮肤活检显示表皮神经纤维密度减少；可能是糖尿病的首发症状
• 急性痛性神经病变（"胰岛素神经炎"）	• 麻痹可能不存在，糖尿病治疗初期会使体重迅速下降（通常为2型），不良的饮食习惯（1型）；可能非对称分布；发热感觉，这可能涉及躯干，神经病变的临床症状较少；糖尿病控制良好1年内可缓解
	• 心血管系统：直立性低血压，心功能不全[4]，沉默型心肌梗死
• 自主神经病变	• 胃肠道：胃食管反流，胃轻瘫，吞咽困难，便秘，腹泻，大便失禁
	• 泌尿生殖系统：残余尿，逆行射精，阴茎勃起功能障碍
	• 呼吸：阻塞性睡眠呼吸暂停
	• 出汗：增加或消失
非对称分布	
• 腰骶丛神经根神经病和神经病变[5,6]	• 很少对称。强烈疼痛从腰下部延伸至大腿上部。肌肉的虚弱和萎缩受股神经支配。股四头肌反射消失。最小感觉损失；通常为2型糖尿病
• 胸腰椎神经根神经病[6]	• 节段性分布带状疼痛，感觉障碍，腹壁麻痹；部分好转至少要好几个月
• 压迫综合征	• 腕管综合征，尺侧病变在肘部水平，腓总神经病变
• 颅单神经病[6,7]	• Ⅵ，急性，通常无痛；Ⅲ，急性，最初疼痛[8]的眼肌麻痹通常不累及瞳孔；Ⅳ，急性，最初后眼窝痛

注：[1]如果进展快速、非对称或严重虚弱（血管炎，Guillain-Barré 综合征，酒精，异常蛋白血症，遗传性神经病，副肿瘤性病），则需另加检查。[2]特别是踝关节反射。[3]神经传导速度（感觉/运动）。[4]例如，静息性心动过速，固定心率。[5]也被称为近端糖尿病神经病变，糖尿病性肌萎缩，股神经病变。[6]良好的预后（部分或完全缓解）。[7]局部感染（鼻脑毛霉菌病，见第 286 页；局限性外耳炎）可引起糖尿病患者颅的神经功能障碍。[8]眶周，眶，额颞叶，半球。

表 124　Guillain-Barré 综合征的临床谱（见第 364 页）

综合征	特　征[1]
急性炎性脱髓鞘多发性神经病（AIDP）[2]	• 所有肢体，常与自主神经有关 • 未知抗体
急性运动和感觉性轴索神经病（AMSAN）[3]	• 明显麻痹，早期肌萎缩性轴索变性 • 对 GM_1，GM_{1b} 和 GD_{1a} 的 IgG 抗体
急性运动性轴索神经病（AMAN）[4]	• 轴索变性单纯运动神经病 • 对 GM_1，GM_{1b}，GD_{1a} 和 GalNac-GD_{1a} 的 IgG 抗体
急性单纯感觉神经病变	• 对 GD_{1b} 的 IgG 抗体
急性单纯自主神经功能障碍	• 可变自主神经功能障碍
Miller-Fisher 综合征（MFS）	• 复视（通常为眼外肌麻痹，共济失调），视神经炎可能消失 • 对 GQ_{1b}，GT_{1a} 和 GD_3 的 IgG 抗体
MFS/Guillain-Barré 综合征（重叠综合征）[4]	• 对 GD_3，GT_{1a}，GQ_{1b} 的 IgG 抗体
CANOMAD 综合征[5]	• 对 GQ_{1b} 的 IgG 抗体 • Disialosyl IgM 抗体
急性咽-颈-臂单纯运动性轴索神经病	• 对 GT_{1a} 的 IgG 抗体

注：来源：Hughes 和 Cornblath（2005）。
[1] 最常见的表现已经被列举。其他运动、感觉或者自主的感染也可能发生。[2] 最常见的形式在欧洲、北美和澳大利亚。[3] 普遍发生在中国北部、日本、美国中部和南部，西方国家罕见。[4] 四肢及呼吸肌麻痹与 Miller-Fisher 综合征重叠。[5] 慢性共济失调神经病变，眼肌麻痹，单克隆 IgM 蛋白，冷凝集素；明显的感觉性共济失调和反射消失，延髓肌肉无力；类似于慢性 MFS。

表 125　Guillain-Barré 综合征（见第 364 页）和 CIDP[1]（见第 366 页）的诊断调查

测　试	备　注
必要的神经系统调查结果（AIDP）	• 上、下肢进行性瘫痪 • 广义的反射减弱或消失
支持性调查[2]	• 电生理检查：用 F 波和 H 反射测试三支感觉神经（NCV^3, 振幅）和三支运动神经（远端潜伏期，波幅，NCV） • CSF[4]：葡萄糖，总蛋白，细胞计数，细菌，乳酸
具体案例的调查	• 尿胆色素原，δ - 氨基乙酰丙酸，抗核因子，HIV 抗体，毒理学筛查（毒品，酒精，重金属）
一般医学检验	• 尿常规，血常规，血沉，电解质，肝，肾，甲状腺功能检查，肌酸激酶，凝血功能，心电图，胸片，血气分析，肺活量
病因调查[2]	• 大便培养：例如，脊髓灰质炎病毒与纯粹的运动综合征 • 血清学：空肠弯曲杆菌，巨细胞病毒，Epstein-Barr 病毒，肺炎支原体 • 抗体：GM_1，GD_{1a}，GQ_{1b} • CIDP 神经活检

注：来源：Hughes 和 Cornblath（2005）。
[1] 慢性炎性脱髓鞘多发性神经病。[2] 最低要求被列举，更广泛的测试在某些情况下可能是必要的，特别是疑似 AMSAN、AMAN 或 Miller-Fisher 综合征，见表 126。[3] 神经传导速度。[4] 在注射免疫球蛋白治疗开始前进行腰椎穿刺，可能引起无菌性脑膜炎，特别会导致 AIDP 或 CIDP，总蛋白升高而细胞没有增多，在 AIDP 中，CSF 可能在前 2 天是正常的。

表 126　Guillain-Barré 综合征（GBS）（见第 364 页）和 CIDP （见第 366 页）的鉴别诊断

病　因	举　例
脑或脊髓	脑干脑炎，Wernicke 脑病，脑膜炎，脊髓炎，脊髓压迫
前角病变（见第 354 页）	脊髓灰质炎病毒，西尼罗河病毒
脊神经根	压迫，炎症（例如，巨细胞病毒），软脑膜恶性浸润
代谢紊乱	低钾血症，低磷血症，高镁血症，低血糖
周围神经病变	CIDP（见第 366 页），药物性和中毒性神经病（包括重金属，药物），卟啉症，危重病神经病变（见第 383 页），血管炎，白喉，维生素 B_1 缺乏，蜱瘫痪
神经肌肉接头异常	重症肌无力，肉毒杆菌中毒，有机磷中毒
肌病	危重病肌病，多发性肌炎，皮肌炎，急性横纹肌溶解症
GBS 的不寻常症状（"红旗"）	发病时有严重肺功能障碍和限制性肢体无力、严重的感觉症状和限制性虚弱，发病时有膀胱或肠道功能障碍，发病时起热，感觉层面敏锐，进展缓慢且限制性虚弱，但无呼吸功能障碍（CIDP，见第 366 页），严重的非对称性瘫痪，CSF 中的单核细胞数量或粒性白细胞数量增多
In CIDP	HIV-1，系统性红斑狼疮，MGUS（见第 366 页），POEMS 综合征，慢性肝炎，霍奇金淋巴瘤，遗传性神经病变，糖尿病

注：来源：van Doorn 等（2008）。

表 127　多发性骨髓瘤相关的神经病变，AL 型淀粉样变性[1] 和感染（见第 366 页）

病　因	综合征
多发性骨髓瘤	感觉神经病约占 5% 的病例
POEMS 综合征[2]	在约 50% 的骨硬化性骨髓瘤病例中，病变类似于 CIDP
原发性系统性淀粉样变（淀粉样变）	痛性感觉运动神经病变，自主神经病变
传染病	
HIV-1（见第 278 页）[3]	腰骶部多发性神经病，单神经病，多发性单神经病变，Guillain-Barré 综合征（AIDP），CIDP，颅单神经病，远端对称性多神经病变，感觉神经病变
麻风（Hansen 病，见第 367 页）	全球神经病变最常见的原因。细菌麻风分枝杆菌攻击身体较冷的部位（皮肤浅表神经，鼻，眼区，睾丸）。节段性增厚周围神经（肘，腕，踝关节）。止汗药和白斑区皮肤的分离性感觉障碍
西尼罗河病毒，HTLV-1，白喉[4]，莱姆病，南美锥虫病[5]	见第 262 页

注：[1] 淀粉样轻链淀粉样变性。[2]POEMS= 神经病 + 脏器肿大 + 内分泌失调 + 单克隆丙种球蛋白病 + 皮肤变化。[3] 在 HIV 感染的不同阶段有不同的神经病变。[4] 白喉棒状杆菌。[5] 克氏锥虫（寄生虫）。

表 128 遗传性神经病变的分类（见第 370 页）

疾病群	综合征	基因位点 [1]/基因
神经病变，且神经病变是唯一或主要症状的疾病	腓骨肌萎缩症 [2]1 型（CMT1），脱髓鞘 [3]，AD	17p12/*PMP22*（DSS[4]） 1q23.3/*MPZ*（DSS，CH[5]） 16p13.3/*LITAF* 10q21.3/*EGR2*（DSS，CH） 8p21.2/*NEFL*
	腓骨肌萎缩症 1 型（CMT1[6]），脱髓鞘，AR	8q21.11/*GDAP1* 11q21/*MTMR2* 11p15.4/*SBF2* 5q32/*SH3TC2* 8q24.22/*NDRG1* 10q21.3/*EGR2* 19q13.2/*PRX*（DSS） 10q23.2/? 12p11.21/*FGD4* 6q21/*FIG4*
	腓骨肌萎缩症 2 型（CMT2），轴突 [7]，AD	1p36.22/*MFN2/KIF1B* 3q21.3/*RAB7* 12q24.11/*TRPV4* 7p14.3/*GARS* 8p21.2/*NEFL* 7q11.23/*HSPB1* 12q12~q13.3/? 12q24.23/*HSPB8*
	腓骨肌萎缩症 2 型（CMT2），轴突，AR	1q22/*LMNA* 19q13.33/*MED25* 8q21.11/*GDAP1*
	腓骨肌萎缩症伴 X 染色体（CMTX）	XD：Xq13.1/*GJB1*（CMTX1）[3,7]
	中级腓骨肌萎缩症 [8]	AD：1p35.1/*YARS* AD：19p13.2/*DNM2*
	遗传性神经病变与压力性麻痹（HNPP）	AD：17p12/*PMP22*
	遗传性感觉和自主神经病变（HSAN，HSN）	众多已知基因 [9]
	远端型遗传性运动神经病	运动神经病变无感觉障碍的异质群体
	遗传性神经痛性肌萎缩（HNA），AD	17q25.2~q25.3/*SEPT9*
	家族性淀粉样多发性神经病变（FAP）[10]	AD

（续表）

疾病群	综合征	基因位点 [1]/ 基因
神经病变，其中神经病变是全身或多系统疾病的一部分	脂质代谢紊乱（见第 313、329、480 页）	脑白质营养不良，脂蛋白缺乏，Refsum 病，α - 半乳糖苷酶缺乏症，脑腱黄瘤病，神经鞘脂贮积 [11]
	卟啉症	急性间歇性卟啉病，遗传性卟啉病，丙氨酸脱氢酶缺乏症
	缺陷基因混乱	共济失调毛细血管扩张症，着色性干皮病，Cockayne 综合征
	线粒体疾病相关的神经病变	见第 314、376 页
	遗传性共济失调相关的神经病变	见第 313 页
	神经棘红细胞增多症	见第 310 页
	巨轴索神经病 [12]，AR	16q23.2/GAN
	NARP（线粒体综合征）	见第 314 页

注：缩写：AD= 常染色体显性遗传，AR= 常染色体隐性遗传，XR=X 连锁隐性遗传，XD=X 连锁显性遗传，？ = 未知。
来源：Reilly（2007）；遗传细节来自 www.omim.org；同时见 www.molgen. vib-ua.be。
[1] 有选择的，而不是完整的列表。[2] 也被称为遗传性运动感觉神经病变（HMSN）。[3] 神经传导速度（正中神经）< 38 米 / 秒，神经膜细胞的影响为主。[4]DSS=Dejerine-Sottas 综合征。[5]CH= 先天性髓鞘神经病变。[6] 常染色体隐性遗传型 CMT1 也被称为 CMT4。[7] 神经传导速度 > 38 米 / 秒，受神经元 / 轴突影响。[8] 神经传导速度中间，25~45 米 / 秒。[9]HSAN3（9q31.3/IKBKAP）=Riley-Day 综合征。[10] 不同亚型具有不同的血清蛋白变化（甲状腺素运载蛋白，载脂蛋白 A1，凝溶胶蛋白），其中胞外淀粉样蛋白在甲状腺素运载蛋白形式中产生，淀粉样前体可通过肝移植切除，这样可以缓解症状。[11]Niemann-Pick 病，Gaucher 病，异染性脑白质病变，Fabry 病，Tay-Sachs，Krabbe 病。[12] 巨轴索神经病，感觉运动神经病变，小脑综合征，身材矮小，微卷发。

表 129　遗传性肌病（见第 372 页）

状 态	肌 病	遗 传	位 点	基 因
肌营养不良症（MD）				
营养不良性疾病	Duchenne MD	XR	Xp21.2~p21.1	肌营养不良蛋白
	Becker MD	XR	Xp21.2~p21.1	肌营养不良蛋白
肢带型 MD，AD[1, 2]	LGMD1A[5]	AD	5q31.2	*MYOT*（肌收缩蛋白）
	LGMD1B[3]	AD	1q22	*LMNA*（核纤层蛋白 A/C）
	LGMD1C	AD	3p25.3	*CAV3*（小窝蛋白 -3）
	LGMD1E（LGMD1D）	AD	7q36.3	*DNAJB6*
肢带型 MD，AR[1]	LGMD2A	AR[1]	15q15.1	*CAPN3*（钙蛋白酶 -3）
	LGMD2B	AR	2p13.2	*DYSF*（靶标）
	LGMD2C	AR	13q12.12	*SGCG*（γ - 肌糖）
	LGMD2D	AR	17q21.33	*SGCA*（α - 肌糖）
	LGMD2E	AR	4q12	*SGCB*（β - 肌糖）
	LGMD2F	AR	5q33.3	*SGCD*（δ - 肌糖）
	LGMD2G	AR	17q12	*TCAP*（视松蛋白）
	LGMD2H	AR	9q33.1	*TRIM32*
	LGMD2J	AR	2q31.2	*TTN*（肌联蛋白）
	LGMD2L	AR	11p14.3	*ANO5*（anoctamin-5）
面肩肱型 MD	FSHMD1A	AD	4q35	?
核膜蛋白肌病[3]	Emery-Dreifuss MD（EDMD1）	XR	Xq28	*EMD*（伊默菌素）
	EDMD2[4]；EDMD3	AD；AR	1q22	*LMNA*（核纤层蛋白 A/C）
远端肌病	儿童型（手）	AD	2p13	?
	Miyoshi MD1（小腿和前臂）[5]	AR	2p13.2	*DYSF*（靶标）
眼咽型 MD	OPMD	AD	14q11.2	*PABPN1*
肌强直				
强直性肌营养不良症	肌强直性 MD（DM1）[6]	AD	19q13.32	*DMPK*
	PROMM[7]（DM2）	AD	3q21.3	*ZNF9*
Nondystrophic 肌强直	先天性肌强直症，Thomsen 型	AD	7q34	*CLCN1*
	先天性肌强直症，Becker 型	AR	7q34	*CLCN1*
	先天性副肌强直	AD	17q23.3	*SCN4A*
	钾加重肌强直（PAM）	AD	17q23.3	*SCN4A*
周期性瘫痪（PP）	低血钾周期性瘫痪 1 型	AD	1q32.1	*CACNA1S*
	低血钾周期性瘫痪	AD	17q23.3	*SCN4A*
代谢性肌病	表 133（有选择的）	AR		
一磷酸腺苷脱氨酶缺乏	肌腺苷酸脱氨酶缺乏	AR	1p13.2	*AMPD1*

（续表）

状 态	肌 病	遗 传	位 点	基 因
恶性高热	MHS1	AD[8]	19q13.2	*RYR1*
先天性肌病	见表 132（有选择的）	AD；AR，XR		
线粒体肌病	见表 133（有选择的）			

注：缩写：AD= 常染色体显性遗传，AR= 常染色体隐性遗传，XR=X 连锁隐性遗传，XD=X 连锁显性遗传，?= 未知。
来源：遗传学来自 www.omim.org。
[1] 并非完整列表。[2]LGMD= 肢带型肌营养不良症，AR 表型比 AD 型更频繁。[3] 核膜，MD 主要由核膜内的变化引起。[4] 命名：Hauptmann-Thannhauser MD。[5] 基因异质性。[6]Curschmann-Steinert 强直性肌营养不良。[7] 近端肌强直性肌病。[8] 最常见的形式。

表 130　一些肌营养不良的表型[1]（MD，见第 372 页）

特 征	Duchenne MD	Becker MD	肢带型 MD	FSHMD[2]	肌强直性 MD
平均表现年龄（岁）	< 5	5~15（更大）	青春期 / 成年期	7~30	青春期 / 成年期
性别[3]	M	M	M/F	M/F	M/F
发病部位	骨盆带	骨盆带	经常在骨盆带	脸，肩带	脸，肩带，臂，足背屈
面部肌肉的参与	否	否	否	是	是（白内障）
假性肥大	小腿，三角肌，臀部肌肉	小腿	小腿罕见	无	无
心脏受累	通常（心律失常，传导阻滞）	罕见（心律失常，心肌病）	有时	无	通常（心律失常，传导阻滞）
呼吸障碍	经常	罕见	罕见	罕见	罕见
CK[4]	↑ 50（到 300）倍	↑ 20（到 200）倍	↑小于 10 倍	正常到 4 倍↑	正常到 3 倍↑
抗肌萎缩蛋白	无	缺乏	正常	正常	正常
肌强直	否	否	否	否	是
预后	3~6 岁步态障碍，5~6 岁肥大症，6~11 岁增加瘫痪、挛缩，15~30 岁死亡	发展缓慢，发病后约 20 岁无法走路，平均死亡年龄 42 岁（23~89 岁）	通常进展缓慢，但寿命可能略有缩短	缓慢进展，但行走能力可维持，寿命正常	行走能力可维持，只有当症状严重时寿命会缩短

注：[1]Emery-Dreifuss MD，眼咽型 MD，远端肌病，近端肌强直 MD 和先天性 MD 等情形并未列入表格。它们极其罕见（发病率小于 1：10[6]）。[2] 面肩肱型 MD。[3]M= 男性，F= 女性。[4] 肌酸激酶；↑：升高。

表 131　肌肉离子通道病（见第 374 页）

钙离子通道	钠离子通道	钾离子通道	氯离子通道	利阿诺定受体[1]
基因/基因座： *CACNA1S（CACNL1A3）* /1q32.1	基因/基因座： *SCN4A*/17q23.3	基因/基因座： *KCNJ2*/17q24.3	基因/基因座： *CLCN1*/7q43	基因/基因座： *RYR1*/19q13.2
• 低血钾型 PP[2] 型（AD） —10~20 岁多见 —↑[3]：高强度体力活动后休息、高碳水化合物饮食、月经期间 —预防：避免高盐饮食、避免受凉和高碳水化合物饮食 —无力症状：下肢轻瘫或四肢轻瘫（发生在后半夜、清晨） —发生时长：数小时至数天 —一般无肌强直 • 甲状腺毒性 PP（散发的） —甲状腺功能亢进症、高碳水化合物饮食、强体力运动后休息 • 恶性高热（MHS5） —类似 MHS1 —恶性高热患者中 MHS5 仅 1%	• 低血钾型 PP2 型（AD） —类似 1 型 • 高血钾型 PP[4]（AD） —<10 岁多见 —↑：高强度体力活动后休息、钾负荷、糖皮质激素（拨晓发作）、酒精、压力、妊娠 —预防：规律摄入碳水化合物、钾饮食、轻体力活动、不禁食 —无力症状：池缓、中心性、对称性；50% 有肌强直或副肌强直 —发生时长：数分钟至数小时 —有或无肌强直 • 先天性肌强直病（AD） —新生儿、幼年 —↑：受凉、强体力活动、自发性 —预防：衣着保暖、摄入碳水化合物 —无力症状：面部、舌、颈、手臂 —发生时长：数分钟至数小时 • PAM[5]	• Anderson-Tawil 综合征（AD） —幼年早期 —↑：钾过载导致 PP，体力活动 —如果 K⁺↓，谨慎地补钾可以缓解 —无力症状：近端 > 远端 —发生时长：1~48 小时 —心电图异常（QT 间期延长、心律失常、传导阻滞）、先天性畸形（个子矮、并指、脊柱侧凸、高血压、颌骨畸形、高颚）	• Thomson 病（AD） —幼年早期 —肌强直↑：受凉、禁食、疲劳、压力 —温暖[6]后，无高强度体力活动可以缓解 —无力症状：面、近端、上肢 > 下肢 —发生失常：休息后恢复复正常 —肌肉肥大 • Becker 病（AR） —<10 岁 —肌强直↑：同上、一过性无力 —温暖后可缓解 —无力症状：远端下肢 > 上肢、面部 —发生时长：短暂的（休息时或短暂的体力活动后） —下肢肌肉假性肥大	• 恶性高热（MHS[7]，AD；见第 382 页） —由吸入性麻醉剂或去极化肌肉松弛剂并发发症引起 —↑：可卡因、安非他明、狂音 —用咖啡因-氟烷骨骼肌收缩试验确诊 —恶性高热患者中 MHS1 占 50%~60% —见于中央核/多核肌病（见表 132）

注：缩略词：AD = 常染色体显性遗传。AR = 常染色体隐性遗传。

来源：Merrison 和 Hanna（2009）；基因引自 www.omim.org。

[1] 控制从肌质网至肌质的钙离子流的受体→在肌纤维收缩机制的活化中起重要作用（见第 56 页）。[2] PP= 周期性瘫痪。[3] ↑= 引发或加重症状的因素。[4] 同义词：遗传性发作性肌无力伴或不伴肌强直，Gamstorp 病。[5] PAM = 钾加重型肌强直；波动性肌强直，永久性肌强直。[6] 反复的肌强直（保暖）使肌强直消失。[7] 具有遗传异质性。

表 132　先天性肌病的选择形式（见第 376 页）

肌　病	基因位点 / 基因	特　征 [1]
中央核肌病（AD[2]）	19q13.2/*RYR1*（见表 131）	• 新生儿张力减退 [3] • 进展缓慢 • 肌肉萎缩 • 骨骼异常 [4] • 反射减弱或消失 • 运动性肌肉强直 • 恶性高热的危险
杆状体肌病→临床和遗传异质性	7 个确定基因位点；AR[5] 和 AD 遗传；儿童、少年和成人的形式	• 新生儿张力减退 • 快速或缓慢进展
中央核肌病（肌管）→临床和遗传异质性	4 个确定基因位点；伴 X 染色体，AR 和 AD 遗传；新生儿，儿童和成人的形式	• 新生儿张力减退 • 面部肌肉无力 • 眼外肌瘫痪 • 呼吸障碍 • 吞咽困难

注：[1] 选定的特征，临床表现各不相同。[2] 常染色体显性遗传。[3] 肌病表现多样化，除了先天性形式，以成人和无症状的形式出现。[4] 先天性髋关节脱位，胸廓畸形，脊柱侧后凸畸形，弓形足。[5] 常染色体隐性遗传。

表 133　代谢性肌病的选择形式（见第 376 页）

肌病 / 基因位点	缺陷 / 基因 / 遗传	特　征
碳水化合物代谢 [1]		
Ⅱ 型，Pompe[2]（酸性麦芽糖酶缺乏症）/17q25.3	α - 葡萄糖苷酶（酸性麦芽糖酶）/*GAA*/AR	缓慢渐进的近端肌病，呼吸紊乱（夜间低通气），ERT
Ⅴ 型，McArdle[2]（肌磷酸化酶缺乏症）/11q13.1	肌磷酸化酶 /*PYGM*/AR	运动引起的肌肉疼痛和僵硬，肌红蛋白尿，二风现象 [3]
Ⅶ 型，Tarui（磷酸果糖激酶缺乏）/12q13.11	磷酸果糖激酶 /*PFKM*/AR	运动引起的肌肉疼痛，肌红蛋白尿，血糖会恶化肌肉表现
脂质代谢		
左旋肉碱不足 /?	原发性肌肉肉碱缺乏症 /?/AR?	对称，近端，缓慢进行性肌病，CK ↑
CPT-Ⅱ 不足 [2, 4]/1p32.3	CPT Ⅱ /*CPT2*/AR	运动 / 空腹引起的肌肉疼痛，横纹肌溶解症
线粒体肌病 [5]		
CPEO[6]	mtDNA[7] 突变 / 零星的，母系的	缓慢进行性双侧上睑下垂，眼肌麻痹
KSS[8]	mtDNA 突变 / 零星的	在 20 岁以前发病；CPEO 加色素性视网膜病变，共济失调，听力损伤，心脏传导缺陷，↑脑脊液蛋白

（续表）

肌病/基因位点	缺陷/基因/遗传	特 征
MERRF[9]	多个 mtDNA 缺失	肌阵挛，共济失调，惊厥，小脑共济失调
MELAS[10]	mtDNA 点突变	发作性呕吐，头痛，癫痫发作，近端肌无力
LHON[11]	mtDNA 点突变/母系的	亚急性双侧视力丧失（中心暗点）
MTDPS1[12]/22q13.33	胸苷磷酸化酶/*TYMP*/AR	CPEO，胃肠假性梗阻，白质脑病，神经病变，肌病，恶病质

注：缩写：AR=常染色体隐性遗传，ERT=酶替代疗法，?=未知。
[1] 肝醣贮积症，溶酶体肝醣贮积症（糖原储存于 II 型溶酶体中）有别于非溶酶体肝醣贮积症（受损的糖酵解，包括 V 和 VII 型）。[2] 晚发病形式，心脏受牵连少。[3] 如果初始运动减少并持续，则症状减少。[4] 左旋肉碱棕榈酰转移酶缺乏症。I 型的缺陷位于线粒体外膜，II 型的位于线粒体内膜，只有迟发性肌肉青少年/成人 II 型被列在这里。[5] 细节见 www.mitomap.org。[6] 慢性进行性眼外肌麻痹。[7] 线粒体基因。[8] Kearns-Sayre 综合征，治疗心律失常可能需要心脏起搏器植入术。[9] 肌阵挛性癫痫伴破碎红纤维。[10] 线粒体脑肌病，乳酸性酸中毒和卒中样发作。[11] Leber 遗传性视神经病变，主要影响 20~30 岁的男性。[12] 线粒体 DNA 缺失综合征 1，肌神经胃肠脑病（MNGIE）型。

表 134　可加重重症肌无力的药物（见第 378 页）

药 物	备 注
D-青霉胺	禁忌
泰利霉素	只有当没有其他可供选择时使用
箭毒和类似的药物，肉毒杆菌毒素，氨基糖苷类抗生素（庆大霉素，卡那霉素，新霉素，链霉素，妥布霉素），大环内酯类抗生素（红霉素，阿奇霉素），喹诺酮类（环丙沙星，氧氟沙星，诺氟沙星），奎宁，奎尼丁，普鲁卡因胺，IF-α，镁盐（IV 镁置换）	大多数重症肌无力患者肌无力恶化
钙通道阻滞剂，β 受体阻滞剂，锂，碘造影剂，他汀类药物（因果关系不确定）	部分重症肌无力患者肌无力可能加重

注：来源：Meriggioli 和 Sanders（2009）。

表 135　重症肌无力的临床表现和重症肌无力危象（MG，见第 378 页）

综合征	特点 / 症状	备 注
早发型 MG（年龄 ≤ 40 岁）	抗 AChR 抗体[1]，女性 > 男性，眼或全身症状	胸腺增生在 80% 以上，其他自身免疫性疾病（常有甲状腺疾病）
迟发型 MG（年龄 >40 岁）	抗 AChR 抗体[2]，男性 > 女性，更严重的眼部或全身症状	正常胸腺组织学或胸腺萎缩，自发缓解罕见
眼部 MG	成人[3]，50% 的抗 AChR 抗体，抗 MuSK 抗体罕见	2 年后单纯眼部症状：广义 MG 不太可能
抗 MuSK 抗体[4]-结合 MG	抗 MuSK 抗体，女性 > 男性，"非典型"症状[5]	胸腺组织学正常，胸腺切除术可能无益
双阴性 MG	既不是抗 AchR 抗体，也不是抗 MuSK 抗体	约 10% 的全身型 MG；抗 LRP4 抗体可检出（见第 378 页）
胸腺瘤相关	男性发病率与女性一样，广义口咽 MG	抗肌联蛋白抗体，较高的抗乙酰胆碱受体抗体
重症肌无力危象		相关：
• 特征症状与体征	• 上睑下垂，瞳孔散大，心动过速，皮肤苍白	• 传染病（流感感染） • 手术，麻醉 • 药物治疗[6]，对重症治疗药物的吸收受损（由于呕吐或腹泻）
• 附加症状和体征	• 激动，焦虑，混乱，呼吸无力，虚弱咳嗽，吞咽困难，构音障碍，出汗，里急后重，腹泻，尿频尿急	• 分娩 • 疾病进展 • 先前未确诊的重症肌无力（以上列出的因素）
胆碱能危机		相关：
• 特征症状与体征	• 瞳孔缩小，流涎，肌肉震颤，心动过缓，皮肤潮红（温暖的皮肤）	•（相关）过量的乙酰胆碱酯酶抑制剂
• 附加症状和体征	• 激动，焦虑，混乱，呼吸无力，虚弱咳嗽，吞咽困难，构音障碍，出汗，里急后重，腹泻，尿频尿急	

注：来源：Meriggioli 和 Sanders（2009）。

[1] 作用于乙酰胆碱受体的自身抗体。[2] 频繁作用于肌联蛋白或兰尼碱受体的自身抗体。[3] 在亚洲，童年显现。[4] 肌特异性受体酪氨酸激酶（MuSK）抗体。[5] 无力主要影响口咽和呼吸肌，肌萎缩，呼吸疾病比较常见。[6] 见表 134。

表 136 重症肌无力的辅助检查（见第 378 页）

检 查	目 的	结果解释
眼部虚弱	眼部虚弱的临床确认	Simpson 试验，Cogan 盖抽动试验[1]，冰敷眼睛 2~5 分钟（→上睑下垂改善）
氯化依酚氯胺测试[2]（Tensilon®，Camsilon®）	提高肌肉强度（同时改善上睑下垂，眼球运动，言语和吞咽）	• 明显改善（执行 30 秒后开始并持续大约 5 分钟）→有明确的回应 • 敏感性：OMG[3] 约 86%、GMG[4] 约 95% 为阳性
肌电图（EMG）[5]	神经肌肉传导受损的证明（连续刺激下振幅递减，可在单纤维肌电图中观察到振动→敏感但非特异性）	• 10% 或以上的递减是不正常的 • 肌肉锻炼后消耗增加 • 对连续刺激的敏感性：OMG 约 34%、GMG 则高达 77% 为阳性 • 单纤维肌电图敏感性：95% 左右为阳性
血清抗体检测[6]		
• 抗乙酰胆碱受体抗体（AChR Ab）[7]	血清抗体滴度升高的证明（抗体滴度与重症肌无力症状的严重程度无关）	AChR Ab：50% 的 OMG 及 90% 左右的 GMG 为阳性
• 骨骼肌受体酪氨酸激酶抗体（MuSK Ab，见表 135）		MuSK Ab：在 AChR Ab 为阴性时检测，约 40% 左右的 GMG 为阳性
• 抗肌联蛋白抗体（T-Ab）		T-Ab：GMG 伴胸腺瘤时约 95% 为阳性
• 抗兰尼碱受体抗体（RR-Ab）		RR-Ab：GMG 伴胸腺瘤时约 70% 为阳性
诊断影像学[8]	胸腺测量	• 由于增生、胸腺瘤或胸腺癌而导致胸腺肿大

注：来源：Phillips 和 Melnick（1990）。
[1] 眼睛从向下注视迅速转到向正前方注视，上睑一过性向上，超过原来的上睑下垂位置。[2] 短效的胆碱酯酶抑制剂，静脉注射用于诊断目的。[3] 眼重症肌无力。[4] 广义重症肌无力。[5] 重复刺激，例如对副神经进行重复单次刺激（每秒 3 次，持续 3 秒，记录斜方肌肌肉活动）。[6] 其他抗体可能被测量，以排除伴随自身免疫性疾病（如甲状腺炎，类风湿疾病，红斑狼疮）。[7] Lamber-Eaton 综合征的假阳性结果，很少发生在肌萎缩性侧索硬化症中。[8] CT（增强）或 MRI（在年轻患者中，能更好区分胸腺增生）。[111] 铟奥曲肽-单光子发射计算机断层成像术（结合生长抑素受体）→胸腺肿瘤摄取（循环），而胸腺增生不摄取。

表 137 中毒性肌病（见第 383 页）

肌 病	物 质（有选择的）
肌肉无力，可能有疼痛，或存在横纹肌溶解（肌红蛋白尿）	酒精，氯喹，环孢素，西咪替丁，氯贝丁酯，可卡因，秋水仙碱，糖皮质激素，双硫仑，D- 青霉胺，依米丁，麦角胺，吉非罗齐，黄金，海洛因，引起低钾血症（利尿剂，甘草），丙咪嗪，异烟肼，拉贝洛尔，锂，洛伐他汀，L- 色氨酸，甲丙氨酯，烟酸，硝苯地平，喷他佐辛，普鲁卡因胺，异丙酚，喹硫平，沙丁胺醇，甲状腺激素，长春新碱，齐多夫定
炎性肌病	D- 青霉胺，肼屈嗪，L- 色氨酸，普鲁卡因胺
肌肉痉挛	抗胆碱酯酶药，咖啡因，环孢素，氯贝丁酯，利尿剂，拉贝洛尔 /β 受体阻滞剂，锂，硝苯地平，特布他林，茶碱，他汀类药
局部肌肉损伤（疼痛、肿胀、肌肉萎缩）	哌替啶，海洛因，胰岛素，喷他佐辛

注：来源：Merrison 和 Hanna（2009）。

表 138 神经副肿瘤综合征（见第 383 页，见表 109）

病变部位	综合征	症状和体征	常见肿瘤	抗 体[1]
运动神经元（见表 121）	肌肉萎缩（手，延髓肌）	非对称性瘫痪，肌肉萎缩，腱反射消失	小细胞肺癌，淋巴瘤，肾细胞癌	Hu
脊神经后根，神经节	亚急性感觉神经元病	逐步明显的感觉丧失，反射消失，共济失调，感觉异常，疼痛	肺小细胞癌，胸腺瘤，淋巴瘤，乳腺癌	Hu，双载蛋白，Ma2（Ta），CV2（CRMP5）
周围神经近端	• 急性多发性神经病	• 感觉运动障碍上升[2]	• 霍奇金病	Hu，双载蛋白，Ma2（Ta），CV2（CRMP5），SOX1
	• 慢性多发性神经病[3]	• 慢性进行性/复发性感觉运动障碍	• 小细胞肺癌，淋巴瘤，骨髓瘤	
周围神经远端	• 副蛋白血症多发性神经病	• 见第 366 页	• 浆细胞瘤	MAG
	• 感觉运动多发性神经病	• 远端对称性多发性神经病	• 小细胞肺癌，其他癌	
周围神经过度兴奋	神经性肌强直，肌颤搐，良性震颤综合征，脊髓综合征	肌肉痉挛，自主神经功能障碍，感觉障碍，痉挛，失眠，疲劳	胸腺瘤，小细胞肺癌，淋巴瘤，浆细胞瘤	VGKC，AChR
自主神经病变	亚急性	心血管，胃肠道，泌尿生殖道，体温调节障碍	肺小细胞癌，胸腺瘤，淋巴瘤	Hu，外周蛋白，AChR
终板	• Lambert-Eaton 综合征	• 见第 378 页	• 小细胞肺癌	SOX-1，VGCC
	• 重症肌无力	• 见第 378 页	• 胸腺瘤	肌联蛋白，AChR，MuSK
骨骼肌	• 多发性肌炎/皮肌炎	• 见第 380 页	各种癌症（乳腺、肺、卵巢、淋巴瘤）	Jo1，Mi2，SRP
	• 急性坏死性肌病	• 快速进行性麻痹，吞咽困难		

注：来源：Brown（1999）。
[1] 有选择的。[2] 类 Guillain-Barré 综合征（见第 364 页）。[3] 类 CIDP（见第 366 页）。

表 139　畸形和发育异常（见第 384 页）

特　征	综合征[1]	损伤时间[2]
大头畸形（头异常大）	脑积水，积水性无脑，巨脑畸形（脑异常扩大）	第 4 周 / 第 2~4 个月
狭颅症（颅缝过早骨化）	尖头（→人字缝、冠状缝；尖头，"高头"），舟状头（→矢状缝；长头，"长头"），短头（→冠状缝；"平头"）	4 岁之前
迁移障碍（神经母细胞向皮质迁移缺陷）	脑裂畸形（大脑中存在囊肿或空洞），无脑回畸形（无脑回，很少或没有褶皱），巨脑回畸形（宽且丰满的褶皱），异位（灰质异位）	第 2~5 个月
小头畸形（头异常小）	小头畸形（脑袋异常小）	第 5 周（初次），邻近或产后（再次）
神经管闭合不全（神经管缺陷）	见第 386 页	第 3~4 周 / 第 4~7 周
染色体异常	Down 综合征（21 三体综合征，先天愚型），Patau 综合征（13 三体综合征），Edwards 综合征（18 三体综合征），猫叫综合征（5 号染色体短臂缺失），Klinefelter 综合征（XXY），Turner 综合征（XO），脆性 X 综合征（*FMR1* 基因突变[4]）	基因突变
斑痣性错构瘤病	见第 388 页	
产前或围产期感染	风疹，巨细胞病毒，先天性梅毒，艾滋病毒 / 艾滋病，弓形虫病	
智力低下	很多综合症状（例如：小头畸形，脑积水，Down 综合征，围产期或产前感染）	
脑损伤	瘢痕性脑回（缺氧性肾皮质瘢痕），脑穿通畸形（见第 384 页），半侧萎缩，脑瘫（见第 384 页）	产前，围产期或产后

注：[1] 有选择的。[2] 给定的时间分别是指妊娠期和新生儿期。[3] 这里有不同的无脑回形式，例如 I 型（Miller-Dieker 综合征）和 II 型（先天性肌营养不良 – 抗肌萎缩相关糖蛋白病伴有大脑和眼的异常，Walker-Warburg 综合征，肌 – 眼 – 脑疾病，Fukuyama 先天性肌营养不良）。[4]CGG 三核苷酸重复。

7 参考文献

[1]　Adams HP Jr, Bendixen BH, Kappelle LJ, et al; and TOAST Investigators. Classification of subtype of acute ischemic stroke. Definitions for use in a multicenter clinical trial. TOAST. Trial of Org 10172 in Acute Stroke Treatment. Stroke 1993; 24(1); 35–41

[2]　Adams HP Jr, del Zoppo G, Alberts MJ, et al. Guidelines for the early management of adults with ischemic stroke; a guideline from the American Heart Association/American Stroke Association Stroke Council, Clinical Cardiology Council, Cardiovascular Radiology and Intervention Council, and the Atherosclerototic Peripheral Vascular Disease and Quality of Care Outcomes in Research Interdisciplinary Working Groups; the American Academy of Neurology affirms the value of this guideline as an educational tool for neurologists. Stroke 2007; 38(5); 1655–1711

[3]　Adams RD, Foley JM. The neurological disorder associated with liver disease. Res Publ Assoc Res Nerv Ment Dis 1953; 32; 198–237

[4]　Amato AA, Russell JA. Neuromuscular Disorders. New York; McGraw-Hill; 2008

[5]　Aminoff MJ. Neurology and General Medicine. Philadelphia; Churchill Livingstone; 2008

[6]　Baehr M, Frotscher M. Duus' Topical Diagnosis in Neurology. New York, Stut tgart; Thieme; 2012

[7]　Barohn RJ. Approach to peripheral neuropathy and neuronopathy. Semin Neurol 1998; 18(1); 7–18

[8]　Barth A, Bogousslavsky J, Caplan LR. Thalamic infarcts and hemorrhages. In; Bogousslavsky J, Caplan LR, eds. Stroke Syndromes. Cambridge; Cambridge University Press; 1995; 276–283

[9]　Benson DF, Ardila A. Aphasia; A Clinical Perspective. New York; Oxford University Press; 1996

[10]　Berger M. Handbuch des normalen und gestörten Schlafs. Berlin; Springer; 1992

[11]　Berlit P. Vaskulitis und Nervensystem. Nervenheilkunde 2007; 26; 578–584

[12]　Bernstein M, Berger MP, eds. Neuro-oncology; The Essentials. New York, St ut tgart; Thieme; 2008

[13]　Biller J, ed. Iatrogenic Neurology. Boston; But terworth-Heinemann; 1998

[14]　Biller J, ed. Stroke in Children and Young Adults. Philadelphia; Saunders Elsevier; 2009

[15]　Biller J, ed. Practical Neurology. Philadelphia; Lippincott Williams & Wilkins; 2012

[16]　Blumenfeld H. Neuroanatomy Through Clinical Cases. 2nd ed. Sunderland, MA; Sinauer Associates, Inc.; 2010

[17]　Brazis PW, Masdeu JC, Biller J, eds. Localization in Clinical Neurology. Philadelphia; Lippincott Williams & Wilkins; 2007

[18]　Breen LA. Nystagmus and related disorders. In; Walsh TJ, ed. Neuro-ophthalmology; Clinical Signs and Symptoms. Baltimore; Williams & Wilkins; 1997; 504–520

[19]　Brooke MH. A Clinician's View of Neuromuscular Diseases. 2nd ed. Baltimore; Williams & Wilkins; 1986

[20]　Brown RH. Paraneoplastic neurologic syndromes. In; Fauci AS, Braunwald E, Isselbacher KG, et al, eds. Harrison's Principles of Internal Medicine [CD-ROM]. 14th ed. New York; McGraw-Hill; 1998

[21]　Brunton LL, Chabner BA, Knollmann BC, eds. Goodman & Gilman's; The Pharmacological Basis of Therapeutics.12th ed. New York; McGraw-Hill; 2011

[22]   Budson AE, Price BH. Memory dysfunction. N Engl J Med 2005; 352(7); 692–699

[23]   Budson AE, Solomon PR. New diagnostic criteria for Alzheimer's disease and mild cognitive impairment for the practical neurologist. Pract Neurol 2012; 12(2); 88–96

[24]   Burde RM, Savino PJ, Trobe JD. Clinical Decisions in Neuro-ophthalmology. St. Louis; Mosby; 2002

[25]   Calabrese LH, Dodick DW, Schwedt TJ, Singhal AB. Narrative review; reversible cerebral vasoconstriction syndromes. Ann Intern Med 2007; 146(1); 34–44

[26]   Caplan LR, Caplan's Stroke; A Clinical Approach. 4th ed. Philadelphia; Saunders Elsevier; 2009

[27]   Cheshire WP, Freeman R. Disorders of sweating. Semin Neurol 2003; 23(4); 399–406

[28]   Compston A, Confavreux C, Lassmann H, et al. McAlpine's Multiple Sclerosis. 4th ed. Edinburgh, London, Melbourne, New York; Churchill Livingstone; 2005

[29]   Crutch SJ, Lehmann M, Schot t JM, Rabinovici GD, Rossor MN, Fox NC. Posterior cortical atrophy. Lancet Neurol 2012; 11(2); 170–178

[30]   Daroff RB, Fenichel GM, Jankovic J, Mazziotta JC, eds. Bradley's Neurology in Clinical Practice. Vols 1 and 2.Philadelphia; Elsevier Saunders; 2012

[31]   Dauber W. Pocket Atlas of Human Anatomy. New York, Stut tgart; Thieme; 2007

[32]   Davis SM, Donnan GA. Clinical practice. Secondary prevention after ischemic stroke or transient ischemic attack. N Engl J Med 2012; 366(20); 1914–1922

[33]   DeKosky ST, Ikonomovic MD, Gandy S. Traumatic brain injury-football, warfare, and long-term effects. N Engl J Med 2010; 363(14); 1293–1296

[34]   Denis F. The three column spine and its significance in the classification of acute thoracolumbar spinal injuries. Spine 1983; 8(8); 817–831

[35]   Dobbs MR. Clinical Neurotoxicology; Syndromes, Substances, Environments. Philadelphia; Saunders Elsevier; 2009

[36]   Drake CG. Report of World Federation of Neurological Surgeons Committee on a universal subarachnoid hemorrhage grading scale. [Let ter] J Neurosurg 1988; 68(6); 985–986

[37]   Dyck PJ, Dyck PJB, Engelstad JK, et al. Peripheral Neuropathy Companion; Illustrated Case Studies and New Developments. Philadelphia; Saunders; 2010

[38]   Ellison D, Love S, Chimelli L, Harding BN, Lowe J, Vinters HV. Neuropathology; A Reference Text of CNS Pathology. Edinburgh; Mosby; 2004

[39]   Engel AG, Franzini-Armstrong C, eds. Myology. Vols 1 and 2. New York; McGraw-Hill; 1994

[40]   Engel J, Pedley TA, eds. Epilepsy; A Comprehensive Textbook. Philadelphia; Lippincott Williams & Wilkins; 2007

[41]   Fauci AS, Lane HC. Human immunodeficiency virus disease; AIDS and related disorders. In; Longo DL, et al, eds. Harrison's Principles of Internal Medicine. New York; McGraw-Hill; 2012; 1506–1587

[42]   Fenichel GM. Clinical Pediatric Neurology; A Signs and Symptoms Approach. Philadelphia; Saunders; 2009

[43]   Finsterer J. Hereditary spastic paraplegias. [Article in German] Nervenarzt 2003; 74(6); 497–504

[44]   Foster RG. A sense of time; body clocks, sleep and health. Dtsch Med Wochenschr 2010; 135(51–52); 2601–2608

[45]   Fuchs T, Ozelius LJ. Genetics of dystonia. Semin Neurol 2011; 31(5); 441–448

[46]   Fuller G. Neurological Examination Made Easy. Edinburgh; Churchill Livingstone; 2008

[47]   Gautier JC. Amaurosis fugax. N Engl J Med 1993; 329(6); 426–428

[48]   Giomet to B, Grisold W, Vitaliani R, Graus F, Honnorat J, Bertolini G; PNS Euronetwork. Paraneoplastic neurologic syndrome in the PNS Euronetwork database; a European study from 20 centers. Arch Neurol 2010; 67(3); 330–335

[49]   Graham DI, Lantos PL, eds. Greenfields's Neuropathology. Vols 1 and 2. London; Arnold; 2002

[50]   Gram L. Epileptic seizures and syndromes. Lancet 1990; 336(8708); 161–163

[51]   Graus F, Delattre JY, Antoine JC, et al. Recommended diagnostic criteria for paraneoplastic neurological syndromes. J Neurol Neurosurg Psychiatry 2004; 75(8); 1135–1140

[52]   Greenberg MS, ed. Handbook of Neurosurgery. New York, Stuttgart; Thieme; 2010

[53]   Haerer AF. DeJong's The Neurologic Examination. 5th ed. Philadelphia; Lippincott; 1992

[54]   Harnsberger HR, Glastonbury CM, Michel MA, et al. Diagnostic Imaging; Head and Neck. 2nd ed. Salt Lake City; Amirsys; 2011

[55]   Harper PS. Huntington's Disease. London; Saunders; 1996

[56]   Hauser SL, Josephson SA, eds. Harrison's Neurology in Clinical Medicine. New York; McGraw-Hill; 2010

[57]   Herskovitz S, Scelsa SN, Schaumburg HH. Peripheral Neuropathies in Clinical Practice. New York; Oxford University Press; 2010

[58]   Higashida RT, Jauch EC, Kidwell C, et al. Guidelines for the early management of adults with ischemic stroke. Stroke 2007; 38; 1655-1711

[59]   Hughes RAC, Cornblath DR. Guillain-Barré syndrome. Lancet 2005; 366(9497); 1653–1666

[60]   Hunt WE, Hess RM. Surgical risk as related to time of intervention in the repair of intracranial aneurysms. J Neurosurg 1968; 28(1); 14–20

[61]   Jankovic J, Tolosa E, eds. Parkinson's Disease and Movement Disorders. Philadelphia; Lippincott Williams & Wilkins; 2007

[62]   Johnston SC, Rothwell PM, Nguyen-Huynh MN, et al. Validation and refinement of scores to predict very early stroke risk after transient ischaemic at tack. Lancet 2007; 369(9558); 283–292

[63]   Kandel ER, Schwart z JH, Jessell TM, Siegelbaum SA, Hudspeth AJ, eds. 5th ed. Principles of Neural Science.New York; McGraw-Hill; 2013

[64]   Kaplan HI, Sadock BJ, eds. Synopsis of Psychiatry; Behavioral Sciences/ Clinical Psychiatry. Baltimore; Williams & Wilkins; 1998

[65]   Kastrup O, Diener H. Nebenwirkungen medikamentöser Therapie in der Neurologie. In; Brandt T, et al, eds.Therapie und Verlauf neurologischer Erkrankungen. Stuttgart; W Kohlhammer; 2007; 1499–1515

[66]   Katirji B, Kaminski HJ, Preston DC, Ruff RL, Shapiro BE, eds. Neuromuscular Disorders in Clinical Practice. Boston; Butterworth-Heinemann; 2002

[67]   Kaye AH, Laws ER Jr, eds. Brain Tumors; An Encylopedic Approach. Philadelphia; Saunders; 2012

[68]   Keime-Guibert F, Napolitano M, Delat tre JY. Neurological complications of radiotherapy and chemotherapy. J Neurol 1998; 245(11); 695–708

[69]   Klinke R, Pape HC, Kurtz A, Silbernagl S. Lehrbuch der Physiologie. Stuttgart; Thieme; 2010; 635, 800–813

[70] Krstić RV. Die Gewebe des Menschen und der Säugetiere. Berlin; Springer; 1978

[71] Lance JW. Mechanism and Management of Headache. Oxford; But terworth -Heinemann; 1993

[72] Lindsay KW, Bone I, Fuller G. Neurology and Neurosurgery Illustrated. Edinburgh; Churchill Livingstone; 2010

[73] Liu GT, Volpe NJ, Galetta SL. Neuro-ophthalmology; Diagnosis and Management. Philadelphia; Saunders Elsevier; 2010

[74] Longo DL, Fauci AS, Kasper DL, Hauser SL, Jameson JL, Loscalzo J, eds. Harrison's Principles of Internal Medicine. Vols 1 and 2. 18th ed. New York; McGraw-Hill; 2012

[75] Louis DN, Ohgaki H, Wiestler OD, et al. The 2007 WHO classification of tumours of the central nervous system. Acta Neuropathol 2007; 114(2); 97–109

[76] Low PA, Benarroch EE, eds. Clinical Autonomic Disorders. Philadelphia; Lippincott Williams & Wilkins; 2008

[77] Macario AJL, Conway de Macario E. Sick chaperones, cellular stress, and disease. N Engl J Med 2005; 353(14); 1489–1501

[78] Menon S, Lenhard T, Meyding-Lamadé U. Acute viral and emerging viral CNS infections. [Article in German] Nervenarzt 2010; 81(2); 138–149

[79] Meriggioli MN, Sanders DB. Autoimmune myasthenia gravis; emerging clinical and biological heterogeneity. Lancet Neurol 2009; 8(5); 475–490

[80] Merrison AF, Hanna MG. The bare essentials; muscle disease. Pract Neurol 2009; 9(1); 54–65

[81] Mohr JP, Wolf PA, Grotta JC, Moskowitz MA, Mayberg MR, von Kummer R, eds. Stroke; Pathophysiology, Diagnosis, and Management. Philadelphia; Elsevier Saunders; 2011

[82] Mumenthaler M, Mattle H. Fundamentals of Neurology; An Illustrated Guide. New York, Stuttgart; Thieme; 2006

[83] Mumenthaler M, Stöhr M, Müller-Vahl H. Läsionen peripherer Nerven und radikuläre Syndrome. Stuttgart; Thieme; 2007; 109–422

[84] Murray B, Mitsumoto H. Disorders of upper and lower motor neurons. In; Daroff RB, et al, eds. Bradley's Neurology in Clinical Practice. Philadelphia; Elsevier Saunders; 2012; 1855–1889

[85] Murray MP, Kory RC, Clarkson BH. Walking patterns in healthy old men. J Gerontol 1969; 24; 169–178

[86] Netter FH. Atlas of Human Anatomy. Philadelphia; Saunders; 2011

[87] Neville BGR. Epilepsy in childhood. BMJ 1997; 315(7113); 924–930

[88] Nieuwenhuys R, Voogd J, Van Huijzen C. The Human Central Nervous System. Berlin; Springer; 2008

[89] O'Brien MD. For the Guarantors of Brain. Aids to the Examination of the Peripheral Nervous System. 5th ed. Edinburgh; Saunders; 2010

[90] Obeso JA, Rodríguez-Oroz MC, Rodríguez M, et al. Pathophysiology of the basal ganglia in Parkinson's disease. Trends Neurosci 2000; 23(Suppl); S8–S19

[91] Obeso JA, Rodríguez-Oroz MC, Benitez-Temino B, et al. Functional organization of the basal ganglia; therapeutic implications for Parkinson's disease. Mov Disord 2008; 23(Suppl. 3); S548–S559

[92] Olesen J, Bousser MG, Diener H, et al. The international classification of headache disorders. Cephalagia 2004; 24(Suppl.); 160

[93]　Osborn AG, Salzman KL, Barkovich AJ, et al. Diagnostic Imaging; Brain. Salt Lake City; Amirsys; 2010

[94]　Panayiotopoulos CP. The Epilepsies-Seizures, Syndromes and Management. Chipping Norton; Bladon Medical Publishing; 2005

[95]　Pantaleo G, Graziosi C, Fauci AS. The immunopathogenesis of human immunodeficiency virus infection. N Engl J Med 1993; 328; 327–335

[96]　Patten J. Neurological Differential Diagnosis. Berlin; Springer; 1996

[97]　Paulsen F, Waschke J. Sobot ta; Atlasder Anatomie des Menschen. Munich; Elsevier, Urban & Fischer; 2010

[98]　Perkin GD, Hochberg FH, Miller DC. Atlas of Clinical Neurology. London; Wolfe Publishing; 1993

[99]　Phillips LH II, Melnick PA. Diagnosis of myasthenia gravis in the 1990s. Semin Neurol 1990; 10(1); 62–69

[100]　Polman CH, Reingold SC, Banwell B, et al. Diagnostic criteria for multiple sclerosis; 2010 revisions to the McDonald criteria. Ann Neurol 2011; 69(2); 292–302

[101]　Posner JB. Neurologic Complications of Cancer. Philadelphia; FA Davis; 1995

[102]　Posner JB, Saper CB, Schiff ND, Plum F. Plum and Posner's Diagnosis of Stupor and Coma. Oxford; Oxford University Press; 2007

[103]　Prange H. Monitoring des erhöhten intrakraniellen Drucks (ICP). In; Prange H, Bitsch A, eds. Neurologische Intensivmedizin. Stuttgart; Thieme; 2004; 15–20

[104]　Prosiegel M. Neurogene Dysphagien. Nervenheilkunde 2005; 3; 203–208

[105]　Querfurth HW, LaFerla FM. Alzheimer's disease. N Engl J Med 2010; 362(4); 329–344

[106]　Reiber H, Peter JB. Cerebrospinal fluid analysis; disease-related data patterns and evaluation programs. J Neurol Sci 2001; 184(2); 101–122

[107]　Reilly MM. Sorting out the inherited neuropathies. Pract Neurol 2007; 7(2); 93–105

[108]　Resnick NM, Dosa D. Geriatric medicine; introduction. In; Fauci AS, et al, eds. Harrison's Online. [Featuring the complete contents of Harrison's Principles of Internal Medicine. 18th ed.] New York; McGraw-Hill; 2012. http; //www.accessmedicine.com. Accessed October 29, 2013

[109]　Rolak LA, Fleming JO. The differential diagnosis of multiple sclerosis. Neurologist 2007; 13(2); 57–72

[110]　Roos KL, Greenlee JE. Meningitis and encephalitis. Continuum (Minneap Minn) 2011; 17(5); 1011–1023

[111]　Ropper AH, Gorson KC. Clinical practice. Concussion. N Engl J Med 2007; 356(2); 166–172

[112]　Ropper AH, Samuels MA. Adams and Victor's Principles of Neurology. 9th ed. New York; McGraw-Hill; 2009

[113]　Ross JS, Moore KR, Shah LM, Borg B, Crim J. Diagnostic Imaging; Spine. Salt Lake City; Amirsys; 2010

[114]　Sadock BJ, Sadock VA, eds. Kaplan and Sadocks's Synopsis of Psychiatry; Behavioral Sciences/Clinical Psychiatry. Philadelphia; Wolters Kluwer, Lippincott Williams & Wilkins; 2007

[115]　Sateia MJ, Nowell PD. Insomnia. Lancet 2004; 364(9449); 1959–1973

[116]　Schaumburg HH, Berger AR, Thomas PK. Disorders of Peripheral Nerves. Philadelphia; FA

Davis; 1992

[117] Shorvon SD. The etiologic classification of epilepsy. Epilepsia 2011; 52(6); 1052–1057

[118] Schuenke M, Schulte E, Schumacher U, et al. Atlas of Anatomy; Head and Neuroanatomy. New York, Stuttgart; Thieme 2010

[119] Seddon HJ. Three types of nerve injury. Brain 1943; 66(4); 237–288

[120] Seeley WW, Miller BL. Dementia. In; Longo DL, et al, eds. Harrison's Principles of Internal Medicine. 18th ed. New York; McGraw-Hill; 2012; 3300–3316

[121] Silber MH. Clinical practice. Chronic insomnia. N Engl J Med 2005; 353(8); 803–810

[122] Silbernagl S, Despopoulos A. Color Atlas of Physiology. New York, Stuttgart; Thieme; 2009

[123] Silberstein SD, Lipton RB, Dodick DW, eds. Wolff's Headache and Other Head Pain. New York; Oxford University Press; 2008

[124] Sjaastad O, Fredriksen TA, Pfaffenrath V; The Cervicogenic Headache International Study Group. Cervicogenic headache; diagnostic criteria. Headache 1998; 38(6); 442–445

[125] Solomon T, Hart IJ, Beeching NJ. Viral encephalitis; a clinician's guide. Pract Neurol 2007; 7(5); 288–305

[126] Spitzer WO, Skovron ML, Salmi LR, et al. Scientific monograph of the Quebec Task Force on Whiplash-Associated Disorders; redefining "whiplash" and its management. Spine 1995; 20(8 Suppl); 1S–73S

[127] Standring S, Borley NR, Collins P, et al, eds. Gray's Anatomy; The Anatomical Basis of Clinical Practice. Edinburgh; Elsevier Churchill Livingstone; 2008

[128] Steiner T. The international classification of headache disorders. Cephalalgia 2004; 24(Suppl 1); 9–160

[129] Steiner I, Kennedy PGE, Pachner AR. The neurotropic herpes viruses; herpes simplex and varicella-zoster. Lancet Neurol 2007; 6(11); 1015–1028

[130] Swaiman KF, Ashwal S, Ferriero DM, eds. Pediatric Neurology; Principles and Practice. Vols 1 and 2. St. Louis; Mosby; 2006

[131] Tan CS, Koralnik IJ. Progressive multifocal leukoencephalopathy and other disorders caused by JC virus; clinical features and pathogenesis. Lancet Neurol 2010; 9(4); 425–437

[132] Tarsy D, Simon DK. Dystonia. N Engl J Med 2006; 355(8); 818–829

[133] Taylor KSM, Counsell C. Is it Parkinson's disease, and if not, what is it? Pract Neurol 2006; 6; 154–165

[134] Teasdale GM. Head injury. J Neurol Neurosurg Psychiatry 1995; 58(5); 526–539

[135] Todar K. Todar's Online Textbook of Bacteriology. http; //textbookofbacteriology.net. Accessed October 29, 2013

[136] Tunkel AR, Hartman BJ, Kaplan SL, et al. Practice guidelines for the management of bacterial meningitis. Clin Infect Dis 2004; 39(9); 1267–1284

[137] Tunkel AR, Glaser CA, Bloch KC, et al; Infectious Diseases Society of America. The management of encephalitis; clinical practice guidelines by the Infectious Diseases Society of America. Clin Infect Dis 2008; 47(3); 303–327

[138] van Doorn PA, Ruts L, Jacobs BC. Clinical features, pathogenesis, and treatment of Guillain-Barré syndrome.Lancet Neurol 2008; 7(10); 939–950

[139] Verbeek DS, van de Warrenburg BPC. Genetics of the dominant ataxias. Semin Neurol 2011;

31(5); 461–469

[140] Vincent A, Bien CG, Irani SR, Waters P. Autoantibodies associated with diseases of the CNS; new developments and future challenges. Lancet Neurol 2011; 10(8); 759–772

[141] Visbeck A, Hopf HC. Die hereditären spastischen Spinalparalysen. Akt Neurol 2001; 28(4); 153–160

[142] Volkmann J. Dystonie. In; Oertel WH, et al, eds. Parkinson-Syndrome und andere Bewegungsstörungen. Stuttgart; Thieme; 2012; 229–266

[143] Volkmann J, Daniels C, Witt K. Neuropsychiatric effects of subthalamic neurostimulation in Parkinson disease.Nature Rev Neurol 2010; 6; 487–489

[144] Volpe JJ. Neurology of the Newborn. Philadelphia; Saunders; 2008

[145] Wahlster S, Cha J-HJ. Clinical features and treatment of Huntington's disease. In; Watts RL, et al, eds. Movement Disorders. New York; McGraw-Hill; 2012; 657–681

[146] Warlow CP, van Gijn J, Dennis MS, et al. Stroke; Practical Management. 3rd ed. Oxford; Wiley-Blackwell; 2008

[147] Watts RL, Standaert DG, Obeso JA, eds. Movement Disorders. New York; McGraw-Hill; 2012

[148] West AB. Genetics of Parkinson's disease and Parkinsonian disorders. In; Watts RL, et al, eds. Movement Disorders.New York; McGraw-Hill; 2012; 157–167

[149] White NJ, Breman JG. Malaria. In; Longo DL, Fauci AS, Kasper DL, Hauser SL, Jameson JL, Loscalzo J, eds. Harrison's Principles of Internal Medicine. New York; McGraw-Hill; 2012; 1688–1705

[150] White RJ, Likavec MJ. The diagnosis and initial management of head injury. N Engl J Med 1992; 327(21); 1507–1511

[151] Wijdicks EFM. The diagnosis of brain death. N Engl J Med 2001; 344(16); 1215–1221

[152] Wijdicks EFM. The Practice of Emergency and Critical Care Neurology. New York; Oxford University Press; 2010

[153] Wissenschaftlicher Beirat der Bundesärztekammer. Richtlinien zur Feststellung des Hirntodes. Dtsch Arztebl 1998; 30; 49–56

[154] Woodruff BK. Evaluation of rapidly progressive dementia. Semin Neurol 2007; 27(4); 363–375

[155] Yukki N, Hartung H-P. Guillain-Barré Syndrome. N Engl J Med 2012; 366; 2294–2304

8 缩略词表

AAION	arteritic anterior ischemic optic neuropathy	动脉炎性前部缺血性视神经病变
ABCD2	age, blood pressure, clinical features, duration, diabetes	年龄，血压，临床特征，病程，糖尿病
ABG	arterial blood gas	动脉血气
ACA	anterior cerebral artery	大脑前动脉
ACE	angiotensin-converting enzyme	血管紧张素转换酶
ACh	acetylcholine	乙酰胆碱
AChA	anterior choroidal artery	脉络膜前动脉
AChE	acetylcholinesterase	乙酰胆碱酯酶
AChR	acetylcholine receptor	乙酰胆碱受体
ACNU	nimustine	尼莫司汀
ACommA	anterior communicating artery	前交通动脉
ACTH	adrenocorticotropic hormone	促肾上腺皮质激素
AD	autosomal dominant	常染色体显性遗传
ADC	apparent diffusion coefficient	表观扩散系数
ADEM	acute disseminated encephalomyelitis	急性播散性脑脊髓炎
ADH	antidiuretic hormone	抗利尿激素
ADL	activities of daily living	日常生活活动
AED	antiepileptic drug	抗癫痫药物
AHL	acute hemorrhagic leukoencephalitis	急性出血性白质脑炎
AICA	anterior inferior cerebellar artery	小脑下前动脉
AIDP	acute inflammatory demyelinating polyradiculoneuropathy	急性炎性脱髓鞘多神经病
AIDS	acquired immunodeficiency syndrome	获得性免疫缺陷综合征
AION	anterior ischemic optic neuropathy	前部缺血性视神经病变
ALS	amyotrophic lateral sclerosis	肌萎缩侧索硬化症
ALS-PDC	ALS-Parkinson dementia complex	肌萎缩侧索硬化症—帕金森病性痴呆
ALT	alanine aminotransferase	丙氨酸氨基转移酶
AMAN	acute motor axonal neuropathy	急性运动性轴索神经病
AMN	adrenomyeloneuropathy	肾上腺脊髓神经病
AMPA	α-amino-3-hydroxy-5-methyl-4- isoxazole propionic acid	α- 氨基 -3- 羟基 -5- 甲基 -4- 异噁唑丙酸
AMSAN	acute motor and sensory axonal neu-ropathy	急性运动与感觉轴索性神经病
ANCA	antineutrophil cytoplasmic antibodies	抗中性粒细胞胞质抗体
ANS	autonomic nervous system	自主神经系统
APC	antigen-presenting cell	抗原呈递细胞
APO	apolipoprotein	载脂蛋白
APP	amyloid precursor protein	淀粉样前体蛋白
aPTT	activated partial thromboplastin time	活化部分凝血活酶时间
AR	autosomal recessive	常染色体隐性遗传
Ara-C	cytosine arabinoside	阿糖胞苷
ARAS	ascending reticular activating system	上行网状激活系统
ART	antiretroviral therapy	抗反转录病毒疗法
ASA	acetylsalicylic acid	乙酰水杨酸
ASAT, AST	aspartate aminotransferase	天门冬氨酸氨基转移酶
ATP	adenosine triphosphate	三磷酸腺苷
AV	arteriovenous	动静脉
AVM	arteriovenous malformation	动静脉畸形
BA	basilar artery	基底动脉
BAER	brainstem auditory evoked response	脑干听觉诱发反应

BBB	blood-brain barrier	血—脑屏障
BCNU	carmustine	卡莫司汀
BP	blood pressure	血压
BPPV	benign paroxysmal positional vertigo	良性阵发性体位性眩晕
BSE	bovine spongiform encephalopathy	牛海绵状脑病（狂牛病）
BUN	blood urea nitrogen	血液尿素氮
CAA	cerebral amyloid angiopathy	大脑淀粉样血管病
CADASIL	cerebral autosomal dominant arteriopathy with subcortical infarcts and leukoencephalopathy	常染色体显性遗传性脑动脉病
cANCA	cytoplasmic ANCA	胞质型抗中性粒细胞胞质抗体
CANOMAD	chronic ataxic neuropathy, ophthal-moplegia, monoclonal IgM paraprotein, cold agglutinins, and disialosyl anti-bodies	慢性共济失调神经病伴眼肌麻痹、IgM 型丙种球蛋白病、冷凝集素及 disialosyl 抗体综合征
cART	combined antiretroviral therapy	联合抗反转录病毒疗法
CAS	carotid artery stenting	颈动脉支架植入术
CBD	corticobasal degeneration	皮质基底节变性
CBF	cerebral blood flow	脑血流量
CCA	common carotid artery	颈总动脉
CCHS	congenital central hypoventilation syndrome	先天性中枢性低通气综合征
CCNU	lomustine	洛莫司汀
CCP	cyclic citrullinated peptide	环瓜氨酸肽
CCR	chemokine receptor	趋化因子受体
CD	cluster of differentiation	集群分化
CEA	carotid endarterectomy	颈动脉内膜切除术
CGRP	calcitonin gene-related polypeptide	降钙素基因相关肽
CH	cluster headache	丛集性头痛
CIDP	chronic inflammatory demyelinating polyneuropathy/polyradiculitis	慢性炎性脱髓鞘多神经病
CIM	critical illness myopathy	危重病性肌病
CIP	critical illness polyneuropathy	危重病性多发性神经病
CIS	clinically isolated syndrome	临床孤立综合征
CJD	Creutzfeldt-Jakob disease	克雅病（牛海绵状脑病）
CK	creatine kinase	肌酸激酶
CLN, NLC	neuronal ceroid-lipofuscinosis	神经元蜡样脂褐质沉积症
CMAP	compound motor nerve action poten-tial	复合运动神经动作电位
CMD	congenital muscular dystrophy	先天性肌营养不良
CMT	Charcot-Marie-Tooth	腓骨肌萎缩症
CMV	cytomegalovirus	巨细胞病毒
CN	cranial nerve; caudate nucleus	脑神经，尾状核
CNS	central nervous system	中枢神经系统
CPEO	chronic progressive external ophthal-moplegia	慢性进行性外眼肌麻痹
CPP	cerebral perfusion pressure	大脑灌注压
CPSP	central post-stroke pain	中枢性卒中后疼痛
CPT	carnitine palmitoyltransferase	卡尼汀棕榈酰基转移酶
CRH	corticotropin-releasing hormone	促（肾上腺）皮质激素释放激素
CRP	C-reactive protein	反应蛋白
CRPS	complex regional pain syndrome	复杂性局部疼痛综合征
CSA	central sleep apnea	中枢性睡眠呼吸暂停
CSF	cerebrospinal fluid	脑脊液
CSF	costimulating factor	共刺激因子

CSWS	cerebral salt wasting syndrome	脑性盐耗综合征
CSWS	continuous spikes and waves during sleep	睡眠中的持续性棘波和波
CT	computed tomography	计算机断层扫描
CTA	computed tomography angiography	血管造影
CVD	cerebrovascular disease	脑血管疾病
CVR	cerebral vascular resistance	脑血管阻力
CW	continuous wave	连续波
DD	differential diagnosis	鉴别诊断
DIP	distal interphalangeal joint	远端指（趾）间关节
DIS	dissemination in space	在空间扩散
DIT	dissemination in time	扩散时间
DLB	dementia with Lewy bodies	路易体痴呆
DM	dermatomyositis	皮肌炎
DRG	dorsal respiratory group (of nuclei)	背侧呼吸组
DRPLA	dentatorubral-pallidoluysian atrophy	齿状核红核苍白球丘脑下部核萎缩
DSD-DH	detrusor-sphincter dyssynergy with detrusor hyperreflexia	逼尿肌括约肌协同失调与逼尿肌反射亢进
DSS	Dejerine-Sottas syndrome	肥大性间质性多发性神经病
DTI	diffusion tensor imaging	扩散张量成像
DWI	diffusion-weighted imaging	弥散加权成像
EBV	Epstein-Barr virus	爱泼斯坦巴尔病毒（病毒）
ECF	extracellular fluid	细胞外液
ECHO	enteric cytopathic human orphan	人类肠道致细胞病变的孤儿病毒
ECM	erythema chronicum migrans	慢性游走性红斑
EEG	electroencephalography	脑电图
EIA	enzyme immunoassay	酶免疫测定法
EMG	electromyography	肌电图
ENG	electroneurography	神经电图
EOG	electro-oculography	眼电图
ENT	ear, nose, throat	耳、鼻、喉
EP	evoked potential	诱发电位
EPSP	excitatory postsynaptic potential	兴奋性突触后电位
ERT	enzyme replacement therapy	酶替代疗法
ESR	erythrocyte sedimentation rate	红细胞沉降率
ET	essential tremor	特发性震颤
FAP	familial amyloid polyneuropathy	家族性淀粉样蛋白多神经病
fCJD	familial Creutzfeldt-Jakob disease	家族性克雅病（又称家族性亚急性海绵状脑病）
FEES	fiberoptic endoscopic evaluation of swallowing	纤维内镜评估吞咽
FFI	fatal familial insomnia	致死性家族失眠症
FHM	familial hemiplegic migraine	变异型家族偏瘫型偏头痛
FLAIR	fluid-attenuated inversion recovery sequence	液体衰减反转恢复序列
fMRI	functional MRI	功能性磁共振
FOG	freezing of gait	步态冻结
FOUR	Full Outline of Unresponsiveness score	全面无反应性量表
FSH	follicle-stimulating hormone	促卵泡激素
FSHMD	facioscapulohumeral MD	面肩肱型肌营养不良
FSP	familial spastic paraparesis	家族性痉挛性截瘫
FTA-ABS	fluorescence treponema antibody-absorbed test	荧光密螺旋体抗体吸收试验
FTD	frontotemporal dementia	额颞叶痴呆
FXTAS	fragile X-associated tremor/ataxia syndrome	脆性 X 相关的震颤 / 共济失调综合征

GABA	γ-aminobutyric acid	γ-氨基丁酸
γ-GT	γ-glutamyltransferase	γ-谷氨酰转移酶
GBS	Guillain-Barré syndrome	格林—巴利综合征
GCN	granule cell neuronopathy	颗粒细胞神经病变
GCS	Glasgow Coma Scale	格拉斯哥昏迷量表
GFAP	glial fibrillary acidic protein	胶质细胞原纤维酸性蛋白
GGT	γ-glutamyltranspeptidase	γ-谷氨酰转肽酶
GH	growth hormone (= STH = somato-tropin)	生长激素
GHRH	growth hormone-releasing hormone	生长激素释放激素
GI	gastrointestinal	胃肠道
GLDH	glutamate dehydrogenase	谷氨酸脱氢酶
GMG	generalized myasthenia gravis	广义重症肌无力
GnRH	gonadotropin-releasing hormone	促性腺激素释放激素
GOT	glutamate oxaloacetate transaminase	谷氨酸草酰醋酸氨基移转酶
GPe	globus pallidus external segment	苍白球外段
GPi	globus pallidus internal segment	苍白球内段
GPT	glutamic-pyruvatic transaminase	谷丙转氨酶
GSS	Gerstmann-Sträussler-Scheinker disease	格斯特曼综合征
HAART	highly active antiretroviral therapy	高效抗反转录病毒疗法
HAND	HIV-associated neurocognitive disease	相关神经认知疾病
HDL	high density lipoprotein	高密度脂蛋白
Hdp	hyperdirect pathway	直接通路
HHT	hereditary hemorrhagic telangiectasia	遗传性出血性毛细血管扩张症
HIV	human immunodeficiency virus	人类免疫缺陷病毒
HLA	human leukocyte antigen	白细胞抗原
HMSN	hereditary motor and sensory neuropathy	遗传性运动与感觉神经病
HNA	hereditary neuralgic amyotrophy	遗传性神经痛性肌萎缩
HNPP	hereditary neuropathy with liability to pressure palsies	遗传性压迫易感性神经病
HSAN	hereditary sensory autonomic neuropathy	遗传性感觉自主神经病
HSE	HSV encephalitis	单纯疱疹病毒性脑炎
HSN	hereditary sensory neuropathy	遗传性感觉神经病
HSP	heat-shock proteins	热休克蛋白
HSP	hereditary spastic paraplegia	遗传性痉挛性截瘫
HSV	herpes simplex virus	单纯疱疹病毒
HTLV	human T-cell lymphotropic virus type	人类嗜T淋巴细胞病毒型
IASP	International Association for the Study of Pain	国际疼痛研究协会
IBM	inclusion body myositis	包含体肌炎
IBZM	[^{123}I]iodobenzamide	123 I-碘苯甲酰胺
ICA	internal carotid artery	颈内动脉
ICH	intracerebral hemorrhage	脑内出血
iCJD	iatrogenic Creutzfeldt-Jakob disease	医源性克雅病
ICP	intracranial pressure	颅内压
ICU	intensive care unit	重症监护病房
IFN	interferon	干扰素
Ig	immunoglobulin	免疫球蛋白
IHS	International Headache Society	国际头痛学会
IL	interleukin	白细胞介素
ILAE	International League against Epilepsy	国际抗癫痫联盟
INC	interstitial nucleus of Cajal	Cajal 间质核

INH	isoniazid	异烟肼
INO	internuclear ophthalmoplegia	核间性眼肌瘫痪
INR	international normalized ratio	国际标准化比例
IP	interphalangeal joint	指间关节
IPSP	inhibitory postsynaptic potential	抑制性突触后电位
IRD	immune restoration disease	免疫重建病
IRIS	immune reconstitution inflammatory syndrome	免疫重建炎症综合征
IT	intention tremor	意向性震颤
IV	intravenous	静脉注射
JCV	JC virus	病毒
KT	kinetic tremor	运动性震颤
LCMV	lymphocytic choriomeningitis virus	淋巴细胞性脉络丛脑膜炎病毒
LDL	low density lipoprotein	低密度脂蛋白
LEMS	Lambert-Eaton myasthenic syndrome	兰伯特－伊顿肌无力综合征
LGMD	limb-girdle muscular dystrophy	肢带型肌营养不良
LH	luteinizing hormone	促黄体生成激素
LHON	Leber hereditary optic neuropathy	遗传性视神经病变
LMN	lower motor neuron	下运动神经元
LP	lumbar puncture	腰椎穿刺
LT	lymphotoxin	淋巴毒素
MAG	myelin-associated glycoprotein	髓鞘相关糖蛋白
MAP	mean arterial pressure	平均动脉压
MAPK	microtubule-associated protein kinase	微管相关蛋白激酶
MBP	myelin basic protein	髓鞘碱性蛋白
MBS	modified barium swallow	改良吞钡造影
MCA	middle cerebral artery	大脑中动脉
MCI	mild cognitive impairment	轻度认知障碍
MCP	metacarpophalangeal joint	掌指关节
MCS	minimally conscious state	最低意识状态
MD	muscular dystrophy	肌营养不良
MELAS	mitochondrial encephalomyopathy, lactic acidosis, and strokelike episodes	MELAS 综合征，即线粒体脑肌病，乳酸性酸中毒和卒中样发病发作等一组症状
MEP	motor evoked potential	运动诱发电位
MERRF	myoclonus epilepsy with ragged red fibers	肌阵挛性癫痫伴破碎红纤维
MFS	Miller Fisher syndrome	Miller Fisher 综合征
MG	myasthenia gravis	重症肌无力
MGUS	monoclonal gammopathy of undeter-mined significance	意义未明的单克隆丙种球蛋白病
MH	malignant hyperthermia	恶性高热
MHC	major histocompatibility complex	主要组织相容性复合体
MIBG	metaiodobenzylguanidine	间碘苯甲胍
MIC	minimal inhibitory concentration	最小抑菌浓度
MLF	medial longitudinal fasciculus	内侧纵束
MMN	multifocal motor neuropathy	多发性运动神经病变
MMP	matrix metalloproteinase	基质金属蛋白酶
MMSE	Mini-Mental State Examination	简短精神状态检查
MNGIE	myo-neuro-gastrointestinal encepha-lopathy	肌—神经—胃肠型脑病
MoCA	Montreal Cognitive Assessment	蒙特利尔认知评估量表
MOG	myelin oligodendrocyte glycoprotein	髓鞘少突胶质细胞糖蛋白
MOH	medication overuse headache	药物过度使用性头痛

MPTP	1-methyl-4-phenyl-l,2,3,6-tetrahydro-pyridine	1- 甲基 -4- 苯基 -1，2，3，6- 四氢吡啶
MRA	magnetic resonance angiography	磁共振血流成像
MRI	magnetic resonance imaging	磁共振成像
MRS	magnetic resonance spectroscopy	磁共振波谱成像
MRSA	methicillin-resistant Staphylococcus aureus	耐甲氧苯青霉素金黄色葡萄球菌
MS	multiple sclerosis	多发性硬化
MSA	multiple system atrophy	多系统萎缩
MSN	medium spiny-type neuron	中型多棘神经元
mtDNA	mitochondrial DNA	线粒体 DNA
MTDPS	mitochondrial DNA depletion syndrome	线粒体 DNA 耗竭综合征
MTX	methotrexate	氨甲蝶呤
MUP	motor unit potentials	运动单元电位
MuSK	muscle-specific tyrosine kinase	肌特异性酪氨酸激酶
MVN	medial vestibular nucleus	前庭神经内侧核
NA	nucleus ambiguus	疑核
NAION	nonarteritic ischemic optic neuropathy	非动脉炎性前部缺血性视神经病变
NAM	necrotizing autoimmune myopathy	坏死性自身免疫性肌病
NARP	neurogenic muscle weakness (neurop-athy), ataxia, and retinitis pigmentosa	神经性肌无力（神经病变）、共济失调、视网膜色素变性
ncRNA	noncoding RNA	非编码 RNA
NCV	nerve conduction velocity	神经传导速度
nDNA	nuclear DNA	核 DNA
NF	neurofibromatosis	神经纤维瘤病
NFT	neurofibrillary tangles	神经原纤维缠结
NIHSS	National Institute of Health Stroke Scale	美国国立卫生研究院卒中量表
NKA	neurokinin A	神经激肽 A
NMDA	N-methyl-D-aspartic acid	N- 甲基 -D- 天冬氨酸
NMDAR	N-methyl-D-aspartate receptor	RN- 甲基 -D- 天冬氨酸受体
NMO	neuromyelitis optica	视神经脊髓炎
NP	neuritic plaque	神经炎性斑块
NPH	normal-pressure hydrocephalus	正常压力脑积水
NREM	non-REM	非快速眼球运动睡眠
NSAIDs	nonsteroidal antiinflammatory drugs	非甾体消炎药
NSE	neuron-specific enolase	神经元特异性烯醇化酶
NST	nucleus of the solitary tract	孤束核
OAC	oral anticoagulant	口服抗凝药
ODAP	oxalyldiaminopropionic acid	草酰二氨基丙酸
OKN	optokinetic nystagmus	视动性眼球震颤
OMG	ocular myasthenia gravis	重症肌无力眼肌型
OPMD	oculopharyngeal muscular dystrophy	眼咽肌营养不良
OSA	obstructive sleep apnea	阻塞性睡眠呼吸暂停
PACNS	primary angiitis of the CNS	原发性中枢神经系统血管炎
PAG	periaqueductal gray matter	中脑导水管周围灰质
PAM	potassium-aggravated myotonia	钾加重肌强直
PAN	periodic alternating nystagmus	周期交替性眼球震颤
pANCA	perinuclear anti-neutrophil cytoplas-mic antibodies	核周抗中性粒细胞胞质抗体
PCA	posterior cerebral artery	大脑后动脉
PCommA	posterior communicating artery	后交通动脉
PCR	polymerase chain reaction	聚合酶链式反应
PCT	procalcitonin	降钙素原

PCV	procarbazine + CCNU + vincristine	丙卡巴肼 + 洛莫司汀 + 长春新碱
PD	Parkinson disease	帕金森病
PDS	paroxysmal depolarization shift	阵发性去极化偏移
PED	paroxysmal exercise-induced dyskine-sia	阵发性运动诱发性运动障碍
PEG	percutaneous endoscopic gastrostomy	经皮内镜胃造瘘术
PERM	progressive encephalomyelitis with rigidity and myoclonus	伴有强直和肌阵挛的进行性脑脊髓炎
PET	positron emission tomography	正电子发射断层扫描
PFO	patent foramen ovale	卵圆孔未闭
PH	paroxysmal hemicrania	阵发性偏头痛
PHF	paired helical filaments	双螺旋丝
PICA	posterior inferior cerebellar artery	小脑下后动脉
PIP	proximal interphalangeal joint	近端指（趾）间关节
PKAN	pantothenate kinase-associated neuro-degeneration	泛酸激酶依赖型神经退行性疾病
PKD	paroxysmal kinesiogenic dyskinesia	发作性运动诱发性运动障碍，又称发作性运动诱发性舞蹈手足徐动症
PLED	periodic lateralized epileptiform dis-charges	周期性一侧癫痫样放电
PLMS	periodic leg movements during sleep	睡眠期周期性腿动
PLP	proteolipid protein	蛋白脂质蛋白质
PM	polymyositis	多发性肌炎
PMA	premotor area	运动前区
PMA	progressive muscular atrophy	进行性肌萎缩
PMC	pontine micturition center	脑桥排尿中枢
PML	progressive multifocal leukoencepha-lopathy	进行性多灶性白质脑病
PN	prepositus nucleus	前置核
PNET	primitive neuroectodermal tumor	原发性神经外胚层肿瘤
PNKD	paroxysmal nonkinesiogenic dyskine-sia	发作性非运动诱发性运动障碍
PNLD	pallido-nigro-luysian degeneration	苍白球—黑质—丘脑下部核变性
PNP	polyneuropathy	多神经病
PNS	peripheral nervous system	周围神经系统
PO	by mouth	经口
POEMS	polyneuropathy+organomegaly+endocrinopathy+ monoclonal gammopathy+skin changes	多发性神经病 + 脏器肿大 + 内分泌失调 + 单克隆丙种球蛋白病 + 皮肤病变
PosT	postural tremor	姿势性震颤
POTS	postural orthostatic tachycardia syn-drome	体位性心动过速综合征
PP	periodic paralysis	周期性麻痹
PPMS	primary progressive MS	原发性进展性多发性硬化
PPN	pedunculopontine nucleus	脚桥核
PPRF	paramedian pontine reticular forma-tion	脑桥旁正中网状结构
PRES	posterior reversible encephalopathy syndrome	可逆性后部脑病综合征
PRMS	progressive-relapsing MS	进展复发型多发性硬化
PROMM	proximal myotonic myopathy	近端肌强直性肌病
PrP	prion protein	朊病毒蛋白
PRP	progressive rubella panencephalitis	进行性风疹全脑炎
PSP	progressive supranuclear palsy	进行性核上性麻痹
PT	prothrombin time	凝血酶原时间
PVL	periventricular leukomalacia	脑室周围白质软化
PVS	persistent vegetative state	持续性植物状态
PW	pulsed wave	脉冲波
PWI	perfusion-weighted imaging	灌注成像

QSART	quantitative sudomotor axon reflex test	定量催汗轴突反射试验
RAPD	relative afferent pupillary defect	相对性瞳孔传入障碍
RBD	REM-sleep behavior disorder	快速眼动睡眠行为障碍
rCBF	regional cerebral blood flow	局部脑血流量
RCVS	reversible cerebral vasoconstriction syndrome	可逆性脑血管收缩综合征
REM	rapid eye movement	快速眼动
RF	reticular formation	网状结构
riMLF	rostral interstitial nucleus of the MLF	内侧纵束吻侧的间质核
RIS	radiologically isolated syndrome	放射学孤立综合征
RLS	restless legs syndrome	下肢不宁综合征
RM	rostral medulla	吻侧延髓
ROHHAD	rapid-onset obesity with hypothalamic dysfunction, hypoventilation, and autonomic dysregulation	快速肥胖伴下丘脑功能障碍，通气不足和自主神经失调
ROS	reactive oxygen species	活性氧
RPR	rapid plasma regain	快速血浆反应
RR	relapse rate	复发率
RR-Ab	ryanodine receptor antibodies	ryanodine 受体抗体
RRMS	relapsing-remitting MS	复发—缓解型多发性硬化
RT	resting tremor	静止性震颤
rtPA	recombinant tissue plasminogen activator	重组组织型纤维蛋白酶原激活剂
SAH	subarachnoid hemorrhage	蛛网膜下腔出血
SC	subcutaneous	皮下
SCA	spinocerebellar ataxia	脊髓小脑性共济失调
sCJD	sporadic Creutzfeldt-Jakob disease	散发型克雅病
SCLC	small cell lung cancer	小细胞肺癌
SCN	suprachiasmatic nucleus	视交叉上核
SEP	somatosensory evoked potential	体感诱发电位
SIADH	syndrome of inappropriate antidiuretic hormone secretion	抗利尿激素分泌过多综合征
SIRS	systemic inflammatory response syndrome	全身炎症反应综合征
SLE	systemic lupus erythematosus	系统性红斑狼疮
SMA	spinal muscle atrophy	脊髓性肌肉萎缩
SMA	supplementary motor area	辅助运动区
SN	substantia nigra	黑质
SNAP	sensory nerve action potential	感觉神经动作电位
SNc	SN compact part	黑质致密部
SNr	SN reticular part	黑质网状部
SPECT	single-photon emission computed tomography	单光子发射计算机断层成像
SPG2	spastic paraplegia type 2	痉挛性截瘫 2 型
SPMS	secondary progressive MS	继发—进展型多发性硬化
SSPE	subacute sclerosing panencephalitis	亚急性硬化性全脑炎
SSRI	selective serotonin reuptake inhibitor	选择性 5- 羟色胺再摄取抑制剂
STN	subthalamic nucleus	丘脑底核
SUNA	short lasting unilateral neuralgiform headache attacks with cranial auto- nomic symptoms	单侧短暂性神经痛样头痛伴脑自主神经症状
SUNCT	short lasting unilateral neuralgiform headache with conjunctival injection and tearing	短暂单侧神经痛样头痛伴结膜充血和流泪
T_3	triiodothyronine	三碘甲状腺原氨酸
T_4	thyroxine	甲状腺素
TB	tuberculosis	结核病

TBE	tick-borne encephalitis	蜱媒脑炎
TBM	tuberculous meningitis	结核性脑膜炎
TCC	trigeminocervical complex	三叉神经颈髓复合体
TCD	transcranial Doppler	经颅多普勒超声
TCR	T-cell receptor	细胞受体
TCS	transcranial sonography	经颅超声
TGA	transient global amnesia	短暂性完全遗忘
T_H	T-helper cell	辅助性 T 细胞
TIA	transient ischemic attack	短暂性脑缺血发作
TMJ	temporomandibular joint	颞下颌关节
TNF	tumor necrosis factor	肿瘤坏死因子
TP	Treponema pallidum	梅毒螺旋体
TPPA	Treponema pallidum particle agglutina-tion	梅毒螺旋体颗粒凝集试验
TRH	thyrotropin-releasing hormone	促甲状腺激素释放激素
TSC	tuberous sclerosis complex	结节性硬化
TSE	transmissible spongiform encephalop-athy	传染性海绵状脑病
TSH	thyroid-stimulating hormone	促甲状腺激素
TSP	tropical spastic paraparesis	热带痉挛性瘫痪
TT	thrombin time	凝血酶时间
TTH	tension type headache	紧张性头痛
UMN	upper motor neuron	上运动神经元
UV	ultraviolet	紫外线辐射
VA	vertebral artery	椎动脉
vCJD	variant CJD	变异型克雅病
VDRL	Venereal Disease Research Laboratories	性病研究实验室
VEP	visual evoked potential	视觉诱发电位
VFSS	videofluoroscopic swallowing study	吞咽 X 线透视检查法
VGKC	voltage-gated K^+ channel	电压依赖性钾通道
VHL	Von Hippel-Lindau disease	希佩尔·林道病
VIP	vasoactive intestinal neuropeptide	血管活性肠肽
VLCFA	very long-chain fatty acid	极长链脂肪酸
VLM	ventrolateral portion of the caudal medulla	延髓尾端腹外侧部
VOR	vestibulo-ocular reflex	前庭眼反射
VPL	ventral posterolateral nucleus	腹后外侧核
VPM	ventral posteromedial nucleus	腹后内侧核
VRG	ventral respiratory group	腹侧呼吸组
VZV	varicella-zoster virus	水痘—带状疱疹病毒
WFNS	World Federation of Neurosurgical Societies	世界神经外科学会联合会
XR	X-linked recessive	连锁隐性遗传